Krankenhaus-Report 2023

Jürgen Klauber · Jürgen Wasem · Andreas Beivers ·
Carina Mostert
Hrsg.

Krankenhaus-Report 2023

Schwerpunkt: Personal

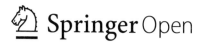

Hrsg.
Jürgen Klauber
Wissenschaftliches Institut der AOK
Berlin, Deutschland

Prof. Dr. Jürgen Wasem
Universität Duisburg-Essen
Essen, Deutschland

Prof. Dr. Andreas Beivers
Hochschule Fresenius München
München, Deutschland

Carina Mostert
Wissenschaftliches Institut der AOK
Berlin, Deutschland

ISBN 978-3-662-66880-1
https://doi.org/10.1007/978-3-662-66881-8

ISBN 978-3-662-66881-8 (eBook)

Die Deutsche Nationalbibliothek verzeichnet diese Publikation in der Deutschen Nationalbibliografie; detaillierte bibliografische Daten sind im Internet über http://dnb.d-nb.de abrufbar.

Vorwort und Einführung

Die Personalausstattung sowie die Arbeitsbedingungen im Krankenhaus werden im Gesundheitssystem schon länger diskutiert und sind insbesondere mit Blick auf die Pflege auch Gegenstand der politischen und öffentlichen Aufmerksamkeit. Dazu gehören bspw. die im Vergleich zu anderen Ländern relativ gesehene geringere Zahl an Fachkräften, fehlgeleitete Anreize aus dem Finanzierungssystem, die angespannte Arbeitsmarktsituation und die damit einhergehende hohe Arbeitsbelastung und Unzufriedenheit. Entsprechend gab es zahlreiche Bemühungen des Gesetzgebers, etwa die Situation der Pflege zu verbessern, wie beispielsweise durch Sonderprogramme und die Ausgliederung der Pflegepersonalkosten aus dem Fallpauschalensystem.

Durch die Covid-19-Pandemie ist die Personalsituation, vor allem durch Berichte über die hohe Arbeitsbelastung, nochmals verstärkt in den Fokus der Öffentlichkeit gerückt. Die Erbringung von Dienstleistungen ist das zentrale Merkmal eines Krankenhauses und der Behandlungserfolg ist zu einem wesentlichen Teil abhängig vom Personal. Neben der Vorhaltung von (Intensiv-)Betten und der benötigten sonstigen Ausstattung kommt es vor allem darauf an, dass ausreichend qualifiziertes Personal zur Versorgung der Patientinnen und Patienten zur Verfügung steht und die Prozessketten stimmen.

Der Krankenhaus-Report 2023 beleuchtet mit seinem Schwerpunkt „Personal" die unterschiedlichen Facetten des Themas. Im Fokus der Betrachtung steht dabei neben Analysen der Ausgangslage die Frage, welche Optionen zur Verfügung stehen, um die Attraktivität der Berufsbilder im Krankenhaus zu erhöhen. Dazu gehören sowohl potenzielle Handlungsfelder im Rahmen des Personalmanagements, der Ausbildung, Robotik und Digitalisierung als auch eine Veränderung weiterer Rahmenbedingungen, d. h. Effekte eines möglichen Strukturwandels der Krankenhauslandschaft wie auch von Modifikationen des Vergütungssystems.

Die ersten fünf Beiträge bieten eine umfassende Situationsanalyse aus unterschiedlichen Blickwinkeln. Mit der *Personalentwicklung im Krankenhaus seit 2000* beschäftigen sich *Wasem und Blase*. Es zeigt sich, dass in den Jahren 2000 bis 2021 die Zahl der in den Krankenhäusern beschäftigten Ärzte kontinuierlich angestiegen ist, durchschnittlich um rund 2,24 % pro Jahr. Waren im Jahr 2000 noch etwa 109.000 Ärzte beschäftigt, lag die Zahl im Jahr 2021 bei rund 173.000. Der Anstieg der Ärztezahlen ist unter anderem in Verbindung mit dem Fallzahlanstieg zu sehen, der sich in der Folge der G-DRG-Einführung 2003 ergeben hat. Die Zahl der Pflegekräfte ist demgegenüber pro Jahr nur um durchschnittlich 0,53 % gestiegen. Überdies erfolgte dieser Anstieg nicht so gleichmäßig wie bei den Ärzten, da zunächst in der ersten Hälfte des Betrachtungszeitraums Pflegepersonal ab- und anschließend wieder aufgebaut wurde. Seit 2010 hat die Zahl der Pflegekräfte um durchschnittlich 1,8 % pro Jahr zugenommen. Die seit circa 2010 beobachtbare Umkehrung der Entwicklung hat auch mit veränderten Rahmenbedingungen zu tun, beispielsweise der gezielten Stärkung der Pflege durch die Förderprogramme oder Änderungen im Vergütungssystem. Die Teilzeitquote in allen Berufsgruppen ist seit 2000 kontinuierlich gestiegen und liegt im Pflegebereich nun bei über 50 %. Hierin kann unter anderem eine Reaktion auf die zunehmende Arbeitsverdichtung gesehen werden, die es bei zukünftigen Maßnahmen zu berücksichtigen gilt.

Köppen und Busse analysieren die *Personalsituation im Krankenhaus im internationalen Vergleich.* Der Krankenhaussektor in Deutschland verfügt im internationalen

Vergleich über eine überdurchschnittliche Zahl an Ärzten und Pflegekräften gemessen an der Bevölkerung. Dennoch ist die Belastung des Krankenhauspersonals vergleichsweise hoch, berücksichtigt man die hohe Zahl an Fällen, die im Krankenhaus versorgt werden. Die – wenn auch schon älteren – Befragungsergebnisse der RN4CAST-Studie legen einen klaren Zusammenhang zwischen dem Verhältnis von Patientinnen und Patienten zu Pflegekräften einerseits und der Belastungswahrnehmung andererseits dar. Im Vergleich zum volkswirtschaftlichen Durchschnittslohn liegt der Lohn einer Pflegekraft in den meisten Ländern etwa auf diesem Niveau; dies trifft auch in Deutschland zu. Der Lohn eines Arztes liegt in den betrachteten Ländern üblicherweise beim 2,1- bis 2,9-Fachen des Durchschnittslohns; in Deutschland liegt diese Relation bei 3,4. Insgesamt gibt es keine Hinweise darauf, dass die Entlohnung der Arbeit ein Problem darstellt, sondern eher eine erlebte Personalunterdeckung, bezogen auf die zu versorgende Fallzahl. Vor allem die skandinavischen Länder, die über eine bessere Personalausstattung verfügen, schneiden hinsichtlich der Arbeitszufriedenheit deutlich besser ab.

Einen Blick auf *Die Arbeitsmarktsituation in Krankenhäusern* werfen *Fuchs und Weyh*. Aufgezeigt wird ein Anstieg der Beschäftigtenzahlen im Krankenhaus seit 2013. Anders als in der Gesamtwirtschaft ist auch in Pandemiezeiten keine Delle erkennbar. Die Zahl der Fachkräfte in der Gesundheits- und Krankenpflege, die rund ein Drittel aller Beschäftigten im Krankenhaus ausmachen, ist seit 2013 um circa 11 % gestiegen. Noch deutlich höhere Anstiege verzeichnen die Berufsgruppen der Ärztinnen und Ärzte, die medizinischen Fachangestellten und die Hilfskräfte. Im Vergleich zur Gesamtwirtschaft zeichnet sich das Krankenhaus durch einen geringeren Anteil ausländischer Arbeitskräfte, einen höheren Frauenanteil, eine überdurchschnittliche Teilzeitquote und ein hohes Qualifikationsniveau aus. Nach zwanzig Jahren sind nur noch 60 % der Krankenschwestern und -pfleger in ihrem angestammten Beruf tätig. Bei den Hilfskräften hat bereits nach zwei Jahren mehr als die Hälfte den erlernten Beruf gewechselt. Als problematisch gilt zudem, dass der demographische Wandel zukünftig zu einer erhöhten Nachfrage und gleichzeitig zu einem Rückgang des Arbeitsangebots führen wird, die berufsspezifische Arbeitslosenquote aber gering ist. Der drohenden Arbeitskräfteknappheit durch Mehreinstellungen zu begegnen hat somit wenig Aussicht auf Erfolg, es sei denn, es können ausländische Arbeitskräfte gewonnen werden oder die Attraktivität der Tätigkeit wird substanziell erhöht. Angesichts ohnehin überdurchschnittlicher Löhne wäre der Ansatzpunkt hier eher bei einer Verbesserung der Arbeitsbedingungen zu sehen. Aufgrund der derzeit hohen Teilzeitquote rückt hierbei auch eine bessere Vereinbarkeit von Beruf und Familie in den Blick.

Maier, Ludwig, Köppen, Kleine und Busse widmen sich dem *„Image" der Pflege, dem Ansehen des Pflegeberufs in der Öffentlichkeit und bei Pflegefachpersonen*. Befragungen in der Bevölkerung zufolge sind Pflegefachkräfte eine der angesehensten Berufsgruppen in Deutschland, nur Feuerwehrleute und Ärztinnen und Ärzte genießen gemäß einer Forsa-Umfrage ein höheres Ansehen. Zum Arbeitsumfeld wird – gerade mit Bezug auf die persönliche Arbeitsbelastung – in den Medien aber überwiegend ein ausgesprochen negatives Bild gezeichnet. Dies dürfte dazu beitragen, dass trotz des hohen Ansehens der Pflegenden der Pflegeberuf für junge Menschen eine nur geringe Attraktivität besitzt. Bei der Berufswahl besitzt die Pflege insbesondere bei männlichen Personen und solchen auf höheren Schulen nur einen geringen Reiz. In Umfragen unter Pflegepersonen oder Auszubildenden (beispielsweise RN4CAST oder Verdi) zeigen die Befragten eine hohe Identifikation mit dem Beruf an sich, bewerten die Arbeitsbedingungen jedoch negativ.

Nur rund ein Drittel würde seinen Beruf anderen weiterempfehlen. Jüngeren Erhebungen zufolge scheinen sich diese negativen Aspekte während der Covid-19-Pandemie weiter verschlechtert zu haben.

Mit dem Zusammenhang zwischen *Pflegeintensität und der Ergebnisqualität in deutschen Krankenhäusern auf Basis pflegesensitiver Ergebnisindikatoren* beschäftigt sich der Beitrag von *Winter, Schreyögg und Blume*. Im Projekt des Innovationsfonds „PPE: Pflegesensitive patientenbezogene Ergebnisindikatoren" wurde in einer Kombination von Primär- und Sekundärdaten der Zusammenhang auf Basis von mehr als 30.000 Fällen in Deutschland untersucht. Als unabhängige Variablen diente dabei einerseits das Verhältnis von Patientinnen und Patienten zu Pflegekräften, andererseits der Qualifikationsmix, hier der Anteil der Hilfskräfte an allen Pflegekräften. In den Analysen zeigte sich für viele Bereiche ein signifikant positiver Zusammenhang zwischen Personalausstattung und Ergebnisqualität. Aufgezeigt wurden Unterschiede in der Stärke des Zusammenhangs zwischen verschiedenen Endpunkten und zwischen unterschiedlichen Fachabteilungen. Überdies fiel der positive Zusammenhang deutlicher aus, wenn es sich um Patienten mit weniger komplexen Diagnosen handelte und wenn die Krankenhäuser größer waren. Die Verfassenden leiten aus den Ergebnissen einige Anregungen mit Blick auf die seit Anfang 2019 in Deutschland geltenden Pflegepersonaluntergrenzen ab. So haben sich beispielsweise die Fachabteilungstypen Hämatologie, Gastroenterologie und Pneumologie als hochgradig pflegesensitiv erwiesen. Für sie gelten jedoch aktuell in Deutschland keine Pflegepersonaluntergrenzen. Auch eine Unterscheidung der Personaluntergrenzen zwischen Kardiologie und Innerer Medizin erscheint den Verfassenden überlegenswert. Ebenso wäre eine Berücksichtigung der (durchschnittlichen) Fallschwere bei der Festlegung von Pflegepersonaluntergrenzen in Betracht zu ziehen.

Einen Fokus auf potenzielle Handlungsfelder des Krankenhausmanagements zur Verbesserung der Personalsituation legen die Beiträge sechs bis acht. Die *Rahmenbedingungen und Herausforderungen im Personalmanagement* beleuchten *Oswald, Neumeyer und Visarius*. Die Bundesagentur für Arbeit stuft verschiedene Gesundheitsberufe als Engpassberufe ein. Neben einigen Facharztgruppen, wie Chirurgen und Anästhesisten, sind hier insbesondere die Pflegekräfte zu nennen. Somit steht das Personalmanagement im Krankenhaus vor der großen Aufgabe, in einer ausgesprochen personalintensiven Branche die Beschäftigung trotzdem sicherzustellen. Vor dem Hintergrund der gesellschaftlichen Alterung wird diese Aufgabe in Zukunft tendenziell herausfordernder werden. Ansatzpunkte für ein innovatives Personalmanagement werden von den Verfassenden neben der allgemeinen Verbesserung der Arbeitsbedingungen vordringlich in der besseren Vereinbarkeit von Familie und Beruf gesehen. Aber auch die Anwerbung und Eingliederung von ausländischen Arbeitnehmerinnen und -nehmern sowie der verstärkte Kapitaleinsatz zählen zu potenziellen Handlungsfeldern. Letzteres bezieht sich insbesondere auf die Beschleunigung der Digitalisierung, um beispielsweise bei der Dokumentation Arbeitszeit einsparen zu können.

Mit einem Krankenhaus- bzw. Managementkonzept, das unter anderem auf die Verbesserung der Arbeitsbedingungen und eine höhere Zufriedenheit der Mitarbeitenden zielt, beschäftigen sich *Kleine, Maier, Köppen und Busse* in ihrem Beitrag *Magnet®-Krankenhäuser: Eine Chance für Deutschland?* Das 2020 begonnene Projekt Magnet4Europe überprüft die Übertragbarkeit des Ansatzes der Magnet-Krankenhäuser auf Europa. Das in den USA seit den 80er Jahren entwickelte Magnet-Konzept verfolgt eine Verbesserung sowohl der Versorgungsqualität als auch der Arbeitsbedingungen und des Wohlbefindens der Mitarbeitenden. Letzteres zeigt sich gemäß Studienlage beispielsweise auch in einer geringeren Personalfluktuation. Die vorliegenden Analysen zu den wirtschaftlichen Folgen deuten darauf hin, dass die Einführung des Magnet-Ansatzes zwar mit höheren Kosten, jedoch auch mit höheren Erlösen verbunden ist. Konkret zielt der Magnet-Ansatz auf einen kontinuierlichen Verbesserungsprozess, eine transformationale Führung, strukturelles Empowerment sowie die laufende Überprüfung von Ergebnissen und Erfahrungen der Mitarbeitenden ab. In Deutschland nehmen 20 Krankenhäuser an dem auf zunächst vier Jahre angelegten Magnet4Europe-Projekt teil, darunter neun Universitätsklinika. Insgesamt sind in sechs europäischen Ländern mehr als 60 Krankenhäuser Teil des Projektes. Evaluationsstudien weisen bereits auf erste Erfolge mit Blick auf die transformationale Führung und das Empowerment hin.

Auf einen zentralen Baustein von Magnetkrankenhäusern gehen *Pauldrach, Büchler und Wittland* in ihrem Beitrag *Innovatives Personalmanagement im Krankenhaus – eine Studie zu Chancen und Grenzen der transformationalen Führung in der Pflege* detaillierter ein. Zu den allgemeinen Gestaltungsfeldern eines innovativen Personalmanagements gehören u. a. Normatives Management, Onboarding, Personalentwicklung, Personalbedarfsermittlung und Personalallokation, Lebensphasenorientiertes Personalmanagement, Employer Branding sowie Personalcontrolling. Durch deren Umsetzung kann die Arbeits- und Berufsattraktivität und somit auch die Zufriedenheit der Mitarbeitenden gesteigert werden. Für die Umsetzung kommt dem Führungsverständnis der Führungskräfte eine hohe Bedeutung zu. Das Konzept der transformationalen Führung scheint besonders geeignet, um den vielfältigen Herausforderungen in der Pflege zu begegnen. Es verändert die Motive, die Werte und damit das Verhalten der Mitarbeitenden, um auf diese Weise die Zielsetzungen, die Motivation und somit letztlich die Leistung zu steigern. Zentrale Bausteine sind eine entsprechende Wertschätzung gegenüber den Mitarbeitenden und die Berücksichtigung ihrer individuellen Bedürfnisse und Interessen. In einer qualitativen Studie wird zudem deutlich, dass für eine erfolgreiche Umsetzung eine Einbettung in die Gesamtinstitution erforderlich ist. Eine zu hohe Arbeitsbelastung steht der Umsetzung dieses Konzepts entgegen und die Unterstützung durch die Vorgesetzten ist von essentieller Bedeutung.

Mit den aktuellen Entwicklungen in der Aus- und Weiterbildung beschäftigen sich die beiden folgenden Beiträge von Robra und Hundenborn. Zunächst beschreibt *Robra* den angelaufenen Umbau der *Aus- und Weiterbildung im ärztlichen Bereich*. Dieser zielt im Wesentlichen auf folgende Aspekte: Auf explizit nachzuweisende Kompetenzen, eine stufenweise Harmonisierung der Aus- und Weiterbildung, wobei es die Unverbundenheit von ärztlicher Aus- und Weiterbildung, von Theorie und Praxis zu überwinden gilt. Notwendig sei die stärkere Berücksichtigung von Versorgungsrelevanz und die Stärkung der Wissenschaftskompetenz. Weiteren Verbesserungsbedarf sieht der Autor vor allem im Ausbau von qualitativ geeigneten Studien- und Weiterbildungsplätzen und in der Erstellung einer quantitativen Weiterbildungsplanung. Weitergehend gelte es, die Weiterbildungsplanung sektorenübergreifend und regional integriert auszurichten.

Hundenborn beleuchtet die *Ausbildung in der Pflege*. Hier vollzieht sich aktuell eine umfassende Reform. Die drei bislang drei getrennten Pflegeberufe werden zu einem generalistischen Berufsbild zusammengefasst und die Pflegeberufsausbildung wird grundlegend neu ausgerichtet. Die sogenannte generalistische Ausbildung erfordert insbesondere eine breit angelegte praktische Schulung und einen damit verbundenen Wechsel der Auszubildenden zwischen verschiedenen Einrichtungen. Insgesamt soll die Pflege durch die neue Ausbildung eine fachliche und rechtliche Aufwertung erfahren. Zur teilweisen Übertragung ärztlicher Tätigkeiten auf Pflegekräfte wurden mehrere entsprechende

Ausbildungsmodule definiert. Auch die Finanzierung dieser Art der Pflegeausbildung wurde auf eine völlig neue Grundlage gestellt, mit dem Ziel, eine ausreichende, qualitäts- gesicherte Ausbildung sicherzustellen und gleichzeitig Wettbewerbsnachteile zwischen ausbildenden und nicht ausbildenden Einrichtungen zu vermeiden. Die pflegerische Hochschulausbildung wurde in dieses Finanzierungskonzept jedoch nicht einbezogen. Hier besteht auch weiterer Reformbedarf, denn aktuell bleibt der Anteil akademisch ausgebildeter Pflegekräfte mit – einer ersten Erhebung zufolge – 0,78 % eines Ausbil- dungsjahrgangs weit unter der empfohlenen Quote von 10 bis 20 % zurück.

Die folgenden beiden Beiträge widmen sich dem Stand von Digitalisierung und Ro- botik mit Blick auf das Arbeitsfeld Krankenhaus. *Blase, Diehl und Wasem* konzentrieren sich auf die *Digitalisierung im Krankenhaus.* Eine verstärkte Digitalisierung hat das Po- tenzial, Prozesse bei gleichbleibender oder sogar verbesserter Qualität zu optimieren. Die Covid-19-Pandemie hat den Nachholbedarf in Deutschland augenfällig gemacht. Dies zeigt sich auch in der Evaluation des Zukunftsprogramms Krankenhaus, das auf Basis ei- ner Erhebung von Oktober bis Dezember 2021 – also deutlich nach Anfang der Pandemie – den Stand der Digitalisierung erfasst. Mehr als zwei Drittel der deutschen Krankenhäu- ser wurden hierbei der EMRAM-Stufe 0 zugewiesen. Entgegen einer weitverbreiteten Meinung, so die Verfassenden, sind nicht alle digitalen Neuerungen automatisch mit Kosten- und Ressourceneinsparungen verbunden. Effizienzsteigerung durch Digitalisie- rung stellt umfängliche Herausforderungen an das Personalmanagement, umfassende Implementierungsherausforderungen und erfordert Personalanpassungen, Mitarbeiten- denschulungen und den Umgang mit Motivation und Substitutionsängsten. Diese Aspekte sind nicht nur bei der Einführung, sondern angesichts der Personalfluktuation dauerhaft zu berücksichtigen. Ohne ausreichendes dauerhaftes Investment könnten Umgehungs- strategien und Reibungsverluste zu einer Senkung der Effizienz führen.

Der Einsatz von *Robotik im Krankenhaus* bietet Chancen, aber auch Herausforderun- gen, was *Graf und Klein* in ihrem Beitrag beleuchten. Im OP ist der Einsatz von Robotern bereits weit verbreitet. In anderen Bereichen des Krankenhauses befindet sich der Robo- tereinsatz aktuell noch im Forschungsstadium. Dabei existieren zahlreiche potenzielle Einsatzmöglichkeiten. Diese reichen von patientenfernen Routinetätigkeiten, beispiels- weise in der Logistik, über roboterbasierte Trainingsunterstützung in der Rehabilitation bis zum Einsatz in der Pflege. Gerade mit Blick auf den Transport und die Bereitstellung von Materialien existieren bereits heute Systeme, die eine Entlastung von Arbeitskräften und perspektivisch eine kapitalintensivere Leistungserbringung ermöglichen können. Je näher die Roboter aber an die Patienten heranrücken, desto bedeutsamer werden neben wirtschaftlichen Aspekten auch Fragen der Sicherheit, der Haftung und der Akzeptanz.

Möglichkeiten der *Verbesserung der Personalallokation durch Strukturwandel* zeigt *Schreyögg* auf. Die aktuell diskutierten und teilweise bereits eingeschlagenen Lö- sungsstrategien für die Behebung des Fachkräfteengpasses wie die Verbesserung der Arbeitsbedingungen oder die Zuwanderung von Pflege- und ärztlichem Personal aus dem Ausland werden als hilfreich, aber nicht ausreichend eingeschätzt. Notwendig ist eine bessere Allokation der verfügbaren Arbeitskräfte, entsprechend sind struktu- relle Maßnahmen erforderlich. Dazu gehört eine Reform und zentrale Steuerung der Notfallversorgung unter Verzahnung stationärer und ambulanter Strukturen und mit Ein- richtung von integrierten Notfallzentren (INZs). Die Einführung einer sektorengleichen Vergütung könnte die Anreize zur stationären Aufnahme von ambulant-sensitiven Fäl- le reduzieren. Ein ressourcenschonenderes Setting gegenüber der stationären Versorgung könnte auch durch die Einrichtung regionaler Gesundheitszentren erreicht werden. Durch ihren hybriden Charakter zwischen Krankenhaus und niedergelassener Ärzteschaft können sie eine wohnortnahe Versorgung sicherstellen, ohne dass reguläre Krankenhäuser vorgehalten werden müssen. Flankiert werden müssten diese Maßnahmen durch eine sektorenübergreifende und am Bedarf statt an historisch gewachsenen Strukturen orientierte Versorgungsplanung. Da sich die vorgeschlagenen Reformmaßnahmen wechselseitig unterstützen, wäre die Wirkung im Verbund am stärksten.

Mit den gesetzlichen Maßnahmen zur Personalsteuerung und den ergriffenen Maßnahmen zur Anpassung der Finanzierung setzen sich die letzten drei Beiträge des Schwerpunktes auseinander. *Schmedders, Trewendt und Egerer* gehen auf die *Personalvorgaben im Krankenhaus* ein, mit denen das Ziel verfolgt wurde, die Personalausstattung in den Krankenhäusern zu verbessern. Mittlerweile lässt sich auf zahlreiche Versuche, die Pflegesituation in Krankenhäusern zu verbessern, zurückblicken. Dazu gehört die von 1993 bis 1997 eingeführte Pflegepersonalregelung (PPR), um den Pflegepersonalbedarf zu messen. Im DRG-System wurden Strukturanforderungen über OPS-Codes definiert, deren Einhaltung aber zunächst nicht systematisch überprüft wurde. Ein ähnliches Problem besteht bei den G-BA-Richtlinien mit Strukturvoraussetzungen hinsichtlich des Pflegepersonals. Darüber hinaus wurden mehrere Pflegesonderprogramme aufgesetzt und Pflegepersonaluntergrenzen eingeführt. Ein grundsätzliches Problem der Maßnahmen sehen die Verfassenden darin, dass Pflege meist als Kostenfaktor gesehen wird. Eine Ausnahme bildeten die Pflegekomplexmaßnahmen-Scores, die in Form von Zusatzentgelten zur Vergütung über Fallpauschalen die Pflege als Teil der Wertschöpfung begriffen haben. 2020 wurden die Pflegekosten aus dem DRG-System ausgegliedert. Aktuell wurde mit dem Krankenhauspflegeentlastungsgesetz ab 2023 eine Pflegepersonalbemessung nach PPR 2.0 und Kinder-PPR 2.0 eingeführt. Unter anderem aufgrund des zusätzlichen Dokumentationsaufwands ist der Erfolg fraglich. Für einen attraktiveren Pflegeberuf bräuchte es vielmehr ausreichend Zeit und Raum für die Arbeit nach pflegefachlichem Standard.

Vergütung der Pflege im Krankenhaus: neue Ansätze stellen *Augurzky und Finke* vor. Die verschiedenen Vergütungssysteme für Krankenhausleistungen und damit auch für erbrachte Pflegeleistungen im Krankenhaus besitzen allesamt bestimmte Vor- und Nachteile. Während beispielsweise das DRG-System durch die Pauschalisierung die Pflege gerade nicht gesondert, sondern als Teil der Gesamtleistung berücksichtigt hat, sieht dies bei den ausgegliederten und dem Selbstkostendeckungsprinzip unterliegenden Pflegebudgets grundlegend anders aus. Diese setzen nicht nur Anreize zur ineffizienten Personalallokation, sondern missachten auch den Grundsatz der Sparsamkeit. Gesamtwirtschaftlich ist eine Sogwirkung seitens der Krankenhäuser auf das Personal in der Altenpflege und Rehabilitation zu befürchten, verstärkt durch die jüngst eingeführte generalisierte Ausbildung in den Pflegeberufen, wenn den Krankenhäusern im Prinzip unbegrenzte Mittel zur Finanzierung von Pflegekräften zur Verfügung stehen. Die Verfassenden schlagen daher eine alternative vergütungswirksame Messung der Pflegeleistung vor, indem – durch bereits bestehende technische Systeme unterstützt – der durch Pflegekräfte auf den einzelnen Patienten bezogene Zeitaufwand erfasst wird. Nicht zuletzt könne dies zu einer höheren Attraktivität des Pflegeberufs beitragen.

Auf die Auswirkungen der Ausgliederung der Pflegekosten aus dem DRG-System gehen *Hentschker, Goerdt und Scheller-Kreinsen* näher ein. Im Beitrag *Das Pflegebudget der Krankenhäuser im dritten Jahr der Umsetzung: Analysen und Entwicklungen* untersuchen sie die Entwicklung anhand der Pflegebudgets auf Basis von 546 Krankenhäusern, für die in den Jahren 2020 und 2021 bereits eine Vereinbarung vorliegt. Das Pflegebudget ist zwischen diesen beiden Jahren um 7 % gestiegen – eine deutlich höhere Steigerung als die allgemeine Ausgabenentwicklung in den somatischen Krankenhäusern. Dabei zeigt sich eine sehr große Streuung zwischen den Krankenhäusern. Ein Viertel der Häuser verzeichnete einen Pflegebudgetanstieg um maximal 3 %, ein anderes Viertel jedoch um mehr als 10 %. In den östlichen Bundesländern ist dieser Anstieg eher durch eine Kostensteigerung je Arbeitskraft, im Westen durch den Anstieg der Zahl der Beschäftigten getrieben. Der Anteil an im Krankenhaus arbeitenden Altenpflegern und der Einsatz an Leiharbeitern haben deutlich zugenommen. Die Analysen zeigen für den Pflegebereich einen sehr hohen Personalanstieg, während die Zahl der Beschäftigten im Funktionsbereich zurückging. Die Vermutung liegt nahe, dass dies keine faktische Entwicklung darstellt, sondern im Kontext entsprechender Umbuchungen steht. Nicht zuletzt mit Blick hierauf wurde im Jahr 2022 eine ganze Reihe von rechtlichen Anpassungen vorgenommen. Offenbar unklare und strittige Regelungen haben in einem hohen Maß für Unsicherheit gesorgt. Dies zeigt sich nicht zuletzt an den immer noch sehr großen Verzögerungen beim Abschluss von Vereinbarungen.

Unter der Rubrik *„Zur Diskussion"* widmen sich drei Beiträge unterschiedlichen Themen der Krankenhausversorgung. *Der Vorschlag der Regierungskommission für eine grundlegende Reform der Krankenhausvergütung* wird von *Busse, Karagiannidis, Augurzky, Schmitt und Bschor* vorgestellt. Die Regierungskommission für eine moderne und bedarfsgerechte Krankenhausversorgung hat in ihrer Stellungnahme vom Dezember 2022 eine Reform des Krankenhaussystems und insbesondere der Vergütung vorgeschlagen. Zentraler Punkt ist die Einteilung der Krankenhäuser in die drei Versorgungslevel der Grund-, Schwerpunkt- und Maximalversorgung. Grundversorger ohne Notaufnahme sollen zukünftig eine wohnortnahe integriert-ambulante Versorgung abbilden. Durch stärkere Vernetzung der Leistungserbringer über die Versorgungslevel hinweg soll eine hohe Qualität flächendeckend sichergestellt werden. Zudem sollen die zu erbringenden Leistungen in 128 Leistungsgruppen eingeteilt werden, die bestimmten Versorgungsleveln zugeordnet und mit Qualitätsanforderungen verknüpft werden. Durch eine Ausgliederung der Vorhaltekosten aus den Fallpauschalen soll der ökonomische Anreiz zur Mengenausweitung aufgehoben werden.

Auf die *Vorhaltekostenfinanzierung: Vorschläge zur zielführenden Ausgestaltung* gehen *Loeser, Scheller-Kreinsen, Jäckel und Mostert* näher ein. Der Beitrag schlägt eine konkrete Umsetzung für die im Koalitionspapier angekündigte Einführung der Vorhaltekostenfinanzierung vor und nimmt Bezug auf den Vorschlag der Regierungskommission. Neben einer reinen Finanzierungsreform wird auch hier die Dringlichkeit einer qualitätsorientieren Strukturreform in den Fokus gestellt. Für eine erfolgreiche Umsetzung wird u. a. vorgeschlagen, eine Mindestpopulationsgröße und einen eindeutigen Bevölkerungsbezug bei der Vergabe von Versorgungsaufträgen einzuführen, nach denen sich auch das Finanzierungsvolumen der Vorhaltekosten je Krankenhausstandort richtet. In einer Modellrechnung auf Basis der 60 Leistungsgruppen von NRW und unter der Annahme, dass die Vorhaltekosten 20 % der derzeitigen fallbezogenen Vergütung ausmachen, ermittelt der Beitrag ein bundesweites Volumen von rund 14,2 Mrd. € für die Vorhaltefinanzierung; das entspricht rund 170 € pro Einwohner. Der Erfolg der Reform ist zudem unter anderem davon anhängig, inwieweit in der näheren Ausgestaltung neue Fehlanreize möglichst reduziert werden und ausreichende Investitionsmittel seitens des Bundes und der Länder zur Verfügung stehen.

Schließlich analysieren *Hentschker, Mostert und Klauber* auf Basis des aktuellen Datenstandes die *Auswirkungen der Covid-19-Pandemie im Krankenhaus: Fallzahlentwicklung und Charakteristika der Covid-19-Patienten.* Die Covid-19-Pandemie hat zu einem Rückgang der Fallzahlen im Krankenhaus geführt. Dabei sind insbesondere vergleichsweise leichte Fälle reduziert worden, sodass sich die durchschnittliche Fallschwere – in der Somatik am CMI, in der Psychiatrie am DMI ablesbar – verringert hat. In den ersten elf Monaten des Jahres 2022 lag der Fallzahlrückgang in der Somatik bei 15 % im Vergleich zur Situation vor Pandemiebeginn. Der Rückgang ist bei den nichtoperativen und den ambulant-sensitiven Behandlungen besonders ausgeprägt. Betrachtet man die Charakteristika der Covid-19-Patientinnen und -Patienten bis zum Abschluss der fünften Pandemiewelle (Mai 2022), so zeigen sich keine starken Unterschiede. Insgesamt hat sich im Zeitverlauf der Anteil der beatmeten Krankenhauspatienten etwa halbiert, was insbesondere auf die milderen Virusvarianten zurückgeführt werden kann. Die Sterblichkeit bei allen Patienten hat sich entsprechend verringert, bei den beatmeten Patienten hingegen blieb sie in etwa konstant. Es bleibt abzuwarten, inwiefern und auf welchem Niveau sich nach dem Ende der Pandemie eine Normalisierung einstellen wird. Die aktuell anberaumte Krankenhausreform greife mit der höheren Konzentration der Leistungen auf entsprechend ausgestattete Krankenhäuser an einer wichtigen Stelle ein. Auch mit Blick auf den Rückgang der ambulant-sensitiven Fälle im Krankenhaus während der Pandemie begrüßen die Verfassenden das Ziel einer stärkeren Ambulantisierung.

Wie in jedem Jahr enthält der Report die krankenhauspolitische Chronik und Auswertungen auf Basis der Daten des Statistischen Bundesamtes. Das Krankenhaus-Directory gibt eine Übersicht über zentrale Kennziffern auf der Ebene des einzelnen Krankenhauses bezogen auf Struktur, Leistungsspektrum, Wettbewerbssituation und Qualität.

Den Mitgliedern des Editorial Boards gilt unser ganz besonderer Dank. Die Anregungen der Experten und ihr Engagement von der konzeptionellen Gestaltung bis zur praktischen Umsetzung haben auch den diesjährigen Krankenhaus-Report in seiner vorliegenden Form erst möglich gemacht. Dem Springer-Verlag danken wir wie immer für seine professionelle und erfahrene verlegerische Betreuung des Projekts. Schließlich gebührt großer Dank auch den Mitarbeiterinnen und Mitarbeitern des WIdO für die umfängliche Unterstützung, insbesondere Susanne Sollmann und Gregor Leclerque für die redaktionelle Betreuung.

Jürgen Klauber
Jürgen Wasem
Andreas Beivers
Carina Mostert
Berlin, Essen und München
März 2023

Inhaltsverzeichnis

II   Zur Diskussion

Herausgeberinnen und Herausgeber, Editorial Board sowie Autorinnen und Autoren des Krankenhaus-Reports 2023

Herausgeberinnen und Herausgeber

Jürgen Klauber Wissenschaftliches Institut der AOK, Berlin, Deutschland

Prof. Dr. Jürgen Wasem Universität Duisburg-Essen, Essen, Deutschland

Prof. Dr. Andreas Beivers Hochschule Fresenius München, München, Deutschland

Carina Mostert Wissenschaftliches Institut der AOK, Berlin, Deutschland

Editorial Board

Prof. Dr. Boris Augurzky RWI – Leibniz-Institut für Wirtschaftsforschung e. V., Essen, Deutschland

Prof. Dr. med. Reinhard Busse, MPH, FFPH Lehrstuhl Management im Gesundheitswesen, WHO Collaborating Centre for Health Systems, Research and Management, Technische Universität Berlin, Berlin, Deutschland

Prof. Dr. med. Saskia Drösler Hochschule Niederrhein, Krefeld, Deutschland

Hans-Jürgen Firnkorn Weil der Stadt, Deutschland

Prof. Dr. Alexander Geissler Lehrstuhl für Management im Gesundheitswesen, Universität St. Gallen, St. Gallen, Schweiz

Prof. Dr. med. Max Geraedts, M. san. Institut für Versorgungsforschung und Klinische Epidemiologie, Fachbereich Medizin, Philipps-Universität, Marburg, Deutschland

Dr. Christopher Hermann Berlin, Deutschland

Dr. Wulf-Dietrich Leber Abteilung Krankenhäuser, GKV-Spitzenverband, Berlin, Deutschland

Prof. Dr. Markus Lüngen Fakultät Wirtschafts- und Sozialwissenschaften, Hochschule Osnabrück, Osnabrück, Deutschland

Prof. Dr. Günter Neubauer IfG Institut für Gesundheitsökonomik, München, Deutschland

Prof. Dr. Julia Oswald Fakultät Wirtschafts- und Sozialwissenschaften, Hochschule Osnabrück, Osnabrück, Deutschland

Prof. Dr. Holger Pfaff Institut für Medizinsoziologie, Versorgungsforschung und Rehabilitationswissenschaft (IMVR), Universität zu Köln, Köln, Deutschland

Prof. Dr. med. Bernt-Peter Robra, M.P.H. Hannover, Deutschland

Prof. Dr. Jonas Schreyögg Hamburg Center for Health Economics, Universität Hamburg, Hamburg, Deutschland

Prof. Dr. Eberhard Wille Abteilung Volkswirtschaftslehre, Universität Mannheim, Mannheim, Deutschland

Autorinnen und Autoren

Prof. Dr. Boris Augurzky RWI – Leibniz-Institut für Wirtschaftsforschung e.V., Essen, Deutschland

Dr. med. Nikola Blase Lehrstuhl für Medizinmanagement, Fakultät für Wirtschaftswissenschaften, Universität Duisburg-Essen, Campus Essen, Essen, Deutschland

Kai Svane Blume Lehrstuhl für Management im Gesundheitswesen, Schumpeter School of Business and Economics, Wuppertal, Deutschland

Ute Bölt Statistisches Bundesamt, Bonn, Deutschland

Prof. Dr. Tom Bschor c/o Bundesministerium für Gesundheit, Berlin, Deutschland

Dr. Monika Büchler HsH Akademie, Hochschule Hannover, Hannover, Deutschland

Dirk Bürger AOK-Bundesverband, Berlin, Deutschland

Prof. Dr. Reinhard Busse Fachgebiet Management im Gesundheitswesen, H 80, Technische Universität Berlin, Berlin, Deutschland

Dr. Anke Diehl Leitung Stabsstelle Digitale Transformation, Universitätsmedizin Essen, Essen, Deutschland

Dr. Johannes Egerer Deutscher Evangelischer Krankenhausverband e. V. (DEVK), Berlin, Deutschland

Sabine Finke HCB Institute for Health Care Business GmbH, Essen, Deutschland

Dr. Michaela Fuchs IAB regional in der Regionaldirektion Sachsen-Anhalt-Thüringen, Institut für Arbeitsmarkt- und Berufsforschung (IAB), Halle, Deutschland

Dr. Gideon Goerdt AOK-Bundesverband, Berlin, Deutschland

Dr.-Ing. Birgit Graf Fraunhofer-Institut für Produktionstechnik und Automatisierung IPA, Stuttgart, Deutschland

Dr. Corinna Hentschker Wissenschaftliches Institut der AOK, Berlin, Deutschland

Prof. Dr. Gertrud Hundenborn Abteilung I – Pflegebildungsforschung, Deutsches Institut für angewandte Pflegeforschung e. V. (DIP), Köln, Deutschland

Dörte Jäckel AOK-Bundesverband, Berlin, Deutschland

Prof. Dr. med. Christian Karagiannidis Abteilung Pneumologie, Intensiv- und Beatmungsmedizin, Kliniken der Stadt Köln gGmbH, Köln, Deutschland

Jürgen Klauber Wissenschaftliches Institut der AOK, Berlin, Deutschland

Prof. Dr. Barbara Klein Fachbereichs Soziale Arbeit und Gesundheit, Frankfurt University of Applied Sciences, Frankfurt am Main, Deutschland

Joan Kleine Fachgebiet Management im Gesundheitswesen, H 80, Technische Universität Berlin, Berlin, Deutschland

Julia Köppen Fachgebiet Management im Gesundheitswesen, H 80, Technische Universität Berlin, Berlin, Deutschland

Dr. Simon Loeser Unternehmensbereich Stationäre Versorgung, AOK Rheinland/Hamburg – Die Gesundheitskasse, Düsseldorf, Deutschland

Marek Ludwig Fachgebiet Management im Gesundheitswesen, H 80, Technische Universität Berlin, Berlin, Deutschland

Dr. Claudia Bettina Maier Fachgebiet Management im Gesundheitswesen, H 80, Technische Universität Berlin, Berlin, Deutschland

Carina Mostert Wissenschaftliches Institut der AOK, Berlin, Deutschland

Prof. Dr. Henriette Neumeyer Deutsche Krankenhausgesellschaft e.V., Berlin, Deutschland

Prof. Dr. Julia Oswald Fakultät Wirtschafts- und Sozialwissenschaften, Hochschule Osnabrück, Osnabrück, Deutschland

Silvia Pauldrach Fakultät V – Diakonie, Gesundheit und Soziales, Hochschule Hannover, Hannover, Deutschland

Andreas Pritzkau Wissenschaftliches Institut der AOK, Berlin, Deutschland

Martina Purwins AOK-Bundesverband, Berlin, Deutschland

Prof. Dr. Bernt-Peter Robra Institut für Sozialmedizin und Gesundheitsökonomie (ISH-ME), Otto-von-Guericke-Universität, Magdeburg, Deutschland

Torsten Schelhase Statistisches Bundesamt, Bonn, Deutschland

Dr. David Scheller-Kreinsen AOK-Bundesverband, Berlin, Deutschland

Dr. Mechtild Schmedders GKV-Spitzenverband, Berlin, Deutschland

Prof. Dr. Jochen Schmitt Zentrum für Evidenzbasierte Gesundheitsversorgung, Universitätsklinikum Carl Gustav Carus an der TU Dresden, Dresden, Deutschland

Prof. Dr. Jonas Schreyögg Lehrstuhl für Management im Gesundheitswesen, Universität Hamburg, Hamburg, Deutschland

Christina Trewendt GKV-Spitzenverband, Berlin, Deutschland

Maike Visarius Deutsche Krankenhausgesellschaft e. V., Berlin, Deutschland

Prof. Dr. Jürgen Wasem Alfried Krupp von Bohlen und Halbach-Stiftungslehrstuhl für Medizinmanagement, Universität Duisburg-Essen, Essen, Deutschland

Dr. Antje Weyh IAB Regional Sachsen, Chemnitz, Deutschland

Prof. Dr. Vera Winter Fakultät für Wirtschaftswissenschaft – Schumpeter School of Business and Economics, Lehrstuhl für Management im Gesundheitswesen, Bergische Universität Wuppertal, Wuppertal, Deutschland

Prof. Dr. Michael Wittland University of Applied Sciences and Arts, Fakultät V – Diakonie, Gesundheit und Soziales, Abteilung Pflege und Gesundheit, Hochschule Hannover (HsH), Hannover, Deutschland

Schwerpunktthema

Inhaltsverzeichnis

Die Personalentwicklung im Krankenhaus seit 2000

Jürgen Wasem und Nikola Blase

Inhaltsverzeichnis

© Der/die Autor(en) 2023
J. Klauber et al. (Hrsg.), *Krankenhaus-Report 2023*, https://doi.org/10.1007/978-3-662-66881-8_1

1

■■ **Zusammenfassung**

*Der Beitrag untersucht die quantitative Ent-
wicklung der verschiedenen Beschäftigtengruppen im Krankenhaus seit dem Jahr 2000.
Eine Differenzierung nach Geschlechtern wird
vorgenommen. Er setzt die Entwicklung in
Relation zu den Kapazitäts- und Inanspruch-
nahme-Indikatoren der Krankenhäuser. Eine
Differenzierung nach Größenklassen und Trägern der Krankenhäuser wird ebenso vorgenommen wie eine knappe regionale Differenzierung. Im Diskussionsteil wird herausgearbeitet, dass Angebot von und Nachfrage nach
Arbeitskräften im Krankenhaus Ergebnis einer multifaktoriellen Entwicklung sind, bei der
das Vergütungssystem für Krankenhäuser nur
ein, wenn auch wichtiger, Einflussfaktor ist.
Schließlich wird die Frage gestellt, ob es realistisch ist, den notwendigen Bedarf an Krankenhauspersonal in den aktuellen Strukturen
der Krankenhauslandschaft zu decken.*

*This paper analyses the quantitative devel-
opment of the various professional groups in
German hospitals since the year 2000. The
analysis differentiates according to gender.
The development will be put in relation to indicators of capacity and utilisation of hospitals.
A differentiation according to size of hospitals
and type of ownership is made, as well as a regional differentiation. The paper discusses that
supply and demand of workforce for the hospitals is a result of a multifactorial development.
The hospital renumeration system is just one,
albeit an important factor. Finally, the authors
reflect on the question whether it is realistic to
fulfill the demand of workforce in the hospital within the present structures of the hospital
landscape in Germany.*

1.1 Einleitung

Der Krankenhaus-Report 2023 beschäftigt
sich in seinem Schwerpunkt mit dem Personal in Krankenhäusern. Dabei wird die aktuelle Arbeitsmarktsituation der im Kranken-

haus tätigen Berufsgruppen betrachtet und auf
einzelne Beschäftigtengruppen näher eingegangen. Es wird die Frage gestellt, welche
Ansätze geeignet sind, erkennbare Ungleich-
gewichte zwischen Arbeitskräfte-Angebot und
-Nachfrage zum Ausgleich zu bringen.

Die aktuelle Situation mit Blick auf das
Krankenhauspersonal bedarf der Einordnung
vor dem Hintergrund ihrer Entwicklung. Daher
zeigt der vorliegende Beitrag die Entwicklung des Krankenhauspersonals seit dem Jahr
2000 auf. Anschließend wird der Befund diskutiert. Zentrale Datenquelle sind die Veröffentlichungen des Statistischen Bundesamtes
im Rahmen der Gesundheitsberichterstattung,
die insbesondere in der Fachserie 12, Reihe 6.1 „Grunddaten der Krankenhäuser" des
Amtes aufbereitet wurden. Soweit nicht gesondert vermerkt, erfolgen die Angaben auf Basis
von Vollkräften im Jahresdurchschnitt. Dabei
wird die Zahl der Beschäftigten (Köpfe) auf
die volle tarifliche Arbeitszeit umgerechnet.

1.2 Darstellung der Entwicklung des Krankenhauspersonals

1.2.1 Entwicklung der Berufsgruppen in absoluten Größen

Waren zu Beginn des Beobachtungszeitraums
im Jahr 2000 rund 835.000 Vollkräfte im Krankenhaus beschäftigt, sind es im Jahr 2021
rund 959.000 Vollkräfte (vgl. ◨ Tab. 1.1).
Dieser Zuwachs von rund 124.000 Personen entspricht einem durchschnittlichen jährlichen Wachstum von rund 0,66 %. Die Tabelle
zeigt allerdings, dass dies kein kontinuierliches Wachstum war: So lag der Personalbestand in den Jahren 2005 und 2010 unterhalb dem des Jahres 2000. Wird nach Ärz-
tinnen/Ärzten, Pflegepersonal und übrigem,
nicht-ärztlichem Personal unterschieden, zeigen sich sehr unterschiedliche Verläufe (vgl.
◨ Tab. 1.1 und ◨ Abb. 1.1): Die Zahl der Per-

◻ **Tab. 1.1** Vollkräfte im Jahresdurchschnitt. (Quelle: Zusammengestellt aus Fachserie 12 Reihe 6.1, Tab. 2.3.1 (bis 2008) und 2.3.1.1 (ab 2009))

Jahr	Insgesamt	Ärzte	Pflegepersonal	Übriger nicht-ärztl. Dienst
2000	834.585	108.696	332.269	393.621
2005	796.097	121.610	302.346	372.142
2010	816.257	134.847	306.213	375.198
2015	868.044	154.364	320.905	392.775
2020	951.936	171.367	362.844	417.724
2021	958.926	173.096	371.249	414.581

Krankenhaus-Report 2023

sonen im *ärztlichen Dienst*[1] ist im Beobachtungszeitraum kontinuierlich gestiegen – von rund 109.000 im Jahr 2000 auf rund 173.000 im Jahr 2021, was einem durchschnittlichen jährlichen Anstieg um rund 2,24 % entspricht. Damit setzte sich der Trend der 1990er Jahre fort: Denn von 1991 bis 2000 war die Zahl der Krankenhausärztinnen und -ärzte bereits um 13.000 Vollzeitkräfte oder 15 % gestiegen. Innerhalb der Gruppe der Krankenhausärzte war das Wachstum dabei sehr unterschiedlich auf die unterschiedlichen Statusgruppen verteilt: So hat sich kontinuierlich die Zahl der Oberärzte am stärksten erhöht – zwischen 2000 und 2021 ist die Zahl der Oberärzte (in Köpfen) von rund 23.500 auf rund 53.000, also um mehr als 125 % gestiegen; auch damit setzt sich der Trend der 1990er Jahre fort, denn bereits von 1991 bis 2000 war die Zahl der Oberärzte um 4.000 Köpfe gestiegen, was mit 20 % den stärksten relativen Anstieg darstellte. Von 2000 bis 2021 ist die Zahl der Assistenzärzte um rund 75 % gewachsen (von rund 76.000 auf rund 133.500), was an einen Anstieg um gut 9.000 Köpfe oder 14 % von 1991 bis 2000 anknüpft. Dagegen ist die Zahl der leitenden Krankenhausärzte von 2000 bis 2021 nur um ein gutes Drittel (von rund 12.000 auf rund 16.000 Köpfe) gewachsen, nachdem sie von 1991 bis 2000 nur um 500 Köpfe (oder 4 %) gewachsen war.

Während also bei den Ärzten ein kontinuierliches Wachstum im Berichtszeitraum festzustellen ist, ist demgegenüber die Zahl der Vollkräfte im *Pflegedienst*[2] zunächst von 2000 bis 2008 von rund 330.000 auf rund 300.000, also um etwa 10 %, gesunken. Damit wurde ebenfalls ein Trend fortgesetzt, der Mitte der 1990er Jahre bereits begonnen hatte, war doch bereits zwischen 1995 und 2000 die Zahl der Pflegekräfte (Vollzeitäquivalente) um 18.000 gesunken. Seit 2008 steigt die Zahl der Pflegekräfte kontinuierlich an und erreichte 2018 wieder das Ausgangsniveau des Jahres 2000. In den letzten drei Jahren ist der Anstieg deutlich kräftiger und 2021 lag die Zahl der Pflegekräfte mit rund 371.000 etwa 12 % oberhalb der Zahl der Vollkräfte des Jahres 2000. Über die gesamte Beobachtungszeit entspricht dies einem durchschnittlichen jährlichen Wachs-

---

[1] Der „ärztliche Dienst" umfasst in der Krankenhausstatistik alle Ärztinnen und Ärzte (von 1996 bis 30. September 2004 einschließlich Ärztinnen und Ärzten im Praktikum, soweit diese auf die Besetzung im ärztlichen Dienst angerechnet werden). Famuli werden unter der Position „Sonstiges Personal" nachgewiesen.

[2] Der „Pflegedienst" umfasst in der Krankenhausstatistik Pflegedienstleitung sowie Pflege- und Pflegehilfspersonal. Dazu gehören auch Pflegekräfte in Intensivpflege- und -behandlungseinrichtungen sowie Dialysestationen; ferner Schüler und Stationssekretärinnen, soweit diese auf die Besetzung der Stationen mit Pflegepersonal angerechnet werden.

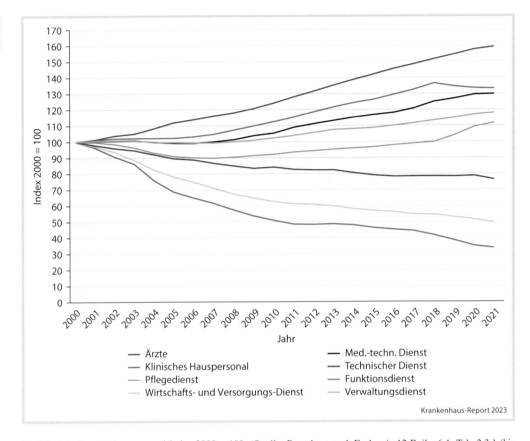

◘ Abb. 1.1 Krankenhauspersonal Index 2000 = 100. (Quelle: Berechnet nach Fachserie 12 Reihe 6.1, Tab. 2.3.1 (bis 2008) und 2.3.1.1 (ab 2009))

tum um 0,53 %, seit 2010 allerdings um 1,8 % pro Jahr.

Ärzte und Pflegekräfte sind die beiden zahlenmäßig größten Berufsgruppen im Krankenhaus und stellen rund 56 % der Beschäftigten. Zahlreiche weitere Berufsgruppen sind im Krankenhaus tätig. Sie werden in der Krankenhausstatistik unterschiedlichen Kategorien zugeordnet. ◘ Abb. 1.1 zeigt für diese Kategorien die indexierte Personalentwicklung seit dem Jahr 2000.[3] Dabei zeigen sich sehr un-

terschiedliche Verläufe: Das relativ stärkste Wachstum der übrigen Beschäftigtengruppen im Zeitraum zwischen 2000 und 2021 weist der *Funktionsdienst*[4] auf, der bis 2018 kontinuierlich an Vollzeitäquivalenten zugenommen hat und seitdem leicht rückläufig ist. Waren 2000 rund 82.000 Personen im Funktionsdienst, sind es 2021 knapp 110.000. Auch der *medizinisch-technische Dienst*[5] ist in den

---

3   Die Kategorie „Sonderdienste" und die Sammelkategorie „Sonstiges Personal" der Krankenhausstatistik, die zusammen mit knapp 20.000 Vollzeitkräften rund 2 v. H. des gesamten Personals ausmachen und deren indexierte Verläufe recht erratisch sind, werden in ◘ Abb. 1.1 und der Analyse nicht berücksichtigt.

4   Der „Funktionsdienst" umfasst in der Krankenhausstatistik z. B.: Krankenpflegepersonal für den Operationsdienst, die Anästhesie, in der Ambulanz und in Polikliniken, Hebammen und Entbindungshelfer, Beschäftigungs-, Arbeits-, Ergotherapeuten, Krankentransportdienst.

5   Dem „Medizinisch-technischen Dienst" werden in der Krankenhausstatistik u. a. zugeordnet: Apothekenper-

meisten Jahren des Untersuchungszeitraumes ausgebaut worden. Waren 2000 noch rund 124.000 Vollzeitkräfte in diesem Bereich tätig, sind bis 2021 rund 37.000 Beschäftigte zusätzlich hier eingesetzt.

Die Zahl der Vollzeitäquivalente im *Verwaltungsdienst*[6] liegt in den ersten zehn Jahren des hier untersuchten Zeitraums nahe unverändert bei rund 57.000 Beschäftigten. Im zweiten Jahrzehnt findet ein relativ gleichförmiger Ausbau um rund 10.000 Personen statt. Der *technische Dienst*[7] ist im Untersuchungszeitraum kontinuierlich personell verringert worden. Waren im Jahr 2000 knapp 21.000 Vollzeitäquivalente diesem Bereich zuzurechnen, sind es 2021 noch knapp 16.000.

Einen deutlich stärkeren Rückgang hat der *Wirtschafts- und Versorgungsdienst*[8] erfahren: Dieser Bereich war bereits in den 1990er Jahren von Anfang des Jahrzehnts gut 95.000 Beschäftigten um über ein Viertel auf rund 68.000 Vollzeitäquivalenten im Jahr 2000 reduziert worden. In den nächsten zwei Jahrzehnten erfolgt eine weitere Halbierung auf nunmehr im Jahr

2021 rund 34.000 Vollzeitäquivalente. Der relativ größte Abbau im Untersuchungszeitraum ereignete sich allerdings beim *klinischen Hauspersonal*.[9] Hier waren in den 1990er Jahren bereits rund 40 % der Vollzeitäquivalente des Jahres 1991 abgebaut worden. In den vergangenen 20 Jahren ist der Bereich durchschnittlich jährlich um weitere 5 % reduziert worden. Waren im Jahr 2000 knapp 23.000 Personen diesem Bereich zugeordnet, so sind es 2021 noch rund 7.500 Personen. Bei der Interpretation der Daten zum Wirtschafts- und Verwaltungsdienst sowie dem klinischen Hauspersonal ist allerdings zu berücksichtigen, dass vielfach für diese Dienste ein Outsourcing stattfand – das Krankenhaus kauft nunmehr diese Dienstleistungen ein, die dort beschäftigten Personen werden damit nicht mehr unter Krankenhauspersonal geführt und die Kosten erscheinen in der Statistik unter Wirtschaftsbedarf.

1.2.2 Geschlechterverteilung der Beschäftigten im Krankenhaus

Die große Mehrzahl der Beschäftigten im Krankenhaus ist traditionell weiblich. Der Anteil der weiblichen Beschäftigten (Köpfe) liegt schon seit Einführung der Krankenhauspersonalstatistik im Jahr 1991 stabil bei rund 75 %. Allerdings liegen große Unterschiede zwischen den Berufsgruppen vor (vgl. ◻ Abb. 1.2). Beim ärztlichen Dienst lag der Anteil von weiblichen Personen im Jahr 2000 bei 33 % (und damit drei Prozentpunkte höher als zehn Jahre zuvor). Seitdem gibt es einen kontinuierlichen Anstieg des Frauenanteils auf nunmehr 47 % (2021) – von den rund 92.000 zusätzlichen Personen im ärztlichen Dienst gegenüber dem Jahr 2000 sind 63 % Ärztinnen. Innerhalb der Ärzteschaft bestehen hinsichtlich der Geschlechterverteilung erhebliche Unterschiede zwischen den Statusgruppen; diese haben sich in den letzten zwei Jahrzehnten moderat verändert: Im Jahr

---

sonal, Chemiker, Diätassistenten, Krankengymnasten, Physiotherapeuten, Logopäden, Masseure, Medizinisch-technische Assistenten, Orthoptisten, Psychologen, Schreibkräfte im ärztlichen und medizinisch-technischen Bereich und (seit 1996) Sozialarbeiter.

6   Zum „Verwaltungsdienst" im Sinne der Krankenhausstatistik gehört das Personal der engeren und weiteren Verwaltung, der Registratur, ferner der technischen Verwaltung, sofern nicht beim Wirtschafts- und Versorgungsdienst erfasst, z. B. Aufnahme- und Pflegekostenabteilung, Bewachungspersonal, Botendienste (Postdienst), Kasse und Buchhaltung, Pförtner, Statistische Abteilung, Telefonisten, Verwaltungsschreibkräfte.

7   Zum „Technischen Dienst" wird das Personal gerechnet, das u. a. in folgenden Bereichen bzw. mit folgenden Funktionen eingesetzt wird: Betriebsingenieure, Einrichtungen zur Versorgung mit Heizwärme, Warm- und Kaltwasser, Frischluft, medizinischen Gasen, Strom, Instandhaltung, z. B. Maler, Tapezierer und sonstige Handwerker.

8   Als „Wirtschafts- und Versorgungsdienst" im Sinne der Krankenhausstatistik werden u. a. bezeichnet: Desinfektion, Handwerker und Hausmeister, Küchen und Diätküchen (einschl. Ernährungsberaterinnen), Wirtschaftsbetriebe (z. B. Metzgereien und Gärtnereien), Wäscherei und Nähstube.

---

9   Das „klinische Hauspersonal" umfasst das Haus- und Reinigungspersonal der Kliniken und Stationen.

1

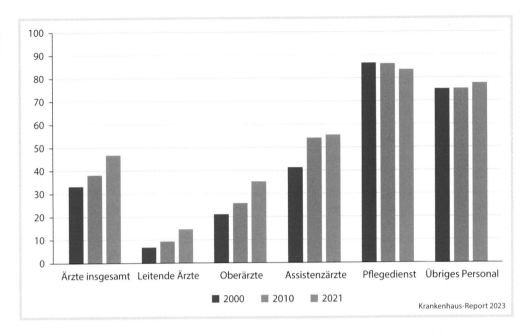

▣ **Abb. 1.2** Anteil weiblicher Beschäftigter in % (Quelle: Berechnet nach Fachserie 12 Reihe 6.1 Tab. 2.5.3 und 2.6.3 (2010), Tab. 2.4.3 und 2.5.3 (2000 und 2021))

2000 waren von den rund 12.000 leitenden Ärzten knapp 7 % Frauen (und damit ein marginal geringerer Anteil als 1991). Der Frauenanteil hat sich seitdem kontinuierlich auf knapp 15 % erhöht. Von den rund 4.100 zusätzlichen leitenden Ärzten seit 2000 sind knapp 1.600 Frauen – gut jede dritte neu geschaffene Chefarztstelle wird also weiblich besetzt.

Von den rund 23.500 Personen in der Statusgruppe der Oberärzte waren im Jahr 2000 rund 21 % Frauen (und deren Anteil nur geringfügig höher als 1991). Auch hier hat es seitdem eine kontinuierliche Zunahme des Ärztinnenanteils bis auf 35 % im Jahr 2021 gegeben – von den knapp 30.000 zusätzlichen Oberärzten gegenüber 2000 entfallen knapp 14.000 auf Frauen. Von den rund 76.000 Assistenzärzten des Jahres 2000 waren 41 % weiblich (gegenüber einem Frauenanteil von 38 % im Jahr 1991). Seitdem sind knapp 58.000 zusätzliche Assistenzarztstellen geschaffen worden, die zu drei Vierteln von Frauen besetzt wurden, sodass der Frauenanteil heute bei den Assistenzärzten bei 55 % liegt.

In der Pflege hat sich ein leicht gegenläufiger Trend ergeben: Waren im Jahr 2000 noch 86 % der Pflegekräfte Frauen, beträgt ihr Anteil an den Pflegekräften heute 84 %; insbesondere bei Pflegekräften mit dreijähriger Ausbildung hat der Männeranteil etwas zugenommen. Beim übrigen Krankenhauspersonal hat es einen leichten Anstieg des Frauenanteils von 75 % im Jahr 2000 auf 78 % im Jahr 2021 gegeben.

Mit dem hohen Anteil weiblicher Beschäftigter ist ein hoher Anteil von Personen in Teilzeitbeschäftigung verbunden. Schon im Jahr 2000 waren 32 % der Beschäftigten im Krankenhaus in Teilzeit, der Anteil ist kontinuierlich auf nunmehr 45 % im Jahr 2021 gestiegen. Dabei ergeben sich deutliche Unterschiede zwischen den Berufsgruppen. Bei den Ärzten war und ist die Teilzeitquote geringer als bei der Pflege und bei den übrigen Beschäftigten. Aber auch bei den Ärzten (beide Geschlechter) ist ein sehr deutlicher Anstieg der Teilzeitquote zu verzeichnen: Waren im Jahr 2000 noch 8 % der Ärzte in Teilzeit und im Jahr 2010 bereits

17 %, so sind es 2021 nunmehr 30 %. Bei den Ärztinnen lag die Teilzeitquote schon im Jahr 2000 bei 17 %, sie liegt aktuell bei 41 %. Auch bei den männlichen Ärzten hat es einen deutlichen Anstieg der Teilzeitbeschäftigten von 3 % im Jahr 2000 über 8 % im Jahr 2010 auf nunmehr 20 % gegeben.

Beim Pflegedienst lag die Teilzeitquote im Jahr 2000 bei 36 %, sie ist seitdem kontinuierlich angestiegen und liegt aktuell bei 51 %. Der Anstieg fand kontinuierlich bei beiden Geschlechtern statt: 2000 waren 15 % der männlichen und 40 % der weiblichen Pflegekräfte in Teilzeit beschäftigt, 2021 sind 26 % der männlichen und 56 % der weiblichen Pflegekräfte in Teilzeit beschäftigt. Bei den übrigen nichtärztlichen Beschäftigten lag die Teilzeitquote im Jahr 2000 bei 34 % und ist seitdem kontinuierlich auf 45 % gestiegen.

1.2.3 Entwicklung im Verhältnis zu Krankenhauskapazitäten und Inanspruchnahme

Die Entwicklung der Zahlenverhältnisse beim Krankenhauspersonal muss in Verbindung zur Entwicklung der Krankenhauskapazitäten und der Inanspruchnahme von vollstationären Krankenhausleistungen gesehen werden. Bekanntlich ist die Situation dadurch gekennzeichnet, dass sich der bereits seit den 1960er Jahren realisierte stetige Anstieg der Fallzahlen im Beobachtungszeitraum bis 2016 relativ kontinuierlich fortgesetzt hat. Von 2016 bis 2019 stagnierten die Fallzahlen, um dann im Zusammenhang mit der Corona-Pandemie deutlich zu sinken. Im Jahr 2021 lagen die Fallzahlen damit rund 3 % unter dem Niveau von 2000 und 7 % unter dem Niveau von 2010. Demgegenüber ist die Verweildauer, die sich bereits seit den 1960er Jahren bis zum Jahr 2000 mehr als halbiert hatte, im Beobachtungszeitraum bis 2016 kontinuierlich gesunken und stagniert seitdem weitgehend. Sie lag 2021 mit 7,2 Tagen um 40 % unter der des Jahres 2000. Aus beiden Entwicklungen resultiert, dass die Zahl der Belegungstage, die seit Mitte

der 1970er Jahre kontinuierlich abnimmt, im ersten Jahrzehnt des Beobachtungszeitraums um 15 % gesunken ist, nachdem schon in den 1990ern ein Rückgang um 20 % stattgefunden hatte. Im zweiten Jahrzehnt gingen die Belegungstage nur noch geringfügig zurück, bis sich demgegenüber dann mit der Corona-Pandemie von 2019 nach 2020 ein Rückgang um mehr als 14 % ergab, der auch im Jahr 2021 anhielt. Schließlich waren 2021 mit rund 484.000 Betten rund 14 % Betten weniger verfügbar als im Jahr 2000 (nachdem schon in den 1990er Jahren rund 100.000 Betten abgebaut worden waren).

Im Folgenden werden die Personalkennziffern für den ärztlichen und den Pflegedienst in Relation zu den Kapazitäts- und Inanspruchnahmegrößen gesetzt.[10] Bei den Ärzten zeigt sich ein kontinuierlicher und deutlicher Rückgang der Zahl der Betten je Arzt wie auch der Belegungstage je Arzt (vgl. ◘ Abb. 1.3a). Kamen im Jahr 2000 noch 5,1 Betten auf einen Arzt, waren es 2021 nur noch 2,8 Betten je Arzt, was einem Rückgang um 45 % entspricht. Noch deutlicher war dies bei den Belegungstagen: Während im Jahr 2000 auf einen Arzt 1.544 Belegungstage kamen, waren dies 2021 nur noch 696, also ein Rückgang um 55 %. Auch die Fallzahlen je Arzt sinken, wenn auch – wegen des überwiegend beobachteten Fallzahlanstiegs – langsamer: Im Jahr 2021 kommen 97 Fälle auf einen Arzt, gegenüber 159 Fälle je Arzt im Jahr 2000 – also ein Rückgang um rund 40 %.

Der Rückgang der Betten je Pflegekraft und der Belegungstage je Pflegekraft verläuft wegen des Personalabbaus im ersten Jahrzehnt deutlich langsamer als bei den Ärzten: 2021 kamen 1,3 Betten auf eine Pflegekraft, gegenüber 1,7 Betten im Jahr 2020 – das entspricht einem Rückgang um rund 23 %. Bei den Belegungstagen beträgt der Rückgang bis 2019 rund 20 %, nimmt dann wegen der Corona-Pandemie aller-

---

10 Beim übrigen nicht-ärztlichen Personal insgesamt zeigen sich sehr ähnliche Verläufe wie beim Pflegepersonal. Auf eine detaillierte Darstellung in diesen diversen Beschäftigtengruppen wird verzichtet.

1

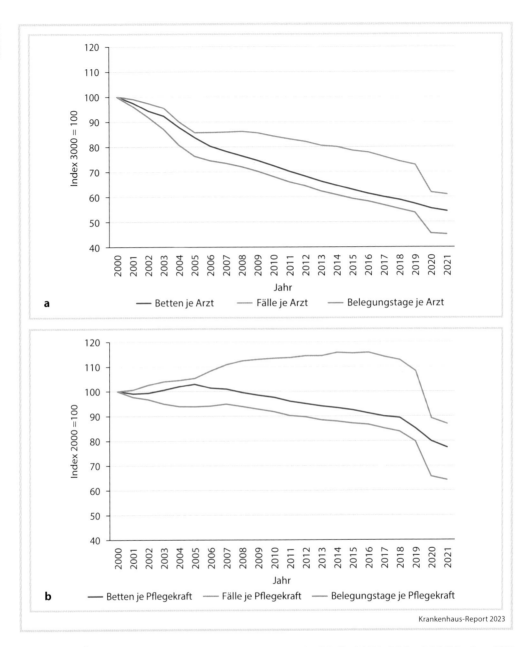

Krankenhaus-Report 2023

◘ **Abb. 1.3** **a** Ärzte, **b** Pflegekräfte (Quelle: Berechnet nach Fachserie 12 Reihe 6.1 Tab. 2.2.1 u. 2.3.1 (Jahrgänge 2000 bis 2021))

dings 2020 und 2021 deutlich zu: 2021 kommen 324 Belegungstage auf eine Pflegekraft gegenüber 505 Belegungstagen im Jahr 2000. Aufgrund des im ersten Jahrzehnt des Beobachtungszeitraums zu beobachtenden Fallzahlan-

stiegs kommt es beim gleichzeitigen Abbau der Zahl der Pflegekräfte zunächst zu einer deutlichen Erhöhung der Fallzahlen je Pflegekraft: Die Spitze wird 2016 mit 60 Fällen je Pflegekraft gegenüber 52 Fällen je Pflegekraft im

Jahr 2000 erreicht. Nach dem Corona-bedingten Fallzahlrückgang bei gleichzeitigem Personalaufbau entfallen 2021 schließlich 45 Fälle auf eine Pflegekraft; die Relation liegt damit rund 13 % unter der des Jahres 2000.

1.2.4 Entwicklung nach Typen von Krankenhausträgern

Ein Merkmal des deutschen Krankenhauswesens ist der – politisch gewollte und explizit im Krankenhausfinanzierungsgesetz des Bundes verankerte – Trägerpluralismus aus öffentlichen, frei-gemeinnützigen und privaten Krankenhausträgern. ◘ Abb. 1.4a zeigt die Entwicklung des Krankenhauspersonals (Vollzeitäquivalente) nach Trägertypen; die Daten für diese Analyse sind ab 2003 verfügbar.

Von den knapp 824.000 Vollzeitkräften, die im Jahr 2003 im Krankenhaus beschäftigt waren, waren etwa 499.000 (entsprechend 60,6 %) in öffentlichen Krankenhäusern, etwa 256.000 (entsprechend 31,0 %) in frei-gemeinnützigen Krankenhäusern und etwa 69.000 (entsprechend 8,4 %) in privaten Krankenhäusern tätig. Bis 2021 hat sich die Zahl der Vollzeitkräfte in öffentlichen Krankenhäusern

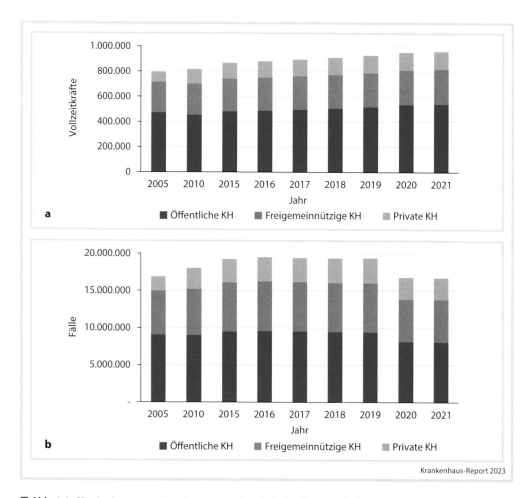

◘ **Abb. 1.4** Krankenhauspersonal nach Trägerschaft. **a** Vollzeitkräfte, **b** Fälle (Quelle: Berechnet nach Fachserie 12 Reihe 6.1 Tab. 2.1.1 (2005 bis 2021), Tab. 2.3.1 (bis 2008), Tab. 2.3.1.1 (seit 2009))

1

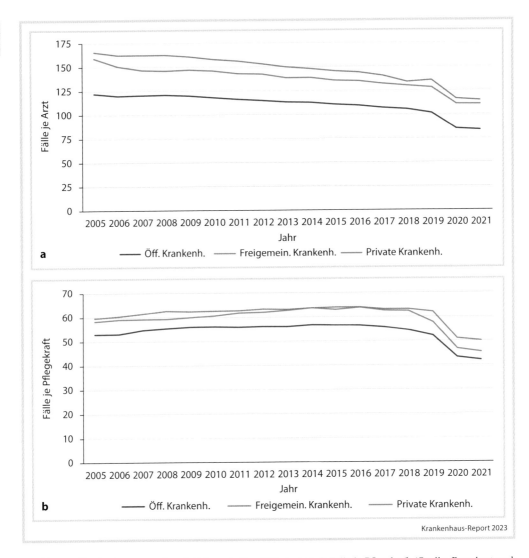

◘ **Abb. 1.5** Krankenhauspersonal nach Trägerschaft. **a** Fälle je Arzt, **b** Fälle je Pflegekraft (Quelle: Berechnet nach Fachserie 12 Reihe 6.1 Tab. 2.2.1 und 2.3.1 (bis 2008) und Tab. 2.2.1 und 2.3.1.1 (ab 2009))

auf rund 539.000 erhöht, was 56,2 % aller Beschäftigten entspricht; die Vollzeitbeschäftigten bei frei-gemeinnützigen Krankenhäusern sind auf 275.000 gestiegen, entsprechend 28,6 % aller Beschäftigten; bei privaten Krankenhäusern waren 2021 etwa 145.000 Beschäftigte, entsprechend 15,2 %. Der deutliche Anstieg von Zahl und Anteil der Mitarbeitenden privater Krankenhäuser verläuft tendenziell parallel mit dem Anstieg des Anteils pri-

vater Häuser an den Krankenhausfällen (vgl. ◘ Abb. 1.4b) – hier hatten die privaten Häuser 2003 mit rund 1,6 Mio. Fällen einen Anteil von 9,3 % und 2021 mit knapp 3 Mio. Fällen einen Anteil von 17,8 %.

Aussagekräftig ist eine Darstellung des Personalbestands je Fall nach Trägertypen im Zeitablauf. Hierbei zeigt sich in den einzelnen Berufsgruppen ein weitgehend paralleles Bild. ◘ Abb. 1.5a stellt die Entwicklung für die Ärzte dar: In allen drei Trägergruppen nimmt die Fallzahl je Ärztin/Arzt zwischen 2003 und 2021 kontinuierlich deutlich ab. Dabei liegen die Kennziffern der frei-gemeinnützigen und privaten Träger dicht beieinander, die öffentlichen Träger weisen deutlich niedrigere Fallzahlen je Arzt auf (vgl. ◘ Abb. 1.5a). Wird – anhand von Informationen über den Case-Mix-Index (CMI) aus dem AOK-System – das Casemixvolumen bestimmt, deutet dies darauf hin, dass private Träger im gesamten Beobachtungszeitraum geringfügig weniger Ärzte je Casemixpunkt einsetzten als frei-gemeinnützige Träger, während öffentliche Träger durchgängig deutlich mehr Ärzte je Casemixpunkt als die beiden anderen Trägergruppen einsetzten.

Die Fallzahl je Pflegekraft steigt demgegenüber bei allen drei Trägertypen zwischen 2003 und 2014 an, seitdem sinkt sie – zunächst langsam, mit der Corona-Pandemie dann deutlich. Auch bei den Pflegekräften liegen die Fallzahlen je Vollzeitkraft bei den frei-gemeinnützigen Krankenhäusern und den privaten Krankenhäusern zumeist dicht beieinander, die Kennziffer bei den öffentlichen Krankenhäusern liegt hingegen durchgängig deutlich niedriger. Wird – anhand der Informationen über den CMI aus dem AOK-System – das Case-

mixvolumen bestimmt, zeigt sich, dass private Träger bis 2019 (also vor Ausgliederung der Pflegekosten aus dem DRG-System) weniger Pflegekräfte je Casemixpunkt einsetzen als frei-gemeinnützige und öffentliche Träger.

Auch bei den übrigen nicht-ärztlichen Berufsgruppen ist die Fallzahl je Vollzeitkraft bei den öffentlichen Krankenhäusern im Beobachtungszeitraum durchgängig deutlich niedriger als bei den frei-gemeinnützigen und den privaten Krankenhäusern (hier nicht abgebildet).

1.2.5 Entwicklung nach Größenklassen der Krankenhäuser

In der Debatte über die Weiterentwicklung der Strukturen der Krankenhausversorgung wird die Zahl der Krankenhäuser und ihre Verteilung nach Größenklassen thematisiert. ◘ Abb. 1.6 zeigt die Entwicklung des Krankenhauspersonals (Vollzeitäquivalente) nach Größenklassen der Krankenhäuser.

◘ Abb. 1.6 veranschaulicht, dass in den Häusern mit weniger als 200 Betten mit rund 130.000 Vollzeitäquivalenten über den gesamten Beobachtungszeitraum (Minimum: 2015

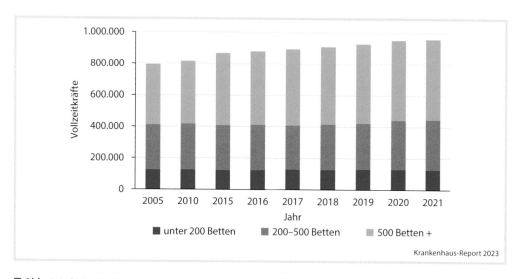

◘ Abb. 1.6 Vollzeitkräfte (Quelle: Berechnet nach Fachserie 12 Reihe 6.1 Tab. 2.2.1 und 2.3.1 (bis 2008) und Tab. 2.2.1 und 2.3.1.1 (ab 2009))

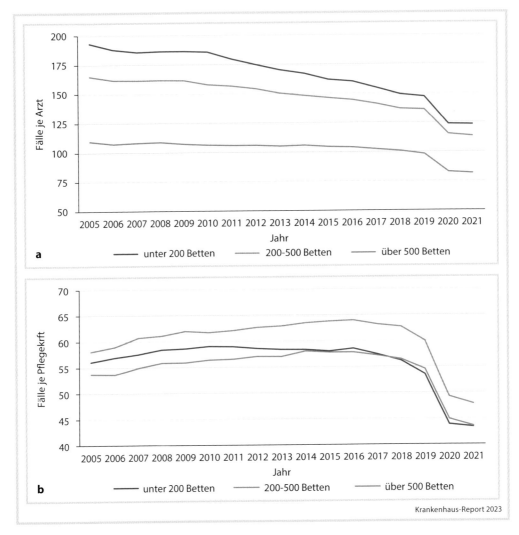

◻ Abb. 1.7 **a** Fälle je Arzt, **b** Fälle je Pflegekraft (Quelle: Berechnet nach Fachserie 12 Reihe 6.1 Tab. 2.2.1 und 2.3.1 (bis 2008) und Tab. 2.2.1 und 2.3.1.1 (ab 2009))

mit rund 122.000; Maximum: 2002 mit rund 135.000 Vollzeitäquivalenten) zw. 13 und 16 % des gesamten Krankenhauspersonals beschäftigt sind. In den Häusern mit zwischen 200 und 500 Betten sind im Maximum (2021) rund 317.000 Personen beschäftigt, im Minimum (2007) waren es rund 280.000 Personen. Der Aufwuchs des Personals im Jahr 2021 gegenüber 2000 findet nahezu ausschließlich durch Beschäftigungszuwächse in der Gruppe der Krankenhäuser mit mindestens 500 Bet-

ten statt – dort waren im Jahr 2000 rund 285.000 Personen beschäftigt, aktuell sind es rund 514.000; der Anteil des dort beschäftigten Personals an allen Vollzeitäquivalenten im Krankenhaus hat sich von 46,2 % im Jahr 2000 auf 53,6 % im Jahr 2021 erhöht.

Die Entwicklung beim Personal verläuft parallel zur anteiligen Entwicklung an den Krankenhausfällen: Im Jahr 2000 hatten die Häuser mit weniger als 200 Betten einen Anteil von 18,4 % an den Fällen, 2021 betrug dieser noch 14,4 %. Umgekehrt stieg der Anteil der Häuser mit mindestens 500 Betten von 38,6 % im Jahr 2000 auf 46,9 % aller Fälle im Jahr 2021.

Die Fallzahl je Arzt zeigt in allen drei Größenklassen der Krankenhäuser über den Beobachtungszeitraum eine sinkende Tendenz (vgl. ◻ Abb. 1.7a). Dabei bestehen erhebliche Unterschiede im Niveau zwischen den Größenklassen: Während bei den Häusern mit mindestens 500 Betten im Jahr 2000 auf einen Arzt 113 Fälle kamen und der Wert bis 2021 auf 82 sank, waren es bei den Krankenhäusern mit unter 200 Betten 217 Fälle je Arzt im Jahr 2000 und 123 Fälle im Jahr 2021. Bei den Häusern zwischen 200 und 500 Betten kamen im Jahr 2005 184 Fälle auf einen Arzt; die Zahl geht bis 2021 auf 113 Fälle je Arzt zurück.

Deutlich näher zusammen liegen die Fallzahlen je Pflegekraft in den drei Größenordnungsgruppen der Krankenhäuser im gesamten Beobachtungszeitraum (vgl. ◻ Abb. 1.7b). Bis 2016 stiegen die Werte bei allen drei Krankenhaustypen an, seitdem sinken sie, besonders deutlich seit der Corona-Pandemie. Das Bild ist bei der Gesamtgruppe der übrigen nicht-ärztlichen Beschäftigten (hier nicht dargestellt) ähnlich wie bei den Pflegekräften.

1.2.6 Entwicklung in regionaler Hinsicht

Schließlich soll ein knapper Blick auf die Entwicklung der Personalzahlen in regionaler Hinsicht geworfen werden. Dabei zeigt sich eine deutlich unterschiedliche Entwicklung der Personalzahlen zwischen den Bundesländern. Exemplarisch sei dies an der Entwicklung der Vollzeitkräfte bei Krankenhausärzten verdeutlicht. ◻ Tab. 1.2 zeigt die Veränderung der Vollzeitkräfte zwischen 2000 und 2021, sortiert nach der Größe der Veränderung.

Der größte Zuwachs an Vollzeitkräften bei den Ärzten fand in Hamburg statt, mit einem Zuwachs von 79 % zwischen 2000 und 2021, gefolgt von Niedersachsen mit 69 %. Den ge-

◻ **Tab. 1.2** Krankenhauspersonal nach Bundesland (Quelle: Berechnet nach Fachserie 12 Reihe 6.1 Tab. 2.3.1 (bis 2008) und Tab. 2.3.1.1 (ab 2009))

	Zuwachs Vollzeitkräfte in % 2005 bis 2021
	Ärzte
Hamburg	64
Hessen	49
Bayern	48
NRW	45
Niedersachsen	44
Berlin	42
Schleswig-Holstein	39
Baden-Württemberg	39
Sachsen	37
Thüringen	37
Brandenburg	37
Rheinland-Pfalz	35
Saarland	31
Mecklenburg-Vorpommern	28
Bremen	25
Sachsen-Anhalt	24
Deutschland	**42**

Krankenhaus-Report 2023

ringsten Zuwachs der Zahl der Ärzte gab es hingegen in Sachsen-Anhalt mit knapp 37 %. Eine nähere Analyse zeigt eine deutliche positive Korrelation mit der Entwicklung der Fallzahlen in den Bundesländern: So ist Hamburg auch das Land mit dem höchsten Zuwachs an Fallzahlen zwischen 2000 und 2021, der hier 19 % betrug. Demgegenüber ist in Sachsen-Anhalt im gleichen Zeitraum der größte Rückgang der Fallzahlen zu verzeichnen, nämlich um 16 %.

Auch beim Pflegepersonal besteht zwischen 2000 und 2021 ein positiver Zusam-

1

menhang zwischen Veränderungsraten im Personalbestand in den Bundesländern und der Fallzahlentwicklung, der allerdings deutlich weniger ausgeprägt ist als bei den Ärzten. Beim Pflegepersonal ist dagegen der Zusammenhang zur Entwicklung der Belegungstage deutlich stärker ausgeprägt.

1.3 Diskussion

Die quantitative Entwicklung des Krankenhauspersonals folgt längerfristigen Tendenzen, die multifaktorielle Ursachen haben. In besonderer Weise setzt die Entwicklung von Angebot und Nachfrage von Krankenhausleistungen den Rahmen. Die Nachfrage nach Krankenhausleistungen wird dabei insbesondere durch die Entwicklung des Krankheitsgeschehens (Stichwort: Chronifizierung) und die Bevölkerungsentwicklung (Alterung und mit ihr einhergehend zunehmende Multimorbidität), aber auch durch allgemeine gesellschaftliche Entwicklungen (z. B. wachsende Selbstbestimmung der Patientinnen und Patienten; Busse und Geissler 2022) beeinflusst, wobei der Einfluss der Demographie in der jüngeren Vergangenheit nur einen kleinen Teil der Fallzahlentwicklung erklären konnte (Augurzky et al. 2012).

Das Angebot von Krankenhausleistungen wird durch den medizinischen Fortschritt, den regulatorischen Rahmen, aber auch durch ökonomische Anreize beeinflusst. Insbesondere die Ausgestaltung des Vergütungssystems gilt hier als wesentlicher Einflussfaktor (Breyer et al. 2013). Dies gilt zumal für gewinnorientierte Krankenhäuser, aber auch Non-Profit-Einrichtungen können sich in einem wettbewerblich ausgerichteten Krankenhausmarkt den von Anreizen des Vergütungssystems ausgelösten Dynamiken nicht entziehen (Propper und Leckie 2011). Dabei gibt es kein Vergütungssystem ohne Anreize – Wahl und Weiterentwicklung von Vergütungssystemen ist daher ein stetiges Ausbalancieren unterschiedlicher Anreizwirkungen (Christianson und Conrad 2011).

Zahl und Zusammensetzung des Krankenhauspersonals sind daher Ergebnis des Zusammenwirkens unterschiedlicher Einflussfaktoren und Kräfte, die zudem im Zeitablauf variabel sind. So ist etwa die seit Anfang der 1960er Jahre kontinuierlich gestiegene Zahl der Ärztinnen und Ärzte im Krankenhaus wohl zuvörderst ein Ergebnis der gestiegenen Fallzahlen. Dies gilt wohl auch unabhängig von Anreizen des Vergütungssystems: Mehr Patientinnen und Patienten bedürfen mehr ärztlichen Handelns, insbesondere im operativen Bereich. Auch exogene Faktoren wie Änderungen im Arbeits(zeit)-Recht beeinflussen die Zahl der vorzuhaltenden Ärzte (Ricken 2017). Durch das Vergütungssystem werden diese Anreize jedoch moduliert: So ist insbesondere davon auszugehen, dass das 2003 eingeführte Fallpauschalen-System einerseits den Anreiz für die Krankenhäuser, steigende Fallzahlen zu erbringen, erhöht hat. Andererseits wurde der Einsatz von Ärzten, um die Fälle dann auch möglichst rasch abarbeiten zu können, gegenüber dem zuvor praktizierten Vergütungssystem verstärkt incentiviert.

Während die Zahl der Ärzte im DRG-System insofern aufgrund des engen Zusammenhangs mit der Fallzahlentwicklung unmittelbar erlösrelevant ist, gilt dies für das Pflegepersonal zunächst weitgehend nicht (Oswald und Bunzemeier 2020) und der Abbau von Pflegepersonal nach der DRG-Einführung ist insoweit anreiztheoretisch plausibel. Allerdings wurde (wie gesehen) auch schon in den 1990er Jahren Pflegepersonal abgebaut, was mit dem kontinuierlichen Rückgang an Pflegetagen gut erklärbar ist. Dass allerdings Deutschland Anfang des vergangenen Jahrzehnts mit dem Personalschlüssel zu den europäischen Schlusslichtern gehörte, wird überwiegend mit den starken Anreizen durch das Fallpauschalensystem erklärt (Wasem et al. 2015).

Die Zunahme der Pflegekräfte-Zahl seit Ende des ersten Jahrzehnts des Beobachtungszeitraums fällt umgekehrt nicht zufällig mit dem ersten vom Gesetzgeber angeordneten Programm zur Förderung der Einstellung von Pflegepersonal durch das Krankenhausfinanzierungsreformgesetz (KHRG) zusammen. Folgeförderprogramme sowie Modifikationen im DRG-System – etwa die Einführung der Zusatzentgelte für die hochaufwendige Pflege (PKMS) oder von Zusatzentgelten unter Nutzung der Pflegegrade nach SGB XI – folgten dieser Intention (Leber und Vogt 2020). Auch die Einführung von Personaluntergrenzen macht die Vorhaltung von Pflegepersonal in hohem Maße erlösabhängig. Auf der anderen Seite neutralisiert die seit 2020 nunmehr geltende Erstattung der Kosten des Pflegepersonals auf Basis der Selbstkostendeckung die Anreize (Slowik und Hentschker 2022).

Im Beobachtungszeitraum wurde sowohl bei den Ärzten als auch beim Pflegepersonal ein deutlicher Anstieg der Teilzeitarbeit festgestellt. Belastung und Verdichtung der Arbeit werden als Treiber für diese Entwicklung wie auch für eine überdurchschnittlich hohe Personalfluktuation festgemacht (Pilny und Rösel 2021). Die Verbesserung der Arbeitsbedingungen im Krankenhaus wird daher auch als ein wesentliches Instrument angesehen, etwa die Beschäftigungsvolumina der Teilzeitbeschäftigen zu erhöhen und Berufsaussteiger wieder in das Krankenhaus zurückzuholen (vgl. auch den Beitrag von Fuchs und Weyh, ▶ Kap. 3 in diesem Band).

Vor der Corona-Pandemie erstellte Prognosen gingen regelhaft davon aus, dass die Krankenhausfälle und in Verbindung damit der Personalbedarf insbesondere aufgrund der demographischen Entwicklung weiter steigen werden (Lux et al. 2013; Blum et al. 2019) und insofern die Notwendigkeit bestehe, die Beschäftigungsvolumina sowohl von Ärzten als auch von Pflegepersonal weiter auszuweiten. Inwieweit diese Prognosen aktuell weiterhin ihre Gültigkeit haben, ist offen. Allerdings bleibt in jedem Fall fraglich, ob es vor dem Hintergrund des ungebrochenen Anstiegs der Teilzeitarbeit und der Ausstiegsraten aus Berufen im Krankenhaus gelingt, den Personalbedarf in den gegebenen Krankenhausstrukturen zu decken. Vielmehr erscheint auch aus Sicht des Personalmanagements eine sinnvolle Perspektive, die Vorschläge im Rahmen der lau-

fenden Diskussionen über veränderte Strukturen der Krankenhauslandschaft umzusetzen, die auf eine deutlich sinkende Zahl von insbesondere kleinen Einrichtungen hinauslaufen und in deren Folge von einem ceteris paribus weniger stark steigenden Personalbedarf auszugehen ist.

Literatur

Augurzky B, Felder S, Wasem J, Gülker H, Siemssen N (2012) Mengenentwicklung und Mengensteuerung stationärer Leistungen. Endbericht. Forschungsprojekt im Auftrag des GKV-Spitzenverbandes. RWI-Projektbericht. RWI, Essen

Blum K, Offermanns M, Steffen P (2019) Situation und Entwicklung der Pflege bis 2030. Deutsches Krankenhausinstitut, Düsseldorf

Breyer F, Zweifel P, Kifmann M (2013) Gesundheitsökonomik, 6. Aufl. Springer, Berlin

Busse R, Geissler A (2022) Ziele des Gesundheitssystems, Strategien der Gesundheitspolitik und Herausforderungen für die Krankenhäuser. In: Debatin J, Ekkernkamp A, Schulte B, Tecklenburg A (Hrsg) Krankenhausmanagement. Strategien, Konzepte, Methoden, 4. Aufl. Medizinisch Wissenschaftliche Verlagsgesellschaft, Berlin, S 3–8

Christianson J-B, Conrad D (2011) Provider payment and incentives. In: Glied S, Smith PC (Hrsg) The oxford handbook of health economics. Oxford University Press, Oxford, S 624–648

Leber W-D, Vogt C (2020) Reformschwerpunkt Pflege: Pflegepersonaluntergrenzen und DRG-Pflege-Split. In: Klauber J, Geraedts M, Friedrich J, Wasem J, Beivers A (Hrsg) Krankenhaus-Report 2020. Finanzierung und Vergütung am Scheideweg. Springer, Berlin, S 113–144

Lux G, Steinbach P, Wasem J, Weegen L, Walendzik A (2013) Demographie und Morbiditätsentwicklung. In: Klauber J, Geraedts M, Friedrich J, Wasem J (Hrsg) Krankenhaus-Report 2013. Mengendynamik: mehr Menge, mehr Nutzen? Schattauer, Stuttgart, S 69–82

Oswald J, Bunzemeier H (2020) Auswirkungen der Personalkostenvergütung auf die Prozesse im Krankenhaus. In: Klauber J, Geraedts M, Friedrich J, Wasem J, Beivers A (Hrsg) Krankenhaus-Report 2020. Finanzierung und Vergütung am Scheideweg. Springer, Berlin, S 146–163

Pilny A, Rösel F (2021) Personalfluktuation in deutschen Krankenhäusern: Jeder sechste Mitarbeiter wechselt den Job. In: Klauber J, Wasem J, Beivers A, Mostert C (Hrsg) Krankenhaus-Report 2021. Versorgungsketten – Der Patient im Mittelpunkt. Springer, Berlin, S 267–275

Propper C, Leckie G (2011) Increasing competition between providers in health care markets: the economic
evidence. In: Glied S, Smith PC (Hrsg) The Oxford
handbook of health economics. Oxford University
Press, Oxford, S 671–688

Ricken O (2017) Recht des Krankenhauspersonalwesens.
In: Huster S, Kaltenborn M (Hrsg) Krankenhausrecht.
Praxishandbuch zum Recht des Krankenhauswesens.
CH Beck, München, S 424–465

Slowik M, Hentschker C (2022) Pflegeausgliederung –
Herausforderungen und erste Analysen der Pflegebudgets. In: Klauber J, Wasem J, Beivers A, Mostert
C (Hrsg) Krankenhaus-Report 2022. Patientenversorgung während der Pandemie. Springer, Berlin, S 291–
319

Statistisches Bundesamt, Grunddaten der Krankenhäuser,
Fachserie 12 Reihe 6.1. Verschiedene Jahrgänge

Wasem J, Reifferscheidt A, Pomorin N, Thomas D (2015)
Bedarf an Standards zur Personalbemessung in der
Krankenhauspflege. Soziale Sicherh 64:105–109

Die Personalsituation im Krankenhaus im internationalen Vergleich

Julia Köppen und Reinhard Busse

Inhaltsverzeichnis

© Der/die Autor(en) 2023
J. Klauber et al. (Hrsg.), *Krankenhaus-Report 2023*, https://doi.org/10.1007/978-3-662-66881-8_2

2

▪ ▪ Zusammenfassung

Deutschland verfügt im internationalen Vergleich über eine hohe Anzahl an Ärztinnen/ Ärzten und Pflegefachpersonen, wie man Berichten und Ergebnissen aus Datenbanken der EU, der OECD und der WHO entnehmen kann. Werden die Zahlen auf Krankenhausebene betrachtet, bewegt sich Deutschland im Mittelfeld. Unter Hinzunahme von stationären Fallzahlen rangiert Deutschland im unteren Bereich. Befragungsdaten von Pflegefachpersonen aus zwölf Ländern vor über zehn Jahren haben bereits gezeigt, dass Pflegende in skandinavischen Ländern, den Niederlanden und der Schweiz deutlich weniger Patientinnen und Patienten versorgen müssen als Pflegende in Deutschland. Dieselbe Studie (RN4CAST) hat auch die Bewertung der Arbeitsumgebung erhoben und die Ergebnisse sind ebenfalls in den zuvor genannten Ländern besser. Doch nicht nur die Arbeitsumgebung unterscheidet sich international, sondern auch die Aufgabenteilung in Krankenhäusern, laut Ergebnissen der MUNROS-Studie.

In an international comparison, Germany has a high number of physicians and nurses, as can be seen in reports and results from databases of the EU, OECD and WHO. Looking at the figures at the hospital level, Germany is in the average range. If inpatient cases are included, Germany ranks in the lower range. Survey data of nurses from twelve countries more than ten years ago have already shown that nurses in Scandinavian countries, the Netherlands and Switzerland have to care for significantly fewer patients than nurses in Germany. The same study (RN4CAST) also surveyed the assessment of the work environment, and the results are also better in the previously mentioned countries. However, not only the working environment differs internationally, but also the division of tasks in hospitals, according to the results of the MUNROS study.

2.1 Einleitung

Deutschland verfügt im internationalen Vergleich über eine hohe Anzahl an Ärztinnen/Ärzten und Pflegefachpersonen. So nahm Deutschland im Jahr 2018 im Report „Health at a Glance: Europe 2020" Rang zwei bzgl. der Zahl der Pflegefachpersonen je 1.000 Einwohner ein, nur Finnland verfügte über mehr Pflegepersonal; das ärztliche Personal lag auf Rang 4 (OECD/European Union 2020). Im Bericht „Health and care workforce in Europe: time to act" der WHO Europe (2022) wird die Anzahl des Gesundheitspersonals im Vergleich von 53 Ländern dargestellt. Auch hier erreicht Deutschland gute Platzierungen – mit Rang 5 beim Pflegepersonal und Rang 9 bei Ärztinnen und Ärzten liegen die Werte bedeutend über den Durchschnittswerten. Diese im Vergleich guten Zahlen stehen im Widerspruch zu der Situation in den Kliniken, die von Überlastungen beim ärztlichen und beim Pflegepersonal gezeichnet ist (z. B. Ärzteblatt 2022a). Um diesem Widerspruch zu begegnen, wird nachfolgend anhand spezifischer Daten für den Krankenhaussektor aufgezeigt, was Ursache für die Situation in den Krankenhäusern sein könnte.

Genaue Zahlen über das Gesundheitspersonal sind für die Personalplanung im Gesundheitswesen unerlässlich, da sie eine Informationsgrundlage für gesundheitspolitische Entscheidungstragende und damit für die Entscheidungsfindung bieten. Länderübergreifende Vergleiche bilden zudem die Grundlage für ein internationales Benchmarking. Dies ermöglicht z. B. voneinander zu lernen und in den Austausch von Beispielen guter Praxis zu gehen. Die von den Ländern zur Verfügung gestellten Daten weisen jedoch Grenzen auf, da die Definitionen für bestimmte Indikatoren sich z. B. für Fachkräfte im Gesundheitswesen unterscheiden können; u. U. ändern sich Verfahren zur Zählweise bestimmter Indikatoren im Zeitverlauf, was eine Längsschnittbetrachtung erschwert, oder einige Indikatoren werden in einigen Ländern nicht erhoben.

Trotz dieser Limitationen sind Datenbanken wie von der Organisation für wirtschaftliche Zusammenarbeit und Entwicklung (OECD), der Weltgesundheitsorganisation (WHO) oder der Europäischen Union (EU) essenziell für ein Monitoring. Die Datenbasis in diesem Kapitel stützt sich auf die EU-Länder sowie die Schweiz, Norwegen und Island, da die Vergleichbarkeit der Daten sowie die Verfügbarkeit für entsprechende Jahre für diese Länder größtenteils gegeben ist. Anhand dieser Datenbasis wird dargelegt, wie sich die Rangfolge von Deutschland im internationalen Vergleich in Abhängigkeit der verwendeten Indikatoren ändert. Zusätzlich werden Ergebnisse aus Befragungsdaten hinzugezogen, da bestimm-te Fragestellungen nicht durch die Inhalte von Datenbanken abgedeckt werden können.

2.2 Internationale Datenbanken, Datenverfügbarkeit und Vergleichbarkeit

Informationen über Gesundheitspersonalzahlen bieten verschiedene Datenbanken, darunter Eurostat, die OECD, die WHO und die Weltbank (◘ Tab. 2.1). Für eine Vergleichbarkeit der Daten zwischen verschiedenen Ländern ist eine einheitliche Erfassung erforderlich. Für eine Harmonisierung der Daten begannen Eurostat, die OECD und die WHO im Jahr 2010,

◘ Tab. 2.1 Überblick zu internationalen Datenbanken mit Informationen zu Gesundheitspersonal (Stand 12/2022)

	Eurostat	OECD	WHO – Europe	WHO – GHO Data	World Bank
Webseite der Datenbank	▶ https://ec. europa.eu/ eurostat/web/ main/data/ database	▶ http://stats. oecd.org	▶ https://gateway. euro.who.int/ en/datasets/ european-health-for-all-database/	▶ http://apps. who.int/gho/data/ node.home	▶ http://wdi. worldbank.org/ table
Pfad	Population and Social Conditions → Health → Health Care → Health Care Resources → Health Care Staff	Health → Health Care Resources	Health Care Resources	3.c Health Financing and Health Workforce → Health Workforce	People → 2.12 Health Systems
Indikatoren Krankenhauspersonal	Ja; Personen und VZÄ	Ja; Personen und VZÄ	Ja; Ärztinnen/ Ärzte, Pflegepersonal im Krankenhaus in % von gesamt	Nein	Nein
Anzahl verfügbarer Länder	30+	40+	50+ (Länder-aggregierte Daten, z. B. EU 15)	190+	200+ (Länder, Regionen, aggregierte Daten)
Jahrgänge ab	1980	1980	1970	Unterschiedlich je nach Land, zumeist seit 2000er Jahren	1990

VZÄ = Vollzeitäquivalente
Krankenhaus-Report 2023

2

einen gemeinsamen Fragebogen zur Erhebung von Daten über Beschäftigte im Gesundheitswesen sowie zu physischen/technischen Ressourcen, Maßnahmen im Gesundheitswesen (seit 2013) (z. B. Belegungstage und Entlasstage) und Migration von Gesundheitspersonal (seit 2015) zu verwenden. Ziel war es, „international vergleichbare Daten zu sammeln, um Schlüsselaspekte und Trends in der Entwicklung des Gesundheitspersonals [...] zu überwachen", die Belastung der nationalen Behörden durch die Datenerhebung zu verringern und die Datenkonsistenz zu verbessern (Lafortune 2016). Obwohl ein gemeinsamer Fragebogen vorliegt, werden die Vorgaben für die Erfassung der Indikatoren nicht von allen Ländern gleichermaßen erfüllt; so gibt es bspw. Länder, in denen Ärztinnen und Ärzte nur dann in den Statistiken abgebildet sind, wenn sie im Krankenhaus arbeiten oder angestellt sind, beim Pflegepersonal sind teilweise Hebammen inkludiert (z. B. Spanien und Irland), da diese nicht in jedem Land eine eigene Berufsgruppe darstellen. Falls von der vorgegebenen Definition abgewichen wird, liegt diese Information je Land und Indikator für jede Datenbank vor. Dies ist für die Interpretation der Daten von Bedeutung, da so bspw. mögliche große Abweichungen erklärt werden können. Für die Interpretation der Daten ist des Weiteren relevant, ob die Zahlen das Gesundheitspersonal abdecken, das entweder (1) in der klinischen Praxis tätig ist (practicing), (2) Personen in Bereichen außerhalb der Patientenversorgung einschließt (professionally active), z. B. Lehre, Wissenschaft, Management, oder auch (3) Personen außerhalb der Praxis berücksichtigt (licensed to practice), z. B. im Ausland lebende oder Rentnerinnen und Rentner.

Die Wahl der Datenbank richtet sich nach den Ländern und Indikatoren, die in die jeweiligen Analysen eingeschlossen werden sollen. Eurostat stellt Daten der EU, Großbritannien, von Beitrittskandidaten sowie von Nicht-EU-Schengen-Staaten bereit. Die OECD bietet Daten zu den 38 Mitgliedsländern sowie zu einigen Nicht-Mitgliedsländern (Stand 2022). Die WHO hat zwei Datenbanken mit Informationen zu Gesundheitspersonal – (1) Global Health Observatory (GHO), die Länder weltweit abdeckt, und Health For All (HFA DB), die von der WHO Europa bereitgestellt wird und 53 Länder umfasst. Die GHO enthält als einzige Datenbank Informationen zu Personal im Bereich psychische Gesundheit. Die Datenbank der Weltbank deckt die größte Anzahl an Ländern ab. Zum Themengebiet Gesundheitssystem werden zwölf Indikatoren gelistet, dazu drei zum Gesundheitspersonal – Ärztinnen/Ärzte, Pflegepersonal (inkl. u. a. Hebammen und Pflegehelferinnen und -helfer) und spezialisiertes Personal für den Bereich Chirurgie (inkl. Anästhesie, Geburtshilfe). Die Vergleichbarkeit der Daten zwischen den Ländern ist aufgrund der unterschiedlichen Definitionen und Ausbildungen des medizinischen Personals begrenzt (The World Bank 2022).

2.3 Verfügbarkeit von Ärztinnen/Ärzten und Pflegepersonal im internationalen Vergleich

Ein gebräuchlicher Indikator für die Verfügbarkeit von Ärztinnen/Ärzten und Pflegefachpersonen ist die Anzahl in Personen (statt Vollzeitäquivalenten) pro 1.000 oder 100.000 Einwohner. ◻ Abb. 2.1 zeigt dies für das Jahr 2019 pro 1.000 Einwohner, inklusive der Einordnung in Abhängigkeit vom EU-Durchschnitt (ungewichtet). Die Verfügbarkeit von Ärztinnen/Ärzten und Pflegefachpersonen (inkl. ausgebildeter Pflegehelferinnen und -helfer, exkl. Servicekräfte) über alle Sektoren, d. h. in der ambulanten und stationären Versorgung sowie Langzeitpflege und Rehabilitation, ist innerhalb der 30 betrachteten Länder sehr unterschiedlich. Deutschland rangiert auf Platz fünf mit 4,39 Ärztinnen/Ärzten pro 1.000 Einwohner und befindet sich damit über dem EU-Durchschnitt von 3,9. Die meisten Ärztinnen/Ärzte pro Einwohner befinden sich in Österreich (5,31), Norwegen (4,97) und Litauen (4,57); Portugal und Griechenland weisen höhere Werte auf, was durch die inklu-

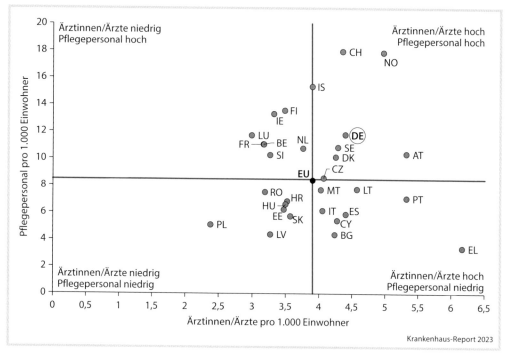

◘ Abb. 2.1 Praktizierendes ärztliches und pflegerisches Personal pro 1.000 Einwohner 2019 Hinweise: Der EU-Durchschnitt ist nicht gewichtet; Pflegepersonal ohne direkten Patientenkontakt inkludiert: Irland, Frankreich, Portugal, Slowakei; Pflegepersonal in Griechenland schließt nur Pflegepersonal im Krankenhaus ein, dadurch hohe Unterschätzung; Pflegepersonal ohne ambulante Versorgung: Schweiz; Ärztinnen/Ärzte ohne direkten Patientenkontakt inkludiert: Slowakei; alle approbierten

Ärztinnen/Ärzte inkludiert: Griechenland, Portugal; Daten aus 2018: Luxemburg (Pflegepersonal), Slowakei (Pflegepersonal), Finnland (Ärztinnen); Daten aus 2017: Polen (Ärztinnen/Ärzte). (Datenquelle: Eurostat-Datenbank, Health personnel (excluding nursing and caring professionals), Nursing and caring professionals; Abbildung in Anlehnung an State of Health in the EU, Deutschland Länderprofil Gesundheit 2021)

dierten approbierten (statt nur praktizierenden) Personen begründet ist. Polen (2,37), Luxemburg (2,98) und Belgien (3,16) verfügen über die geringste Anzahl an Ärztinnen/Ärzten pro 1.000 Einwohner.

Auf dem sechsten Rang befindet sich Deutschland (11,79) beim Pflegepersonal und liegt auch hier deutlich über dem EU-Durchschnitt (8,4 pro 1.000 Einwohner). Auffallend sind die hohen Werte der Nicht-EU-Länder Schweiz (17,95), Norwegen (17,88) und Island (15,36), wobei die Zahlen für die Schweiz geringfügig unterschätzt sind, da der ambulante Bereich nicht in der Statistik enthalten ist. Über weniger als die Hälfte des Pflegepersonals als in Deutschland verfügen Bulgarien

(4,38), Lettland (4,39) und Polen (5,10), die auf den letzten Plätzen rangieren.

Es sind keine Daten verfügbar, wie sich das Personal auf die verschiedenen Sektoren aufteilt (ambulant, stationär, Langzeitpflege, Rehabilitation). Für den Krankenhaussektor kann jedoch auf detaillierte Zahlen zugriffen werden, wenn auch nur auf unvollständiger Datenbasis; für das Jahr 2019 konnten 17 Länder berücksichtigt werden, davon 14 aus der EU (◘ Abb. 2.2). Des Weiteren werden im Folgenden Vollzeitäquivalente (VZÄ) verwendet, da diese Angaben einen genaueren Vergleich ermöglichen, denn der Unterschied zwischen Personen und VZÄ schwankt bspw. zwischen Rumänien (99,7 %) und Ungarn (94,8 %) ei-

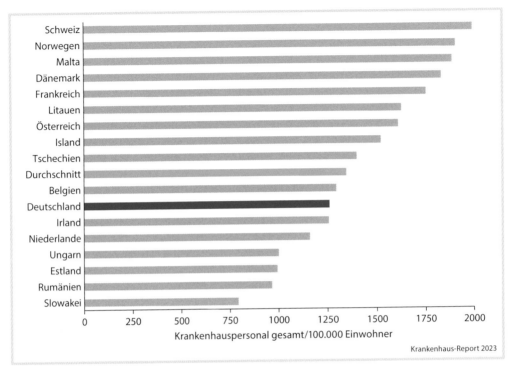

◘ Abb. 2.2 Krankenhauspersonal gesamt, Vollzeitäquivalente, pro 100.000 Einwohner 2019. Hinweis: Der Mittelwert (ungewichtet, eigene Berechnung) schließt alle in der Abbildung inkludierten EU-Länder ein. (Datenquelle: Eurostat-Datenbank, Hospital Employment)

nerseits sowie Island (72,5 %) und Deutschland (73,8 %) andererseits stark (eigene Berechnungen basierend auf Eurostat-Daten).

Im Mittel (bezogen auf die inkludierten 14 EU-Länder) arbeiteten im Jahr 2019 in Krankenhäusern 1.347 VZÄ pro 100.000 Einwohner. Deutschland nimmt mit 1.262 VZÄ in diesem Ländervergleich Rang 11 von 17 ein und befindet sich damit unter dem Mittelwert. Die Schweiz (1.993) und Norwegen (1.906) verfügen über das meiste Krankenhauspersonal (+58 bzw. +51 % im Vergleich zu Deutschland); die Slowakei (793), Rumänien (967) und Estland (994) bewegen sich auf den hinteren Rängen. Wie die Berufsgruppen anteilig im Krankenhaus in jedem Land vertreten sind, kann keiner internationalen Datenbank entnommen werden, da Informationen zu bspw. Therapieberufen, Psychologinnen/Psychologen, Apothekerinnen/Apothekern, Personal in den Bereichen Technischer Dienst und Verwaltung nicht verfügbar sind.

Für die beiden größten Berufsgruppen ärztliches und pflegerisches Personal liegen detaillierte Kennzahlen vor (◘ Abb. 2.3). Im Mittel (bezogen auf 14 EU-Länder) gibt es auf 1.000 Einwohner 2,06 Ärztinnen/Ärzte (VZÄ) und 4,50 Pflegefachpersonen (inkl. Hebammen; VZÄ) in Krankenhäusern. Die Anzahl der Ärztinnen/Ärzte (2,12; Rang 8 von 17) und des Pflegefachpersonals (4,74; Rang 10 von 17) erreicht für Deutschland Werte leicht über dem Durchschnitt. Dänemark (3,02), die Schweiz (2,72) und Norwegen (2,66) sind die Spitzenreiter beim ärztlichen Personal; Norwegen (8,11) und Dänemark (6,35) ebenfalls beim pflegerischen Personal, gefolgt von Österreich (5,86). In Norwegen gibt es auf eine Ärztin/einen Arzt mehr als 3 Pflegefachpersonen (3,1), während sich das Verhältnis in den

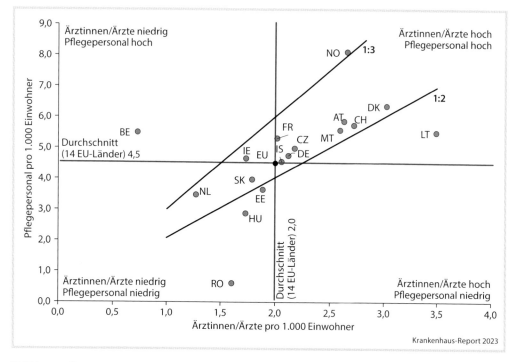

Abb. 2.3 Ärztliches und Pflegerisches (inkl. Hebammen) Personal in Krankenhäusern, Vollzeitäquivalente, je 1.000 Einwohner 2019. Hinweise: Durchschnitt (ungewichtet, eigene Berechnung) schließt alle in der Abbildung inkludierten EU-Länder ein; nur festangestellte Ärztinnen/Ärzte: Belgien; graue Linien stellen das Verhältnis von Ärztinnen/Ärzten zu Pflegepersonal dar. (Datenquelle: Eurostat-Datenbank – Health personnel in hospitals)

meisten anderen Ländern um 2,2 Pflegende je Ärztin/Arzt bewegt (gilt auch für Deutschland). Im Vergleich zu den Mittelwerten sind in Rumänien, Ungarn, den Niederlanden, Estland und der Slowakei die Personalquoten über beide Berufsgruppen hinweg am geringsten. Belgien und Litauen bilden die beiden Extreme beim ärztlichen Personal (0,7 bzw. 3,5 Ärztinnen/Ärzte je 1.000 Einwohner), was ursächlich in beiden Ländern an der Zählweise liegt, denn in Belgien sind nur festangestellte Ärztinnen/Ärzte in der Statistik für das Krankenhauspersonal aufgenommen, jedoch sind die meisten von ihnen selbstständig in Krankenhäusern tätig, was eine hohe Unterschätzung mit sich bringt; in Litauen arbeiten Ärztinnen/Ärzte oftmals mehr als das, was einer Vollzeitstelle entspricht, sodass eine Ärztin/ein Arzt nicht mit dem Wert von 1,0 gewertet wird, sondern

mit 1,25 oder 1,5 (Gerkens und Merkur 2020; Eurostat 2021).

Um ein umfassenderes Bild über das verfügbare Personal in Krankenhäusern zu erhalten, wurden in einem weiteren Schritt die Fälle, d. h. der Indikator Krankenhausentlassungen (discharges), hinzugenommen und ins Verhältnis zum ärztlichen und pflegerischen Personal gesetzt (■ Abb. 2.4). Dafür konnten 16 Länder (13 aus der EU) eingeschlossen werden. Der Mittelwert (bezogen auf 13 EU-Länder) liegt bei 11,7 Ärztinnen/Ärzten und 26,8 Pflegefachpersonen je 1.000 Fälle. Deutschland erreicht in diesem Vergleich Rang 14 von 16 und somit den drittletzten Platz, vor Ungarn und Rumänien. Deutlich mehr Personal gibt es für Patientinnen und Patienten in Norwegen (2,7 mal mehr Pflegende als in Deutschland) und Dänemark (2,5 mal

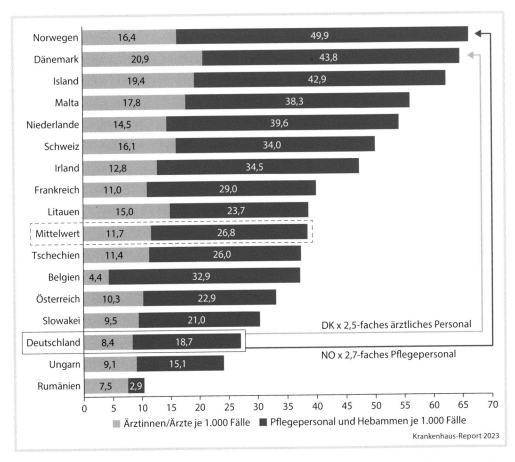

■ **Abb. 2.4** Ärztliches und pflegerisches Personal inkl. Hebammen, Vollzeitäquivalente, pro 1.000 Fälle 2019. Hinweis: Der Mittelwert (ungewichtet) schließt alle in der Abbildung inkludierten EU-Länder ein. (Datenquelle: Eurostat-Datenbank; Datensatz „Krankenhausentlassungen nach Diagnose, stationäre Patienten, je 100.000 Einwohner" und „Krankenhauspersonal")

mehr Ärztinnen/Ärzten als in Deutschland). Im Vergleich zur ■ Abb. 2.3 sind die Niederlande nun deutlich über dem Mittelwert angesiedelt, was bedeutet, dass die Verfügbarkeit des Personals zunächst unterdurchschnittlich erscheint, aber in Relation zu den Fallzahlen angemessen ist.

Das Ergebnis von Deutschland ist ein (aber nicht der einzige) Erklärungsversuch, warum die Belastung in den Krankenhäusern so hoch ist: Das Personal muss im Vergleich zu anderen Ländern viel mehr Patientinnen und Patienten versorgen bzw. es gibt zu wenig Personal für die hohe Anzahl an Fällen in Deutschland. Das sind jedoch keine neuen Erkenntnisse; sie wurden bereits mit OECD-Daten aus dem Jahr 2013 dargestellt, mit ähnlichen Ergebnissen für Deutschland (Zander et al. 2017). Auch die internationale RN4CAST-Studie hat Ergebnisse zur Personalbesetzung bei Pflegefachpersonen ermittelt (s. ▶ Abschn. 2.5). Inwieweit die Covid-19-Pandemie die Personal- und Patientenzahlen beeinflusst hat, ist wahrscheinlich demnächst absehbar, wenn für 2021 die Angaben vollständig verfügbar sind.

2.4 Vergütung im internationalen Vergleich

In der Diskussion um zu wenig ärztliches und pflegerisches Personal in deutschen Krankenhäusern wird u. a. darüber debattiert, ob eine höhere Entlohnung einen Anreiz schaffen würde, mehr Personal zu gewinnen. ◘ Abb. 2.5 gibt einen Überblick zur Vergütung von angestellten Ärztinnen/Ärzten (auch außerhalb von Krankenhäusern) und Pflegefachpersonen in Krankenhäusern in 24 Ländern (21 EU-

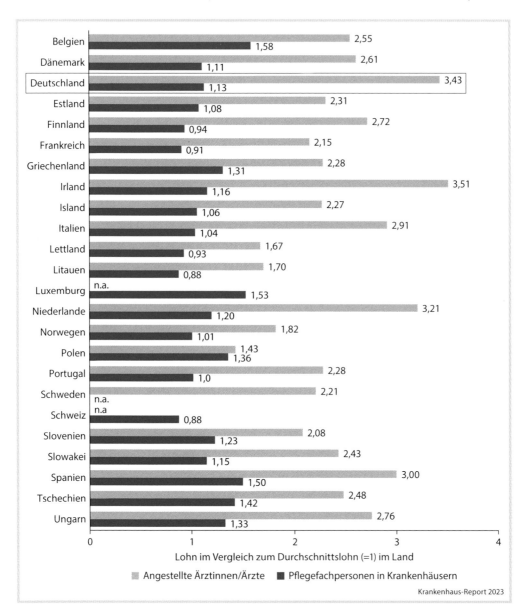

◘ **Abb. 2.5** Vergütung von Ärztinnen/Ärzten (Angestellte Fachärztinnen/-ärzte) und Pflegefachpersonen (in Krankenhäusern) im Vergleich zum Durchschnittslohn (entspricht Wert 1) im Land 2020. Hinweise: Abweichung von der Definition beim Pflegepersonal (Unter- und Überschätzung der Werte möglich): Belgien, Dänemark, Finnland, Niederlande, Portugal, Schweiz, Ungarn; Werte für Lettland Litauen, Deutschland (Pflegepersonal) aus 2018, Werte für Frankreich aus 2019. (Datenquelle: OECD – Datenbank, Remuneration of specialists bzw. nurses (Salaried, income per average wage))

Länder) im Vergleich zum durchschnittlichen Lohn der Bevölkerung des jeweiligen Landes.

Die Daten sollten nur als Annäherung betrachtet werden, da häufig geschätzte Werte übermittelt werden sowie Werte, die von der Definition abweichen. Angestellte Ärztinnen/Ärzte verdienen in den meisten Ländern das 2,1- bis 2,9-Fache im Vergleich zum Durchschnittseinkommen, in vier Ländern liegt der Wert um das 3,0- bis 3,5-Fache, so auch in Deutschland (3,4), in vier weiteren Ländern zwischen 1,4 und 1,8 (Polen, Lettland, Litauen, Norwegen). Für das Pflegepersonal liegen die Werte im Bereich des Durchschnittseinkommens (Deutschland 1,1), mit leicht unterdurchschnittlichem Einkommen in der Schweiz, Lettland und Litauen (0,9). In Belgien lag die Vergütung von Pflegefachpersonen im Jahr 2020 um 60 % über dem Durchschnittseinkommen. 2020 wurde von der belgischen Regierung ein Reformpaket zur Verbesserung der Arbeitsbedingungen von Pflegenden gestartet (mit einem Volumen von 1 Mrd. €), was u. a. eine Lohnerhöhung vorsah (mehr zu den Reformen siehe Fallbeispiel 8, WHO Europe 2022). In Deutschland ist der Ruf nach höheren Löhnen in der Pflege nicht am lautesten, vielmehr ist es der nach mehr Pflegepersonal, um eine gute Versorgung der Patientinnen und Patienten zu gewährleisten. So wurde 2022 nach elf Wochen Streik ein Tarifvertrag „Entlastung" mit den Universitätsklinika in Nordrhein-Westfalen verabschiedet, der u. a. die Personalbesetzung festlegt, sowie Entlastungstage bei Unterschreiten der Besetzung (Bibliomed 2022). An der Charité in Berlin haben nach 15 Jahren Ärztinnen und Ärzte ebenfalls gestreikt, für bessere Arbeitsbedingungen und für mehr Gehalt, mit einer Einigung zu beiden Forderungen (Ärzteblatt 2022b).

2.5 Arbeitsumgebung und Tätigkeiten in Krankenhäusern im internationalen Vergleich

2.5.1 RN4CAST-Studie

Für die Themen Arbeitsbedingungen und Arbeitszufriedenheit gibt es keine Indikatoren in internationalen Datenbanken, sodass für solche Fragestellungen auf Befragungsdaten zu-

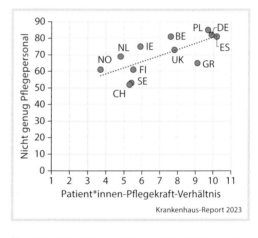

☐ **Abb. 2.6** Patienten/Pflegekraft-Verhältnis (Tagschicht); Stimme nicht zu: Die Besetzung mit Pflegefachkräften ist ausreichend, um eine gute Pflege zu gewährleisten (Y-Achse)

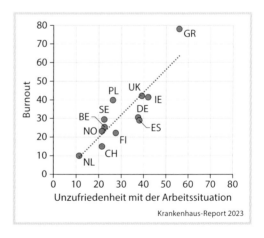

☐ **Abb. 2.7** Unzufriedenheit mit der Arbeitssituation; Burnout

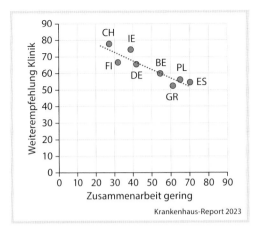

■ **Abb. 2.8** Stimme nicht zu: Enge Zusammenarbeit zwischen Pflegekräften und Ärztinnen/Ärzten (X-Achse); Patientinnen/Patienten: Definitive Weiterempfehlung des Krankenhauses (Y-Achse)

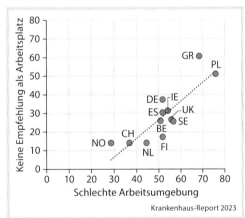

■ **Abb. 2.10** Beschwerden von Patienten oder Angehörigen (X-Achse); Keine Empfehlung des Krankenhauses als Arbeitsplatz für Pflegekräfte (Y-Achse)

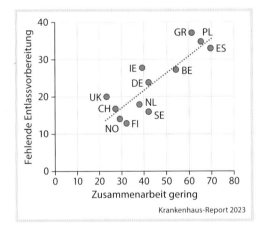

■ **Abb. 2.9** Stimme nicht zu: Enge Zusammenarbeit zwischen Pflegekräften und Ärztinnen/Ärzten (X-Achse); Nicht durchgeführte Tätigkeit: Patienten für die Entlassung vorbereiten (Y-Achse)

■ **Abb. 2.11** Schlechte oder mittelmäßige Arbeitsumgebung; Anteil der Pflegekräfte, die die Sicherheit in ihrem Krankenhaus als „mangelhaft" oder „ungenügend" bewerten (Y-Achse)

rückgegriffen werden muss. Die bisher größte Befragung unter Pflegefachpersonen war die RN4CAST-Studie (2009–2011), die in 488 Akutkrankenhäusern in zwölf Ländern Europas über 33.659 Pflegende (Deutschland: 49 Krankenhäuser, 1.508 Pflegefachpersonen) u. a. zu ihrer Arbeitssituation, -umgebung und -zufriedenheit befragt hat. Die Studie hat ermittelt, dass Pflegefachpersonen in Deutsch-

land mehr Patientinnen und Patienten versorgen müssen (9,9 Patienten in einer Tagschicht) als bspw. Pflegende in Norwegen (3,7), den Niederlanden (4,8), der Schweiz (5,3), Schweden (5,4), Finnland (5,5), Irland (5,6) Belgien (7,6) und England (7,8) (Aiken et al. 2013). Setzt man diese Personalzahlen ins Verhältnis zu der subjektiven Einschätzung, ob ausreichend Pflegepersonal für eine gute Pflege

2

vorhanden sei, so ist unter Hinzunahme der Ergebnisse aus allen zwölf Ländern eine starke Korrelation ($r > 0,7$) vorhanden (◘ Abb. 2.6). Die ◘ Abb. 2.6–2.11 stellen jeweils zwei Ergebnisse der RN4CAST-Studie ins Verhältnis (z. B. Burnout und Unzufriedenheit mit der Arbeitssituation [◘ Abb. 2.7]; fehlende Vorbereitung einer Entlassung und geringe Zusammenarbeit zwischen ärztlichem und pflegerischem Personal [◘ Abb. 2.9]), mit Korrelationen zwischen 0,727 und 0,913, was auf einen hohen Zusammenhang hindeutet, jedoch keine Kausalität darstellt (eigene Berechnung auf Grundlage von Aiken et al. 2012; Aiken et al. 2013; Heinen et al. 2013). Auffallend sind die kontinuierlich besseren Ergebnisse für die skandinavischen Länder, die Niederlande und die Schweiz, die auch in der Personalbesetzung über die besseren Werte verfügen (Aiken et al. 2013).

2.5.2 MUNROS-Studie

Das Tätigkeitsprofil von Ärztinnen/Ärzten und Pflegefachpersonen ist ebenfalls nicht Bestandteil von Datenbanken, jedoch relevant, wenn es um die Personalplanung, Aufgabenteilung und -übernahme geht. Hier gibt es international große Unterschiede, auch weil u. a. die Akademisierungsquote des Pflegepersonals in Deutschland gering ist (Bergjan et al. 2021). Die internationale Studie MUNROS hat bei Ärztinnen/Ärzten und Pflegefachpersonen in neun Ländern Europas nach der Durchführung von konkreten Tätigkeiten bei Patientinnen und Patienten mit Herzinfarkt und Brustkrebs gefragt. In Ländern mit Reformen zwischen 2010 und 2015 bzgl. einer Ausweitung von offiziellen Rollen (England, Niederlande, Schottland vs. Länder ohne Reformen: Deutschland, Italien, Norwegen, Polen, Tschechien, Türkei) berichteten Pflegefachpersonen und speziell Advanced Practice Nurses (APN), häufiger bestimmte Aufgaben im Bereich der Versorgung bei Brustkrebs durchzuführen. Von insgesamt 36 Aufgaben betraf dies zwölf Tätigkeiten, z. B. die Verschreibung

von Medikamenten, körperliche Untersuchen und Veranlassung von Untersuchungen bzgl. Rezidiven, Anpassung von Chemotherapie, Informieren der Patientinnen zu Testergebnissen sowie zu klinischen und nicht-klinischen Folgen der Behandlung. Für Patienten mit Herzinfarkt waren ebenfalls Unterschiede bei 17 von 29 Tätigkeiten im Bereich der Verschreibung von Medikamenten sowie der Nachsorge vorhanden, jedoch nicht bzgl. Diagnosestellung und Therapie. Ein weiteres Ergebnis ist, dass die meisten Aufgaben von beiden Berufsgruppen durchgeführt wurden (Maier et al. 2018).

2.6 Fazit

Im internationalen Vergleich gibt es in Deutschland eine hohe Anzahl an Ärztinnen/Ärzten und Pflegefachpersonen bezogen auf den Anteil in der Bevölkerung. Deutschland weist zugleich jedoch auch eine hohe Anzahl an stationären Patientinnen und Patienten auf, und dafür ist das verfügbare Krankenhauspersonal knapp bemessen. Dass eine geringe Personalbesetzung sich auch auf die Versorgungssituation auswirkt, legen systematische Übersichtsarbeiten dar, die den Zusammenhang zwischen Anzahl der Patientinnen und Patienten und verfügbaren Pflegfachperson (patient-to-nurse ratio) geprüft haben. Die Ergebnisse zeigen einen positiven Effekt, d. h. weniger Patienten je Pflegefachperson führen zu besseren Ergebnissen bei Patienten wie bspw. geringerer Mortalität, kürzeren Verweildauern, weniger unerwünschten Ereignissen wie z. B. Dekubiti, Stürze, Pneumonien, Harnwegsinfekte (Kane et al. 2007; Shekelle 2013; Griffiths et al. 2014). Eine Studie in Australien hat sich den Effekt der Einführung von gesetzlich vorgeschriebenen Patienten-zu-Pflegekraft-Verhältnissen angeschaut. Es wurde zum einen festgestellt, dass weniger Patienten pro Pflegefachpersonen die Ergebnisse für Mortalität, Verweildauer und Wiederaufnahmen verringern, zum anderen wurde anhand von Schätzungen dargelegt, dass die Kosten einer höheren Verweildauer und mehr Wiederaufnahmen doppelt so hoch sind wie die Kosten von mehr Personal (McHugh et al. 2021). Solche Studien gibt es für Deutschland bisher nicht, dennoch besteht die Annahme, dass die Effekte von mehr Pflegepersonal auf die Patientenergebnisse ähnlich positiv wären.

Gesundheitspersonalzahlen aus internationalen Datenbanken haben einen hohen Mehrwert, um einen Überblick zu erhalten und die Situation im eigenen Land bewerten zu können. Die Datenbasis hat jedoch auch ihre Limitationen, zum einen, weil trotz Versuchen der Harmonisierung noch Unterschiede in den Erhebungsmethoden zwischen den Ländern bestehen, was einen Vergleich erschwert, zum anderen sind die Daten nicht differenziert genug, um z. B. Aussagen zur Versorgungssituation im internationalen Vergleich in spezifischen Bereichen des Krankenhaussektors zu ermöglichen, wie bspw. in Notaufnahmen, Pädiatrien und Intensivstationen. Ob in absehbarer Zeit durch die angestrebte Ambulantisierung eine Entlastung für den stationären Bereich geschaffen werden wird, werden zukünftige Studien ermitteln. Darüber hinaus sollte jedes Krankenhaus bestrebt sein, die Arbeitsbedingungen zu verbessern, um das vorhandene Personal auch zukünftig halten zu können (siehe den Beitrag zu Magnetkrankenhäusern, ► Kap. 7 in diesem Band).

Literatur

Aiken LH, Sermeus W, Van den Heede K, Sloane DM, Busse R, McKee M, Kutney-Lee A (2012) Patient safety, satisfaction, and quality of hospital care: cross sectional surveys of nurses and patients in 12 countries in Europe and the United States. BMJ 344:e1717

Aiken LH, Sloane DM, Bruyneel L, Van den Heede K, Sermeus W, Rn4cast Consortium (2013) Nurses' reports of working conditions and hospital quality of care in 12 countries in Europe. Int J Nurs Stud 50(2):143–153

Ärzteblatt (2022a) Viele haben noch nicht realisiert, wie schlecht es den Krankenhäusern geht. https://www.aerzteblatt.de/nachrichten/137796/Viele-haben-noch-nicht-realisiert-wie-schlecht-es-den-Krankenhaeusern-geht

Ärzteblatt (2022b) Tarifabschluss für Ärzte der Charité: mehr Gehalt, Sonderzahlung, neue Arbeitszeitdokumentation. https://www.aerzteblatt. de/nachrichten/139287/Tarifabschluss-fuer-Aerzte-der-Charite-mehr-Gehalt-Sonderzahlung-neue-Arbeitszeitdokumentation

Bergjan M, Tannen A, Mai T, Feuchtinger J, Luboeinski J, Bauer J, Kocks A (2021) Einbindung von Pflegefachpersonen mit Hochschulabschlüssen an deutschen Universitätskliniken: ein Follow-up-Survey. Z Evid Fortbild Qual Gesundhwes 163:47–56

Bibliomed (2022) Eckpunktepapier für Tarifvertrag Entlastung vereinbart. https://www.bibliomed-pflege.de/news/eckpunktepapier-fuer-tarifvertrag-entlastung-vereinbart

Eurostat (2021) Eurostat – health care staff, hospital employment, definitions. https://ec.europa.eu/eurostat/cache/metadata/Annexes/hlth_res_esms_an6.pdf

Gerkens S, Merkur S (2020) Belgium: health system review. Health systems in transition 22(5). https://apps.who.int/iris/bitstream/handle/10665/339168/HiT-22-5-2020-eng.pdf

Griffiths P, Ball J, Drennan J, James L, Jones J, Recio A, Simon M (2014) The association between patient safety outcomes and nurse/healthcare assistant skill mix and staffing levels and factors that may influence staffing requirements. Project Report. University of Southampton, Faculty of Health Sciences

Heinen MM, van Achterberg T, Schwendimann R, Zander B, Matthews A, Kózka M, Schoonhoven L (2013) Nurses' intention to leave their profession: a cross sectional observational study in 10 European countries. Int J Nurs Stud 50(2):174–184

Kane RL, Shamliya, T, Mueller C, Duval S, Wilt TJ (2007) The association of registered nurse staffing levels and patient outcomes: systematic review and meta-analysis. Medical care 45(12):1195–1204

Lafortune G (2016) Monitoring health workforce migration through international data collection: progress with OECD/Eurostat/WHO-Europe joint questionnaire. https://www.oecd.org/health/health-systems/Monitoring-Health-Workforce-Migration-Through-International-Data-Collection-February-2016.pdf

Maier CB, Köppen J, Busse R (2018) Task shifting between physicians and nurses in acute care hospitals: cross-sectional study in nine countries. Hum Resour Health 16(1):1–12

McHugh MD, Aiken LH, Sloane DM, Windsor C, Douglas C, Yates P (2021) Effects of nurse-to-patient ratio legislation on nurse staffing and patient mortality, readmissions, and length of stay: a prospective study in a panel of hospitals. Lancet 397(10288):1905–1913

OECD/European Observatory on Health Systems and Policies (2021) Deutschland: Länderprofil Gesundheit 2021. State of Health in the EU. OECD Publishing, Paris/European Observatory on Health Systems and Policies, Brussels. https://health.ec.europa.eu/system/files/2021-12/2021_chp_de_german.pdf

OECD, European Union (2020) Health at a Glance. Europe 2020: State of Health in the EU Cycle.

OECD Publishing, Paris. https://health.ec.europa.eu/system/files/2020-12/2020_healthatglance_rep_en_0.pdf https://doi.org/10.1787/82129230-en

Shekelle PG (2013) Nurse–patient ratios as a patient safety strategy: a systematic review. Ann Intern Med 158(5_Part_2):404–409

World Bank (2022) Nurses and midwives (per 1,000 people), Details. https://data.worldbank.org/indicator/SH.MED.NUMW.P3

WHO Europe (2022) Health and care workforce in Europe: time to act. WHO Regional Office for Europe, Copenhagen (https://www.who.int/europe/publications/i/item/9789289058339)

Zander B, Köppen J, Busse R (2017) Personalsituation in deutschen Krankenhäusern in internationaler Perspektive. In: Klauber J, Geraedts M, Friedrich J, Wasem J (Hrsg) Krankenhaus-Report 2017: Zukunft gestalten. Schattauer, Stuttgart, S 61–78

Die Arbeitsmarktsituation in Krankenhäusern

Michaela Fuchs und Antje Weyh

Inhaltsverzeichnis

© Der/die Autor(en) 2023
J. Klauber et al. (Hrsg.), *Krankenhaus-Report 2023*, https://doi.org/10.1007/978-3-662-66881-8_3

■■ **Zusammenfassung**

Der demographische Wandel beeinflusst den Arbeitsmarkt in Krankenhäusern in besonderem Maße. Einerseits steigt die Nachfrage nach Gesundheitsdienstleistungen und damit nach Personal, andererseits sinkt das Angebot an potenziellen Arbeitskräften. Dieser Beitrag enthält eine Analyse der Arbeitsmarktsituation in Krankenhäusern auf Basis administrativer Daten der Bundesagentur für Arbeit für den Zeitraum von 2013 bis 2021. Die personelle Struktur hängt eng mit der Berufsstruktur zusammen und ist geprägt von einem sehr hohen Anteil an Frauen und Teilzeitbeschäftigten. In den beschäftigungsstärksten Berufen offenbaren sich teils deutliche Arbeitskräfteengpässe, an denen auch das überdurchschnittlich hohe Lohnwachstum in den letzten Jahren nichts geändert hat. Individuelle Verlaufsanalysen zeigen, dass die Beschäftigten in den zentralen Berufen zwar häufig erwerbstätig bleiben, aber nicht zwangsläufig in ihrem ursprünglichen Beruf oder in Krankenhäusern. Die Ergebnisse unterstreichen die Notwendigkeit für die Krankenhäuser, sich als attraktive Arbeitgebende mit guten Arbeitsbedingungen zu positionieren, um Strategien für die Suche nach Arbeitskräften erfolgreich umsetzen zu können.

Demographic change has a profound impact on the labour market in hospitals. On the one hand, the demand for health services and thus for personnel is increasing, while on the other hand, the supply of potential workers is decreasing. This article analyses the labour market situation in hospitals on the basis of administrative data from the German Federal Employment Agency for the period from 2013 to 2021. The employment structure is closely interlinked with the occupational structure and characterized by a very high proportion of women and part-time employees. The most important occupations feature significant labour shortages which could not even be reduced by the above-average wage growth in recent years. Tracing individual employment pathways shows that although employees in the central occupations often remain employed, but not necessarily in their original occupation or in hospitals. The results underline the need for hospitals to position themselves as attractive employers with good working conditions in order to successfully implement strategies for finding employees.

3.1 Einleitung

Der demographische Wandel führt dazu, dass in Zukunft weniger Menschen in Deutschland leben werden. Dabei wird die Zahl der Älteren deutlich steigen, die Zahl der Jüngeren aber sinken. Auf dem Arbeitsmarkt äußern sich diese Entwicklungen in einem starken Rückgang des Arbeitsangebots (Fuchs et al. 2021). So wird die Babyboomer-Generation in den nächsten Jahren den Arbeitsmarkt verlassen und in Rente gehen. Die nachfolgenden Jahrgänge können diesen Verlust an Arbeitskräften aufgrund ihrer geringeren Stärke nur teilweise ersetzen (Fuchs und Weyh 2018). Da schon heute in allen Bereichen des Arbeitsmarktes Fachkräfte gesucht werden, ist für die Zukunft mit einer Zunahme der Konkurrenz um qualifizierte Arbeitskräfte innerhalb, aber auch zwischen Branchen zu rechnen.

Die Krankenhäuser werden von der demographischen Entwicklung in besonderem Maße betroffen sein. So ist zu erwarten, dass eine größere Zahl an älteren Menschen mehr Patientinnen und Patienten und damit eine erhöhte Nachfrage nach Gesundheitsleistungen mit sich bringt (Schwinger et al. 2020). Als Konsequenz müsste das Gesundheits- und Sozialwesen bis 2040 die Branche mit den meisten Erwerbstätigen sein (Hummel et al. 2021). Damit dürften sich aber die bereits heute existierenden Fachkräfteengpässe in den Gesundheits- und Pflegeberufen weiter verschärfen (Statistik der BA 2022). Für die Krankenhäuser stellt sich daher die Frage, wie sie sich in dem zunehmenden Wettbewerb um Arbeitskräfte positionieren und welche Strategien sie zur Fachkräftesicherung ergreifen können.

Dieser Beitrag bietet einen Überblick über die aktuelle Arbeitsmarktsituation in Krankenhäusern und liefert damit eine fundierte Grundlage für die Diskussion möglicher Personalstrategien. Nach der Analyse der Beschäftigungsentwicklung und -struktur gehen wir detailliert auf die wichtigsten Berufe in Krankenhäusern ein. Ausgewählte Indikatoren zum Fachkräftebedarf zeigen dabei auf, wie angespannt die Situation in den Berufen derzeit ist. Ein Grund für Personalknappheit kann in einem möglicherweise geringen Verbleib der Beschäftigten in den einzelnen Berufen gesehen werden. Wir widmen uns daher der Dauer des beruflichen Verbleibs in den vier zentralen Berufen und führen hierfür auf Individualebene Verlaufsanalysen über einen Zeitraum von insgesamt 20 Jahren durch.

3.2 Daten und Abgrenzungen

3.2.1 Datengrundlagen

Als zentrale Datengrundlage dient die Beschäftigungsstatistik der Bundesagentur für Arbeit (BA), die alle sozialversicherungspflichtig und geringfügig Beschäftigten in Deutschland umfasst. Selbstständige, Beamtinnen und Beamte, mithelfende Familienangehörige oder Soldatinnen und Soldaten sind nicht erfasst. Das bedeutet, dass niedergelassene Ärztinnen und Ärzte oder freiberuflich tätige Krankenschwestern und -pfleger nicht in den Daten enthalten sind. Auch die Bewerberinnen und Bewerber für die berufliche Erstausbildung in Pflegeberufen sind nicht enthalten, da es sich nicht um anerkannte Ausbildungsberufe nach dem Berufsbildungsgesetz handelt (Statistik der BA 2022).

Die Beschäftigungsstatistik der BA erlaubt zwar die Analyse soziodemographischer Merkmale der Beschäftigten, aber keine direkten Auswertungen auf Individualebene. Um den Beschäftigungsverlauf einzelner Personen über die Zeit hinweg nachzuverfolgen, greifen wir daher zusätzlich auf die Beschäftigten-Historik (BeH) des Instituts für Arbeitsmarkt- und Berufsforschung (IAB) zurück. Die BeH wird durch das IAB aus den Prozessdaten der BA aufbereitet. Sie enthält vollständige und historisierte Verwaltungsdaten der Rentenversicherungsträger. Abgebildet werden personenbezogene Zeiträume, in denen eine Person sozialversicherungspflichtig und/oder geringfügig beschäftigt war. Dies stellt einen großen Vorteil gegenüber der Krankenhausstatistik (Statistisches Bundesamt 2022a) dar, die keine Analysen von Erwerbsbiographien zulässt.

Obgleich die verwendeten Datenquellen sehr viele Informationen enthalten, unterliegen sie einigen Limitationen. So ist es im Gegensatz zur Krankenhausstatistik nicht möglich, Aussagen zu nicht direkt bei den Krankenhäusern angestellten Personen zu treffen (z. B. Wäscherei, Reinigungsdienste), da keine Informationen zu Verflechtungen zwischen Betrieben vorliegen. Ebenfalls können aufgrund fehlender Informationen zur Zahl der gearbeiteten Stunden lediglich Aussagen dazu getroffen werden, ob eine Person in Voll- oder Teilzeitbeschäftigung tätig ist. Weiterhin stehen in Bezug auf ausländische Beschäftigte nur Informationen zur Staatsangehörigkeit zur Verfügung. Internationale Zu- und Abwanderung kann damit nur sehr eingeschränkt abgebildet werden.

3.2.2 Abgrenzungen

Mit Ausnahme des Entgelts wird hier die sozialversicherungspflichtige Beschäftigung in Krankenhäusern in Deutschland zum Stichtag 30. Juni. jeden Jahres seit 2013 betrachtet. Die statistische Abgrenzung der Krankenhäuser wird durch die amtliche Statistik bestimmt. Nach der Klassifikation der Wirtschaftszweige (WZ 2008) sind dies alle Betriebe, die zur Gruppe 86.1 gehören. Darunter fallen medizinische Tätigkeiten in Allgemeinkrankenhäusern, Fachkliniken, Hochschul-, Vorsorge- und Rehabilitationskliniken (Statistisches Bundesamt 2007).

Die Entgelte in der Beschäftigungsstatistik der BA umfassen die Bruttomonatsentgelte,

3

die im Meldeverfahren zur Sozialversicherung erhoben werden, jeweils zum Stichtag 31. Dezember. Dazu gehören alle laufenden oder einmaligen Einnahmen aus einer Beschäftigung, also auch Sonderzahlungen, Schichtzuschläge oder sonstige Zulagen. Die Auswertungen werden aufgrund der fehlenden Angaben zur Zahl der gearbeiteten Stunden durchgehend auf sozialversicherungspflichtig Vollzeitbeschäftigte (ohne Auszubildende) eingeschränkt (BA 2012, S. 4). Das Entgelt der Beschäftigten wird als Medianentgelt[1] ermittelt.

Die Berufe, welche die in den Krankenhäusern beschäftigten Personen ausüben, werden anhand der Klassifikation der Berufe 2010 (KldB 2010) systematisiert. Hierbei verwenden wir die fünfstelligen Berufsgattungen, die gleichzeitig Aufschluss über das Anforderungsniveau der Tätigkeit zulassen (BA 2011). Dieses bezeichnet den Komplexitätsgrad eines Berufs und geht davon aus, dass für seine Ausübung ein bestimmtes Niveau an Fähigkeiten und Kenntnissen vorhanden sein muss (Paulus und Matthes 2013). Da die KldB 2010 erst seit dem Jahr 2012 verfügbar ist, greifen wir für die Abbildung eines möglichst langen Zeitraums bei den Verlaufsanalysen auf die Klassifikation der Berufe 1988 zurück (Fuchs und Fritzsche 2019). Betrachtet werden alle Personen, die im Zeitraum 1998 bis 2020 erstmals in einer der vier beschäftigungsstärksten Berufsgruppen in Krankenhäusern in der Be-

schäftigtenhistorik verzeichnet sind. Dies sind die Krankenschwestern, -pfleger und Hebammen, die Ärztinnen und Ärzte, die Helfer in der Krankenpflege und die Sprechstundenhelfer (sie entsprechen der Berufsgruppe der medizinischen Fachangestellten in der KldB 2010). Um im Rahmen der Verlaufsanalysen ein Ausscheiden durch Verrentung auszuschließen, berücksichtigen wir nur Personen, die am Ende des Beobachtungszeitraums 2020 nicht älter als 64 Jahre sind. Rückkehrende in den Beruf bzw. die Beschäftigung, z. B. nach Elternzeiten, sind hingegen in die Verlaufsanalysen mit einbezogen.

3.3 Ergebnisse

3.3.1 Beschäftigungsentwicklung und -struktur

Im Jahr 2021 arbeiteten 1.510.381 sozialversicherungspflichtig Beschäftigte in Krankenhäusern. Das entspricht 4,5 % aller Beschäftigten in Deutschland. Ihre Zahl ist in den vergangenen Jahren stetig gewachsen (◻ Abb. 3.1). Zwischen 2013 und 2018 lag der Zuwachs mit einem Plus von 6,6 % noch etwas unter demjenigen der Gesamtbeschäftigung (11,0 %). Seit 2019 ist in den Krankenhäusern jedoch eine überdurchschnittliche Dynamik zu verzeichnen. Auch der leichte Einbruch bei der Gesamtbeschäftigung von 2019 auf 2020 im Zuge der Covid-19-Pandemie von −0,3 % ließ sich in den Krankenhäusern nicht beobachten.

Die Beschäftigten in Krankenhäusern unterscheiden sich in wesentlichen soziodemographischen Merkmalen von allen Beschäftigten (◻ Abb. 3.2). Während Frauen mit einem Anteil von 46,3 % nur knapp die Hälfte aller Beschäftigten stellen, machen sie in den Krankenhäusern drei Viertel der Belegschaft aus. In engem Zusammenhang mit dem hohen Frauenanteil steht die große Bedeutung der Teilzeitarbeit: 40 % aller Beschäftigten in Krankenhäusern arbeiten in Teilzeit, während es insgesamt betrachtet nur 29,3 % sind. Zudem sind die Beschäftigten in Krankenhäusern

---

1   Der Median ist aussagekräftiger als eine Durchschnittsbetrachtung, die stärker auf Extremwerte an den Rändern der Verteilung reagiert. Zudem müssen die Arbeitgebende Entgeltangaben nur bis zur Beitragsbemessungsgrenze für die Renten- und Arbeitslosenversicherung angeben. Übersteigt das sozialversicherungspflichtige Entgelt für den Meldezeitraum diese Grenze, geben sie gemäß den Melderegeln lediglich den Entgeltbetrag der Bemessungsgrenze an. Das Entgelt ist damit „zensiert", und es ist keine Durchschnittsberechnung möglich (BA 2012). Im Jahr 2021 lag das Entgelt von 7,9 % der Beschäftigten in Westdeutschland über der Beitragsbemessungsgrenze West von 7.100 €. In Ostdeutschland waren es 4,8 % der Beschäftigten, die ein Entgelt von mehr als 6.700 € (Beitragsbemessungsgrenze Ost) verdienten.

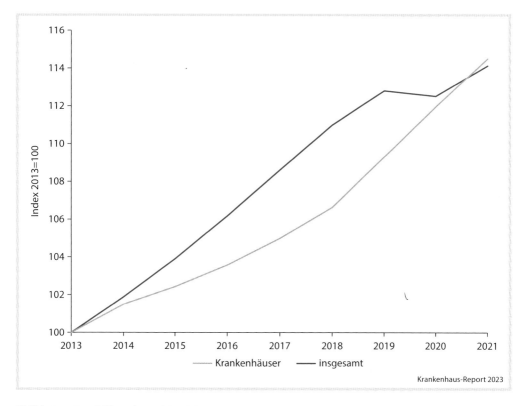

□ Abb. 3.1 Entwicklung der sozialversicherungspflichtigen Beschäftigung insgesamt und in Krankenhäusern (Index 2013 = 100). (Quelle: Beschäftigungsstatistik der Bundesagentur für Arbeit, eigene Berechnungen. © IAB)

im Durchschnitt etwas jünger als in anderen Wirtschaftsbereichen, wie die etwas höheren Anteile der unter 35-Jährigen zeigen. Der Anteil der Beschäftigten mit einer ausländischen Staatsangehörigkeit ist wiederum unterdurchschnittlich ausgeprägt. Die größte Gruppe machen dabei Beschäftigte mit einer türkischen Staatsangehörigkeit aus (11.473 Personen bzw. 0,8 %). Jeweils rund 0,5 % aller Beschäftigten besitzen eine kroatische, rumänische, bosnische, italienische, polnische oder serbische Staatsangehörigkeit.

Die Mehrzahl der Beschäftigten in Deutschland verfügt über einen anerkannten Berufsabschluss. Diese Dominanz ist in den Krankenhäusern mit einem Anteil von 65,7 % noch stärker ausgeprägt. Ebenso fällt der deutlich höhere Anteil an Beschäftigten auf, die eine akademische Ausbildung absolviert ha-

ben. Dementsprechend hoch ist der Anteil an Beschäftigten, die einer hoch komplexen Tätigkeit nachgehen. Auffällig ist auch der geringere Helfenden-Anteil in Krankenhäusern. Insgesamt weisen die Beschäftigten in Krankenhäusern damit ein vergleichsweise hohes Qualifikationsniveau auf.

3.3.2 Die wichtigsten Berufe

Das Aufgabenspektrum der Krankenhäuser spiegelt sich deutlich in der Berufsstruktur wider, denn es dominieren die medizinischen Berufe. Über ein Drittel der Beschäftigten arbeitet als Fachkraft in der Gesundheits- und Krankenpflege (□ Tab. 3.1). Für sie wiederum stellen die Krankenhäuser sehr wichtige Arbeitgebende dar, 70 % von ihnen sind dort

3

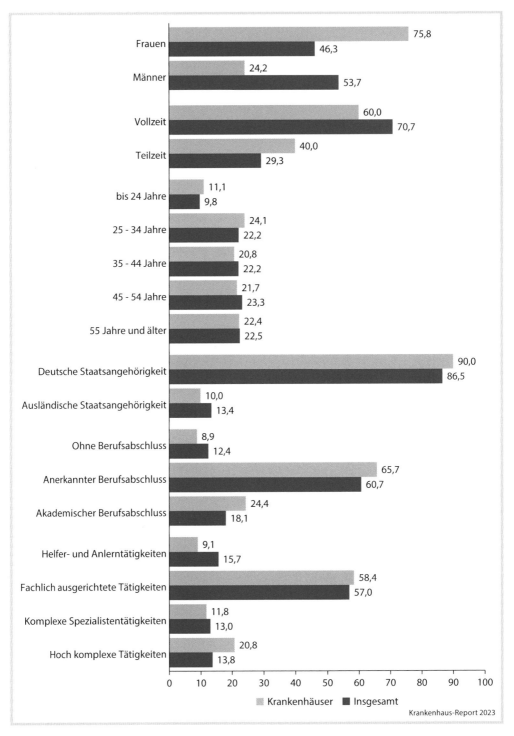

□ **Abb. 3.2** Strukturmerkmale der Beschäftigten in Krankenhäusern 2021 (Anteile in %). Anmerkung: Fehlende Angaben zum Berufsabschluss sind nicht abgebildet. Sie betreffen 1,1 % der Beschäftigten in den Kranken-häusern und 8,8 % insgesamt. (Quelle: Beschäftigungsstatistik der Bundesagentur für Arbeit, eigene Berechnungen. © IAB)

◻ Tab. 3.1 Die wichtigsten Berufe in den Krankenhäusern 2021. (Quelle: Beschäftigungsstatistik der Bundesagentur für Arbeit, eigene Berechnungen. © IAB)

Beruf	Anzahl SVB	Anteil	VÄ 2021 zu 2013	Anteil Frauen	Anteil Teilzeit
		in %	in %	in %	in %
Fachkräfte in der Gesundheits- und Krankenpflege	516.623	34,2	11,0	84,2	40,5
Ärztinnen/Ärzte	112.114	7,4	24,1	53,8	22,4
Helfer in der Gesundheits- und Krankenpflege	72.202	4,8	32,9	75,8	37,9
Medizinische Fachangestellte	61.278	4,1	49,4	98,4	46,9
Spezialisten in der Fachkrankenpflege	49.867	3,3	−6,2	77,7	48,9
Verwaltungsfachkräfte im Sozial- und Gesundheitswesen	38.918	2,6	19,3	88,6	44,8
Spezialisten in der Physiotherapie	36.434	2,4	32,9	73,7	41,1
Führungskräfte in der Human- und Zahnmedizin	36.367	2,4	26,6	28,8	21,8
Medizinisch-technische Fachkräfte im Labor	30.791	2,0	−4,9	90,5	45,1
Büro- und Sekretariatsfachkräfte	28.823	1,9	−10,6	88,6	45,2
Insgesamt	1.510.381	100,0	14,5	75,8	40,0

Anmerkungen: SVB = sozialversicherungspflichtig Beschäftigte, VÄ = Veränderung.
Krankenhaus-Report 2023

beschäftigt. Ihre Zahl ist seit 2013 um 11 % gestiegen und damit etwas geringer als die Beschäftigung in Krankenhäusern insgesamt. Die anderen Berufsgruppen folgen weit abgeschlagen. So haben die sozialversicherungspflichtig beschäftigten Ärztinnen und Ärzte, die an zweiter Stelle stehen, nur einen Anteil von 7,4 %. Helferinnen und Helfer in der Gesundheits- und Krankenpflege stellen die drittgrößte Gruppe. Ihre Zahl ist gegenüber 2013 rund dreimal so stark gestiegen wie die der Fachkräfte. Unter den TOP-10-Berufen weist aber das stärkste Wachstum mit rund 50 % die Gruppe der medizinischen Fachangestellten auf. Sie stellen damit die viertgrößte Berufsgruppe in deutschen Krankenhäusern. Einen Beschäftigungsrückgang gab es bei den Spezialistinnen und Spezialisten in der Fachkrankenpflege und den Fachkräften in den medizinisch-technischen Berufen. Unter den nichtmedizinischen Berufen machen

die Verwaltungsfachkräfte im Sozial- und Gesundheitswesen mit einem Anteil von 2,6 % die größte Gruppe aus. Sie verzeichneten einen überdurchschnittlichen Beschäftigungszuwachs, während die Zahl der Büro- und Sekretariatsfachkräfte zurückging.

Der hohe Frauenanteil, der die Beschäftigungsstruktur in den Krankenhäusern charakterisiert (◻ Abb. 3.2), lässt sich auf die große Bedeutung an hauptsächlich von Frauen ausgeübten Berufen zurückführen. Sie umfassen sowohl die Pflege- als auch die medizinisch-technischen Berufe und die Verwaltungsberufe. Unter den medizinischen Fachangestellten machen Männer nicht einmal 2 % aus. Im Gegensatz dazu liegt der Frauenanteil in der Ärzteschaft, die Teil der akademischen medizinischen Berufe ist, nur leicht über dem der Männer. Die Führungspositionen in der Human- und Zahnmedizin schließlich sind zu mehr als zwei Dritteln mit Männern besetzt.

In diesen Geschlechterverteilungen drückt sich zum einen die historische Entwicklung des traditionell von Männern dominierten ärztlichen Berufsfeldes und der von Frauen besetzten Pflege aus (Schäfer und Gottschall 2016; Bogai 2019). Zum anderen zeigt sich auch in den Krankenhäusern die generelle Unterrepräsentanz von Frauen in den obersten Führungsriegen (Kohaut und Möller 2022).

Die überdurchschnittlich stark ausgeprägte Teilzeitbeschäftigung in Krankenhäusern lässt sich im Wesentlichen auf zwei Ursachen zurückführen, die nach Berufsgruppen variieren. Laut Becka et al. (2016) nehmen die klassischen Gründe für Teilzeitarbeit von Frauen wie Familien- und Kindererziehungsphasen oder Haushaltsführung bei den Büro- und Verwaltungsberufen eine große Bedeutung ein. In den Gesundheitsberufen kommt als weiterer Grund das Belastungspotenzial einer Vollzeitstelle hinzu. Speziell für die Pflegekräfte stellen die hohen Arbeitsbelastungen schließlich den dominierenden Grund für Teilzeit dar (DIP 2022). Auch die Lage der Arbeitszeiten, die sich unter anderem aus Schichtarbeit ergibt, spielt hier hinein (DGB-Index Gute Arbeit 2018).

3.3.3 Die Arbeitsmarktsituation in den wichtigsten Berufen

Im Folgenden befassen wir uns mit der Frage, wie die derzeitige Arbeitsmarktlage in den zehn zentralen Berufen in den Krankenhäusern aussieht und wie hoch der jeweilige Arbeitskräftebedarf ist. Hierfür orientieren wir uns an der Fachkräfteengpassanalyse der BA (BA 2022; Statistik der BA 2022) und berechnen fünf Indikatoren, die in ◻ Tab. 3.2 aufgeführt sind. Ihre Gesamtbetrachtung erlaubt es, Aussagen zum möglichen Bedarf in den einzelnen Berufen zu treffen (Fuchs und Fritzsche 2019). Da es um die Berufe an sich geht, umfasst die Analyse alle Beschäftigten in den zehn Berufen. Eine Einschränkung auf die Tätigkeit in Krankenhäusern findet hier nicht statt.

Neben der Beschäftigungsentwicklung, die die realisierte Nachfrage nach Arbeitskräften abbildet, sind Informationen zur Entwicklung der nicht realisierten Nachfrage zentral. Diese zeigt den Mehr- und Ersatzbedarf an Personal an und wird hier abgebildet durch die Veränderung der Zahl der bei der BA gemeldeten offenen Stellen. In fünf der zehn zentralen Berufe fiel der Anstieg zwischen 2013 und 2022 überdurchschnittlich stark aus. Unter den Verwaltungsfachkräften im Sozial- und Gesundheitswesen und den medizinischen Fachangestellten hat sich die Zahl der gemeldeten offenen Stellen sogar mehr als verdreifacht. Ergänzend gibt die durchschnittliche abgeschlossene Vakanzzeit an, wie lange eine bei der BA gemeldete offene Stelle länger unbesetzt war als vom Arbeitgebenden geplant. Sie bietet demnach Informationen über den zeitlichen Aufwand, der betrieben werden muss, um eine ausgeschriebene Stelle tatsächlich zu besetzen. Insgesamt lag die abgeschlossene Vakanzzeit mit 131 Tagen bei etwas mehr als vier Monaten. In vier zentralen Berufen der Krankenhäuser lag dieser Wert zum Teil aber weitaus höher. Beispielsweise dauerte es durchschnittlich über ein dreiviertel Jahr länger als geplant, um eine Stelle als Spezialistin oder Spezialist in der Fachkrankenpflege zu besetzen, und rund sieben Monate waren es bei einer Stelle als Spezialistin oder Spezialist in der Physiotherapie.

Eine Möglichkeit, offene Stellen zu besetzen, bietet die Einstellung arbeitsloser Bewerberinnen und Bewerber. Das Verhältnis von Arbeitslosen zu gemeldeten offenen Stellen in einem Beruf stellt daher einen weiteren wichtigen Indikator dar. Aktuell liegt dieser insgesamt bei 2,7, d. h. auf eine bei der BA gemeldete offene Stelle kommen rechnerisch 2,7 Arbeitslose. In vier der zentralen Berufe in Krankenhäusern liegt dieses Verhältnis bei unter 1 – allein schon rechnerisch können also die gemeldeten offenen Stellen nicht mit Arbeitslosen besetzt werden. Übereinstimmend liegt der berufsspezifische Arbeitslosenquotient, der sich als Anteil der Arbeitslosen an der Summe aus Ar-

◻ **Tab. 3.2** Ausgewählte Indikatoren zum Fachkräftebedarf. (Quelle: Statistik der Bundesagentur für Arbeit, eigene Berechnungen. © IAB)

Beruf	VÄ der gemeldeten offenen Stellen 2022 zu 2013	Abgeschlossene Vakanzzeit 2022	Verhältnis Arbeitslose zu gemeldeten offenen Stellen 2022	Berufsspezifischer Arbeitslosenquotient 2021	Anteil 60 Jahre und älter an allen SVB 2021
	in %	in Tagen		in %	in %
Fachkräfte in der Gesundheits- und Krankenpflege	69,9	**167**	0,3	0,5	8,1
Ärztinnen/Ärzte*					8,5
Helfer in der Gesundheits- und Krankenpflege	**154,0**	**133**	2,4	2,7	10,3
Medizinische Fachangestellte	**208,5**	121	0,8	1,9	7,6
Spezialisten in der Fachkrankenpflege	59,3	**273**	0,3	0,4	11,6
Verwaltungsfachkräfte im Sozial- und Gesundheitswesen	**232,0**	76	2,7	**3,5**	11,2
Spezialisten in der Physiotherapie	81,3	**222**	0,2	1,1	6,0
Führungskräfte in der Human- und Zahnmedizin*					18,8
Medizinisch-technische Fachkräfte im Labor	**105,1**	121	1,8	1,1	11,5
Büro- und Sekretariatsfachkräfte	**134,2**	79	2,7	**4,8**	11,4
Insgesamt	92,2	131	2,7	7,2	9,5

Anmerkungen: *Zu geringe Fallzahlen, um Auswertungen der offenen Stellen und Arbeitslosen vornehmen zu können. VÄ = Veränderung. SVB = sozialversicherungspflichtig Beschäftigte. **Fett**: Über- bzw. unterdurchschnittliche Werte deuten auf mögliche Engpässe hin.
Krankenhaus-Report 2023

beitslosen und sozialversicherungspflichtigen Beschäftigten in einem Beruf errechnet, bei acht der zentralen Berufe unterhalb des Durchschnitts aller Berufe. Vor allem unter den Fachkräften in der Gesundheits- und Krankenpflege sowie den Berufen der Fachkrankenpflege gibt es so gut wie keine Arbeitslosen, die als mögliche Personalreserven in Frage kommen. Dies gilt in noch stärkerem Maße für die Ärztinnen und Ärzte sowie für die Führungskräfte in der Human- und Zahnmedizin, deren geringe Fallzahlen an Arbeitslosen noch nicht einmal Auswertungen zulassen.

Der letzte Indikator in ◼ Tab. 3.2 bildet den altersbedingten Ersatzbedarf ab. Er entsteht dadurch, dass die älteren Beschäftigten in Rente gehen und ersetzt werden müssen, wenn die Zahl der Beschäftigten konstant bleiben soll. In sechs Berufen fällt der Anteil der mindestens 60-Jährigen an allen Beschäftigten überdurchschnittlich hoch aus. Unter den Führungskräften in der Human- und Zahnmedizin ist sogar rund ein Fünftel 60 Jahre und älter.

Zusammengefasst weisen die Indikatoren zur Arbeitsmarktsituation auf einen deutlichen Fachkräftebedarf in den zentralen Berufen in Krankenhäusern hin. Die angespannte Arbeitsmarktsituation zeigt sich anhand des teils stark gestiegenen Zusatzbedarfs und der großen Probleme, die offenen Stellen zu besetzen. Von Seiten der Arbeitslosen ist keine Entlastung zu erwarten. Auch in Umfragen kommen die Stellenbesetzungsprobleme zum Ausdruck. Demnach haben sie im Pflegedienst der Allgemein- und Intensivstationen dramatisch zugenommen und viele Stellen können nicht besetzt werden. Neben anderen Faktoren wird insbesondere der Renteneintritt als ein wichtiger Grund für eine zukünftige Verschlechterung der Stellensituation in der Pflege angegeben (Deutsches Krankenhausinstitut 2022).

Anhand der Entwicklung des Entgelts lässt sich ebenfalls ableiten, ob die Nachfrage nach einem Beruf gestiegen ist. Grundsätzlich erhalten Beschäftigte in Krankenhäusern einen höheren Lohn als in anderen Bereichen (◼ Abb. 3.3). Dies gilt für alle TOP-10-Berufe. Auch der seit 2013 zu beobachtende Lohnzuwachs von 22,9 % übertrifft denjenigen unter allen Beschäftigten (19,0 %). Insbesondere die Physiotherapeutinnen und -therapeuten, die medizinischen Fachangestellten und Beschäftigte im medizinisch-technischen Laborbereich haben hiervon profitiert. Aus diesem Blickwinkel heraus ist eine Beschäftigung in einem Krankenhaus also durchaus attraktiv. Allerdings fielen die Lohnzuwächse in den beiden erstgenannten Berufsgruppen außerhalb der Krankenhäuser noch deutlich höher aus.

3.3.4 Verbleib in Beschäftigung und im Beruf

Für das Abwägen möglicher Strategien zur Fachkräftesicherung sind Informationen zum Verbleib der Beschäftigten in ihrem Beruf von großer Bedeutung. Daher werden in diesem Kapitel mithilfe von Individualdaten des IAB Längsschnittuntersuchungen für die vier größten Berufsgruppen in Krankenhäusern vorgenommen. Zuerst soll herausgefunden werden, wie lange die Personen überhaupt sozialversicherungspflichtig beschäftigt sind (Beschäftigungsverbleib). Zweitens wird gefragt, wie lange sie in ihrem Beruf beschäftigt sind (Berufsverbleib). Schließlich interessiert uns, wie lange die Beschäftigten sowohl in ihrem Beruf als auch in einem Krankenhaus tätig sind (Berufs- und Branchenverbleib). Hierbei betrachten wir jedoch nicht, ob sie immer im gleichen Krankenhaus beschäftigt bleiben.

◼ Abb. 3.4 enthält die aggregierten Erwerbsverläufe aller Personen, die zwischen 1998 und 2020 zum ersten Mal in einer der vier abgebildeten Berufsgruppen in einem Krankenhaus gemeldet wurden. Mit Ausnahme der Ärztinnen und Ärzte ist der generelle Beschäftigungsverbleib recht hoch. Nach 20 Jahren befinden sich noch rund 80 % der examinierten Krankenschwestern und -pfleger und der medizinischen Fachangestellten sowie 71 % der Helfer in der Krankenpflege in sozialversicherungspflichtiger Beschäftigung. Allerdings finden auch Wechsel in andere Berufe statt: Nur 57 % der Krankenschwestern und -pfleger üben nach 20 Jahren noch ihren ursprünglichen Beruf aus. Besonders auffällig ist der Verlauf bei den Helfern in der Krankenpflege, denn schon nach zwei Jahren hat mehr als die Hälfte den Beruf gewechselt. Eine Erklärung könnte die Inanspruchnahme beruflicher Weiterbildung (Statistik der BA 2022) bieten, nach deren erfolgreichem Abschluss die ehemaligen Helfer als Pflegefachkräfte weiter beschäftigt werden würden.

Erwartungsgemäß sinkt der Anteil derjenigen Personen, die sowohl in ihrem Be-

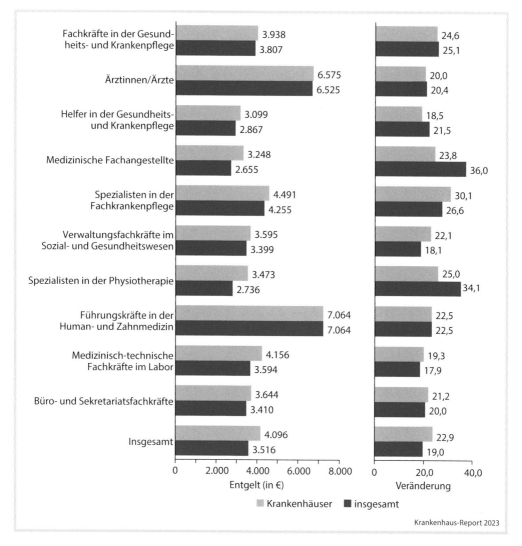

Abb. 3.3 Median der monatlichen Bruttoarbeitsentgelte in den zentralen Berufen 2021 (in Euro) und Veränderung gegenüber 2013 (in %). (Quelle: Beschäftigungsstatistik der Bundesagentur für Arbeit, eigene Berechnungen. © IAB)

ruf als auch in den Krankenhäusern beschäftigt bleiben, über die Zeit am stärksten. Von den Krankenschwestern und -pflegern arbeitet nach 20 Jahren weniger als die Hälfte in ihrem Beruf in Krankenhäusern. Hinter der Differenz zum reinen Berufsverbleib von gut 10 Prozentpunkten verbergen sich diejenigen Personen, die aus dem Krankenhausbetrieb ausscheiden und in einer anderen Branche als Pflegefachkräfte weiter beschäftigt sind. Während diese

Differenz bei den Helfern in der Krankenpflege recht gering ausfällt, ist sie bei den medizinischen Fachangestellten wiederum stark ausgeprägt. Möglicherweise gibt es für diese Berufsgruppe in anderen Branchen noch bessere Beschäftigungsalternativen als für Krankenschwestern und -pfleger.

Unter den Ärztinnen und Ärzten sinkt im Gegensatz zu den anderen drei Berufsgruppen der Beschäftigungsverbleib fast im gleichen

3

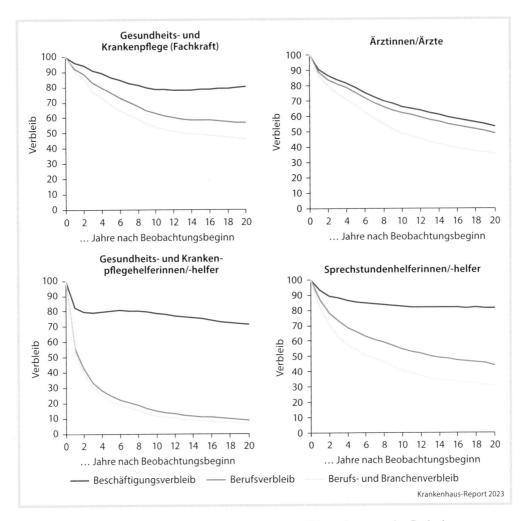

Krankenhaus-Report 2023

□ **Abb. 3.4** Beschäftigungs-, Berufs- und Branchenverbleib in den vier größten Berufsgruppen in Krankenhäusern (1998–2020, Index Beobachtungsbeginn = 100). Anmerkungen: Die Linien zeigen den jeweiligen Durchschnitt über alle Einzelkohorten an. Da eine Durchschnittsbildung über zu wenige Beobachtungen verzerrt sein kann, beträgt die maximale Beobachtungsdauer 20 Jahre. (Quelle: Beschäftigten-Historik des IAB, eigene Berechnungen. © IAB)

Ausmaß wie der Berufsverbleib. Diese Besonderheit lässt sich zum einen damit erklären, dass mit dem Eintritt in eine Selbstständigkeit die sozialversicherungspflichtige Beschäftigung endet. Zum anderen finden vergleichsweise wenige Berufswechsel statt. Eher noch verlassen Ärztinnen und Ärzte das Krankenhaus und wechseln hierfür in ein anderes Angestelltenverhältnis.

3.4 Fazit

Das sinkende Erwerbspersonenpotenzial verschärft den Wettbewerb um Arbeitskräfte in Deutschland. Gleichzeitig wird sich die zunehmende Zahl der älteren Menschen in einer erhöhten Nachfrage nach Gesundheitsdienstleistungen niederschlagen. Für die Arbeitsmarktsituation in den Krankenhäusern ist daher mit einer Verschärfung der bereits heute existierenden Engpässe zu rechnen. Es stellt sich damit die Frage, wie Krankenhäuser sich in dem zunehmenden Wettbewerb um Arbeitskräfte positionieren und welche Strategien sie zur Fachkräftesicherung ergreifen können. Dies ist nicht zuletzt angesichts der hohen Relevanz der Krankenhäuser für die Gesundheitsversorgung der Bevölkerung zentral.

In diesem Beitrag haben wir die Arbeitsmarktsituation in den Krankenhäusern einer umfangreichen Analyse unterzogen. Die Beschäftigung ist seit 2013 stetig gewachsen, und der leichte Einbruch bei der Gesamtbeschäftigung im Zuge der Covid-19-Pandemie fand in den Krankenhäusern nicht statt. Besonderheiten zeigen sich in einem sehr hohen Anteil an Frauen und Teilzeitbeschäftigten, und auch die Qualifikationsstruktur liegt über dem branchenübergreifenden Durchschnitt. Dies hängt mit den wichtigsten Berufen in den Krankenhäusern zusammen, die zur Behandlung und Pflege der Patientinnen und Patienten erforderlich sind. So arbeitet über ein Drittel der Beschäftigten als Fachkraft in der Gesundheits- und Krankenpflege. Die hohen Arbeitsbelastungen stellen für viele von ihnen den dominierenden Grund für eine Teilzeitbeschäftigung dar. Zugleich stehen die Krankenhäuser vor großen Problemen bei der Besetzung offener Stellen in fast allen zentralen Berufen. Daran hat offensichtlich auch das teils überdurchschnittlich hohe Lohnwachstum nichts geändert. Ein Grund für die großen Probleme, freie Stellen zu besetzen, könnte mit dem Wechsel der Beschäftigten in andere Berufe und sogar in andere Branchen zusammenhängen.

Um auch weiterhin die Versorgung der Patientinnen und Patienten in den Krankenhäusern gewährleisten zu können, müssen angesichts der großen Probleme bei der Personalsicherung vielfältige Hebel in Bewegung gesetzt werden. Maßnahmen, die auf das Aktivieren von Potenzial unter der bestehenden Belegschaft abzielen, betreffen zum Beispiel die Ausweitung des Arbeitszeitvolumens der vielen Teilzeitkräfte (◼ Tab. 3.1). Hierfür müssten allerdings die oftmals belastenden Arbeitsbedingungen insbesondere der Pflegekräfte verbessert werden (Auffenberg et al. 2022; DGB-Index Gute Arbeit 2018). Eine zunehmende Überlastung geht – nicht nur in Deutschland – mit einer sinkenden Arbeitsfähigkeit einher, was wiederum zu Fehlzeiten und vorzeitigem Berufsausstieg führt (Hayes et al. 2012; Heinen et al. 2013).

Unter den Maßnahmen, die die Rekrutierung von zusätzlichem Personal betreffen, steht die Gewinnung von jungen Menschen für eine Ausbildung in den Pflegeberufen an vorderster Stelle. Das im Januar 2020 in Kraft getretene Pflegeberufegesetz führte die Ausbildungen in der Gesundheits- und Krankenpflege, der Gesundheits- und Kinderkrankenpflege sowie der Altenpflege zur Pflegefachkraft zusammen und sollte dadurch unter anderem die Pflegeberufe attraktiver machen. Im Jahr 2021 haben über 61.000 Auszubildende eine Ausbildung zur Pflegefachkraft begonnen, was einem Zuwachs von 7 % gegenüber 2020 entspricht (Statistisches Bundesamt 2022b). Ob sich Jugendliche eine Pflegeausbildung vorstellen können, hängt auch davon ab, welches Image Pflegekräfte haben (Ebbinghaus 2022). Um eine größere Zielgruppe zu erschließen, sollte daher neben der gesellschaftlichen Relevanz stärker hervorgehoben werden, dass Pflegeberufe sehr anspruchsvoll sind und ein hohes Maß an Kompetenzen und Qualifikationen erfordern.

Nicht zuletzt stellt die Anwerbung von Fachkräften aus dem Ausland eine Möglichkeit der Fachkräftegewinnung dar. Bei der Beschäftigung ausländischer Ärztinnen und Ärzte sowie Pflegekräfte liegt Deutschland zwar etwas hinter anderen Ländern zurück, allerdings hat sich insbesondere der Anteil von Ärztinnen und Ärzten aus dem Ausland in den letzten Jahren deutlich erhöht (OECD 2019). Auch für die nächsten Jahre wird in den Krankenhäusern ein Mehrbedarf an ausländischen Fachkräften gemeldet (Deutsches Krankenhausinstitut 2022). Im Rahmen des Fachkräfteeinwanderungsgesetzes wurden seit März 2020 von staatlicher Seite neue Perspektiven für Fachkräfte aus Nicht-EU-Ländern geschaffen. Damit ist der deutsche Arbeitsmarkt nicht mehr nur für Hochqualifizierte vollständig geöffnet, sondern auch für Personen mit anerkannter Berufsausbildung (Statistik der BA 2022). Die neuen Kolleginnen und Kollegen müssen dabei beim Spracherwerb und bei der Integration in den beruflichen und privaten Alltag in Deutschland gut begleitet werden, um sie dauerhaft zu halten. Für die Krankenhäuser gilt es also, mit Hilfe eines adäquaten Mix aus verschiedenen Strategien zur Fachkräftesicherung auch in Zukunft die Versorgung der Patientinnen und Patienten zu sichern.

Literatur

Auffenberg J, Becka D, Evans M, Kokott N, Schleicher S, Braun E (2022) „Ich pflege wieder, wenn …" – Potenzialanalyse zur Berufsrückkehr und Arbeitszeitaufstockung von Pflegefachkräften. https://www.arbeitnehmerkammer.de/fileadmin/user_upload/Downloads/Politik/Rente_Gesundheit_Pflege/Bundesweite_Studie_Ich_pflege_wieder_wenn_Kurzfassung.pdf. Zugegriffen: 23. Aug. 2022 (Ein Kooperationsprojekt der Arbeitnehmerkammer Bremen, des Instituts Arbeit und Technik Gelsenkirchen und der Arbeitskammer des Saarlandes. Kurzfassung)

Becka D, Evans M, Öz F (2016) Teilzeitarbeit in Gesundheit und Pflege: Profile aus Perspektive der Beschäftigten im Branchen- und Berufsvergleich. Forschung Aktuell, No. 04/2016, Institut Arbeit und Technik (IAT), Gelsenkirchen. https://nbn-resolving.de/urn:nbn:de:0176-201604010. Zugegriffen: 5. Sept. 2020

Bogai D (2019) Der Arbeitsmarkt für Pflegekräfte im Wohlfahrtsstaat. De Gruyter Oldenbourg, Berlin Boston

Bundesagentur für Arbeit (2011) Klassifikation der Berufe 2010 – Band 1: Systematischer und alphabetischer Teil mit Erläuterungen. BA, Nürnberg

Bundesagentur für Arbeit (2012) Beschäftigungsstatistik – Sozialversicherungspflichtige Bruttoarbeitsentgelte – Entgeltstatistik. Methodenbericht der Statistik der BA. BA, Nürnberg

Bundesagentur für Arbeit (2022) Berichte: Blickpunkt Arbeitsmarkt – Fachkräfteengpassanalyse 2021, Nürnberg. https://statistik.arbeitsagentur.de/SiteGlobals/Forms/Suche/Einzelheftsuche_Formular.html?nn=20626&topic_f=fachkraefte-engpassanalyse. Zugegriffen: 20. Juli 2022

Deutsches Institut für angewandte Pflegeforschung (2022) Berufseinmündung und Berufsverbleib in der Pflege in NRW. Eine Analyse der Einstiegs-, Bindungs- und Haltefaktoren im Berufsfeld der Pflege einschließlich der Ermittlung relevanter Gehaltsstrukturen und -daten. https://www.dip.de/fileadmin/data/pdf/Pressemitteilungen_Institut/Berufseinm%C3%BCndung_Studienbericht.pdf. Zugegriffen: 13. Sept. 2022

Deutsches Krankenhausinstitut (2022) Krankenhaus Barometer Umfrage 2021. https://www.dki.de/sites/default/files/2021-12/20211221_Final_KH-Barometer-komprimiert.pdf. Zugegriffen: 2. Sept. 2022

DGB-Index Gute Arbeit (2018) Arbeitsbedingungen in der Alten- und Krankenpflege – So beurteilen die Beschäftigten die Lage. Ergebnisse einer Sonderauswertung der Repräsentativumfragen. https://kooperationsstelle.uni-goettingen.de/fileadmin/user_upload/DGB-Index-Gute-Arbeit_Arbeitsbedingungen-Pflegeberufe_2018_ver.pdf. Zugegriffen: 8. Juli 2022

Ebbinghaus M (2022) Pflege? Damit kann ich mich (nicht) sehen lassen … Zum Image von Pflegeberufen und seiner Bedeutung für die Berufswahl Jugendlicher. BIBB Report 1/2022. https://www.bibb.de/dienst/veroeffentlichungen/de/publication/show/17936. Zugegriffen: 12. Sept. 2022

Fuchs M, Fritzsche B (2019) Die Gesundheitswirtschaft in Thüringen: Eine Betrachtung des Arbeitsmarktes. IAB-Regional. Berichte und Analysen aus dem Regionalen Forschungsnetz. IAB Sachsen-Anhalt-Thüringen 04/2019, Halle/Saale. https://doku.iab.de/regional/SAT/2019/regional_sat_0419.pdf. Zugegriffen: 8. Juli 2022

Fuchs M, Weyh A (2018) Demografischer Wandel und Arbeitsmarkt. Auswirkungen auf Arbeitsangebot und Arbeitsnachfrage. Blätter Wohlfahrtspfl 165:50–53

Fuchs J, Söhnlein D, Weber B (2021) Projektion des Erwerbspersonenpotenzials bis 2060: Demografische Entwicklung lässt das Arbeitskräfteangebot stark schrumpfen. IAB-Kurzbericht 25/2021, Nürnberg. https://doku.iab.de/kurzber/2021/kb2021-25.pdf. Zugegriffen: 8. Juli 2022

Hayes LJ, O'Brien-Pallas L, Duffield C, Shamian J, Buchan J, Hughes F, Laschinger HKS, North N (2012) Nurse turnover: a literature review – an update. Int J Nurs Stud 49:887–905. https://doi.org/10.1016/j.ijnurstu.2011.10.001

Heinen MM, van Achterberg T, Schwendimann R, Zander B, Matthews A, Kózka M, Ensio A, Strømseng Sjetne I, Casbas MT, Ball J, Schoonhoven L (2013) Nurses' intention to leave their profession: a cross sectional observational study in 10 European countries. Int J Nurs Stud 50:174–184. https://doi.org/10.1016/j.ijnurstu.2012.09.019

Hummel M, Bernardt F, Kalinowski M, Maier T, Mönnig A, Schneemann C, Steeg S, Wolter MI, Zika G (2021) Qualifikations- und Berufsprojektion bis 2040 nach Bundesländern: Demografie und Strukturwandel prägen weiterhin die regionale Entwicklung der Arbeitsmärkte. IAB-Kurzbericht 1/2021, Nürnberg. https://doku.iab.de/kurzber/2021/kb2021-01.pdf. Zugegriffen: 8. Juli 2022

Kohaut S, Möller I (2022) Führungspositionen in Betrieben und Verwaltungen: Der Weg nach ganz oben bleibt Frauen oft versperrt. Nürnberg. IAB-Kurzbericht 01/2022. https://doi.org/10.48720/IAB.KB.2201

OECD (2019) Recent trends in international migration of doctors, nurses and medical students. OECD Publishing, Paris. https://www.oecd-ilibrary.org/social-issues-migration-health/recent-trends-in-international-migration-of-doctors-nurses-and-medical-students_5571ef48-en. Zugegriffen: 2. Sept. 2022

Paulus W, Matthes B (2013) Klassifikation der Berufe – Struktur, Codierung und Umsteigeschlüssel. Nürnberg. FDZ-Methodenreport, 08/2013

Schäfer A, Gottschall K (2016) Zahlt sich Akademisierung aus? Geschlechtsspezifische Lohnniveaus und Erträge von höherer Bildung in Pflege- und ärztlichen Berufen. Arbeit 25:125–145. https://doi.org/10.1515/arbeit-2016-0033

Schwinger A, Klauber J, Tsiasioti C (2020) Pflegepersonal heute und morgen. In: Jacobs K, Kuhlmey A, Greß S, Klauber J, Schwinger A (Hrsg) Pflege-Report 2019. Springer, Berlin Heidelberg, S 3–21 https://doi.org/10.1007/978-3-662-58935-9

Statistik der Bundesagentur für Arbeit (2022) Berichte: Blickpunkt Arbeitsmarkt – Arbeitsmarktsituation im Pflegebereich. Nürnberg. https://statistik.arbeitsagentur.de/DE/Statischer-Content/Statistiken/Themen-im-Fokus/Berufe/Generische-Publikationen/Altenpflege.pdf?__blob=publicationFile&v=14. Zugegriffen: 6. Sept. 2022

Statistisches Bundesamt (2007) Gliederung der Klassifikation der Wirtschaftszweige. Ausgabe 2008 (WZ 2008). Statistisches Bundesamt, Wiesbaden

Statistisches Bundesamt (2022a) Grunddaten der Krankenhäuser. Fachserie 12, Reihe 6.1.1. Statistisches Bundesamt, Wiesbaden

Statistisches Bundesamt (2022b) 105.000 Auszubildende waren 2021 in einer Ausbildung zur Pflegefachfrau oder zum Pflegefachmann. Pressemitteilung Nr. 135 vom 29. März 2022. https://www.destatis.de/DE/Presse/Pressemitteilungen/2022/03/PD22_135_212.html. Zugegriffen: 12. Sept. 2022

Das „Image" der Pflege: das Ansehen des Pflegeberufs in der Öffentlichkeit und bei Pflegefachpersonen

Claudia Bettina Maier, Marek Ludwig, Julia Köppen, Joan Kleine und Reinhard Busse

Inhaltsverzeichnis

© Der/die Autor(en) 2023
J. Klauber et al. (Hrsg.), *Krankenhaus-Report 2023*, https://doi.org/10.1007/978-3-662-66881-8_4

■■ **Zusammenfassung**

Der Beruf der Gesundheits- und Krankenpflege, deren gesellschaftlicher Status und die Arbeitsbedingungen sind – nicht zuletzt während der Covid-19-Pandemie – vermehrt in den Fokus der Öffentlichkeit gerückt. Der Fachkräftemangel ist allgegenwärtig geworden. Die Wahrnehmung des Pflegeberufs ist von unterschiedlichen, teils gegenläufigen Entwicklungen geprägt: In der Allgemeinbevölkerung besteht generell zwar ein gutes Ansehen des Pflegeberufs, der oftmals mit Respekt und sozialem Einsatz gleichgesetzt wird, jedoch ändert sich das Bild, wenn es konkret um die eigene berufliche Zukunft geht. So ist der Pflegeberuf nicht unbedingt die erste Wahl bei jungen Menschen, v. a. bei Schülerinnen und Schülern mit höherem Schulabschluss. Die mediale Berichterstattung schwankt zwischen Missstandsbeschreibung und Heldentum, insbesondere während der Covid-19-Pandemie. Es gibt wenige Beispiele in den Medien, die die Pflege als Profession realitätsgetreu abbilden. Innerhalb der Pflege wird der Beruf zwar als wichtig und sinnstiftend wahrgenommen, jedoch überschattet durch hohe Arbeitsbelastung und Stress, Fachkräftemangel und fehlende Wertschätzung. Es braucht multifaktorielle Ansätze, um einerseits das öffentliche Bild der Berufsgruppe hin zur Profession Pflege zu verbessern und andererseits deren Arbeitsumfeld und Tätigkeiten vermehrt wertzuschätzen. Dies erfordert Maßnahmen auf Politik- und Managementebene. Zusätzlich wäre es wichtig, dass die Berufsgruppe organisiert, professionalisiert und selbstbewusst auftritt, um so das Bild nach außen selbst vermehrt zu beeinflussen.

The nursing profession, its public status and working conditions have – not least during the Covid 19 pandemic – increasingly become the focus of public attention. The nursing shortage has become ubiquitous. The public image of the nursing profession is characterised by different, sometimes contradictory developments: Although the public generally holds the nursing profession in high esteem, often associating the profession with respect and social commitment, this image changes when it comes to one's own career choice. For example, nursing is not necessarily the first career choice among young people, especially among students with higher school qualifications. Media coverage ranges from deplorable to heroic representations, especially during the Covid-19 pandemic. There are few examples in the media that portray the nursing profession in a realistic way. Within the profession itself, nurses perceive their profession as important and meaningful, but overshadowed by a high workload and stress, shortages, and a lack of appreciation. Multifactorial approaches are needed to improve the public image of nursing as a profession on the one hand and to increase the appreciation of its working environment and duties on the other. This requires action at the policy and management levels. In addition, it would be important for the occupational group to be better organised, professionalised and self-confident in order to influence its image to the outside world.

4.1 Pflegepersonal in Deutschland: Situationsanalyse

Die Anzahl des Pflegepersonals in Deutschland ist in den letzten Jahren zwar gestiegen und umfasste im Jahr 2021 knapp 1,7 Mio. Pflegefachpersonen, die sozialversicherungspflichtig beschäftigt waren, davon ca. 1,2 Mio. in der stationären und ambulanten Altenpflege und ca. 470.000 in Krankenhäusern (Bundesagentur für Arbeit 2022a). Im Krankenhaussektor besteht jedoch trotz der im Vergleich zu anderen europäischen Ländern hohen Zahl an Pflegefachkräften pro Einwohner aufgrund der sehr hohen Betten- und Patientenzahl bei der Betrachtung pro belegtes Bett bzw. Patient ein relativer Engpass bzw. Fachkräftemangel (Zander et al. 2017).

Zudem zeigt die jährliche Fachkräfteengpassanalyse der Bundesagentur für Arbeit einen erheblichen bundesweiten Engpass an

Pflegefachpersonen auf (Bundesagentur für Arbeit 2022b). Eine kurz- oder mittelfristige Entspannung ist laut Bundesagentur für Arbeit nicht absehbar, v. a. vor dem Hintergrund des demographischen Wandels in Deutschland (ebd.). Hier wird jedoch nicht nach Sektoren (Krankenhaus, ambulante/stationäre Pflege) unterschieden.

Wie viele Pflegefachpersonen fehlen, wurde von mehreren Studien untersucht, die jedoch oftmals auf Schätzungen mit unterschiedlichen methodischen Vorgehensweisen basieren. Laut einer vom Bundeswirtschaftsministerium in Auftrag gegebenen Berechnung des Kompetenzzentrums Fachkräftesicherung (KOFA) fehlen bundesweit mindestens 35.000 Fachkräfte in der Pflege (Seyda et al. 2021). Bei dieser Zahl handelt es sich um eine Unterschätzung, da nur Stellen, die der Bundesagentur für Arbeit gemeldet wurden, berücksichtigt wurden. Der Bericht gibt an, dass die Meldequote bei Fachkräften bei nur ca. 50 % liegt (Seyda et al. 2021). Um den Vorgaben der Pflegepersonaluntergrenzen-Verordnung (PpUGV) zu entsprechen, fehlten im Jahr 2020 allein in der Intensivpflege in Krankenhäusern 22.800 Vollzeitkräfte. Um die Empfehlungen der Deutschen Interdisziplinären Vereinigung für Intensiv- und Notfallmedizin (DIVI) einhalten zu können, wurden 50.000 Vollzeitkräfte in der Intensivpflege als fehlend berechnet (Simon 2022).

Eine Studie der Wirtschaftsprüfungsgesellschaft Pricewaterhouse Coopers (PwC) prognostizierte bis 2035 einen erheblichen und sich zuspitzenden Fachkräftemangel von 1,8 Mio. Stellen im Gesundheitswesen allgemein, die nicht besetzt werden können, weil qualifiziertes Personal fehlt (PwC 2022). Für 2022 wurden 290.000 offene Stellen (6,8 %) berechnet. Der größte Engpass besteht dabei in der Pflege. Von den befragten Pflegefachpersonen sowie Ärztinnen und Ärzten beklagten 72 % die körperliche Belastung des Berufs und nur 30 % konnten sich vorstellen, den Beruf bis zur Rente auszuüben. Insgesamt gaben 50 % der Gesundheitsfachkräfte an, dass sie

die gesellschaftliche Anerkennung der Pflege vermissen (ebd.).

Etwas besser sehen die Zahlen zu den Berufsanfängern aus. So haben sich 2021 insgesamt 53.600 Auszubildende für die generalistische Ausbildung zur Pflegefachfrau bzw. zum Pflegefachmann entschieden, was einem Zuwachs von 5 % gegenüber dem Vorjahr entspricht (Statistisches Bundesamt 2022). Schaut man sich die Situation der Pflege in Deutschland und speziell die Ausbildung an, ist ein Blick auf die Akademisierung unerlässlich. Mit dem Pflegeberufereformgesetz (PflBRefG) wurde die hochschulische duale Ausbildung zur Pflegefachfrau bzw. zum Pflegefachmann zwar regelhaft eingeführt – es gab zum Wintersemester 2021/2022 laut Pflegepanel des Bundesinstituts für Berufsbildung (BIBB) 27 primärqualifizierende Studiengänge –, jedoch ist die Auslastung gering. Diese wurde mit 60 % in Studiengängen mit Ausbildungsvergütung sowie mit 42 % in Studiengängen ohne Ausbildungsvergütung angegeben (Meng et al. 2022). Zu einem ähnlichen Ergebnis kommt eine Online-Befragung unter 18 Pflegestudiengängen, die eine Auslastung von 50 % berichtet (Gräske et al. 2021). Gründe sind u. a. die fehlende Finanzierung der Praxiseinsätze und die fehlende Re-Finanzierung, die in Pflegeschulen gegeben sind. Unter dieser Voraussetzung ist es unrealistisch, das Ziel des Wissenschaftsrats von 10 bis 20 % akademisch qualifizierten Absolventinnen und Absolventen je Kohorte zu erreichen (Wissenschaftsrat 2012). Wie wichtig die Einbindung von Pflegefachpersonen mit z. B. einem Bachelorabschluss in der Pflege ist, belegen internationale Studien. Die Studie von Aiken et al. (2012) zeigte, dass in Pflegeteams mit einem höheren Anteil an Pflegefachpersonen mit Bachelorabschluss die Mortalitätsrate der Patientinnen und Patienten geringer ist. Auch das Pflege-Patienten-Verhältnis ist in Deutschland hoch, was auf eine hohe Arbeitsverdichtung hinweist: So sind Pflegefachpersonen in Deutschland für deutlich mehr Patienten zuständig als Pflegefachpersonen in den skandinavischen Ländern oder den Niederlanden

4

(Aiken et al. 2012) und liegen deutlich über den Untergrenzen, die durch die PpUGV vorgegeben sind.

Eine unzureichende Personalbesetzung ist ein Grund, warum Krankenhäuser, stationäre Pflegeeinrichtungen oder ambulante Pflegedienste zunehmend Schwierigkeiten haben, die Anzahl der Stellen zu besetzen. Zusätzlich ist die Fluktuation bei Pflegefachpersonen hoch und hat sich durch die Covid-19-Pandemie verschärft. Die Gründe sind multifaktoriell und beinhalten oftmals geringe Karrieremöglichkeiten, strikte Hierarchien, wenig Mitbestimmungsmöglichkeiten und eine hohe Arbeitsbelastung und Burnout. So verzeichnete im Jahr 2021 die Berufsgruppe der Gesundheits- und Krankenpflege 22,3 Fehltage und lag damit 8,4 Tage über dem Durchschnitt aller Fehltage von Erwerbstätigen (Techniker Krankenkasse 2022). Häufige Ursachen waren psychische Erkrankungen und Muskel-Skelett-Beschwerden, die jeweils zu 4,8 bzw. 4,7 Fehltagen führten (ebd.).

Um eine Entspannung der personellen Ressourcen in der Pflege zu erreichen, gibt es mehrere potenzielle Lösungsansätze: Einer davon hat zum Ziel, mehr Personen für den Pflegeberuf zu gewinnen bzw. sog. Aussteigerinnen und Aussteiger zurückzuholen oder Personen, die in Teilzeit arbeiten, für einen höheren Teilzeitanteil oder Vollzeit zu gewinnen. Ersteres zu erreichen ist angesichts der demographischen Entwicklung und des Fachkräftemangels in anderen Branchen jedoch eher unwahrscheinlich. Das Potenzial für letzteres liegt laut einer Studie der Arbeitnehmerkammer Bremen bei ca. 300.000 Personen, die in den Beruf zurückkehren oder die Zahl ihrer Stunden erhöhen könnten, unter der Voraussetzung besserer Arbeitsbedingungen (Auffenberg et al. 2022). Fraglich bleibt dabei, ob Personen, die in einem anderen Beruf arbeiten, wirklich den Schritt zurück in den Pflegeberuf gehen würden. In diesem Kontext sind die öffentliche Wahrnehmung und der Status des Pflegeberufs relevant.

4.2 Die Wahrnehmung des Pflegeberufs aus Sicht der Öffentlichkeit

Zunächst werden die Sicht der Öffentlichkeit sowie die mediale Berichterstattung dargestellt, gefolgt von der Sicht der Pflegefachpersonen selbst.

Pflegefachpersonen sind nicht erst seit der Covid-19-Pandemie eine der angesehensten Berufsgruppen in Deutschland. In einer Befragung des Beamtenbund und Tarifunion (dbb) von 2021 gaben 89 % der Teilnehmenden an, Krankenpflegerinnen und -pfleger hoch anzusehen. Das entspricht einem Plus von vier Prozentpunkten im Vergleich zum Jahr 2007. Lediglich Feuerwehrleute und Ärztinnen/Ärzte genießen ein höheres Ansehen (Forsa 2021). Allerdings ist zu beachten, dass die hohe Meinung über eine Berufsgruppe nicht gleichbedeutend mit Attraktivität ist. Vielmehr ist es denkbar, dass ein Teil des Respekts daher kommt, dass die Pflegenden trotz der angenommenen schlechten Bedingungen in ihrem Beruf arbeiten. Darüber hinaus handelt es sich um das Ansehen eines Berufs allgemein; bei der Frage, ob ein Beruf für junge Menschen attraktiv ist, ergeben sich andere Ergebnisse (s. ▶ Abschn. 4.2.2).

4.2.1 Die Rolle der medialen Berichterstattung

Die Art und Weise der medialen Berichterstattung wird von Pflegefachpersonen oft als ausschlaggebender Faktor für die berufliche Wertschätzung angesehen (Isfort 2013). Vor allem über die Arbeitsplätze und das Arbeitsumfeld der Pflegenden wird überwiegend negativ berichtet. Dies ist insofern wenig überraschend, als einerseits der Journalismus zur Erfüllung seiner Kontrollfunktion hauptsächlich über Missstände berichtet, andererseits gibt es seit Jahren Missstände in der Pflege. Seit der Pandemie ist die mediale Präsenz der Pflege gestiegen. Angesichts zeitweise überfüllter Intensivstationen ging es in den letzten Jahren noch stärker um Probleme als zuvor – sei es um zu wenig Material und Personal oder Forderungen nach mehr Lohn und besseren Arbeitsbedingungen. Die Aufmerksamkeit für diese Themen ist ohne Frage wichtig, beeinflusst das Image der Branche aber negativ. Insgesamt wird jedoch wenig über positive Beispiele berichtet. Die gesteigerte mediale Präsenz der Pflege spiegelt sich insbesondere in den zahlreichen Talkshows zum Thema wider. Einzelne Pflegende sind inzwischen sogar einem interessierten Publikum bekannt. Die kurzfristige gesellschaftliche Anerkennung in Form von Medienpräsenz geht jedoch häufig mit einer Darstellung der Pflegenden als aufopfernd, die eigenen Interessen zurückstellend oder sogar mütterlich-fürsorglich einher (Labonte 2022). Dies sind zwar allgemein als positiv gewertete Charaktereigenschaften, dennoch ist fraglich, ob sie in Verbindung mit einem attraktiven und professionellen Beruf wahrgenommen werden.

Neben Dokumentationen und Nachrichtenformaten tragen zudem fiktive Formate, insbesondere sog. Arztserien, einen nicht zu vernachlässigenden Teil zum Image des Pflegeberufs bei. In vielen dieser Sendungen wird die Pflege unrealistisch dargestellt. So zeichnen die Produzenten bspw. das Klischee der gutmütigen, kaffeetrinkenden Krankenschwester, die jede Menge Zeit zu haben scheint und eher Helferin der Ärzteschaft und moralische Stütze der Patientinnen und Patienten ist. Dieses Bild generiert falsche Vorstellungen und Erwartungen. Die Komplexität und Herausforderungen des Pflegeberufs werden nicht oder nicht angemessen dargestellt (Deutscher Pflegetag 2022).

Die unvorteilhafte bis unrealistische Darstellung der Pflege in den Medien ist sicherlich auch darauf zurückzuführen, dass die Pflege weniger organisiert gegenüber den Medien auftritt als beispielsweise die Ärzteschaft oder andere Berufsgruppen. Es sind hauptsächlich einzelne Pflegende, die durch persönliches Engagement über die sozialen Netzwerke an die Öffentlichkeit treten. Die Medien kommen dann auf diese Personen als Stimme aus der

Pflege zu (Deutscher Pflegetag 2022). So werden persönliche Sichtweisen und Schicksale dargestellt, die nicht zwangsläufig repräsentativ für die Gruppe der Pflegefachpersonen sind.

Eine Ausnahme bildete eine Dokumentation, die aus der siebenstündigen Begleitung einer Pflegefachperson mittels einer kleinen Kamera auf einer Station des Knochenmark- und Transplantationszentrums der Uniklinik Münster bestand. Dieses Format erhielt viel Zuspruch und wurde als „ein Stück deutsche[r] TV-Geschichte" benannt und führte dazu, dass das Thema Pflege unter dem Hashtag #NichtSelbstverständlich bei Twitter auf Platz 1 landete (Tholl 2021).

4.2.2 Die Sicht junger Menschen

Besonders relevant ist das öffentliche Bild der Pflegefachperson bei jungen Menschen bzw. Schülerinnen und Schülern. Bei der Berufswahl ist es Unschlüssigen besonders wichtig, dass der zukünftige Beruf die gesellschaftliche Position stärkt und soziale Anerkennung generiert. Mangels umfassender Informationen wird deshalb häufig das Image des Berufs mit dem angestrebten gesellschaftlichen Status abgeglichen (Ebbinghaus 2022). Bei einer Umfrage unter Schülerinnen und Schülern in Nordrhein-Westfalen gaben ein Drittel der Befragten an, in ihrer Berufswahl unabhängig zu sein und dass die Meinung ihrer Eltern beim Aussuchen des Berufs unwichtig sei. Die Rolle der gleichaltrigen Bezugspersonen ist gemäß der Umfrage der Hälfte der Befragten unwichtig; d. h., die Mehrheit der Jugendlichen legt bei der Berufswahl Wert auf die Meinung ihres Umfelds. Während 19 % der Jugendlichen sich eine Ausbildung im Pflegeberuf gut und 29 % eventuell vorstellen könnten, denken 56 %, dass ihre Eltern diese Entscheidung gut finden und nur 39 %, dass ihre Peergroup sie darin unterstützen würde. Es sind signifikante Unterschiede zwischen den Geschlechtern und nach Schultyp zu erkennen: Während 58 % der Schülerinnen sich eine Pflegeausbildung gut oder eventuell vorstellen können, sind es bei ihren männlichen Mitschülern nur 38 %. Ein noch größerer Unterschied ist zwischen Haupt- und Oberschule vorhanden: 65 % der Hauptschülerinnen und -schüler können sich gut oder vielleicht vorstellen, Pflegefachperson zu werden, an der Oberschule sind es nur 37 %. Und obwohl die Selbsteinschätzung der Teilnehmenden anderes vermuten lässt, konnte im Rahmen der Befragung eine Korrelation ($r = 0{,}42$) zwischen der Neigung, einen Pflegeberuf aufzunehmen, und der angenommenen Meinung des sozialen Umfelds zu dieser Entscheidung beobachtet werden. Dies lässt auf eine Relevanz des Berufsimages oder zumindest des erwarteten Zuspruchs bei der Berufswahl schließen (Ebbinghaus 2022).

Die Befragten sehen Pflegefachpersonen als nur durchschnittlich ehrgeizig und kreativ, dafür aber sehr vertrauenswürdig, fleißig, kontaktfreudig und uneigennützig, fit und geschickt an. Materielle und immaterielle Ressourcen werden ihnen deutlich weniger zugeschrieben: Pflegefachpersonen werden als bedingt intelligent und gebildet sowie eher arm gesehen und ihr Ansehen als mäßig eingeschätzt. Schülerinnen beschreiben Ressourcen (Intellekt und Bildung) positiver als ihre männlichen Altersgenossen und die Sekundarstufe I, insbesondere Hauptschülerinnen und -schüler, sehen Pflegefachpersonen als reicher, intelligenter, gebildeter und angesehener an als Schüler der Oberschulen. Zudem ist abermals eine positive Korrelation mit der antizipierten Meinung von Eltern und Peergroup erkennbar. Das Berufsimage scheint weniger unmittelbar bedeutsam zu sein, sondern eher mittelbar über abgeschätztes soziales Ansehen, d. h., das Berufsimage wird herangezogen, um abzuschätzen, inwiefern der Beruf die soziale Stellung beeinflusst bzw. wie man von anderen geschätzt werden wird. Besonders wichtig hierfür ist dabei die Zuschreibung von Intelligenz, Bildung, Einkommen, Ansehen und Fleiß. Gerade diese Eigenschaften werden aber weniger mit dem Pflegeberuf verbunden (Ebbinghaus 2022).

Die Studie macht deutlich: Es kommt nicht nur auf ein positives Image an sich an –

die assoziierten Eigenschaften müssen auch zu den eigenen Vorstellungen passen. Zudem assoziieren unterschiedliche Gruppen Eigenschaften unterschiedlich stark mit dem Pflegeberuf. Weibliche Schülerinnen sowie Schüler und Schülerinnen, die einen niedrigeren Schulabschluss anstreben, nehmen den Pflegeberuf als attraktiver wahr. Generell sind die meisten Schülerinnen und Schüler nicht gut über den Pflegeberuf informiert. Folglich beruhen ihre Kenntnisse hauptsächlich auf Klischees. Unterstrichen wird dies dadurch, dass ein Großteil derjenigen, die eine Ausbildung in der Pflege gewählt haben, bereits Erfahrungen mit der Pflege gemacht hatten und nur sehr wenige Auszubildende ihre Informationen aus öffentlichen Quellen beziehen (Görres et al. 2015).

4.2.3 Die Sicht der Pflegefachpersonen

Die internationale Pflegestudie RN4CAST hat 2010 in zwölf Ländern Europas die Perspektive von Pflegefachpersonen in Krankenhäusern u. a. zur Zufriedenheit und zu den Arbeitsbedingungen erhoben. Dabei bewerteten 52 % der 1.508 deutschen Teilnehmenden aus 49 Krankenhäusern die Arbeitsumgebung als schlecht oder mittelmäßig. Unzufrieden mit der Arbeitssituation waren zum Zeitpunkt der Befragung 37 %; 36 % zogen in Erwägung, das Krankenhaus innerhalb eines Jahres aufgrund von Unzufriedenheit am Arbeitsplatz zu verlassen. Davon beabsichtigte fast die Hälfte (47 %), sogar ganz aus der Pflege auszuscheiden (Aiken et al. 2013). Im Jahr 2015 fand in Deutschland eine Folgebefragung mit demselben Erhebungsinstrument in 71 Krankenhäusern mit 4.317 Teilnehmenden statt. Innerhalb von fünf Jahren haben sich die Werte von 2010 wie folgt verändert: Die Arbeitsumgebung wurde von 57 % als schlecht oder mittelmäßig bewertet (+5 %-Punkte), 46 % waren mit der Arbeitssituation unzufrieden (+9 %-Punkte), 40 % zogen in Erwägung den Arbeitsplatz zu verlassen (+4 %-Punkte) und 52 %

davon tendierten dazu, sich einen Arbeitsplatz außerhalb des Pflegeberufs zu suchen.

In einer Studie im Jahr 2010 wurden 3.145 Pflegende und 740 Auszubildende zur Zufriedenheit mit ihrem Arbeitsplatz befragt (Buxel 2011). Die Teilnehmenden zeichneten ein sehr gemischtes Bild ihres Berufs. So gab nur die Hälfte der befragten Pflegefachpersonen an, zufrieden mit ihrem Beruf zu sein. Ein Anteil von 62 % zeigte sich unzufrieden mit dem Umfang der Wertschätzung im Krankenhaus, 56 % litten nach eigenen Angaben unter zu viel Stress und 63 % wünschten sich mehr Kolleginnen und Kollegen pro Schicht. Lediglich ein Drittel zeigte sich zufrieden mit der Einkommenshöhe. Die Arbeitsplatzsicherheit wurde hingegen von 77 % als gut eingeschätzt (Buxel 2011).

Die bereits erwähnte Studie von 2010 bei Auszubildenden und Pflegefachpersonen zeigte, dass die Befragten den Pflegeberuf positiver wahrnehmen als ihren Arbeitsplatz (Buxel 2011). Insgesamt 70 % waren zufrieden damit, im Krankenhausbereich zu arbeiten, 80 % gaben an, sich mit ihrem Beruf zu identifizieren und sogar 85 %, dass sie ihre Arbeit grundsätzlich gerne ausüben. Dennoch sagte nur ein Drittel, sie würden ihren Beruf anderen weiterempfehlen. Die Hälfte fühlte sich körperlich belastet und 70 % äußerten die Sorge, den Beruf im fortgeschrittenen Alter physisch nicht mehr zu schaffen. Zwei Drittel bemängelten zudem, dass nicht genügend Zeit pro Patientin/Patient zur Verfügung stehe (Buxel 2011). Die Stimmung scheint sich mit der Covid-19-Pandemie weiter getrübt zu haben: Aktuellen Zahlen zufolge überlegen inzwischen 76 % der Pflegefachpersonen, aus dem Beruf auszusteigen, ein Plus von vier Prozentpunkten im Vergleich zu Vorpandemiezeiten. Knapp ein Drittel der Befragten fühlt sich stark belastet, darüber hinaus gaben 85 % an, sich stärker belastet zu fühlen als vor Pandemiebeginn (Sleziona 2022).

Eine Befragung von Auszubildenden nach dem Altenpflegegesetz (AltPflG), Krankenpflegegesetz (KrPflG) oder Pflegeberufegesetz (PflBG) und Studierenden der Pflege im Jahr 2021 im Auftrag von Ver.di zeigt ebenfalls eine durchwachsene Stimmung: Nur 43 % waren zufrieden mit ihrer Ausbildung, während 62 % über hohen Zeitdruck klagten. Insgesamt 70 % der befragten Auszubildenden in der Gesundheits- und Krankenpflege berichteten von kurzfristigen Versetzungen – einem Zeichen von Personalknappheit (Ver.di 2022). Der zweite Bericht der „Ausbildungsoffensive Pflege" des Bundesministeriums für Familie, Senioren, Frauen und Jugend (BMFSFJ) kommt hingegen zu dem Schluss, dass eine Ausbildung in der Pflege beliebter wird und die Auszubildenden mehrheitlich zufrieden mit ihrer Ausbildung sind (BMFSFJ 2022). Hier wurden allerdings nur Auszubildende der generalistischen Pflegeausbildung nach dem PflBG befragt. So ist die Anzahl der Auszubildenden laut Daten des Statistischen Bundesamts 2021 im Vergleich zum Vorjahr um 7 % auf 61.329 Personen gestiegen; in keinem Beruf werden in Deutschland mehr Menschen ausgebildet. Dem Bericht zufolge bewerteten 60 % der Teilnehmenden ihre Ausbildung als gut oder sehr gut (BMFSFJ 2022). Somit besteht ein Unterschied von 17 Prozentpunkten bei der Zufriedenheit der Auszubildenden zwischen beiden Befragungen, der auf eine höhere Zufriedenheit der Auszubildenden nach dem PflBG im Vergleich zu denen nach dem KrPflG oder AltPflG hinweisen könnte.

In einer schweizerischen Studie wurde ermittelt, dass die Pflegefachpersonen zwar ein gutes Selbstimage haben, gleichzeitig das öffentliche Image ihres Berufs jedoch als diskrepant schlechter bewerten. Männliche Pflegefachpersonen haben zudem ein negativeres Selbstimage als ihre Kolleginnen (Julier-Abgottspon et al. 2022). Auch wenn es für Deutschland an umfangreichen Studien fehlt, wird der Pflege in Deutschland ein „Stolz-Problem" attestiert (Zegelin 2021). Pflegeberufe haben in Mitteleuropa Wurzeln im karitativen Bereich, was sich bis heute teilweise im Bild der bescheidenen und stillen Pflegefachperson widerspiegelt (ebd.). Pflegefachpersonen in Skandinavien oder in anglo-amerikanischen Ländern treten deutlich selbstbewusster auf. Pflegenden in Deutschland wird als Folge eine passive Haltung vorgeworfen. Dies spiegelt sich auch am verhaltenen Aufbau der Pflegekammern wider. Es fehlt unter den Pflegenden oft an Wissen über die Entscheidungsstrukturen im Gesundheitswesen. Anstelle von effektiver Lobbyarbeit im politischen Berlin und landesweiten Zusammenschlüssen zur Interessenvertretung gebe es lediglich lokale Initiativen oder Proteste, die kaum Wirkung entfalteten (Zegelin 2021).

4.3 Fazit

Der Pflegeberuf hat in Deutschland zwar allgemein ein gutes Ansehen, ist aber nicht besonders beliebt und für junge Menschen nicht unbedingt die erste Wahl bei der Entscheidung für einen Beruf. Spätestens seit der Covid-19-Pandemie ist die gesellschaftliche Bedeutung der Pflege in vieler Munde. Jedoch rangiert das Bild in den Medien zwischen romantisch verklärenden Arztserien und Talkshowformaten zur Corona-Krise, sodass kein realistisches Bild zustande kommen kann. Die für den Beruf und die Profession Pflege notwendigen Qualifikationen und Kompetenzen bleiben oft im Hintergrund. Auch wenn die meisten Pflegefachpersonen ihren Beruf mögen, würde ihn nur ein Drittel weiterempfehlen und unter Jugendlichen ist die Branche als zukünftiges Arbeitsfeld nur mäßig beliebt. Das kann durchaus als Folge des Images der Pflege gesehen werden. Schülerinnen und Schüler schätzen die Pflegenden zwar als fleißig und uneigennützig ein, halten sie aber für weniger gebildet, ehrgeizig oder intelligent. Es fehlt in Deutschland nicht per se an Anerkennung für die Pflege, es werden jedoch zu wenig Eigenschaften mit der Pflege in Verbindung gebracht, die einen attraktiven Beruf und gesellschaftlichen Status verheißen. Dementsprechend müssen sich das Arbeitsumfeld sowie das Image der Pflege verändern – zu dem Bild der Profession Pflege, d. h. eines Berufs, der hohe Qualifikationen und Kompetenzen beinhaltet und dessen Angehörige als eben

jene Expertinnen und Experten behandelt werden, die sie sind. Dafür wäre es wichtig, dass die Berufsgruppe organisiert, professionalisiert und selbstbewusst nach außen auftritt und damit ihr Image auch selbst in die Hand nimmt. Zusätzlich benötigt es effektive Maßnahmen auf Politik- und Managementebene, um das Arbeitsumfeld, die Personalausstattung und die Wertschätzung des Pflegeberufs nachhaltig zu verbessern.

Literatur

Aiken LH, Sermeus W, Heede KV, Sloane DM, Busse R (2012) Patient safety, satisfaction, and quality of hospital care. BMJ 344:e1717

Aiken LH, Sloane DM, Bruyneel L, Van den Heede K, Sermeus W (2013) Nurses' reports of working conditions and hospital quality of care in 12 countries in Europe. Int J Nurs Stud 50(2):143–153

Auffenberg J, Becka D, Evans M, Kokott N, Schleicher S, Braun E (2022) „Ich pflege wieder, wenn …". Arbeitnehmerkammer, Bremen

BMFSFJ (2022) Ausbildungsoffensive Pflege (2019–2023). Bundesministerium für Familie, Senioren, Frauen, und Jugend, Berlin

Bundesagentur für Arbeit (2022a) Statistik der Bundesagentur für Arbeit, Stand: Mai 2022. Arbeitsmarktsituation im Pflegebereich. Berichte: Blickpunkt Arbeitsmarkt

Bundesagentur für Arbeit (2022b) Fachkräfteengpassanalyse. https://statistik.arbeitsagentur.de/SiteGlobals/Forms/Suche/Einzelheftsuche_Formular.html;jsessionid=00FB49332CEDED42F47658444FCD499C?nn=27096&topic_f=fachkraefte-engpassanalyse. Zugegriffen: 15. Nov. 2022

Buxel H (2011) Was Pflegekräfte unzufrieden macht. Dtsch Arztebl 108(17):946–948

Deutscher Pflegetag (2022) Wie pflegt die Pflege ihr Image in den Medien? https://www.deutscher-pflegetag.de/portal/stream-uebersicht/video-s-qa.html?sessionId=62cdd65250a54e68dccef2c8 (Erstellt: 6. Okt. 2022). Zugegriffen: 15. Dez. 2022

Ebbinghaus M (2022) Pflege? Damit kann ich mich (nicht) sehen lassen... Bundesinstitut für Berufsbildung (BIBB), Bonn

Forsa (2021) dbb Bürgerbefragung Öffentlicher Dienst. dbb Beamtenunion und Tarifunion. Forsa, Berlin

Görres S, Stöver M, Bomball J, Adrian C (2015) Imagekampagnen für Pflegeberufe auf der Grundlage empirisch gesicherter Daten. In: Zängl P (Hrsg) Zukunft der Pflege. Springer VS, Wiesbaden, S 147–157

Gräske J, Lademann J, Strupeit S (2021) Situation der Hochschulischen Pflegeausbildung in Deutschland. Public Health Forum: 29(3):198–200

Isfort M (2013) Der Pflegeberuf im Spiegel der Öffentlichkeit. Bundesgesundheitsblatt-Gesundheitsforschung-Gesundheitsschutz 56(8):1081–1087

Julier-Abgottspon E, Brunner-Pfaffen S, Eissler C (2022) Selbstimage und öffentliches Image des Pflegeberufs: eine quantitative und qualitative Querschnittsstudie. Präv Gesundheitsf: 1–7. https://doi.org/10.1007/s11553-021-00930-0

Köppen J, Zander B, Busse R (2016) Die aktuelle Situation der stationären Krankenpflege in Deutschland (Ergebnisse der G-NWI-Studie (Neuauflage RN4Cast))

Labonte MF (2022) Pflege in Zeiten von Corona: Diskursanalyse zur gesellschaftlichen Anerkennung Pflegender. In: Breitbach V, Brandenburg H (Hrsg) Corona und die Pflege. Springer, Wiesbaden, S 269–281

Meng M, Peters M, Dorin L (2022) Erste Sondererhebung des BIBB-Pflegepanels. Bundesinstitut für Berufsbildung (BIBB), Bonn

PwC (2022) Fachkräftemangel im deutschen Gesundheitswesen 2022. https://www.pwc.de/de/gesundheitswesen-und-pharma/fachkraeftemangel-im-deutschen-gesundheitswesen-2022.html. Zugegriffen: 25. Nov. 2022

Seyda S, Köppen R, Hickmann H (2021) Pflegeberufe besonders vom Fachkräftemangel betroffen. KOFA Kompakt. Kompetenzzentrum Fachkräftesicherung (KOFA), S 1–6

Simon M (2022) Pflegenotstand auf Intensivstationen: Berechnung zum Ausmaß der Unterbesetzung im Pflegedienst der Intensivstationen deutscher Krankenhäuser. Hans-Böckler-Stiftung, Düsseldorf

Sleziona M (2022) Umfrage der Landespflegekammer RP – Unzufriedenheit in der Pflege wächst. https://www.bibliomed-pflege.de/news/unzufriedenheit-in-der-pflege-waechst. Zugegriffen: 15. Dez. 2022

Statistisches Bundesamt (2022) Pressemitteilung Nr 314 vom 26. Juli 2022. https://www.destatis.de/DE/Presse/Pressemitteilungen/2022/07/PD22_314_212.html. Zugegriffen: 2. Dez. 2022

Techniker Krankenkasse (2022) TK-Gesundheitsreport: Pflegekräfte häufiger krank als andere Berufsgruppen. https://www.tk.de/presse/themen/praevention/gesundheitsstudien/pflegekraefte-haeufiger-krank-als-andere-berufsgruppen-2128344?tkcm=ab. Zugegriffen: 27. Mai 2022

Tholl G (2021) Joko & Klaas schreiben „ein Stück TV-Geschichte": ProSieben zeigt in der Primetime 7 Stunden lang die Schicht einer Pflegekraft. Tagesspiegel, 21. April 2021

Ver.di (2022) Ausbildungsreport. Ver.di, Berlin

Wissenschaftsrat (2012) Empfehlungen zu hochschulischen Qualifikationen für das Gesundheitswesen. Deutscher Wissenschaftsrat, Berlin

Zander B, Köppen J, Busse R (2017) Personalsituation in deutschen Krankenhäusern in internationaler Perspektive. In: Klauber J, Geraedts M, Friedrich J, Wasem J (Hrsg) Krankenhaus-Report 2017. Schwerpunkt: Zukunft gestalten. Schattauer, Stuttgart, S 61–78

Zegelin A (2021) Pflegende brauchen Berufsstolz. Pflegenetz 01:4–8

Pflegeintensität und pflegesensitive Ergebnisindikatoren in deutschen Krankenhäusern

Vera Winter, Jonas Schreyögg und Kai Svane Blume

Inhaltsverzeichnis

© Der/die Autor(en) 2023
J. Klauber et al. (Hrsg.), *Krankenhaus-Report 2023*, https://doi.org/10.1007/978-3-662-66881-8_5

5

■■ **Zusammenfassung**

Der vorliegende Beitrag gibt einen Einblick in den aktuellen Stand der Forschung zum Zusammenhang zwischen der Pflegepersonalausstattung und Patientenergebnissen. Dabei sollen sowohl die internationale Forschung synthetisiert als auch empirische Evidenz aus deutschen Krankenhäusern geliefert werden. Letztere wurde im Innovationsfonds-Projekt „PPE: Pflegesensitive patient:innenbezogene Ergebnisindikatoren" generiert. Die Pflegepersonalausstattung umfasst dabei zwei Aspekte: zum einen das Patienten-Pflegepersonal-Verhältnis, sprich wie viele Patientinnen und Patienten eine Pflegekraft durchschnittlich zu versorgen hat. Zum zweiten geht es um den Qualifikationsmix, also die Frage, wie das Verhältnis von Pflegekräften mit dreijähriger Ausbildung zu kürzer ausgebildeten Pflegekräften ist. Die untersuchten Patientenergebnisse umfassten Letalität, Wiederaufnahmen ins Krankenhaus, Druckgeschwüre, Lungenversagen, Pneumonie und Sepsis (auf Basis von Abrechnungsdaten der TK-Krankenkasse) sowie die von Patientinnen und Patienten erlebte Pflegequalität im Krankenhaus, wofür eine umfangreiche Befragung von TK-Versicherten durchgeführt wurde. Es wurden signifikante Zusammenhänge zwischen der Pflegepersonalausstattung und Patientenergebnissen festgestellt, wobei die Anzahl signifikanter Ergebnisse substanziell von der betrachteten Fachabteilung und dem Patienten-Outcome abhing. Unter den klinisch beobachtbaren Patientenergebnissen zeigte sich die stärkste empirische Evidenz für die Pflegesensitivität von Pneumonie und Lungenversagen, wohingegen die Evidenz für globalere Outcomes wie Letalität und Wiederaufnahmen schwächer war. Für alle drei untersuchten Dimensionen von der von Patientinnen und Patienten erlebten Pflegequalität zeigte sich ein signifikanter Zusammenhang sowohl mit der Pflegepersonalausstattung als auch mit dem Qualifikationsmix. Die Ergebnisse wurden zu verschiedenen Zeitpunkten mit Fachleuten aus der Praxis, unter anderem des Verbandes der Universitätsklinika Deutschlands (VUD), diskutiert.

The paper provides an insight into the current state of research on the relationship between nurse staffing and patient outcomes. The aim is to synthesise international research as well as empirical evidence from German hospitals. The latter was generated in the research project "PPE: Nursing-sensitive patient outcomes". Nurse staffing comprises two aspects: firstly, the patient-to-nurse ratio, i.e. how many patients a nurse has to care for on average. The second aspect is the skill mix, i.e. the ratio of nurses with three years of training to nurses with less training. The patient outcomes examined included mortality, hospital readmissions, pressure ulcers, lung failure, pneumonia and sepsis (based on billing data of the TK health insurance fund), as well as the quality of care experienced by patients in the hospital, for which an extensive survey of TK insurees was conducted. Significant correlations were found between nurse staffing and patient outcomes, whereby the number of significant outcomes depended substantially on the hospital unit under consideration and the patient outcome. Among the clinically observable patient outcomes, the strongest empirical nursing sensitivity was found for pneumonia and respiratory failure, whereas the evidence was weaker for more global outcomes such as mortality and readmissions. For all three dimensions of quality of care experienced by patients, there was a significant association with both nurse staffing and skill mix. The results were discussed at various times with experts from the field, including from the German Association of University Clinics (VUD).

5.1 Hintergrund/Einleitung

Pflegekräfte sind für die Erbringung des größten Teils der Versorgung von Patientinnen und Patienten in Krankenhäusern verantwortlich und tragen daher wesentlich zur Qualität der Krankenhausversorgung bei (Stalpers et al. 2015). Reformen in der Krankenhausfinanzierung wie die seit den 1980er Jahren in vielen europäischen Ländern und darüber hinaus eingeführten prospektiven Vergütungssysteme haben den finanziellen Druck auf Krankenhäuser allgemein erhöht und sowohl zu Initiativen zur Steigerung der Krankenhauseffizienz als auch zu einer restriktiveren Personalpolitik geführt (Heimeshoff et al. 2014). In den letzten Jahren wurden in einer Reihe von Ländern Bedenken über unzureichende Personalquoten und ihre potenziell nachteiligen Auswirkungen auf die Versorgungsqualität geäußert, was zu Mindestpersonalvorschriften in Kalifornien in den USA, in Victoria in Australien und seit Anfang 2019 auch in Deutschland geführt hat (Donaldson und Shapiro 2010; Griffiths et al. 2019). Um die Bedeutung einer angemessenen Personalausstattung zu untersuchen und darauf aufbauend Personalregelungen adäquat gestalten und bewerten zu können, ist es entscheidend, den Zusammenhang zwischen der Pflegepersonalausstattung und pflegesensitiven, patientenbezogenen Ergebnisindikatoren, auch bekannt als *nursing sensitive patient outcomes* (NSPOs), empirisch zu analysieren.

Der vorliegende Beitrag gibt einen Einblick in den aktuellen Stand der Forschung zum Zusammenhang zwischen der Pflegepersonalausstattung und Patientenergebnissen. Dabei sollen sowohl die internationale Forschung synthetisiert als auch empirische Evidenz aus deutschen Krankenhäusern geliefert werden. Letztere wurde im Innovationsfonds-Projekt „PPE: Pflegesensitive patient:innenbezogene Ergebnisindikatoren" generiert. Die Pflegepersonalausstattung umfasst dabei zwei Aspekte: zum einen das Patienten-Pflegepersonal-Verhältnis, sprich wie viele Patientinnen und Patienten eine Pflegekraft durchschnittlich zu versorgen hat. Zum zweiten geht es um den Qualifikationsmix, also die Frage, wie das Verhältnis von Pflegekräften mit dreijähriger Ausbildung zu kürzer ausgebildeten Pflegekräften ist. Die untersuchten Patientenergebnisse umfassten Letalität, Wiederaufnahmen ins Krankenhaus, Druckgeschwüre, Lungenversagen, Pneumonie und Sepsis sowie die von Patientinnen und Patienten erlebte Pflegequalität im Krankenhaus.

5.2 Stand der Forschung

2002 lieferten Needleman et al. und Aiken et al. Meilensteine zur Untersuchung des Zusammenhangs zwischen der Pflegepersonalausstattung in Krankenhäusern und Patientenergebnissen. So haben Needleman et al. (2002) administrative Daten 799 amerikanischer Krankenhäuser hinsichtlich der Beziehung zwischen der Pflegepersonalausstattung (Gesamtanzahl erbrachter Pflegestunden voll ausgebildeter Pflegekräfte pro Patiententag) sowie dem Qualifikationsmix (Anteil der durch voll ausgebildete Pflegekräfte erbrachten Pflegestunden an der Gesamtzahl an Pflegestunden) und potenzieller NSPOs untersucht. Sowohl für die Pflegepersonalausstattung als auch für den Qualifikationsmix konnten Zusammenhänge mit den Indikatoren Verweildauer, Harnwegsinfektionen und innere Blutungen identifiziert werden. Andere medizinische Komplikationen wie Versäumnis der Rettung (d. h. das zum Tod führende Versäumnis, (drohende) Komplikationen rechtzeitig zu erkennen und wirksam darauf zu reagieren) und Pneumonie waren nur mit dem Qualifikationsmix assoziiert. Für keinen der beiden Personalindikatoren konnte ein Zusammenhang mit Letalität während des Krankenhausaufenthalts festgestellt werden. Aiken et al. (2002) kombinierten administrative Daten von 168 Allgemeinkrankenhäusern in Pennsylvania mit Befragungsdaten von 10.184 Pflegekräften und 232.342 OP-Patientinnen und -Patienten und stellten einen Zusammenhang zwischen Patienten-Pflegepersonal-Verhältnis und der Patientenletalität fest. Demnach stand jeder zusätzliche Patient pro Pflegekraft mit einer um 7 % höheren Sterblichkeitswahrscheinlichkeit 30 Tage nach Einweisung sowie einer um 7 % höheren Wahrscheinlichkeit der Versäumnis der Rettung im Zusammenhang. Seit der Veröffentlichung dieser bahnbrechenden Studien wurde der Zusammenhang zwischen dem Personalstand von Pflegekräften und einem breiten Spektrum von NSPOs in vielen weiteren Studien untersucht. Neben dem Patienten-Pflegekraft-Verhältnis als dem am häufigsten untersuchten Merkmal der Pflegepersonalausstattung analysierten Forschende weitere Indikatoren wie den Qualifikationsmix oder die Personaleinsatzflexibilität (d. h. den Anteil der Teilzeitkräfte) und ihre Zusammenhänge mit patientenbezogenen Ergebnisindikatoren. Oppel und Young (2018) fanden z. B. anhand von Daten amerikanischer Krankenhäuser, dass ein (unerwarteter) positiver Zusammenhang zwischen einem hohen Anteil von Teilzeitkräften in der Belegschaft und der Patientenerfahrung besteht. Ein angelehnter Forschungsstrang befasst sich mit dem Einsatz von Zeitarbeitspflegekräften. Sowohl bezogen auf die Anzahl temporärer Pflegekräfte als auch auf deren Anteil am gesamten Pflegepersonal fanden Studien gemischte Zusammenhänge etwa mit Letalität, Medikationsfehlern, Sturzraten und Patientenzufriedenheit (z. B. Aiken et al. 2007; Dall'Ora et al. 2020).

Die vielzitierte systematische Literaturübersicht von Kane et al. (2007) fasste 28 Studien zusammen mit dem Ziel, Evidenz zum Zusammenhang zwischen dem Personalstand ausgebildeter Pflegekräfte und patientenbezogenen Ergebnisindikatoren in Akutkrankenhäusern zu synthetisieren. Der Review zeigt, dass der positive Zusammenhang zwischen einem erhöhten Pflegepersonalstand und einer geringeren Wahrscheinlichkeit für krankenhausbezogene Sterblichkeit und anderen unerwünschten Ereignissen (z. B. Versäumnis der Rettung, ungeplante Extubation und Herzinfarkt) über Studien verschiedener Designs hinweg erkennbar ist. Für andere untersuchte Ereignisse wie Stürze, Dekubitus und Harnwegsinfektionen erwiesen sich die Zusammenhänge mit dem Patienten-Pflegekraft-Verhältnis allerdings als weniger konsistent. Einen eindeutigen Hinweis auf Kausalität konnte der Review nicht feststellen (Kane et al. 2007). Im Anschluss wurden mehrere weitere Literaturübersichten zu diesem Thema veröffentlicht.

Ein erster Umbrella Review hat Literaturübersichten zu diesem Zusammenhang synthetisiert und eine hohe Variabilität der Methoden und Messansätze sowie Widersprüchlichkeiten in den Ergebnissen der Primärstudien festgestellt (Brennan et al. 2013). Dieses Problem kann zumindest teilweise auf das Fehlen einer einheitlichen Definition der Pflegepersonalausstattung (siehe Qualifikationsmix, Patienten-Pflegepersonal-Verhältnis etc.) und Patientenergebnissen und daraus folgenden begrifflichen und methodischen Unterschieden zurückgeführt werden. Ein weiterer Faktor ist die Heterogenität in Bezug auf die Datengrundlagen, die das methodische Vorgehen erheblich beeinflussen können. Der acht Jahre später erschienene Umbrella Review von Blume et al. (2021) umfasst 15 bisher veröffentlichte Literaturübersichten, aus denen eine Liste von 22 bereits untersuchten NSPOs abgeleitet wurde. Der Umbrella Review gibt einen Überblick darüber, welche NSPOs bisher wie oft untersucht wurden (Evidenzquantität) und als wie stark die empirische Evidenz für den Zusammenhang mit der Pflegepersonalausstattung auf Basis der Anzahl der Studien und deren Ergebnissen jeweils eingestuft werden kann (Evidenzstärke). Zusätzlich liefern Interviews mit Expertinnen und Experten weitere NSPOs, die in der bestehenden Literatur noch nicht erwähnt wurden. Für vier der 22 in der Literatur diskutierten NSPOs wurde die Evidenzstärke als hoch eingeordnet, für fünf als moderat und für 13 NSPOs als gering.

◾ Tab. 5.1 gibt einen Überblick über die Quantität und Stärke der Evidenz, wie sie im Umbrella Review von Blume et al. (2021) ermittelt wurden. Zusätzlich wurde eine Spalte zur Pflegesensitivität, d. h. zur vermuteten Effektstärke des Kausalzusammenhangs von Pflegepersonalausstattung und der Prävalenz verschiedener Ereignisse, ergänzt. Die Tabelle zeigt, dass die im Umbrella Review identifizierte Evidenzquantität und -stärke und die anzunehmende Pflegesensitivität der Patientenergebnisse nicht miteinander gleichzusetzen sind. Beispielsweise liegt für die Outcomes Letalität, tiefe Venenthrombose und Sepsis jeweils Evidenz in hoher Quantität vor, während die Evidenzstärke und die vermutete Pflegesensitivität lediglich als gering bis moderat eingestuft werden. Dies impliziert, dass Daten-

Tab. 5.1 Überblick über die Quantität und Stärke der Evidenz sowie die vermutete Pflegesensitivität zu verschiedenen Ergebnisindikatoren

Ergebnis-indikator	Evidenz-quantität[a]	Evidenz-stärke[b]	Pflegesen-sitivität	Begründung Pflegesensitivität
Verweildauer	Hoch	Hoch	Moderat	Bei Unterbesetzung ist die Wahrscheinlichkeit höher, dass Pflegepersonal Komplikationen oder neue Gesundheitsprobleme nicht frühzeitig erkennt. Deren Behandlung kann infolgedessen einen längeren Krankenhausaufenthalt nötig machen (Blume et al. 2021). Allerdings handelt es sich um einen indirekten Zusammenhang und es ist anzunehmen, dass die Verweildauer multi-kausal ist.
Patienten-unzufrie-denheit[c]	Hoch	Hoch	Moderat	Eine geringere Personalausstattung erhöht die Wahrscheinlichkeit, dass den Patienten weniger Zeit und Aufmerksamkeit gewidmet wird und sie sich daher nicht gut versorgt fühlen (Blume et al. 2021). Dahingegen zeigte sich allerdings auch, dass Patientinnen und Patienten die Pflegeausstattung bei ihrer Bewertung teils einrechnen, d. h. sie sind insgesamt zufrieden mit der Pflegequalität, da die Pflegekräfte unter Berücksichtigung des Personalmangels die bestmögliche Versorgung bieten (Kirchner-Heklau et al. 2022). Außerdem wird die Patientenzufriedenheit auch durch das ärztliche Personal und die medizinischen Leistungen sowie die Hotelleistungen beeinflusst. Dies kann die tatsächliche/messbare Pflegesensitivität der Patientenzufriedenheit reduzieren.
Schlechte Qualität der pflegerischen Versorgung[c]	Mittel	Hoch	Hoch	Eine geringere Personalausstattung kann dazu führen, dass Pflegekräfte sich auf Aufgaben mit hoher Priorität beschränken (z. B. Medikation) und andere qualitätsrelevante Tätigkeiten hintenanstellen müssen (z. B. ausreichende Kommunikation/Aufklärung der Patientinnen und Patienten). Weiterhin steigt unter Zeitdruck die Fehleranfälligkeit und nimmt die Freundlichkeit ab.
Wiederauf-nahme	Mittel	Hoch	Gering/moderat[d]	Wiederaufnahme ist insgesamt ein eher allgemeiner Ergebnisindikator und wird durch mehrere Faktoren beeinflusst (Griffiths et al. 2014; Kane et al. 2007). Pflegepersonal ist oft für die Vorbereitung der Entlassung verantwortlich, was eine Wiederaufnahme verhindern könnte (Weiss et al. 2011). Darüber hinaus ist es möglicherweise bei Pflegepersonal das mit Personalmangel konfrontiert ist, weniger wahrscheinlich, dass Komplikationen oder neue Gesundheitsprobleme in einem frühen Stadium erkannt werden. Solche Komplikationen können nach der Entlassung sichtbar werden und sich verschlimmern, was letztendlich eine Wiederaufnahme erforderlich machen kann (Blume et al. 2021). Die Ursachen kurzfristiger Wiederaufnahmen liegen viel stärker unter der Kontrolle des Krankenhauses und sind viel häufiger vermeidbar als spätere (Joynt und Jha 2012), sodass die Pflegesensitivität mit steigendem Zeithorizont abnimmt.
Versäumnis der Rettung	Hoch	Moderat	Hoch	„Versäumnis der Rettung" wird generell definiert als die Wahrscheinlichkeit, dass nach einer Komplikation der Tod eintritt (Silber et al. 2007) oder – begrenzt auf den Kontext der Pflegesensitivität – die Todesfolge nach Pneumonie, Schock oder Herzinfarkt, Sepsis, Blutungen im oberen Magen-Darm-Trakt oder tiefer Venenthrombose. Todesfolgen nach diesen Komplikationen sind pflegesensitiv, da eine frühe Entdeckung der Komplikation durch das Pflegepersonal und frühzeitige Pflege-Interventionen das Todesrisiko beeinflussen können (Needleman et al. 2002).

Tab. 5.1 (Fortsetzung)

Ergebnis-indikator	Evidenz-quantität[a]	Evidenz-stärke[b]	Pflegesen-sitivität	Begründung Pflegesensitivität
Medikations-fehler	Hoch	Moderat	Hoch	Medikation liegt in Krankenhäusern primär im Aufgabenbereich der Pflege (Blume et al. 2021). Durch Unterbesetzung induzierter Zeitdruck kann die Fehleranfälligkeit bei der Dosierung/Zuordnung der Medikamente erhöhen.
Letalität	Hoch	Moderat	Moderat[d]	Sterblichkeit ist ein eher allgemeines Ergebnis und wird durch mehrere Faktoren beeinflusst (Griffiths et al. 2014; Kane et al. 2007).
Pneumonie	Hoch	Moderat	Moderat/hoch[d]	Pneumonie ist Teil einer klinischen Verschlechterung und gehört zu den Komplikationen, die von Pflegekräften mit höherer Wahrscheinlichkeit erkannt werden, wenn die Pflegepersonalausstattung höher ist (Lankshear et al. 2005); Pneumonie ist Teil der stark pflegesensitiven „Failure-to-Rescue"-Ereignisse (Kane et al. 2007); Pflegekräfte sind in erster Linie für die Prävention von Pneumonien verantwortlich, indem sie die physiologische Atmung von Risikopatienten unterstützen, beispielsweise durch frühzeitige Mobilisierung und Atemübungen (Blume et al. 2021); Pflegepersonal ist in hohem Maße verantwortlich für Präventionsmaßnahmen zum Erhalt der physiologischen Lungenfunktion (Cho et al. 2003).
Lungenver-sagen	Mittel	Moderat	Moderat/hoch[d]	Lungenversagen ist Teil einer klinischen Verschlechterung und gehört zu den Komplikationen, die von Pflegekräften eher erkannt werden, wenn die Pflegepersonalausstattung höher ist (Lankshear et al. 2005).
Komplika-tionen des Zentralner-vensystems (CNS)	Niedrig	Gering	Gering	Multi-kausales Outcome, bspw. abhängig von Diagnose und Risikofaktoren der Patientinnen und Patienten sowie von ärztlichem Verantwortungsbereich.
Tiefe Venen-thrombose	Hoch	Gering	Gering	Multi-kausales Outcome, bspw. auch abhängig von präventiver Medikation (d. h. dem ärztlichen Verantwortungsbereich) sowie von Risikofaktoren der Patientinnen und Patienten.
Besuch in der Notaufnahme	Niedrig	Gering	Gering	Multi-kausales Outcome, bspw. abhängig von ärztlichem Verantwortungsbereich (z. B. Gesundheitszustand bei Entlassung) und interdisziplinärem Entlassmanagement (z. B. Sicherstellung der Folgeversorgung). Pflegepersonal ist oft für die Vorbereitung der Entlassung verantwortlich, was einen späteren Notaufnahmebesuch verhindern könnte (Weiss et al. 2011). Darüber hinaus ist es möglicherweise bei Pflegepersonal, das mit Personalmangel konfrontiert ist, weniger wahrscheinlich, dass Komplikationen oder neue Gesundheitsprobleme in einem frühen Stadium erkannt werden. Solche Komplikationen können nach der Entlassung sichtbar werden und sich verschlimmern, was in einem Notaufnahmebesuch resultieren kann (Blume et al. 2021).

◻ Tab. 5.1 (Fortsetzung)

Ergebnis-indikator	Evidenz-quantität[a]	Evidenz-stärke[b]	Pflegesen-sitivität	Begründung Pflegesensitivität
Infektion mit multiresistenten Keimen	Niedrig	Gering	Moderat/hoch	Multi-kausales Outcome, z. B. abhängig von der Bettenauslastung/ Anzahl Patienten pro Zimmer oder Risikofaktoren der Patientinnen und Patienten. Die Durchführung von Screening-Abstrichen und die Einhaltung von Hygienemaßnahmen liegen (auch) im Verantwortungsbereich der Pflege.
Fehlende Entlassungs-vorbereitung	Niedrig	Gering	Hoch	Pflegepersonal ist oft für die Vorbereitung der Entlassung verantwortlich (Weiss et al. 2011).
Stürze	Hoch	Gering	Moderat/hoch	Sturzprophylaxe liegt im Aufgabenbereich des Pflegepersonals, jedoch hängt das Sturzrisiko auch von den Risikofaktoren der Patientinnen und Patienten ab, z. B. Co-Morbiditäten (Cho et al. 2003), Mobilisierbarkeit, Anzahl der Zu- und Ableitungen oder Einnahme sedierender Medikamente.
Physio-logische/metabolische Störung	Niedrig	Gering	Gering	Multi-kausales Outcome, bspw. abhängig von Diagnose und Risikofaktoren der Patientinnen und Patienten sowie von ärztlichem Verantwortungsbereich.
Dekubitus	Hoch	Gering	Hoch[d]	Häufige Positionswechsel durch adäquate Pflegepersonalausstattung können Druckgeschwüren vorbeugen (Cho et al. 2003).[e]
Sepsis	Hoch	Gering	Moderat[d]	Sepsis ist Teil einer klinischen Verschlechterung und gehört zu den Komplikationen, die von Pflegekräften mit höherer Wahrscheinlichkeit erkannt werden, wenn die Pflegepersonalausstattung höher ist (Lankshear et al. 2005). Es ist ein Teil der stark pflegesensitiven „Failure-to-Rescue"-Ereignisse (Kane et al. 2007), kann aber auch stark von ärztlichem Personal beeinflusst werden oder nur bei ausgewählten Patientinnen und Patienten pflegesensibel sein (Blume et al. 2021)
Schock oder Herzstillstand	Mittel	Gering	Gering	Multi-kausales Outcome, bspw. abhängig von Diagnose und Risikofaktoren der Patientinnen und Patienten sowie von ärztlichem Verantwortungsbereich.
(Chirurgische) Wundinfek-tion	Mittel	Gering	Moderat/hoch	Die Wundversorgung und Prävention von Infektionen liegen im Aufgabenbereich der Pflege. Allerdings sind auch Risikofaktoren der Patientinnen und Patienten wichtig, bspw. Ko-Morbiditäten wie Diabetes mellitus oder medikamentöse Immunsuppression (Malone et al. 2002).

5

Tab. 5.1 (Fortsetzung)

Ergebnis-indikator	Evidenz-quantität[a]	Evidenz-stärke[b]	Pflegesen-sitivität	Begründung Pflegesensitivität
Blutungen im oberen Magen-Darm-Trakt	Mittel	Gering	Gering	Multi-kausales Outcome, bspw. abhängig von Diagnose und Risikofaktoren der Patientinnen und Patienten sowie von ärztlichem Verantwortungsbereich.
Infektion der Harnwege	Hoch	Gering	Moderat/hoch	Harnwegskatheter sind der wichtigste Risikofaktor für nosokomiale Harnwegsinfektionen (Redder et al. 2016). Die Katheterpflege und teilweise die (Mit-)Entscheidung über das Legen und die Liegezeit von Harnwegskathetern liegen im Aufgabenbereich der Pflege. Bei geringerer Pflegepersonalausstattung und entsprechend mehr Zeitdruck besteht eher ein Anreiz, auf das Legen eines Katheters hinzuwirken, um den Zeitaufwand durch die Unterstützung von Patientinnen und Patienten bei der Nutzung von Bettpfannen oder dem Toilettengang zu minimieren. Allerdings ist das Infektionsrisiko auch von anderen Faktoren abhängig, z. B. von den Risikofaktoren der Patienten und dem ärztlichen Verhalten (Anordnung zum Legen/Ziehen eines Harnwegskatheters).
Verstopfung des zentralen Venenkatheters	Keine Evidenz	–	Moderat/Hoch	Das regelmäßige Durchspülen des zentralen Venenkatheters gehört zum Aufgabenbereich der Pflege. Zeitdruck durch Pflegepersonalmangel kann dazu führen, dass diese Aufgabe vernachlässigt wird, wodurch die Verstopfungsgefahr steigt. Allerdings ist das Verstopfungsrisiko durch Präventionsmaßnahmen nicht gänzlich kontrollierbar und darüber hinaus abhängig vom ärztlichen Verantwortungsbereich.
Infektion des periphervaskulären Gefäßzugangs	Keine Evidenz	–	Moderat/Hoch	Die regelmäßige Desinfektion der Einstichstelle, Hygienemaßnahmen bei der Nutzung des Zugangs sowie die Beobachtung der Einstichstelle auf Infektionszeichen gehören zum Aufgabenbereich der Pflege. Zeitdruck durch Pflegepersonalmangel kann dazu führen, dass diese Aufgaben vernachlässigt werden, wodurch das Risiko einer Infektion steigt. Allerdings ist das Infektionsrisiko auch von anderen Faktoren abhängig, z. B. den Risikofaktoren der Patientinnen und Patienten.
Pilzinfektion	Keine Evidenz	–	Moderat/Hoch	Die Begutachtung von individuellen Risikofaktoren der Patientinnen und Patienten sowie Maßnahmen zur Präventi-on der Entstehung und Übertragung von Pilzinfektionen (z. B. Hygienemaßnahmen und Patientenaufklärung) liegen (auch/größtenteils) im Verantwortungsbereich der Pflege. Zeitdruck durch Pflegepersonalmangel kann dazu führen, dass Hygienemaßnahmen nur unzureichend/teilweise eingehalten werden und Präventionsmaßnahmen vernachlässigt werden. Allerdings ist das Infektionsrisiko auch von anderen Faktoren abhängig, z. B. den Risikofaktoren der Patien-ten.

▣ **Tab. 5.1** (Fortsetzung)

Ergebnis-indikator	Evidenz-quantität[a]	Evidenz-stärke[b]	Pflegesen-sitivität	Begründung Pflegesensitivität
Schlechter Zustand bei Entlassung	Keine Evidenz	–	Moderat/Hoch	Pflegekräfte gehören zu der Berufsgruppe mit dem meisten direkten Patientenkontakt. Im Verantwortungsbereich der Pflege liegt auch die ständige Beobachtung des Allgemeinzustands von Patientinnen und Patienten und die Einleitung von Maßnahmen zur Verbesserung dessen. Durch Pflegepersonalmangel können Pflegekräfte gezwungen sein, sich auf die dringendsten Aufgaben zu konzentrieren, während die Beobachtung des Allgemeinzustands vernachlässigt wird. Allerdings ist der Zustand bei Entlassung auch von anderen Faktoren abhängig, z. B. dem Entlassungszeitpunkt (ärztlicher Verantwortungsbereich).

[a] Quantität der Evidenz hoch, wenn in mindestens acht Literaturübersichten inkludiert und/oder mindestens zehn Primärstudien in den Literaturübersichten genannt (inkl. Duplikate); niedrig, wenn nur in ein oder zwei Literaturübersichten inkludiert und/oder nur eine Primärstudie in den Literaturübersichten genannt wurde (inkl. Duplikate)

[b] Die Kategorisierung der Evidenzstärke wurde aus dem Umbrella Review (Blume et al. 2021) übernommen und basiert auf dem Anteil der 15 darin inkludierten Literature Reviews, die für das jeweilige NSPO insgesamt einen signifikanten Zusammenhang zur Pflegepersonalausstattung berichten. Dabei wurden die Literature Reviews anhand der Gesamtzahl betrachteter Primärstudien gewichtet und es wurden Minimalkriterien in Bezug auf die Evidenzquantität (d. h. die Anzahl zugrunde liegender Primärstudien) für die Kategorien der hohen und moderaten Evidenzstärke festgelegt.

[c] Es ist eine hohe Heterogenität in der Messung der NSPOs: „wahrgenommene Versorgungsqualität" und „Unzufriedenheit der Patienten" zu beobachten und deren Operationalisierung ist teilweise überlappend. Das kann auch darauf zurückgeführt werden, dass es keine allgemeingültige Definition von Versorgungsqualität gibt. Wir verstehen darunter ein komplexes Konstrukt, welches die Gesamterfahrung von Patientinnen und Patienten mit verschiedenen Aspekten der Interaktion mit sowie der Behandlung durch das (Pflege-)Personal umfasst. In der Literatur werden verschiedene Instrumente zur Messung der wahrgenommenen Qualität bzw. der Zufriedenheit mit der Versorgung herangezogen. Oft handelt es sich um globale (d. h. nicht pflege-spezifische) Instrumente zur Bewertung der Krankenhausversorgung (z. B. das Patients' Experience Questionnaire der Weissen Liste oder das Hospital Consumer Assessment of Healthcare Providers and Systems (HCAPS) Survey). Teilweise werden in Studien daher nur Sub-Sets an Items verwendet, für die eine hohe Pflegesensitivität angenommen wird (vgl. Oppel und Young 2018).

[d] Einordnung der Sensitivität auf Basis von Dietermann et al. (2021).

[e] Dekubitus ist ein Outcome, das besonders durch Endogenitätsprobleme gekennzeichnet ist. So besteht allgemeine Übereinstimmung, dass die Erkennungsraten für Dekubitus höher sind, wenn die Personalausstattung höher ist (Cho et al. 2003; Dietermann et al. 2021; Shekelle 2013; Shuldham et al. 2009). Dies erschwert die empirische Identifikation des negativen Zusammenhangs zwischen Personalstand und Dekubitusrisiko.

Krankenhaus-Report 2023

verfügbarkeit und Pfadabhängigkeit eine wichtige Rolle bei der Auswahl bisher untersuchter NSPOs gespielt haben könnten – bei den genannten Outcomes handelt es sich beispielsweise um Indikatoren, die aus Routinedaten abgeleitet werden können. Zwar ist ein geringe bis moderate Pflegesensitivität jeweils plausibel, jedoch sind die Outcomes grundsätzlich als multi-kausal einzuordnen, d. h. es ist davon auszugehen, dass sie auch oder primär von Risikofaktoren der Patientinnen und Patienten und Faktoren im Verantwortungsbereich des ärztlichen Personals beeinflusst werden.

Weiterhin könnten Diskrepanzen zwischen Evidenzquantität und -stärke und der vermuteten Pflegesensitivität auch dadurch zustande kommen, dass die Identifikation des Zusammenhangs zwischen Pflegepersonalausstattung und NSPOs einigen Endogenitätsproblemen unterliegt. Bspw. sind einige patienten-, krankenhaus- und personalbezogene Faktoren denkbar, die den Zusammenhang zwischen der Personalausstattung und Patientenoutcomes beeinflussen und nur z. T. empirisch kontrollierbar sind (z. B. der durchschnittliche Schweregrad der Diagnosen, das Technologieniveau des Krankenhauses oder die Anteile verschiedener beruflicher Qualifikationsniveaus). Zusätzlich können teilweise entgegengesetzte Effekte vorliegen, die die Identifikation des wahren Zusammenhangs zwischen Pflegepersonalausstattung und NSPOs erschweren. So kann bspw. davon ausgegangen werden, dass sich eine bessere Personalausstattung negativ auf die Wahrscheinlichkeit auswirkt, dass Patientinnen und Patienten Dekubiti (Druckgeschwüre) entwickeln, da die wirksame präventive (aber zeitaufwendige) Maßnahme des regelmäßigen Lagerns immobiler Personen im Verantwortungsbereich der Pflegekräfte liegt; jedoch besteht auch Übereinstimmung darüber, dass die Erkennungsraten höher sind, wenn mehr Pflegekräfte zur Versorgung der Patienten zur Verfügung stehen (Cho et al. 2003; Dietermann et al. 2021; Shekelle 2013; Shuldham et al. 2009). Um Limitationen bisheriger Evidenz durch Pfadabhängigkeit und/

oder Herausforderungen bei der empirischen Identifikation des Zusammenhangs zwischen Pflegepersonalausstattung und NSPOs zu adressieren, ist weitere empirische Forschung nötig. Forschungsbedarf besteht insbesondere für NSPOs, deren Pflegesensitivität als moderat oder sogar hoch angenommen werden kann, für die bisher jedoch keine oder wenige empirische Ergebnisse vorliegen (z. B. fehlende Entlassungsvorbereitung oder Infektion des vaskulären Zugangs) oder für die Diskrepanzen zwischen vermuteter Pflegesensitivität und bisheriger Evidenzstärke potenziell durch verbesserte empirische Methoden adressiert werden könnten (z. B. Druckgeschwüre).

Bislang gibt es nur wenige Studien, die diesen Zusammenhang in Deutschland untersucht haben. Im Rahmen einer europaweiten Studie (RN4CAST) analysierten Aiken et al. (2012; 2013; 2017) Daten aus 49 ausgewählten deutschen Krankenhäusern und von 1.508 Pflegekräften in deutschen Krankenhäusern. Innerhalb von Europa wurden Schwankungen in der Pflegepersonalausstattung verzeichnet. In Deutschland lag das durchschnittliche Patienten-Pflege-Verhältnis bei 9,9, der durchschnittliche Qualifikationsmix (Anteil vollausgebildeter Pflegekräfte) bei 82 %. Auch wenn der Qualifikationsmix in Deutschland damit vergleichsweise hoch ist, gaben 30 % der Pflegekräfte die Pflegequalität als eher schlecht an. Pflegekräfte berichteten außerdem, dass pflegeassoziierte Infektionen mehrmals im Monat auftraten (Aiken et al. 2013). In allen europäischen Ländern wurde ein Zusammenhang zwischen verbesserter Pflegepersonalausstattung und Pflegeergebnissen (u. a. Patientensicherheit und Versorgungsqualität) sowie Patientenergebnissen (u. a. allgemeine Zufriedenheit mit der Pflege und Bereitschaft, das Krankenhaus weiterzuempfehlen) festgestellt (Aiken et al. 2012). Ein höherer Qualifikationsmix war verbunden mit einer geringeren Wahrscheinlichkeit für Letalität, der Meldung schlechter Qualität und anderer negativer Patientenereignisse wie Dekubitus und Stürze (Aiken et al. 2017). Eine Studie von Milstein und Schreyögg (2020) analysierte 26,5 Mio. Fälle in allen deutschen Krankenhäusern auf Basis von Krankenhausabrechnungsdaten hinsichtlich der Pflegepersonalausstattung (Verhältniszahl) und ihrer Auswirkung auf elf pflegesensitive patientenbezogene Ergebnisindikatoren (z. B. Dekubitus, Harnwegsinfektionen, Pneumonie, tiefe Venenthrombose). Insgesamt bestand in 15 Fachabteilungstypen für mindestens einen Ergebnisindikator ein signifikanter Zusammenhang mit der Pflegepersonalausstattung. Damit können 15 Fachabteilungen als pflegesensitiv bezeichnet werden. Zudem fand die Studie heraus, dass der Zusammenhang zwischen Pflegepersonalausstattung und Ergebnisindikatoren stark zwischen Fachabteilungstypen schwankte. Z. B. waren in der Fachabteilung für Innere Medizin zehn von elf Ergebnisindikatoren signifikant mit der Pflegepersonalausstattung assoziiert, während in der Gefäßchirurgie nur zwei von elf Ergebnisindikatoren signifikant korrelierten (Milstein und Schreyögg 2020).

5.3 Methode

Zur empirischen Untersuchung des Zusammenhangs zwischen Pflegepersonalausstattung und Patientenergebnissen in deutschen Krankenhausfachabteilungen wurden verschiedene Datenquellen genutzt, die im Folgenden beschrieben werden.

5.3.1 Datengrundlage der Sekundär- und Primärdatenanalysen

Abrechnungsdaten der Techniker-Krankenkasse

Die von der Techniker-Krankenkasse zur Verfügung gestellten Abrechnungsdaten enthielten detaillierte Informationen über Krankheitsverläufe auf Patientenlevel, was den Autorinnen und Autoren erlaubte, sowohl pflegesensitive patientenbezogene Ergebnisindikatoren abzuleiten, die während des Krankenhausauf-

enthalts auftreten, als auch solche, die erst nach der Entlassung auftreten. Es wurden komplette stationäre Aufenthalte aus den Abrechnungsdaten extrahiert, die zwischen 2014 und 2018 über das deutsche DRG-System abgerechnet wurden. Die Abrechnungsdaten (nach §§ 295, 301, 300, 33 SGB V) wurden im Hinblick auf die Prävalenz der aus Blume et al. (2021) abgeleiteten pflegesensitiven patientenbezogenen Ergebnisindikatoren (während Krankenhausaufenthalten sowie poststationär, d. h. bis zu 30 Tage nach Krankenhausaufenthalt; siehe Abschn. „Abhängige Variablen") für die Jahre 2014 bis 2018 aufbereitet. Aus den Abrechnungsdaten wurden stationäre Krankenhausfälle von Patientinnen und Patienten ausgeschlossen, die aus pädiatrischen, psychiatrischen oder Intensivstationen entlassen wurden, da viele pflegesensitive patientenbezogene Ergebnisindikatoren für diese Fachabteilungen nicht anwendbar sind oder nicht dafür validiert worden sind. Weiterhin wurden alle Fachabteilungstypen exkludiert, bei denen die Prävalenzrate für jeden der pflegesensitiven patientenbezogenen Ergebnisindikatoren unter einem Prozent lag, sowie Fachabteilungstypen, die in weniger als 25 Krankenhäusern vorkamen. Darüber hinaus wurden stationäre Krankenhausfälle von Patientinnen und Patienten entfernt, die in den jeweils 90 Tagen vor und nach dem Krankenhausaufenthalt nicht kontinuierlich versichert waren. Nach Anwendung der Ausschlusskriterien ergab sich auf Basis der Abrechnungsdaten eine Stichprobe von 4.589.147 Krankenhausfällen in 1.358 Krankenhäusern und 15 verschiedenen Fachabteilungstypen.

Daten aus den verpflichtenden jährlichen Qualitätsberichten deutscher Krankenhäuser

Daten aus den verpflichtenden jährlichen Qualitätsberichten deutscher Krankenhäuser lieferten allgemeine Krankenhausinformationen auf Fachabteilungsebene, wie z. B. die Anzahl der stationären Fälle und die Personalausstattung. In der Studie wurden darauf basierend die Pflegepersonalausstattungen für die Jahre 2013 bis (sukzessive) 2018 auf Fachabteilungsebene berechnet. Zudem wurden basierend auf den Qualitätsberichtsdaten Informationen zur Kalkulation von Case-Mix-adjustierten Fallzahlen pro Krankenhaus und Fachabteilung abgeleitet. Krankenhäuser, deren Berichterstattung Inkonsistenzen aufwies, wurden aus den Daten entfernt.

Nach Anwendung der Ausschlusskriterien wurden die stationären Krankenhausfälle jeweils mit den Informationen aus den Qualitätsberichten der Krankenhäuser aus dem Vorjahr zusammengefügt. Dafür wurde eine Variablenkombination aus der IK-Kennung und dem Fachgebietsschlüssel nach § 301 SGB V genutzt. Bei Krankenhäusern, die über mehrere Standorte verfügen, jedoch nur eine IK-Kennung besitzen, wurde individuell auf Basis der Krankenhausgröße und der geographischen Distanz entschieden, ob es sinnvoll ist, die Standorte zu einer Krankenhausgruppe zusammenzufügen. Dadurch ergab sich eine Stichprobe von 3.574.776 stationären Krankenhausfällen in 1.174 Krankenhäusern. Details zum Prozess der Stichprobenselektion sind in Dietermann et al. (2021) dargestellt.

Primärdaten aus der Patientenbefragung

Für die kombinierten Primär- und Sekundärdatenanalysen wurden die oben genannten beiden Datenquellen um die Primärdaten aus der Patientenbefragung ergänzt. Zu dem Zweck wurden 2019 insgesamt 212.554 Versicherte der Techniker Krankenkasse angeschrieben und zur Beteiligung an der Online-Befragung zur erlebten Qualität der Pflege im Krankenhaus aufgefordert. Die Zielpopulation der Befragung waren Versicherte mit einem stationären Krankenhausaufenthalt und analogen Ein- und Ausschlusskriterien der Sekundärdatenstichprobe. Details sind in Winter et al. (2021) und Blume et al. (2022) beschrieben. Final stand also eine Stichprobe von 30.174 Versicherten zur Auswertung bereit, was einer Teilnahmequote von 14,2 % entspricht.

Zur Erstellung eines kombinierten Datensatzes wurde der Primärdatensatz anhand einer pseudonymisierten Patienten-ID mit zuvor ausgewählten Abrechnungsdaten kombiniert (z. B. Aufnahme- und Entlass-Datum, Diagnosen während des Krankenhausaufenthalts, Krankenhaus-IK, Fachgebietsschlüssel nach § 301 SGB V). In einem weiteren Schritt wurde dieser kombinierte Datensatz mit Qualitätsberichtsdaten (§ 136b SGB V) aus dem Jahr 2017 zusammengeführt. Die Zusammenführung erfolgte anhand einer Variablenkombination aus der IK-Kennung des Krankenhauses, in das die Patientin oder der Patient eingewiesen war, sowie des Fachgebietsschlüssels nach § 301 SGB V.

Dadurch stand ein kombinierter Datensatz zur Verfügung, der initial 30.174 Versicherte umfasste. Davon wurden zunächst Ausreißer für die Pflegeverhältniszahlen und den Qualifikationsmix (s. u.) ausgeschlossen (Exklusion von 480 + 676 Fällen). Weiterhin wurden 749 Beobachtungen mit fehlenden Werten für den PCCL-Index (s. u.) sowie 133 Beobachtungen aus Fachabteilungen, die weniger als 150 Beobachtungen für die Verweildauer enthielten, entfernt. So ergab sich eine endgültige Stichprobe von 28.136 Patientinnen und Patienten im Alter von 18 bis 97 Jahren (Durchschnitt: 61,12 Jahre), die aus 3.458 verschiedenen Krankenhausfachabteilungen in 1.017 Krankenhäusern entlassen worden waren.

5.3.2 Beschreibung und Repräsentativität der finalen Stichprobe nach Fachabteilungen

◻ Tab. 5.2 gibt einen Überblick über die Stichproben, die den Datenanalysen zugrunde liegen. Insgesamt umfasst die Datenbasis mehr als drei Millionen Fälle, die in über 900 verschiedenen Krankenhäusern behandelt wurden. Die proportional größten Fachabteilungen Innere Medizin und Allgemeine Chirurgie sind sowohl in den Sekundärdatenanalysen als auch

◘ Tab. 5.2 Überblick über die Stichproben und Pflegepersonalausstattungsmerkmale

Fachabteilung	Stationäre Fälle 2019	Berücksichtigte Fälle (SD)	Berücksichtigte Fälle (PD)	Berücksichtigte Krankenhäuser (SD)	Berücksichtigte Krankenhäuser (PD)	Patienten pro Pflegekraft (SD)	Patienten pro Pflegekraft (PD)	Skill Mix (PD)
100 Innere Medizin	5.889.078	1.258.263	6.260	940	732	6,0	5,9	7,5
200 Geriatrie	374.462	25.921	106	147	60	8,9	8,8	11,9
300 Kardiologie	955.424	246.484	1.698	163	150	5,0	4,7	5,9
400 Nephrologie	96.053	–	61	–	21	–	4,8	4,7
500 Hämatologie	201.198	46.386	181	81	66	5,7	5,3	5,6
600 Endokrinologie	23.432	–	22	–	5	–	8,4	13,6
700 Gastroenterologie	418.259	71.595	378	91	73	5,9	6,2	8,3
800 Pneumonie	178.007	46.406	200	43	35	5,7	4,9	7,7
900 Rheumatologie	38.126	–	121	–	14	–	9,8	9,7
1400 Lungen- und Bronchialheilkunde	62.763	–	77	–	12	–	6,2	6,1
1500 Allg. Chirurgie	3.195.674	837.653	7.512	923	771	5,7	5,9	6,6
1600 Unfallchirurgie	840.038	197.16	1.784	286	234	6,4	6,5	7,1
1700 Neurochirurgie	256.956	55.519	582	119	104	6,0	5,9	5,6
1800 Gefäßchirurgie	189.430	15.993	300	118	86	5,4	5,8	5,0
1900 Plastische Chirurgie	89.349	12.123	186	54	45	5,2	5,0	4,3
2000 Thoraxchirurgie	50.570	–	81	–	22	–	5,3	6,4
2100 Herzchirurgie	152.524	23.607	319	60	54	3,5	3,8	5,1
2200 Urologie	886.904	234.16	2.396	336	295	6,0	6,3	5,5
2300 Orthopädie	904.191	–	2.753	–	226	–	6,1	6,9
2800 Neurologie	1.092.503	–	1.951	–	275	–	5,4	6,3

◻ Tab. 5.2 (Fortsetzung)

Fachabteilung	Stationäre Fälle 2019	Berücksichtigte Fälle (SD)	Berücksichtigte Fälle (PD)	Berücksichtigte Krankenhäuser (SD)	Berücksichtigte Krankenhäuser (PD)	Patienten pro Pflegekraft (SD)	Patienten pro Pflegekraft (PD)	Skill Mix (PD)
3200 Nuklearmedizin	36.061	–	103	–	36	–	4,3	3,3
3300 Strahlenheilkunde	70.938	–	53	–	23	–	5,3	5,3
3400 Dermatologie	240.506	63.617	760	75	63	5,6	5,9	4,9
Zahn- und Kieferheilkunde	116.377	24.249	252	65	56	5,6	4,9	4,4
Gesamt	19.415.555	3.159.136	28.136	907	3.458	5,9	5,8	6,6

SD = bezogen auf die Sekundärdatenanalyse, d. h. u. a. auf Basis von Abrechnungsdaten nach § 301 SGB V; PD = bezogen auf die kombinierten Sekundär- und Primärdatenanalysen, u. a. aus der Patientenbefragung

Krankenhaus-Report 2023

in den Primärdatenanalysen am meisten vertreten.

Zur Überprüfung der Repräsentativität wurden bei den Sekundärdaten alle stationären Fälle volljähriger Personen in Deutschland mit den volljährigen TK-Versicherten, die im Jahr 2019 einen Krankenhausaufenthalt hatten, verglichen.

Bei den Primärdaten wurden die Teilnehmenden mit drei Gruppen verglichen: der Gruppe aller stationären Fälle volljähriger Personen in Deutschland, der Gruppe der volljährigen TK-Versicherten, die 2019 einen Krankenhausaufenthalt hatten, und der Studienpopulation (d. h. allen Angeschriebenen zur Untersuchung eines Non-Response-Bias). Es zeigen sich insgesamt nur geringe Abweichungen zwischen den Gruppen (vgl. Winter et al. 2022), sodass von ausreichender Repräsentativität ausgegangen werden kann.

5.3.3 Variablen

Unabhängige Variablen
▪▪ **Pflegeverhältniszahlen:**

Diese geben an, wie viele Patientinnen und Patienten eine Krankenpflegekraft bei einer durchschnittlichen Schicht zu versorgen hat. Entsprechend den Empfehlungen des Statistischen Bundesamts wurde die Pflegepersonalausstattung berechnet als Verhältnis der Anzahl an Patientinnen und Patienten zu Pflegekräften pro Jahr und Fachabteilung (patient-to-nurse (PTN) ratio). Details sind in Dietermann et al. (2021) beschrieben. Nach Berechnung der Pflegepersonalausstattung pro Krankenhausstation und Jahr wurden Ausreißer entfernt, d. h. Fälle mit Pflegeverhältniszahlen kleiner als eins und größer als 15. Dadurch reduzierte sich die Stichprobengröße auf 3.159.136 stationäre Fälle in 907 deutschen Krankenhäusern.

Bei den kombinierten Primär- und Sekundärdatenanalysen wurden nur Krankenhausabteilungen ausgeschlossen, die 150 oder weniger stationäre Fälle aufwiesen (statt die Grenze wie bei den Sekundärdatenanalysen auf

500 stationäre Fälle zu setzen) sowie Fachabteilungen mit Pflegeverhältniszahlen kleiner als eins und größer als 20 (in Sekundärdatenanalysen 15). Die Entscheidung begründet sich dadurch, dass anhand der strengeren Ausschlusskriterien zu viele Beobachtungen des für dieses Teilprojekt verwendeten kombinierten Datensatzes verloren gegangen wären. Im Rahmen einer Sensitivitätsanalyse wurden die Ergebnisse nach Anwendung beider Grenzwerte verglichen. Diese zeigten sich robust.

▪▪ Qualifikationsmix:
Als weiteres Maß der Pflegepersonalausstattung wurde in den kombinierten Primär- und Sekundärdatenanalysen der Qualifikationsmix einer jeden Krankenhausabteilung betrachtet (vgl. Winter et al. 2021). Dafür wurde der Anteil an Gesundheits- und Krankenpflege**hilfs**kräften an der Gesamtanzahl der Pflegekräfte (gemessen in Vollzeit-Äquivalenten) berechnet. Ausreißer wurden exkludiert, d. h. Krankenhausabteilungen mit Qualifikationsmixen von über 25 %.

Abhängige Variablen/Zielgrößen
▪▪ Objektive Ergebnisindikatoren:
Sieben patientenbezogene objektive Ergebnisindikatoren wurden zur Beantwortung der Forschungsfrage betrachtet: Letalität, Lungenversagen, Druckgeschwüre, Pneumonie, Sepsis sowie 30- und 7-Tage-Wiedereinweisung. Die Auswahl erfolgte auf Basis der Empfehlungen des National Voluntary Consensus Standards for Nursing-Sensitive Care und der Ergebnisse des Umbrella Reviews (Blume et al. 2021).

▪▪ Qualität der Pflege:
Im Rahmen des Innovationsfondsprojekt „PPE" wurde ein Instrument zur Messung der von Patientinnen und Patienten erlebten Pflegequalität in deutschen Akutkrankenhäusern (Patients' Experience of Nursing Quality in Acute Hospitals (PENQuAH)) entwickelt. Auf Basis einer systematischen Literaturrecherche und Experteninterviews wurde zunächst ein umfassender Fragebogen entwickelt, der insgesamt 32 Items umfasste. Im Rahmen

der Validierung wurden die Dimensionalität des Instruments untersucht und Items ausgeschlossen, die keiner der identifizierten Dimensionen von Pflegequalität zugeordnet werden konnten. Im Ergebnis wurde ein Instrument vorgeschlagen, das aus insgesamt 22 Items besteht, deren Varianz sich durch zwei Dimensionen abbilden lässt (Blume et al. 2022):

- Qualität der direkten Krankenpflegeaktivitäten und
- Qualität der durch Pflegepersonen erfolgten Anleitung

Zusätzlich wurden zwei Items zur Messung der auf den Pflegeerfahrungen basierenden Loyalität der Patienten verwendet, um eine zusätzliche Dimension abzubilden, die sich indirekt aus der erlebten Pflegequalität im Krankenhaus ergibt.

Die drei Dimensionen wurden berechnet, indem jeweils das arithmetische Mittel über alle der Dimension zugrunde liegenden Items ermittelt wurde. Die Items sind in Blume et al. (2022), Winter et al. (2021) und Winter et al. (2022) spezifiziert.

Kontrollvariablen
In beiden Analysen werden verschiedene patientenbezogene und krankenhaus(fachabteilungs)spezifische Kontrollvariablen berücksichtigt und teilweise als Differenzierungsmerkmale für Subgruppenanalysen verwendet. Um strukturelle Unterschiede der Fallschwere stationärer Fälle über die Krankenhäuser hinweg zu adressieren, wurden das Elixhauser-Komorbiditätsmaß (Elixhauser Comorbidity Measure, ECM) und das sog. Patient Clinical Complexity Level (PCCL) verwendet. Zusätzlich wurden Alter und Geschlecht der Patientinnen und Patienten als Kontrollvariablen integriert. Das Verhältnis von Patientinnen und Patienten zu ärztlichem Personal (patient-to-physician (PTP) ratio), der Pflegepersonalqualifikationsmix (soweit nicht schon in den Hauptanalysen enthalten), die Krankenhausgröße und die Ländlichkeit der Gegend sind weitere Kontrollvariablen.

5.3.4 Statistisches Modell

Für die Sekundärdatenanalysen wurden Regressionsmodelle unter Berücksichtigung der Gruppierungsstruktur der Daten (d. h. Patientinnen und Patienten, die in Fachabteilungstypen gruppiert sind) geschätzt. Teilweise wurden auch nichtlineare Effekte und Interaktionseffekte untersucht. Um die Robustheit der Ergebnisse zu testen, wurden umfangreiche Sensitivitäts- und Subgruppenanalysen durchgeführt. Ein Fokus lag hier insbesondere auf der Vermeidung von Verzerrungen durch strukturelle Unterschiede der Fallschwere über Krankenhäuser hinweg.

Um für Einflussfaktoren zu kontrollieren, die über die Zeit hinweg konstant sind, und die empirische Aussagekraft somit zu erhöhen, wurden Veränderungen in der Pflegepersonalausstattung und Veränderungen in der Qualität der Versorgung über die Zeit hinweg analysiert (deskriptiv und durch Längsschnittanalysen des Zusammenhangs). Details zu den statistischen Modellen können den beiden Stu-

dien entnommen werden (Dietermann et al. 2021; Winter et al. 2021).

5.4 Ergebnisse: Abteilungsspezifische und abteilungsübergreifende Zusammenhänge zwischen der Pflegeintensität und pflegesensitiven Ergebnisindikatoren in deutschen Krankenhäusern

5.4.1 Deskriptive Ergebnisse

◘ Abb. 5.1 gibt einen Überblick über die deskriptiven Statistiken. In den Prävalenzen adverser Ereignisse zeigen sich Variationen innerhalb und zwischen den verschiedenen Fachabteilungstypen.

Gleiches gilt für die Variation der Qualitätsbewertungsdimensionen (◘ Abb. 5.2). Um

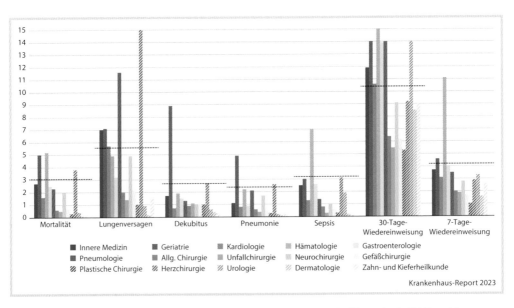

■ Innere Medizin   ■ Geriatrie   ■ Kardiologie   ▨ Hämatologie   ▫ Gastroenterologie
■ Pneumologie   ■ Allg. Chirurgie   ▨ Unfallchirurgie   ▨ Neurochirurgie   ▨ Gefäßchirurgie
▨ Plastische Chirurgie   ▨ Herzchirurgie   ▨ Urologie   ▨ Dermatologie   ▨ Zahn- und Kieferheilkunde

Krankenhaus-Report 2023

◘ **Abb. 5.1** Fachabteilungsspezifische Prävalenzen in objektiven Ergebnisindikatoren. Anmerkungen: Gestrichelte Linien stellen durchschnittliche Prävalenzen dar. Inzidenzraten wurden in zwei Fällen (30-Tage-Wiederein-

weisungsrate in der Hämatologie (34,1) und Lungenversagen in der Herzchirurgie (20)) aus Darstellungszwecken bei 15 gekürzt

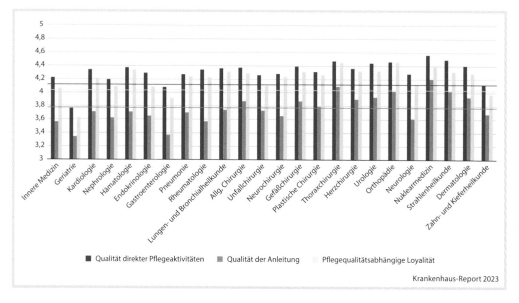

■ Qualität direkter Pflegeaktivitäten   ■ Qualität der Anleitung   Pflegequalitätsabhängige Loyalität

Krankenhaus-Report 2023

◨ **Abb. 5.2** Fachabteilungsspezifische Bewertung der Qualität der Pflege aus der Patientenbefragung. Anmerkung: Alle Qualitätsbewertungen sind von 1 (sehr schlecht) bis 5 (sehr gut) skaliert

zu ermitteln, in welchen Fachabteilungstypen die durchschnittliche Qualitätsbewertung signifikant vom Durchschnitt der anderen Abteilungen abweicht, wurden zusätzliche Regressionen mit einem Dummy für den jeweiligen Fachabteilungstyp berechnet (vgl. Winter et al. 2022). In vier Fachabteilungen zeigten sich signifikante negative Abweichungen für alle drei Dimensionen der Pflegequalität in konsistenter Reihenfolge: Die schlechtesten Werte weist die **Geriatrie** auf, gefolgt von der **Gastroenterologie**, der **Inneren Medizin** und – mit den geringsten (signifikanten) Abweichungen – der **Neurologie**. Zwei signifikant unterdurchschnittliche Werte existieren in der Zahn- und Kieferheilkunde und der Unfallchirurgie (jeweils signifikant unterdurchschnittliche Bewertung der allgemeinen Pflege sowie der Loyalität), und jeweils eine signifikant unterdurchschnittliche Bewertung der wahrgenommenen Qualität der durch Pflegepersonen erfolgten Anleitung liegen für die Kardiologie, Rheumatologie und Neurochirurgie vor.

5.4.2 Regressionsergebnisse

Ergebnisse der Sekundärdatenanalysen

◨ Tab. 5.3 fasst die Ergebnisse aus den Regressionsanalysen zusammen und spezifiziert, in welchen Fachabteilungen welche objektive Ergebnisindikatoren als pflegesensitiv identifiziert wurden, d. h. signifikant mit der Pflegepersonalausstattung zusammenhängen. Insgesamt ergeben sich 32 signifikante Zusammenhänge in die erwartete Richtung sowie fünf Zusammenhänge in die unerwartete Richtung (d. h. dort korreliert eine bessere Pflegepersonalausstattung mit einer höheren Prävalenzrate eines adversen Ergebnisses). Die detaillierten Ergebnisse sind in Dietermann et al. (2021) und Winter et al. (2022) veröffentlicht.

In jedem Fachabteilungstyp liegt ein signifikanter Zusammenhang in der erwarteten Richtung für mindestens einen Ergebnisindikator vor. Drei Fachabteilungstypen

◘ Tab. 5.3 Zusammenfassende Darstellung der Analyseergebnisse

Fachabteilung	Signifikant[a] niedrigere Prävalenzen bei einer besseren Pflegepersonalausstattung	Signifikant[a] höhere Prävalenzen bei einer besseren Pflegepersonalausstattung
100 Innere Medizin	Lungenversagen, Pneumonie	–
200 Geriatrie	Pneumonie	–
300 Kardiologie	Lungenversagen, Dekubitus, Pneumonie, 30-Tage-Wiedereinweisung	–
500 Hämatologie	Letalität, Lungenversagen, Dekubitus, Pneumonie	Sepsis
700 Gastroenterologie	Pneumonie	–
800 Pneumologie	Lungenversagen, Dekubitus, Pneumonie, Sepsis	–
1500 Allgemeine Chirurgie	Lungenversagen, 30-Tage-Wiedereinweisung	–
1600 Unfallchirurgie	Pneumonie, 30-Tage-Wiedereinweisung	–
1700 Neurochirurgie	Lungenversagen, Pneumonie	–
1800 Gefäßchirurgie	Lungenversagen, Pneumonie	–
1900 Plastische Chirurgie	Pneumonie	Dekubitus
2100 Herzchirurgie	Lungenversagen, Pneumonie	Letalität, Dekubitus
2200 Urologie	Pneumonie	–
3400 Dermatologie	Lungenversagen, Pneumonie	30-Tage-Wiedereinweisung
Zahn- und Kieferheilkunde	Lungenversagen, Pneumonie	–

[a] Signifikanzniveau 5 %. Keine signifikanten Zusammenhänge mit der 7-Tage-Wiedereinweisung

Krankenhaus-Report 2023

(**Kardiologie, Hämatologie und Pneumologie**) sind mit signifikanten Zusammenhängen in der erwarteten Richtung für jeweils vier der Ergebnisindikatoren am pflegesensitivsten. In acht Fachabteilungstypen (**Innere Medizin, Allgemeine Chirurgie, Unfallchirurgie, Neurochirurgie, Gefäßchirurgie, Herzchirurgie, Dermatologie und Zahnmedizin**) wurden signifikante Ergebnisse in der erwarteten Richtung für zwei der Ergebnisindikatoren gefunden. Während Unterschiede in der Anzahl der signifikanten Assoziationen zwischen medizinischen und chirurgischen Fachabteilungstypen beobachtet wurden (Durchschnittswerte von 2,6 bzw. 1,6), scheint diese grobe Unterscheidung die Variation zwischen den Fachabteilungstypen nur teilweise zu erklären (Standardabweichungen von 1,3 und 0,5).

Zusätzlich wurden Unterschiede im Grad der Pflegesensitivität zwischen den Ergebnisindikatoren beobachtet. Pneumonie ist in 14 Fachabteilungstypen signifikant mit der Pflegepersonalausstattung assoziiert, gefolgt von Atemversagen (zehn Fachabteilungstypen); Dekubitus und 30-Tage-Wiedereinweisungen (je drei Fachabteilungstypen); Sterblichkeit und Sepsis (je ein Fachabteilungstyp); und 7-Tage-Wiedereinweisungen (in keinem Fachabteilungstyp). Bei Lungenversagen scheint der Effekt darüber hinaus nicht-linear zu sein, d. h. der marginale Effekt der PTN-Ratio nimmt mit zunehmender Anzahl Patientinnen und Patienten pro Pflegekraft ab.

Ebenso wie frühere Studien findet diese Studie eine höhere Anzahl signifikanter Assoziationen für medizinische Fachabteilungstypen im Vergleich zu chirurgischen Fachabteilungstypen. Außerdem wurde ein etwas höherer Anteil signifikanter Effekte bei Patienten mit geringer und mittlerer Fallkomplexität beobachtet als bei Patienten mit hoher Komplexität.

Die Ergebnisse der Sensitivitätsanalysen stützen die Hauptergebnisse. Bei Schätzung des statistischen Modells unter Einbezug anderer Risikoadjustierungen bleiben die Ergebnisse weitgehend stabil. Auch Interaktionseffekte zwischen Pflegepersonalausstattung und Fallschwere verändern die Hauptergebnisse nicht. Genauso führt der Einbezug der ärztlichen Stunden pro Patiententag und des Verhältnisses von Assistenz- zu examinierten Pflegekräften als Kontrollvariablen nicht zu signifikanten Veränderungen der Regressionsergebnisse.

Die deskriptiven Statistiken zur Pflegepersonalausstattung und der Qualität der Versorgung (d. h. Prävalenzen der Patientenergebnisse) über die verschiedenen Jahre zeigten, dass sich im Zeitverlauf keine substantiellen Veränderungen ergeben haben. Da die Variation innerhalb einzelner Krankenhausfachabteilungen über die verschiedenen Jahre so gering war, konvergierte keines der Längsschnittmodelle. Dies deutet darauf hin, dass weder die Pflegepersonalausstattung noch die Ergebnisindikatoren über die Zeit großen Schwankungen unterliegen, sondern dass der Großteil der Variation zwischen Krankenhäusern und Fachabteilungstypen liegt.

Ergebnisse der kombinierten Primär- und Sekundärdatenanalysen

Die Regressionsanalysen zeigen, dass die Bewertungen aller drei Dimensionen der von Patientinnen und Patienten wahrgenommenen Qualität der Pflege signifikant niedriger waren, wenn (a) der Personalbestand des Krankenpflegepersonals niedriger war (mit abnehmenden marginalen Effekten) und (b) der Anteil

der Pflegehilfskräfte in einer Krankenhausabteilung höher war (für die detaillierten Ergebnisse vgl. Winter et al. (2021) und Winter et al. (2022)). Die Subgruppenanalysen geben Hinweise darauf, dass die Effekte über verschiedene Gruppen unterschiedlich ausfallen. So war der Zusammenhang zwischen der Pflegepersonalausstattung und der Qualität der Krankenpflege bei Patientinnen und Patienten, die weniger klinisch komplexe Diagnosen hatten, in kleinere Krankenhäuser oder in medizinische Fachabteilungen eingeliefert wurden, ausgeprägter (vgl. Winter et al. 2021).

Deskriptive Analysen der Patientenzufriedenheit basierend auf den Daten der Weissen Liste deuten darauf hin, dass auch hier die Variation innerhalb von Krankenhausfachabteilungen über die Jahre eher gering war. Aufgrund Corona-bedingter Beschränkungen des Datenzugangs konnten die Längsschnittanalysen nicht durchgeführt werden; mit großer Wahrscheinlichkeit wären aufgrund der geringen Variation keine sinnvollen Ergebnisse erreicht worden.

Vergleich der Ergebnisse von Studien zu Pflegepersonalausstattung und patientenbezogenen Ergebnisindikatoren in Deutschland

In ◘ Tab. 5.4 werden die Ergebnisse der vier Studien verglichen, die vollständig oder teilweise auf Daten aus deutschen Krankenhäusern beruhen. Im Vergleich zur etwas älteren Studie mit vergleichsweise kleiner deutschen Teilstichprobe von Aiken et al. (2012; 2013; 2017) sind die Pflegeverhältniszahlen in den neueren Studien niedriger, was auf Veränderungen über die Zeit oder einen Selektionsbias der RN4CAST-Studie zurückzuführen sein könnte. Die Unterschiede zwischen Milstein und Schreyögg (2020), Dietermann et al. (2021) und Winter et al. (2021) sind eher geringfügig. Insgesamt finden alle Studien signifikante Effekte, die dafür sprechen, dass eine bessere Pflegepersonalausstattung zu weniger unerwünschten Patientenergebnissen führt. In den beiden Studien, welche die

5

◻ Tab. 5.4 Vergleich mit anderen Studien zu Pflegepersonalausstattung und patientenbezogenen Ergebnisindikatoren in Deutschland

	Sekundärdatenanalyse; Dietermann et al. (2021)	Kombinierte Sekundär- und Primärdatenanalyse; Winter et al. (2021)	Sekundärdatenanalyse; Milstein und Schreyögg (2020)	RN4CAST (Aiken et al. 2012, 2013, 2017)
Ziel der Studie	Analyse der Auswirkungen der Pflegepersonalausstattung (Verhältniszahl) auf sieben pflegesensitive patientenbezogene Ergebnisindikatoren auf Fachabteilungsebene	Analyse des Einflusses der Pflegepersonalausstattung (Verhältniszahl und Qualifikationsmix) auf die von Patientinnen und Patienten wahrgenommene Qualität der Pflege auf Fachabteilungsebene	Analyse der Auswirkungen der Pflegepersonalausstattung (Verhältniszahl) auf elf pflegesensitive patientenbezogene Ergebnisindikatoren auf Fachabteilungsebene; Identifikation der pflegesensitiven Fachabteilungstypen	Mehrere Forschungsfragen, z. B. die Assoziation der Pflegepersonalausstattung mit der Patientenzufriedenheit
Merkmale der Pflegepersonalausstattung	Pflegeverhältniszahlen (Mittelwert 5,85)	Pflegeverhältniszahlen (Mittelwert 5,84) Qualifikationsmix (Durchschnittlich 93 % 3-jährig ausgebildet)	Pflegeverhältniszahlen (Mittelwert 6,60)	Pflegeverhältniszahlen (Mittelwert 9,9[a]) Qualifikationsmix (Durchschnittlich 82 %[a] 3-jährig ausgebildet)
Ergebnisparameter	Stationäre objektive Ergebnisindikatoren: Letalität, Lungenversagen, Druckgeschwüre, Pneumonie, Sepsis Post-stationäre Indikatoren: 30- und 7-Tage-Wiedereinweisung	Patientenbewertung der Qualität der direkten Krankenpflegeaktivitäten, Qualität der durch Pflegepersonen erfolgten Anleitung und der auf den Pflegeerfahrungen basierenden Loyalität der Patientinnen und Patienten	Dekubitus, Harnwegsinfektion, Pneumonie, tiefe Venenthrombose, Ulkus, Gastritis und obere gastrointestinale Blutung, Sepsis, Schock und Herzstillstand, Komplikation des Zentralnervensystems, Wundinfektion, Lungenversagen und Sterblichkeit im Krankenhaus.	Wahrgenommene Versorgungsqualität und Patientenzufriedenheit; Verschiedene objektive Ergebnisindikatoren wie Letalität, Meldung schlechter Qualität und andere adverse Outcomes
Stichprobe	3,2 Mio. Krankenhausfälle in mehr als 900 Krankenhäusern über einen Zeitraum von 5 Jahren (2014–2018), 15 verschiedene Fachabteilungstypen berücksichtigt	28.136 Krankenhausfälle aus 3.458 Krankenhauseinheiten in 1.017 Krankenhäusern im Jahr 2018, 24 Fachabteilungstypen	Über 26,5 Mio. Krankenhausfälle in 3.680 Krankenhaus-Jahr-Kombinationen über einen Zeitraum von 3 Jahren (2012 bis 2014)	Befragungen von 33.659 Pflegekräften aus 488 europäischen Krankenhäusern und 11.318 Patientinnen und Patienten aus 210 Fachabteilungen dieser Krankenhäuser (2009–10); in Deutschland: 1.508 Pflegekräfte aus 49 deutschen Krankenhäusern

● **Tab. 5.4** (Fortsetzung)

Ergebnisindikator	Evidenzquantität[a]	Evidenzstärke[b]	Pflegesensitivität	Begründung Pflegesensitivität
Ergebnisse[b]	32 signifikante erwartete Assoziationen in 15 Fachabteilungstypen aus 105 möglichen Kombinationen (30 %) Höhere Anzahl signifikanter Assoziationen für medizinische Fachabteilungen und für Patientinnen und Patienten mit niedriger und mittlerer Komplexität	Signifikanter Zusammenhang zwischen (a) Pflegepersonal und (b) Qualifikationsmix und Qualität der Pflege (a) Ausgeprägter bei Patientinnen und Patienten, die klinisch weniger komplex waren, in kleinere Krankenhäuser eingewiesen wurden oder in medizinische Fachabteilungen eingewiesen wurden.	80 signifikante erwartete Assoziationen in 15 Fachabteilungstypen aus 264 möglichen Kombinationen (30 %)	Reduziertes Verhältnis von Patientinnen und Patienten zu Pflegefachkräften verbunden mit einer erhöhten Versorgungsqualität und Patientenzufriedenheit (Aiken et al. 2012) Höherer Qualifikationsmix verbunden mit geringeren Wahrscheinlichkeiten für: Letalität, Meldung schlechter Qualität und andere schlechte Outcomes (Aiken et al. 2017)

[a] bezogen auf Teilstichprobe Deutschland; [b] Signifikanzniveau $p \leq 0{,}05$

Krankenhaus-Report 2023

Zusammenhänge differenziert nach Fachabteilungstypen schätzen (Milstein und Schreyögg 2020, Dietermann et al. 2021), sind aus allen möglichen Ergebnisindikator-Fachabteilungstyp-Kombinationen ca. 30 % signifikant; dabei gibt es zwischen den Studien allerdings Unterschiede hinsichtlich der Ergebnisindikatoren und der Fachabteilungstypen, die am häufigsten signifikante Zusammenhänge aufweisen. Interessant ist zudem, dass der Zusammenhang zwischen der Pflegepersonalausstattung und der von Patientinnen und Patienten wahrgenommen Qualität der Pflege fachabteilungstypübergreifend gleich ist.

5.5 Diskussion und Ausblick

Die Ergebnisse der Analysen liefern weitere Hinweise dafür, dass ein Zusammenhang zwischen der Pflegepersonalausstattung und patientenbezogenen Ergebnisindikatoren besteht. Insbesondere zeigen die Autorinnen und Autoren für Deutschland auf, dass dieser Zusammenhang je nach Fachabteilungstyp unterschiedlich ist. Auf Basis dieser Ergebnisse in Verbindung mit den aktuellen Schwellenwerten für Pflegekraftverhältniszahlen und Qualifikationen von Pflegekräften lassen sich wichtige Implikationen für die weitere Gestaltung der Pflegepersonaluntergrenzen ableiten.

Zunächst sollte die Einführung von Pflegepersonaluntergrenzen für die Fachabteilungstypen Hämatologie, Gastroenterologie und Pneumologie geprüft werden. In diesen existieren bislang keine Pflegepersonaluntergrenzen, sie haben sich in dem Projekt jedoch als besonders pflegesensitiv herausgestellt bzw. weisen eine unterdurchschnittliche wahrgenommene Pflegequalität auf. Die im Projekt ermittelten Schwellenwerte (vgl. Winter et al. 2022) können unter Berücksichtigung der Datenlimitationen als Ansatzpunkt dienen.

Darüber hinaus zeigt das Projekt, dass die Abteilungen Innere Medizin und Kardiologie sich sowohl in ihrer Pflegesensitivität als auch in ihren Schwellenwerten deutlich unterscheiden. Da die Kardiologie besonders pflegesensitiv scheint und grundsätzlich niedrigere Pflegeverhältniszahlen als die Innere Medizin aufweist, sollte geprüft werden, ob die bislang gemeinsam ausgegebene Pflegepersonaluntergrenze separiert und für die Kardiologie weiter verschärft werden sollte.

Bezogen auf den Anteil an Pflegehilfskräften ist analog zu den Pflegepersonaluntergrenzen eine Prüfung von Obergrenzen in den Fachabteilungen Hämatologie, Gastroenterologie und Pneumologie angeraten. Zusätzlich sollte die Fachabteilung Geriatrie verstärkt Beachtung finden, da sich hier eine unterdurchschnittliche Qualitätsbewertung bei gleichzeitig vergleichsweise hohem Anteil an Pflegehilfskräften zeigt.

Ein weiteres zentrales Ergebnis der Analysen ist, dass der Zusammenhang zwischen der Pflegepersonalausstattung und den patientenbezogenen Ergebnisindikatoren auch von der Fallschwere abhängt. Dementsprechend ist eine wichtige Implikation, dass geprüft werden sollte, inwieweit die Berücksichtigung der durchschnittlichen abteilungsbezogenen Fallschwere bei der Festlegung der Pflegepersonaluntergrenzen – z. B. durch die Festlegung von Clustern nach Fallschwere – sinnvoll und operationalisierbar ist. So könnten beispielsweise für Universitätskliniken andere Schwellwerte definiert werden als für Krankenhäuser der Grundversorgung.

Die Projektergebnisse weisen im Vergleich zu bisherigen Studien eine Reihe von Fortschritten auf. Erstens liefert der umfangreiche Umbrella Review wichtige Erkenntnisse über relevante pflegesensitive patientenbezogene Ergebnisindikatoren, die für weitere Forschung zum Zusammenhang der Pflegepersonalausstattung mit pflegesensitiven patientenbezogenen Ergebnisindikatoren als Orientierungshilfe für die Auswahl von Ergebnisindikatoren dienen können. ◻ Tab. 5.1 gibt wertvolle Hinweise zur Differenzierung zwischen Quantität und Stärke bisheriger Evidenz und der vermuteten Pflegesensitivität. Zweitens wurden für die empirischen Analysen Krankenkassendaten verwendet, die über den Krankenhausaufenthalt hinausgehen und

zeigen, dass pflegesensitive patientenbezogene Ergebnisindikatoren nach Entlassung in drei Krankenhausfachabteilungen (Kardiologie, Allgemeinchirurgie und Unfallchirurgie) relevante Informationen zu einem vorangegangenen Krankenhausaufenthalt enthalten. Drittens werden Mehrebenenmodelle verwendet, die Variationen innerhalb und zwischen verschiedenen Fachabteilungstypen berücksichtigen. Viertens ist dies international eine der ersten Analysen, die den Zusammenhang zwischen Pflegepersonalausstattung und (auf Basis einer umfassend validierten Skala) der von Patientinnen und Patienten wahrgenommenen Qualität der Pflege ermittelt.

Trotz der Erkenntnisfortschritte weisen die vorliegenden Analysen Limitation auf, die bei der Interpretation Berücksichtigung finden sollten. Erstens verwenden die Autorinnen und Autoren aufgrund der eingeschränkten Datenverfügbarkeit die durchschnittliche Pflegeverhältniszahl für jede Krankenhausabteilung pro Jahr. Daher können potenzielle Schwankungen beim Personaleinsatz oder der Belastung, z. B. innerhalb eines Tages, nicht kontrolliert werden. Das führt potenziell zu einem Messfehler. Eine Differenzierung der Pflegepersonalausstattung nach Schichten (d. h. z. B. Früh-, Spät- oder Nachtdienst) wäre empirisch grundsätzlich interessant – bisher sind die entsprechenden Daten jedoch nicht für Forschungszwecke freigegeben. Zudem wird es kaum möglich sein, die Patientenergebnisse (z. B. Dekubitus) einer bestimmten Schicht zuzuordnen. Dies könnte höchstens beispielsweise bei Versterben der Patientin/des Patienten über den Zeitstempel erfolgen. Daher wird eine Differenzierung nach Schichten für die Schätzungen kaum einen Mehrwert erbringen. Anders ist dies bei einer intertemporalen Differenzierung zu bewerten. Eine Verfügbarkeit der Pflegepersonalausstattung auf Wochen- oder besser auf Tagesbasis könnte wertvoll sein, da man diese somit den Zeitstempeln der Fälle zuordnen könnte. Wie bereits beschrieben, ergibt sich der Vorteil daraus nur, wenn die Selbstangaben der Krankenhäuser nicht zu viele Messfehler aufweisen. Insgesamt ist es daher unklar, ob eine verbesserte Datenbasis zu präziseren Schätzungen führen würde.

Weiterhin schränken mögliche Endogenitätsprobleme die Aussagekraft der Ergebnisse in Bezug auf einen kausalen Effekt der Pflegepersonalausstattung auf NSPOs ein. Bspw. sind einige patienten-, krankenhaus- und personalbezogene Faktoren denkbar, die den Zusammenhang zwischen der Personalausstattung und Patientenoutcomes beeinflussen und nur z. T. empirisch kontrollierbar sind (z. B. der durchschnittliche Schweregrad der Diagnosen, das Technologieniveau des Krankenhauses, die Qualität der interprofessionellen Zusammenarbeit oder die Anteile verschiedener beruflicher Qualifikationsniveaus). Zusätzlich können teilweise entgegengesetzte Effekte vorliegen, da eine höhere Personalausstattung zwar die Wahrscheinlichkeit von Komplikationen verringern, aber die Erkennungs- und Dokumentationsraten von Komplikationen erhöhen könnte. Durch die Berücksichtigung der verschiedenen Ebenen und Berechnung von Längsschnittregressionsmodellen wurde die Endogenitätsproblematik teilweise adressiert. Allerdings führten letztere im Vergleich zu den Querschnittsmodellen zu keiner Verbesserung des Modellfits. Dies ist auf die Beschaffenheit der Daten zurückzuführen, da sich die durchschnittliche Pflegepersonalausstattung sowie die Qualität der Versorgung über den Betrachtungszeitraum nicht substantiell verändert haben. Zusätzliche Längsschnittanalysen können zukünftig sinnvoll sein, sofern Daten verfügbar sind, die die Personalausstattung nach Tagen und Wochen differenzieren.

Eine weitere Limitation der Analyse ist die Risikoadjustierung. Die Mehrzahl der Modelle legt nahe, dass die Risikoadjustierung über PCCL sowie die weiteren verwendeten Risikoadjustierungen gut funktionieren. Allerdings ist in weiterführenden Analysen zu sehen, dass die Risikoadjustierung für Krankenhausabteilungen mit einem hohen Anteil hochkomplexer Fälle an ihre Grenzen stößt. Dies könnte erklären, warum es in diesen Abteilungen einen überproportionalen Anteil an signifikan-

ten Effekten in die unerwartete Richtung gibt, d. h. Abteilungen, in denen ein niedrigeres Patienten-Pflegekraft-Verhältnis mit einer höheren Prävalenz unerwünschter Ereignisse korreliert. Daher erscheint es sinnvoll, bei künftigen Analysen Fachabteilungen mit hochkomplexen Fällen in den Fokus zu nehmen und zu beobachten, ob dort eine verbesserte Risikoadjustierung zu anderen Ergebnissen führt.

Im Unterschied zu den USA existieren in Deutschland bisher nur wenige Arbeiten zum Zusammenhang zwischen der Pflegepersonalausstattung und pflegesensitiven Outcomes. Politisch gesehen erscheint es jedoch wichtig, diesen Zusammenhang in weiteren Analysen zu beleuchten, u. a. weil die internationale Vergleichbarkeit von Studienergebnissen z. B. durch unterschiedliche Differenzierungen beruflicher Qualifikationsniveaus in der Krankenpflege eingeschränkt ist. Einen wichtigen Beitrag für die Forschung zu diesem Zusammenhang im deutschen Kontext würde die Freigabe der durch die Krankenhäuser an das InEK übermittelten unterjährigen Personalbesetzungen auf Fachabteilungsebene leisten. Es wäre zudem wünschenswert, dass diese unterjährigen Daten zu Personalbesetzungen mit Daten zur Qualifikation von Pflegekräften angereichert werden, die über die übliche Differenzierung von Pflegefachkräften und Pflegehilfskräften hinausgeht. Wenn die genannten Informationen im Forschungsdatenzentrum Gesundheit mit Krankenkassendaten verbunden werden könnten, würde dies eine wichtige Grundlage für künftige Forschungsarbeiten zum Zusammengang zwischen Pflegepersonalausstattung und pflegesensitiven Outcomes darstellen und weitere Erkenntnisfortschritte auf diesem Gebiet ermöglichen. Insbesondere sollte in den nächsten Jahren die Wirkung von Personalpflegeuntergrenzen auf pflegesensitive Outcomes anhand von Routinedaten untersucht werden. Da sie während der SARS-CoV-2-Pandemie überwiegend ausgesetzt waren, wird es einige Jahre dauern, bis ihre Wirkung sinnvoll über mehrere Fachabteilungen hinweg untersucht werden kann.

Literatur

Aiken LH, Clarke SP, Sloane DM, Sochalski J, Silber JH (2002) Hospital nurse staffing and patient mortality, nurse burnout, and job dissatisfaction. JAMA 288(16):1987–1993. https://doi.org/10.1001/jama.288.16.1987

Aiken LH, Xue Y, Clarke SP, Sloane DM (2007) Supplemental nurse staffing in hospitals and quality of care. Jona: J Nurs Adm 37(7-8):335–342. https://doi.org/10.1097/01.nna.0000285119.53066.ae

Aiken LH, Sermeus W, van den Heede K, Sloane DM, Busse R, McKee M, Bruyneel L, Rafferty AM, Griffiths P, Moreno-Casbas MT, Tishelman C, Scott A, Brzostek T, Kinnunen J, Schwendimann R, Heinen M, Zikos D, Sjetne IS, Smith HL, Kutney-Lee A (2012) Patient safety, satisfaction, and quality of hospital care: cross sectional surveys of nurses and patients in 12 countries in Europe and the United States. BMJ 344:e1717. https://doi.org/10.1136/bmj.e1717

Aiken LH, Sloane DM, Bruyneel L, van den Heede K, Sermeus W (2013) Nurses' reports of working conditions and hospital quality of care in 12 countries in Europe. Int J Nurs Stud 50(2):143–153. https://doi.org/10.1016/j.ijnurstu.2012.11.009

Aiken LH, Sloane DM, Griffiths P, Rafferty AM, Bruyneel L, McHugh M, Maier CB, Moreno-Casbas T, Ball JE, Ausserhofer D, Sermeus W (2017) Nursing skill mix in European hospitals: cross-sectional study of the association with mortality, patient ratings, and quality of care. BMJ Qual Saf 26(7):559–568. https://doi.org/10.1136/bmjqs-2016-005567

Blume KS, Dietermann K, Kirchner-Heklau U, Winter V, Fleischer S, Kreidl LM, Meyer G, Schreyögg J (2021) Staffing levels and nursing-sensitive patient outcomes: umbrella review and qualitative study. Health Serv Res 56:885–907. https://doi.org/10.1111/1475-6773.13647

Blume KS, Kirchner-Heklau U, Winter V, Meyer G, Fleischer S (2022) Patients' Experience of Nursing Quality in Acute Hospitals (PENQuAH): Scale Development and Psychometric Validation based on a Literature Review on Existing Instruments: working paper

Brennan CW, Daly BJ, Jones KR (2013) State of the science: the relationship between nurse staffing and patient outcomes. West J Nurs Res 35(6):760–794. https://doi.org/10.1177/0193945913476577

Cho S-H, Ketefian S, Barkauskas VH, Smith DG (2003) The effects of nurse staffing on adverse events, morbidity, mortality, and medical costs. Nurs Res 52(2):71–79. https://doi.org/10.1097/00006199-200303000-00003

Dall'Ora C, Maruotti A, Griffiths P (2020) Temporary staffing and patient death in acute care hospitals: a retrospective longitudinal study. J Nurs Scholarsh 52(2):210–216. https://doi.org/10.1111/jnu.12537

Dietermann K, Winter V, Schneider U, Schreyögg J (2021) The impact of nurse staffing levels on nursing-sensitive patient outcomes: a multilevel regression approach. Eur J Health Ecoomics 22(5):833–846. https://doi.org/10.1007/s10198-021-01292-2

Donaldso N, Shapiro S (2010) Impact of California mandated acute care hospital nurse staffing ratios: a literature synthesis. Policy Polit Nurs Pract 11(3):184–201. https://doi.org/10.1177/1527154410392240

Griffiths P, Ball J, Drennan J, James L, Jones J, Recio-Saucedo A, Simon M (2014) The association between patient safety outcomes and nurse/healthcare assistant skill mix and staffing levels and factors that may influence staffing requirements. University of Southampton Centre for Innovation and Leadership in Health Sciences

Griffiths P, Maruotti A, Recio Saucedo A, Redfern OC, Ball JE, Briggs J, Dall'Ora C, Schmidt PE, Smith GB (2019) Nurse staffing, nursing assistants and hospital mortality: retrospective longitudinal cohort study. BMJ Qual Saf 28(8):609–617. https://doi.org/10.1136/bmjqs-2018-008043

Heimeshoff M, Schreyögg J, Tiemann O (2014) Employment effects of hospital privatization in Germany. Eur J Health Econ 15(7):747–757. https://doi.org/10.1007/s10198-013-0520-1

Joynt KE, Jha AK (2012) Thirty-day readmissions–truth and consequences. N Engl J Med 366(15):1366–1369. https://doi.org/10.1056/NEJMp1201598

Kane RL, Shamliyan TA, Mueller C, Duval S, Wilt TJ (2007) The association of registered nurse staffing levels and patient outcomes: systematic review and meta-analysis. Med Care 45(12):1195–1204. https://doi.org/10.1097/MLR.0b013e3181468ca3

Kirchner-Heklau U, Meyer G, Fleischer S (2022) Was Patient_innen an Pflegequalität noch wichtig ist [What patients judge as important regarding nursing quality: Content analysis of patients' responses to an open-ended question within an online survey]. Pflege 35(4):207–214. https://doi.org/10.1024/1012-5302/a000875

Lankshear AJ, Sheldon TA, Maynard A (2005) Nurse staffing and healthcare outcomes: a sys-tematic review of the international research evidence. ANS Adv Nurs Sci 28(2):163–174. https://doi.org/10.1097/00012272-200504000-00008

Malone DL, Genuit T, Tracy JK, Gannon C, Napolitano LM (2002) Surgical site infections: reanalysis of risk factors. J Surg Res 103(1):89–95. https://doi.org/10.1006/jsre.2001.6343

Milstein R, Schreyögg J (2020) The relationship between nurse staffing levels and nursing-sensitive outcomes in hospitals: assessing heterogeneity among unit and outcome types. Health Policy 124(10):1056–1063. https://doi.org/10.1016/j.healthpol.2020.07.013

Needleman J, Buerhaus P, Mattke S, Stewart M, Zelevin-
sky K (2002) Nurse-staffing levels and the quality of
care in hospitals. N Engl J Med 346(22):1715–1722.
https://doi.org/10.1056/NEJMsa012247

Oppel EM, Young GJ (2018) Nurse staffing patterns and
patient experience of care: an empirical analysis of
U.S. Hospitals. Health Serv Res 53(3):1799–1818.
https://doi.org/10.1111/1475-6773.12756

Redder JD, Leth RA, Møller JK (2016) Analysing risk
factors for urinary tract infection based on automa-
ted monitoring of hospital-acquired infection. J Hosp
Infect 92(4):397–400. https://doi.org/10.1016/j.jhin.
2015.12.009

Shekelle PG (2013) Nurse-patient ratios as a patient safety strategy: a systematic review. Ann Intern Med
158(5 Pt 2):404–409. https://doi.org/10.7326/0003-
4819-158-5-201303051-00007

Shuldham C, Parkin C, Firouzi A, Roughton M, Lau-
Walker M (2009) The relationship between nurse
staffing and patient outcomes: a case study. Int J
Nurs Stud 46(7):986–992. https://doi.org/10.1016/j.
ijnurstu.2008.06.004

Silber JH, Romano PS, Rosen AK, Wang Y, Even-
Shoshan O, Volpp KG (2007) Failure-to-rescue: com-
paring definitions to measure quality of care. Med
Care 45(10):918–925. https://doi.org/10.1097/MLR.
0b013e31812e01cc

Stalpers D, De Brouwer BJ, Kaljouw MJ, Schuurmans
MJ (2015) Associations between characteristics of the
nurse work environment and five nurse-sensitive patient outcomes in hospitals: a systematic review of
literature. Int J Nurs Stud 52(4):817–835. https://doi.
org/10.1016/j.ijnurstu.2015.01.005

Weiss ME, Yakushev O, Bobay KL (2011) Quality
and cost analysis of nurse staffing, discharge pre-
paration, and postdischarge utilization. Health Serv
Res 46(5):1473–1494. https://doi.org/10.1111/j.1475-
6773.2011.01267.x

Winter V, Dietermann K, Schneider U, Schreyögg J (2021)
Nurse staffing and patient-perceived quality of nursing care: A cross-sectional analysis of survey and
administrative data in German hospitals. BMJ Open
11(e051133):1–10. https://doi.org/10.1136/bmjopen-
2021-051133

Winter V, Blume KS, Schreyögg J, Meyer G, Fleischer
S, Dieterman K, Kirchner-Heklau U (2022) Pflegeintensität und pflegesensitive Ergebnisindikatoren
in deutschen Krankenhäusern: Ergebnisbericht zum
vom Innovationsfonds geförderten Versorgungsfor-
schungsprojekt (Förderkennzeichen: 01VSF17038).
https://innovationsfonds.g-ba.de/projekte/
versorgungsforschung/ppe-pflegeintensitaet-und-
pflegesensitive-ergebnisindikatoren-in-deutschen-
krankenhaeusern.155

Rahmenbedingungen und Herausforderungen im Personalmanagement

Julia Oswald, Henriette Neumeyer und Maike Visarius

Inhaltsverzeichnis

© Der/die Autor(en) 2023
J. Klauber et al. (Hrsg.), *Krankenhaus-Report 2023*, https://doi.org/10.1007/978-3-662-66881-8_6

6

■ ■ **Zusammenfassung**

Im Dienstleistungsunternehmen Krankenhaus ist das Personal ein entscheidender Erfolgs- und Wettbewerbsfaktor und damit ein zentraler Aufgabenbereich für das Management von Krankenhäusern. Ausgehend von der betriebswirtschaftlichen Relevanz des Personals für Krankenhäuser sowie vom Grundverständnis eines professionellen Personalmanagements beschreibt der Beitrag ausgewählte branchenspezifische Rahmenbedingungen und Herausforderungen des Werte- und Strukturwandels mit besonderem Fokus auf das ärztliche Personal und das Pflegepersonal. Auf der Grundlage von analytischen Herleitungen und empirischen Erkenntnissen sowie erprobten Praxisbeispielen werden Konsequenzen beschrieben, die sich bei der Veränderung von Versorgungsstrukturen, der Arbeitsmarktlage und des demographischen Wandels, der Etablierung von Arbeitszeitmodellen und weiteren Maßnahmen zur Verbesserung der Arbeitsbedingungen, der Internationalisierung des Gesundheitsmarktes, der Akademisierung der Pflege sowie der fortschreitenden Digitalisierung der Arbeitswelt ergeben. Abschließend wird auf Erfahrungen und Lerneffekte bezüglich des Personalmanagements aus der Corona-Pandemie für Krankenhäuser geblickt.

In the hospital as a service provider, the staff is a decisive success and competitive factor and thus a key area of responsibility for the hospital management. Based on the economic relevance of the hospital staff as well as on the basic understanding of professional human resources management, the article describes selected sector-specific framework conditions and challenges caused by a shift in values and structural changes with a special focus on medical and nursing staff. Based on analytical derivations and empirical findings as well as proven practical examples, the authors describe consequences of changing care structures, the labour market situation and demographic change, the establishment of working time models and further measures to improve working conditions, the internationalisation of the health care market, the academisation of nursing care as well as the advancing digitalisation of the working world. Finally, experiences and learning effects regarding human resources management from the Corona pandemic for hospitals are considered.

6.1 Ausgangsbedingungen

6.1.1 Betriebswirtschaftliche Bedeutung des Krankenhauspersonals

Charakteristisches Merkmal von Krankenhäusern ist die auf die Anwesenheit von Patientinnen und Patienten bezogene (kundenpräsenzbedingte) Erstellung von Dienstleistungen. Die spezifische Krankenhausleistung der Patientenversorgung mit Diagnostik, Therapie, Pflege und Versorgung kommt in intensiven Abhängigkeiten zwischen dem hochqualifizierten Krankenhauspersonal und den Patientinnen und Patienten mit ihren Persönlichkeits- und Krankheitsartenmustern im Rahmen eines Interaktionsprozesses zum Ausdruck. Diese situative, verhaltensabhängige Beziehung stellt dabei einen wichtigen branchenspezifischen Faktor für die Qualität der Leistungserbringung dar. Das Expertenwissen und die Persönlichkeit der Ärztinnen und Ärzte und der Pflegekräfte, das engagierte Mitwirken aller Führungskräfte und Mitarbeitenden auch der übrigen Berufsgruppen ist bestimmend für das Behandlungsergebnis und mithin für den Erfolg des Unternehmens Krankenhaus.

Um den Unternehmenserfolg zu gewährleisten, müssen demnach die personellen Kapazitäten in Abhängigkeit von den Erfordernissen des einzelnen Krankenhauses sichergestellt sein. Unter den gegenwärtigen Arbeitsmarktbedingungen gelingt das – je nach Region und spezifischer Fachqualifikation – häufig nicht. Die Bundesanstalt für Arbeit (BfA) stuft für das Jahr 2021 verschiedene Gesundheitsberufe als Engpassberufe ein. Besonders betroffen sind die Pflegeberufe mit einem Engpasswert von 2,8[1] sowie bestimmte Facharztgruppen (z. B. Anästhesie mit dem Wert 2,6; Chirurgie mit dem Wert von 2,2). Eine Reduktion von Personalkapazität in den Krankenhäusern kann bei gleichbleibenden oder steigenden Leistungen zu einer Verschlechterung der Arbeitssituation führen (hoher Zeitdruck, Zusatzdienste u. a.), was zu Lasten der Versorgungsqualität der Patientinnen und Patienten geht und zu gesundheitlichen Beeinträchtigungen beim Personal führen kann (Marburger Bund 2020; DGB-Index 2018). Führt steigenderArbeitsdruck zu mehr krankheitsbedingten Fehltagen oder selbst veranlasster Arbeitszeitreduzierung oder gar zu einer beruflichen Umorientierung, können Engpässe weiter verstärkt werden. Rund 40 % der Pflegekräfte denken mehrmals im Jahr daran, ihren Arbeitgeber zu wechseln und rund 35 % sogar daran, ihren Beruf aufzugeben (DBfK 2019; s. hierzu auch grundlegend die NEXT-Studie, Hasselhorn et al. 2005). Bei jungen Ärztinnen und Ärzten ist die Wechselbereitschaft mit rd. 35 % ähnlich hoch. Außerdem wünschen sich rd. 56 % Teilzeitmodelle, die eine Vereinbarkeit von Familie und Beruf möglich machen (Hartmannbund 2021). Der Trend zur Teilzeitarbeit und zu weniger Überstunden hält bei den Ärztinnen und Ärzten an. Immer mehr nehmen Elternzeit in Anspruch (+7,7 % im Vergleich zum Vorjahr) (BÄK 2021). Auch häufen sich die Meldungen, dass Medizinerinnen und Mediziner ihre patientennahe Tätigkeit zugunsten einer Beschäftigung außerhalb von Krankenhäusern aufgeben und in die Wirtschaft, Forschung, Medizintechnik oder Pharmaindustrie wechseln (z. B. Ärzteglück 2021). Die Arbeitsbelastung ist auch in anderen patientennahen Berufen gestiegen, z. B. bei den Hebammen (Albrecht et al. 2019), mit der Folge, dass (neben weiteren Gründen) auch hier Personalknappheit herrscht und die stationäre Geburtshilfeversorgung gefährdet ist.

Perspektivisch wird aufgrund des demographischen Wandels mit steigender Nachfrage nach Gesundheitsleistungen einerseits und einer Reduktion der Erwerbstätigen andererseits prognostiziert, dass sich der Fachkräftemangel in den Krankenhäusern weiter verschärfen wird. Da verschiedenste Statistiken als Datengrundlage sowie Methoden zur Ermittlung des Personalbedarfs insbesondere im Pflegedienst zur Anwendung kommen (Oswald und Bunzemeier 2020; Albrecht et al. 2017), ist es nicht möglich, eine zuverlässige Prognose zur zukünftigen Personallücke im Gesundheitswesen oder Krankenhauswesen abzugeben bzw. vorhandene Prognosen miteinander zu vergleichen. Die Schätzung der aktuellen PWC-Studie (2022) geht bis zum Jahr 2035 für das Personal im Gesundheitswesen insgesamt von einem Engpass von 35 %, d. h. rd. 1,8 Mio. fehlenden Mitarbeitenden aus.

Auf der Aufwandsseite zeigt sich die Personalintensität im Krankenhaus – auch bedingt durch die Notwendigkeit, die Betriebsbereitschaft aufrechtzuerhalten – an einem Personalkostenanteil an den Betriebskosten von ca. 62 % im Jahr 2020, wobei wiederum ca. zwei Drittel der Personalkosten nur auf die Berufsgruppen der Ärztinnen und Ärzte und der Pflege entfallen (Statistisches Bundesamt 2022a). Personalkosten umfassen Löhne und Gehälter, Zuschläge/Zulagen/Sachbezüge, Sozialabgaben, Altersversorgung, Beihilfen sowie sonstige Personalaufwendungen. Sie verhalten sich weitestgehend fix, d. h., dass sie sich bei einem niedrigeren Patientenaufkommen, bei saisonalen Schwankungen oder anderen Leistungsveränderungen in ihrer Höhe nicht ändern. Weil Personalkosten kurzfristig nicht auf Belegungsschwankungen reagieren, kommt es bei nicht ausgelasteten Kapazitäten zu finanziellen Engpässen. Aufgrund des stationären Fallzahlrückgangs in den Krankenhäusern seit Beginn der Corona-Pandemie von durchschnittlich rund 13,5 % im Jahr 2020 und ähnlich niedrigem Niveau im Jahr 2021 (Augurzky et al. 2022) ist es folglich zu einem deutlichen Anstieg der durchschnittlichen

---

1 < 1,5 = kein Engpassberuf, $\geq$ 1,5 und < 2,0 = unter Beobachtung, $\geq$ 2,0 = Engpassberuf (BfA 2021).

Fallkosten gekommen (2020 rd. 23 % höher als 2019; Statistisches Bundesamt 2022a[2]). In welchem Umfang die Personalkosten von den Kostenträgern refinanziert werden, hängt von der Ausgestaltung des Entgeltsystems für Krankenhäuser ab. Im Jahr 2020 wurden die „Pflegepersonalkosten am Bett" aus den Fallpauschalen herausgenommen. Sie werden seitdem über ein Pflegebudget finanziert, das über einen krankenhausindividuellen Pflegeentgeltwert abgezahlt wird (§ 6 Abs. 4 KHEntgG). Die restlichen Personalkosten werden weiter über Fallpauschalen und Festpreis (Landesbasisfallwert) vergütet. Die Umsetzung der modifizierten Finanzierung der Pflegepersonalkosten in der Praxis zeigt, dass bezüglich der Abgrenzung der Pflegepersonalkosten weiterer Regelungsbedarf besteht, mit möglichen Konsequenzen auch für den Einsatz anderer medizinischer Berufsgruppen in der pflegerischen Versorgung (z. B. Hebammen). Perspektivisch ist bei veränderten Versorgungsstrukturen eine Anpassung oder Neugestaltung der bestehenden Personalkostenfinanzierung bzw. des Krankenhausfinanzierungssystems notwendig, da sich bei der Spezialisierung von stationären Leistungen, einem stärkeren Ausbau der ambulanten Versorgung und der Übernahme von sektorenübergreifenden Versorgungsprozessen durch die Krankenhäuser auch die Personalstrukturen und -kosten verändern.

Führt man die Aspekte der Leistungsfähigkeit und der Kostenwirtschaftlichkeit des Faktors Personal zusammen, so zeigt sich deren Bedeutung für eine qualitativ hochwertige Patientenversorgung: die Erfüllung des Versorgungsauftrages und die langfristige Existenzsicherung des Unternehmens.

6.1.2 Ziele und Aufgaben des Personalmanagements

Davon ausgehend sind aus personalpolitischer Sicht zwei untrennbar miteinander verbundene Orientierungspunkte bei der Gestaltung der Personalarbeit durch das Personalmanagement zu berücksichtigen:

1. Die Erwartungen der am Krankenhaus tätigen Menschen mit ihren Wertevorstellungen und Bedürfnissen an das Unternehmen Krankenhaus, z. B. in Form von gerechter Bezahlung, Karrierechancen, guten Arbeitsbedingungen u. a. (Sozialziele des Krankenhauses)
2. Die qualitativ und quantitativ optimale Patientenversorgung sowie eine wirtschaftlich optimierte Kosten-Leistungs-Relation, Arbeitsproduktivität u. a. (Sach- und Formalziele des Krankenhauses)

Aus dieser Zielkonstellation ergeben sich vielfältige wechselseitige unternehmensbedingte und soziale Beziehungen – zwischen dem Krankenhaus und dem gesamten Personal, zwischen dem Krankenhaus und den spezifischen Mitarbeitergruppen (Berufsgruppen, Abteilungen, Generationen u. a.) und zwischen dem Krankenhaus und den einzelnen Mitarbeitenden. Die Gestaltung dieses Beziehungsgefüges zielt zum einen darauf ab, das Krankenhaus mit Personal unterschiedlicher Quantität und Qualität am richtigen Ort und zur richtigen Zeit unter Beachtung des Gebots der Wirtschaftlichkeit auszustatten, zum anderen über gezielte Anreize zu erreichen, dass das Personal motiviert ist, sich in das Leistungsgeschehen des Krankenhauses im Sinne der optimalen Patientenversorgung zu integrieren.

Zu lösen sind durch das Personalmanagement damit gegenwärtig und zukünftig sowohl

- sachbezogene Fragestellungen, d. h. die Ermittlung des Personalbedarfs einschließlich der Gestaltung eines adäquaten Qualifikationsmixes über alle Berufsgruppen hinweg, die Feststellung einer Personalüber- oder -unterdeckung, die Beschaffung und Auswahl des Perso-

---

2 Betrifft die durchschnittlichen bereinigten Fallkosten für allgemeine Krankenhausleistungen: 2019: 4.967 €; 2020: 6.095 € im Jahr 2020.

nals, Personalveränderungen und die Personalentwicklung, das Personalkostenmanagement und die Vergütung sowie Entscheidungen zur (Neu-)Gestaltung der Leitungsstruktur als auch
- verhaltensbezogene Fragestellungen der Mitarbeiterführung und -motivation.

Die Personalmanagemententscheidungen werden durch externe Rahmenbedingungen wie den Arbeitsmarkt und die Ausbildung, das Arbeitsrecht, die Tarifsysteme und Vorschriften zur Berufsausübung eingeschränkt. Der Gestaltungsspielraum für das Personalmanagement wird darüber hinaus durch ordnungspolitische Bestimmungen wie die Einhaltung von Qualitätsstandards (Strukturvorgaben), vorgegebene Personalzahlen (z. B. Pflegepersonaluntergrenzen) und Vorgaben zur Personalbedarfsermittlung (z. B. mittels PPR 2.0) bestimmt. Unter Berücksichtigung dieser Begrenzungen sind Entscheidungen bezüglich der qualitativen und quantitativen Personalsicherung vor dem Hintergrund der strategischen Zielsetzung und Planung des Krankenhauses vorzunehmen (z. B. Bestimmung des Personalbedarfs zur Realisierung einer geplanten Fusion) und bezogen auf die Anforderungen der einzelnen Leistungsbereiche des Krankenhauses auf dispositiver Ebene zu präzisieren (z. B. Ermittlung des Personalbedarfs in den einzelnen Fachabteilungen und medizinischen Institutionen), um dann in Form von operativen Maßnahmen umgesetzt werden zu können (z. B. Personaleinsatzplanung auf den Stationen). Diese Vorgehensweise entspricht dem Ansatz eines integrierten Managements, da das Personalmanagement mit den Strategie- und Strukturentscheidungen des Krankenhausmanagements verknüpft wird (Oswald 2019). Dabei muss es dem Krankenhaus vor dem Hintergrund der komplexen Rahmenbedingungen gelingen, sowohl ein zentrales Konzept zur Steuerung des Gesamtunternehmens als auch ein daraus abgeleitetes dezentrales Führungskonzept zur Optimierung der einzelnen Geschäftsbereiche und zur Förderung der Effektivität und Effizienz der Leistungsbereiche zu

implementieren (Schmidt-Rettig 2017). Über die Dezentralisierung von Managementaufgaben mit Etablierung einer berufsgruppenbezogenen, dualen Leitungsstruktur auf der Ebene des mittleren Managements (gemeinsame, auf die Managementerfordernisse gerichtete Fachabteilungsleitung mit ärztlicher und pflegerischer Abteilungsleitung) kann erreicht werden, dass sich eine Selbststeuerungskompetenz (grundlegend: Pältz 2015) bei den leitenden Ärztinnen/Ärzten und Pflegekräften entwickelt. Die Fähigkeit, Managemententscheidungen gegen möglicherweise eigene innere und/oder äußere Widerstände zu treffen und durchzusetzen, weil sie einem übergeordneten Ziel dienen – der optimalen Patientenversorgung –, ist grundlegend für die Wahrnehmung der Führungsaufgaben im Krankenhaus. Die Abteilungsleitungen können die organisatorischen und führungsbezogenen Rahmenbedingungen für die notwendige Zusammenarbeit aufstellen und deren Einhaltung absichern. Zur interdisziplinären Leistungsabstimmung sowohl innerhalb des Krankenhauses als auch mit Blick auf eine sektorenübergreifende Versorgung bedarf es des Einsatzes von Behandlungspfaden (AWMF 2022; Ernst und Bunzemeier 2022). Diese können dann auch die Grundlage für eine leistungsorientierte Personalbedarfsermittlung bilden (Oswald et al. 2022). Zur Wahrnehmung der ökonomischen, organisatorischen und personellen Managementaufgaben werden bei den medizinischen und pflegerischen Leitungskräften zusätzliche Kompetenzen benötigt, für die das Personalmanagement über entsprechende Qualifikationskriterien bei der Personalauswahl und/oder über Qualifikationsangebote die Grundlage schaffen muss. Infolge des hohen Personalanteils betrifft die Qualifikation in besonderem Maße Kenntnisse und Fähigkeiten zur Personalbedarfs- und -einsatzplanung sowie zur Führung und Koordination der Mitarbeitenden.

Dem Personalmanagement kommt weiterhin die Aufgabe zu, Anreizsysteme zur Verbesserung der Leistungsbereitschaft der verschiedenen Berufsgruppen zu entwickeln. Hierzu sind die unterschiedlichen Motivationskonstellationen der Führungskräfte und Mitarbeiter (-gruppen) zu bestimmen. Neben Anreizen, die extrinsisch motivieren (z. B. Vergütung, Arbeitssituation, Aufstiegs- und Entwicklungsmöglichkeiten), sind dabei vor allem Anreizinstrumente bedeutsam, die die intrinsische Motivation stärken. Anknüpfungspunkt ist hier die Krankenhauskultur. Die ihr zugrunde liegenden Wertevorstellungen sind aufgrund des sich im Zeitablauf vollziehenden Wertewandels regelmäßig zu überdenken und zu berücksichtigen. Aktuell betrifft dies die zunehmende Wertschätzung für die Leistungen der Pflege (s. verschiedene politische Initiativen wie Konzertierte Aktion Pflege, Einführung von Personaluntergrenzen u. a.), eine stärkere ökologische Orientierung vor allem bei der jüngeren Generation (TUI-Stiftung 2022: Jugendstudie „Junges Europa 2022"; Calmbach et al. 2020: Sinus-Jugendstudie 2020) sowie generell die veränderten Einstellungen von jüngeren Mitarbeitenden zur Arbeitswelt in Form eines ausgewogenen Verhältnisses zwischen Berufs- und Privatleben (Work-Life-Balance) oder sogar in Form einer klaren Trennung von Beruf und Freizeit (Work-Life-Separation) (Scholz 2016). Anzustreben ist ein möglichst breit geteilter unternehmensbezogener Wertekonsens, da darüber eine stärkere Identifikation der Mitarbeitenden mit den Unternehmenszielen erreicht werden kann (Meyer und Allen 1984). Die nicht gemeinsamen Werte und Normen zwischen der Krankenhausorganisation und den Mitarbeitenden müssen seitens der Unternehmensleitung ggf. formal geregelt werden (z. B. Sicherstellung der 24-Stunden-Bereitschaft geht vor Freizeitausgleich). Darüber hinaus muss das Management die Beschäftigten motivieren, Kulturunterschiede im Unternehmen auf allen Führungs- und Ausführungsebenen zu akzeptieren und gleichzeitig innerhalb der betriebswirtschaftlichen Grenzen Freiräume im Hinblick auf das Ausleben bestimmter Werte und Normen zulassen. Dieser verhaltensbezogene Grundsatz ist eine wichtige Voraussetzung dafür, dass die Zusammenarbeit zwischen den Mitarbeitenden un-

terschiedlicher Berufsgruppen, Generationen, Geschlechter, nationaler Herkunft/Ethnie, Persönlichkeiten u. a. gelingt.

Wie lassen sich die Rahmenbedingungen und Herausforderungen des Personalmanagements berufsgruppenspezifisch in Handlungsoptionen bei gleichzeitiger Berücksichtigung der Unternehmensziele umsetzen? Anhand von analytischen und empirischen Erkenntnissen sowie ausgewählten Praxisbeispielen mit besonderer Relevanz für die Praxis werden Lösungsansätze aus der Personalmanagementpraxis dargestellt. Die Beispiele sind exemplarisch und können nur einen kleinen Teil der aktuellen Projekte und Modellvorhaben abbilden. Der Fokus liegt hierbei auf Medizin und Pflege, die gemeinsam den Großteil der medizinischen Leistungserbringung repräsentieren.

6.2 Rahmenbedingungen und Herausforderungen des Personalmanagements im Werte- und Strukturwandel

6.2.1 Veränderung der Versorgungsstrukturen

Die Umsetzung der Vorstellungen für zukunftsfähige, sektorenübergreifende Versorgungsstrukturen führt zu einer Neuorganisation von Behandlungsprozessen unter Anwendung von Managementprinzipien auf den Versorgungsprozess zur effizienten Allokation von Mitteln und Ressourcen im Sinne eines Managed-Care-Ansatzes. Die in der Fachwelt diskutierten Versorgungsmodelle reichen vom Ausbau der stationären Versorgung (Zentralisierung, Praxiskliniken, Tele-Portale u. a.) über die Weiterentwicklung der bestehenden gesetzlichen Ansätze (MVZ, ASV, Besondere Versorgung, DMP u. a.) bis hin zum Ausbau der ambulanten Versorgung (Polykliniken, Tageskliniken, Verknüpfung stationäre und ambulante Pflege u. a.). Je nach Modell sowie Krankenhausplanungsansatz kommt es zu einer Reduzierung der Kapazitäten und Verschiebung von Versorgungsaufträgen zwischen den stationären Angeboten und zwischen den stationären und ambulanten Angeboten sowie ggf. zu einer modifizierten Aufgabenstellung der Krankenhäuser. Für die einzelnen Krankenhäuser werden die erheblichen Leistungsverschiebungen zu einer Neupositionierung führen (stärkere Spezialisierung der stationären Leistungen, stärkerer Ausbau der ambulanten Leistungen, Übernahme von Leistungen zur Prävention u. a., Eigentümerwechsel, Fusionen und Kooperationen). Die Aufgaben des Personalmanagements werden ausgehend von den aktuellen Strukturen durch diese Neuausrichtungen bestimmt sein. Die Relevanz dieses Trends wird auch daraus ersichtlich, dass die Deutsche Krankenhausgesellschaft als Vertreterin der deutschen Kliniken ein Positionspapier entwickelt hat, das Wege in eine krankenhausgestützte, ambulante Versorgung aufzeigt (DKG 2022). Mit den Neustrukturierungen der Leistungsangebote bzw. der Reduzierung des stationären Leistungsangebots sowie daraus resultierten veränderten Finanzierungsstrukturen können veränderte Personalstrukturen mit neuen Qualifikationsanforderungen die Folge sein. Die Analyse des Personalbestandes, des Personalbedarfs und der Personalkosten sowie die Ableitung der Maßnahmen zur Personalveränderung und letztlich der Personaleinsatz müssen sich aus dem strategischen Personalstrukturkonzept ergeben. Bei der Ausbildungsplanung, Weiterbildung und Personalauswahl sind neu entstehende Berufsfelder infolge der neuen Aufgaben und technologischen Entwicklungen zu berücksichtigen (z. B. unterschiedlichste Arztassistenzberufe (Günther et al. 2021), neue Berufe für digitale Gesundheit (Stiftung Münch 2020)).

Um die Versorgung stärker im ambulanten Bereich zu etablieren, müssen diese Angebote umfangreicher und spezifischer gestaltet und institutionalisiert sowie die Prozesse zwischen dem stationären und dem ambulanten Bereich patientenadäquat optimiert werden. Diese fließenden Übergänge in den Versorgungsprozes-

sen ermöglichen dann auch vielgestaltige Arbeitserfahrungen. Während sich medizinische Fachkräfte üblicherweise für eine Beschäftigung im stationären oder im niedergelassenen Bereich entscheiden müssen, wird die Ambulantisierung zunehmend weitere Modelle ermöglichen. Im Klinikalltag können Dienstzeiten perspektivisch durch bessere Planbarkeit und weniger Nachtdienste familienfreundlicher gestaltet werden. Versorgung wird sich stärker am Patienten, weniger an Sektoren ausrichten. Bereits heute gibt es Krankenhäuser, die derartige sektorenübergreifende Beschäftigungsmodelle planen oder sogar bereits umsetzen.

- So integriert die Uniklinik Köln eine optionale sechsmonatige ambulante Praxisrotation in die fünfjährige Facharztausbildung zum Augenarzt. Mangelndes Wissen über den Arbeitsalltag einer niedergelassenen Praxis ist einer der Gründe, warum Augenarztpraxen Probleme haben, Nachwuchs zu finden. Dieses Wissen soll der medizinische Nachwuchs im MVZ erlangen und neben dem Berufsalltag Fertigkeiten trainieren, die an einer großen Klinik weniger eingesetzt werden, weil dort weniger Basisversorgung stattfindet. Gleichzeitig unterstützen die Teilnehmenden während der Rotation die Praxen personell (Uniklinik Köln 2022).
- Etwas Ähnliches plant Sachsen-Anhalts Gesundheitsministerin Petra Grimm-Benne in Gardelegen und Schönebeck für die Krankenhausabteilungen für Kinder- und Jugendmedizin, die wegen Personalmangel geschlossen wurden. Die beiden Universitätsklinika in Magdeburg und Halle sollen dem ländlichen Raum helfen und gleichzeitig ihren Fachärzten die Möglichkeit geben, die Versorgung im ländlichen Raum kennenzulernen. Solche Verbünde könnte es mit Magdeburg für den Landesnorden und mit Halle für den Süden geben. Außerdem könnte es einfacher werden, bestimmte Behandlungen via Telemedizin durchzuführen. Das Pilotprojekt soll jetzt konzipiert werden (Ärztezeitung 2022).

6.2.2 Arbeitsmarktlage und demographische Entwicklung

Die stark angespannte Arbeitsmarktlage, die im Gesundheitswesen strukturell und nicht konjunkturell bedingt ist, stellt Krankenhäuser vor große Herausforderungen. Bestimmend für das qualitative und quantitative Arbeitsmarktangebot für Krankenhäuser sind insbesondere gesetzliche Vorgaben über Ausbildungsinhalte und Ausbildungskapazitäten (Approbationsverordnung für Ärzte, Weiterbildungsverordnung für Ärzte, Pflegeberufegesetz, staatliche Planung der Studienplätze für Ärzte und Studienplatz- und Ausbildungsplatzplanung für Pflegeberufe[3]) sowie zum anderen das Erwerbsverhalten der Beschäftigten (Familiengründung, Teilzeitarbeit u. a.) insbesondere in den Berufen mit einem hohen Frauenanteil wie der Pflege mit rd. 80 % (BfA 2022).

Innerhalb dieser Rahmenbedingungen versuchen Krankenhäuser, über verschiedene Maßnahmen zur Personalgewinnung und -bindung dem Fachkräftemangel zu begegnen. Über eine vermehrte Schaltung von Stellenanzeigen, das Setzen finanzieller Anreize, Anwerbungen aus dem Ausland, die verstärkte Beschäftigung von Honorarkräften, Wiedereinstiegsprogramme, die Einschaltung von privaten Arbeitsvermittlern und das Abwerben von Personal aus anderen Einrichtungen werden in der Praxis Pflegekräfte akquiriert (DKI 2021). Daneben gibt es innovative Konzepte zur Pflegepersonalgewinnung, wie das folgende Beispiel zeigt:

- Neue Wege der Personalgewinnung geht z. B. das Universitätsklinikum Hamburg-Eppendorf mit einem Online-Matchingtool für Gesundheits- und Krankenpflegerinnen und -pfleger. Mithilfe der „jukebox" werden die Zufriedenheit der Beschäftigten erhöht, Fluktuation reduziert und die Abwanderung insgesamt reduziert. Um die Vorstellungen von Interessierten über ihren zukünftigen Arbeitsplatz mit dem Angebot des UKE zusammenzubringen, wurde ein Matching entwickelt. Dazu wurden 35 Fragen, die verschiedene Aspekte des Pflegeberufs abbilden, allen Pflegekräften vorgelegt, die sie auf Passung zu ihrer eigenen Station beantwortet haben. Interessierte Kandidatinnen und Kandidaten können entweder direkt auf den Stationsseiten „stöbern" oder ebenfalls die Fragen beantworten. Sie erhalten dann eine Top-10-Liste der Stationen und Bereiche, die am besten zu ihren Vorstellungen passen. Anschließend können Bewerberinnen und Bewerber ganz unkompliziert direkt telefonisch oder per Mail Kontakt zur Stationsleitung aufnehmen und sich zur Hospitation oder Vorstellung verabreden sowie auch unmittelbar eine Bewerbung übermitteln.

Auch bei der Ärzteschaft legt das Personalmanagement den Schwerpunkt auf eine Verstärkung von Marketingmaßnahmen, bessere Konditionen und die Anwerbung von ausländischem Personal. Karriere- und Einsatzplattformen (z. B. viantro GmbH, doctari GmbH) und digitale Informations- und Beratungsangebote (z. B. „Bis der Arzt kommt – der Recruiting-Podcast von Ärztestellen", der Stellenmarkt des Deutschen Ärzteblatts) können die Suche nach einem geeigneten Bewerber unterstützen.

Begleitend zu den kurzfristigen Personalmanagementmaßnahmen schaffen Krankenhäuser förderliche Arbeitsbedingungen für Berufseinsteiger, Berufsrückkehrer und die übrigen Beschäftigten. Bei der Länderauswahl ist darüber hinaus zu berücksichtigen, dass eine aktive Rekrutierung von Fachkräften aus Ländern, in denen ein kritischer Fachkräfte-

---

3   Die Ärztevertretung fordert, die bestehenden rd. 11.000 Studienplätze (bei rd. 60.000 Bewerberinnen und Bewerbern) um zusätzlich 6.000 Studienplätze zu erhöhen (Forschung und Lehre 2022); für akademisch qualifizierte Pflegefachpersonen wird bei der vom Wissenschaftsrat empfohlenen 20-Prozent-Quote an akademisch qualifiziertem Personal in den Krankenhäusern ein Bedarf an 38.000 Vollzeitstellen für Bachelor- und rund 15.000 Vollzeitstellen für Masterqualifizierte prognostiziert, was die Bereitstellung von mindestens 10.000 Studienplätzen (bei drei Jahren Dauer 30.000 Plätze) nötig macht (Weidner und Schubert 2022).

◨ **Tab. 6.1** Erwartungen von Pflegekräften an die Arbeitsbedingungen. (In Anlehnung an Auffenberg et al. 2022)

	Schwerpunkt	Beispiele von Erwartungen der Pflege
1.	Organisation und Führung	Vereinfachte Dokumentation, eigenständige Planung, Steuerung und Kontrolle von Pflegeprozessen, Digitalisierung, klar definierte Aufgabenteilung, fairer Umgang, wertschätzende und respektvolle Führung, Augenhöhe gegenüber der Ärzteschaft u. a.
2.	Berufliches Selbstverständnis und Anerkennung:	Bedarfsgerechte Personalbemessung, keine Unterbesetzung, mehr Zeit für Zuwendung, bessere Vertretung in politischen Entscheidungsgremien, höhere Vergütung, berufliche Standards u. a.
3.	Vereinbarkeit von Beruf und Privatleben	Verbindliche Dienstpläne, keine geplanten Überstunden und geteilten Dienste, kein Einspringen, individuell flexible Arbeitszeitgestaltung u. a.
4.	Gesundheitsschutz und Prävention	Verbindliche Maßnahmen nach Gefährdungsbeurteilung, altersgerechter Zuschnitt von Tätigkeiten, Technikeinsatz zur Reduktion körperlicher Belastungen, Betriebliches Eingliederungsmanagement, Präventionsangebote u. a.
5.	Weiterbildung und Karriere sowie Wiedereinstieg	Fort-/Weiterbildung = höheres Gehalt, fachliche Aufstiegsmöglichkeiten, mehr Möglichkeiten der Fort- und Weiterbildung, Unterstützung akademischer Weiterbildung u. a.

Krankenhaus-Report 2023

mangel herrscht, aus ethischen Gründen unterbleibt (siehe hierzu den Verhaltenskodex der WHO von 2010 für die internationale Anwerbung von Gesundheitsfachkräften (Global Code of Practice on the International Recruitment of Health Personnel)). Dabei sind die gesetzlichen und tariflichen Regelungen zum Arbeitseinsatz (Bereitschaftsdienste, Grenzen für tägliche/wöchentliche Höchstarbeitsstunden etc.) und zur Vergütung (Tarifvertrag) zu berücksichtigen. Darüber hinaus gehören für Pflegekräfte in den meisten Krankenhäusern Angebote zur Gesundheitsförderung und zum Gesundheitsmanagement, systematische Qualifizierungs- und Entwicklungsmöglichkeiten, Führungskräfteentwicklung sowie die optimale Arbeitszeitgestaltung. Ausbaufähig ist die Entlastung der Pflege von patientenfernen Tätigkeiten, Einfluss- und Gestaltungsmöglichkeiten für das eigene Tätigkeitsfeld durch einen geeigneten Qualifikationsmix auf den Stationen, flexible Dienstzeiten und die Erstellung eines Maßnahmenplans für die Weiterqualifizierung der Pflegekräfte (DKI 2018). Strukturierte Anknüpfungspunkte des

Personalmanagements zur Verbesserung der Arbeitsbedingungen in der Pflege bieten die Befragungsergebnisse der Studie „Ich pflege wieder, wenn …", die die Erwartungen von Pflegekräften fünf Themenschwerpunkten zuordnen (Auffenberg et al. 2022) (s. ◨ Tab. 6.1).

Mit Blick auf organisatorische Neustrukturierungen über Prozessverbesserungen und neue Aufgabenteilungen zwischen den patientennahen Berufsgruppen können in der Praxis Erweiterungen von Kompetenzen und beruflichen Perspektiven erreicht werden.[4]

▬ Im Klinikum Lüdenscheid wurde ein Case Management eingeführt. Durch die Umsetzung des Expertenstandards „Entlassmanagement" und durch die Etablierung von Case Managerinnen und -managern wurde eine Entlastung des Personals auf Station erreicht. Durch einen kontrollierten Ressourceneinsatz und die Reorganisation von

---

4 Eine Übersicht über die verschiedenen Projekte findet sich bei pflege-krankenhaus 2022; ▶ https://www.pflege-krankenhaus.de/neue-arbeitsteilung/modelle-im-ueberblick.html.

Prozessen konnten zudem Kosten eingespart werden – bei einer gleichzeitig verbesserten Patientenversorgung.

- An der Klinik für Psychiatrie, Psychotherapie und Neurologie der Alexianer in Köln wird das Therapiemanagement für die nicht ärztlichen oder psychologischen Therapien von Pflegekräften durchgeführt. Diese neuen „Therapiemanagerinnen und -manager" senken den Bedarf an Reorganisation der Therapiepläne, der durch Schnittstellenprobleme zwischen ärztlichem und pflegerischem Personal entstand. Die Ärzteschaft wird durch das Projekt entlastet, aus dem Pflegedienst wird die Möglichkeit eigenverantwortlichen Handelns positiv herausgestellt.

- Ein aktuelles Modellvorhaben stärkt die Versorgungskompetenz von Pflegefachpersonal durch Übertragung ärztlicher Tätigkeiten auf Kranken- und Altenpflegekräfte. Ab Jahresbeginn 2023 können Pflegefachkräfte im Rahmen des Projektes für vier Jahre in allen Bundesländern im Bereich Diabetes mellitus und chronische Wunden Blutabnahme, Wundabstrich, Bewertung der Laborwerte sowie die Ableitung, Veranlassung und Empfehlung von entsprechenden Maßnahmen vornehmen oder im Bereich der Demenz eigenständig eine Folgeverordnung von Ergotherapie für psychisch-funktionelle Behandlung zur weiteren Stabilisierung und Verbesserung im Bereich Orientierung, Tagesstrukturierung und Durchführung täglicher Routinen veranlassen, ohne vorab eine Ärztin oder einen Arzt aufzusuchen (G-BA 2022).

- Als weiteres Beispiel seien stellvertretend für die Vielzahl an Ansätzen für die Neuordnung von Aufgaben die Maria-Hilf-Kliniken in Mönchengladbach genannt. Hier wurde die Aufgabenverteilung angesichts zunehmender Expansionserfordernisse, gleichzeitigem Ärztemangel und dem Bedürfnis, Pflegekräfte zu entlasten, umstrukturiert. Nach einer umfassenden Analyse der traditionellen Aufgabenzuordnung zu den einzelnen Berufsgruppen wurde die Zuteilung auf den bettenführenden Stationen neu strukturiert. So wurden u. a. neue nichtmedizinische Berufsgruppen in der Leitstelle und im Service geschaffen. Der Zuständigkeitsbereich der Pflegekräfte konnte um die Übernahme patientennaher Tätigkeiten vom ärztlichen Personal erweitert werden, da die neuen Berufsgruppen ihrerseits Aufgaben von der Pflege erhielten. Die neue Struktur wurde in allen 27 Stationen der Klinik eingeführt.

Der demographische Wandel verstärkt aufgrund einer älter werdenden Belegschaft nicht nur den Fachkräftemangel, sondern sorgt auch für eine zunehmende Anzahl älterer Patientinnen und Patienten in Krankenhäusern.

- Im Alfried-Krupp-Krankenhaus Rüttenscheid wird seit fast 20 Jahren Menschen mit Demenz besondere Aufmerksamkeit geschenkt. Die Geschäftsführung erkannte schon damals, dass bei steigendem Anteil älterer Patientinnen und Patienten deren Bedürfnisse häufig nicht optimal versorgt werden, da diese oft Demenz als Nebendiagnose mitbringen. In dem interdisziplinären Projekt „Blickwinkel Demenz" werden „Demenzschwestern" ausgebildet und „Demenzteams" für eine bessere Versorgung kognitiv beeinträchtigter Patienten zusammengestellt. Aus diesem Modellprojekt hat sich das Konzept „Blauer Punkt" entwickelt, das die besondere Hilfsbedürftigkeit Demenzkranker in den Fokus rückt. Das Demenzmanagement „Blauer Punkt" wurde nach der früheren hausinternen Kennzeichnung für Demenzpatientinnen und -Patienten in der Pflegedokumentation benannt. Teile des Projekts sind die Einführung eines Demenzmanagements, Schulung des Personals, Schaffung klarer Strukturen, wie mit betroffenen Patienten umzugehen ist, und die Ausweitung des Konzepts auf den Standort Essen-Steele. Ebenso wurde nachweislich durch schnellere Entlassungen und Verhinderungen des Auftretens eines Delirs die Versorgung der Demenzpatienten verbessert.

Durch den medizinisch-technischen Fortschritt wird die Zahl älterer und chronisch kranker Menschen im Krankenhaus erhöht. Zahlreichen Menschen kann inzwischen geholfen werden, bei denen noch vor einigen Jahrzehnten keine Behandlungsoptionen mehr bestanden. Diese Entwicklung geht auch mit einer zunehmenden Spezialisierung in Medizin und in Pflege einher.

▬ Der zunehmenden Spezialisierung des Wissens in der Pflege trägt das Klinikum Aschaffenburg Rechnung, indem es Pflegeexperten in unterschiedlichen Bereichen etabliert hat. Die Pflegeexperten sind nicht nur in der Patientenversorgung tätig, sondern unterstützen und beraten ihre Kolleginnen und Kollegen bei Pflegeproblemen in der Praxis. Sie tragen auf diesem Weg entscheidend dazu bei, die Pflegequalität zu sichern.

Die Evaluationen diverser Projekte zeigen, was bereits die Analysen zu Magnetkrankenhäusern seit dem Ende des letzten Jahrhunderts[5] ergaben – die Beteiligung der Mitarbeitenden an der Prozessgestaltung, eine offene Kommunikation zwischen den Berufsgruppen und ein angemessener Personalmix haben weitreichende positive Auswirkungen auf die Patienten- und Mitarbeitendenzufriedenheit, die Qualität der Versorgung und den wirtschaftlichen Erfolg (vgl. ▶ Kap. 7 in diesem Band).

6.2.3 Arbeitszeitmodelle zur Vereinbarkeit von Familie und Beruf

Für Krankenhäuser wird es auch angesichts der Arbeitsmarktlage immer wichtiger, die Vereinbarkeit von Familie und Beruf zu gewährleisten (s. oben). Über alle Gesundheits-

berufe hinweg fordern die Mitarbeitenden heute eine Anpassung der Personalkonzepte, die insbesondere für Führungskräfte oftmals noch auf tradierte Rollenbilder ausgelegt sind. Zahlreiche Krankenhäuser warten mit innovativen Projekten zur Personalgewinnung und zu *New Work* auf. Dabei reicht das Spektrum von Kinderbetreuung über Wuncharbeitszeiten, Springer-Pools, Führung in Teilzeit, mehr Mitsprachemöglichkeiten der Mitarbeitenden und neuen Wegen der Mitarbeitendengewinnung bis zu Väterbeauftragten, Wäsche- oder Essensservice.

▬ Das „Familiengerechte Krankenhaus" der Medizinischen Hochschule Hannover hat beispielsweise seit einigen Jahren ein ganzes Bündel von Maßnahmen eingesetzt, um ihren Mitarbeitenden, Forschenden und Studierenden mit Kindern eine bessere Abstimmung zwischen Kindererziehung, Familie und Beruf bzw. Studium zu ermöglichen. Die Maßnahmen reichen von der Regelbetreuung von Kindern über die Notfallbetreuung, Maßnahmen zum Wiedereinstieg bis hin zur aktiven Förderung von Ärztinnen und Ärzten nach der Elternzeit.

▬ Das Friedrich-Ebert-Krankenhaus in Neumünster hat in seiner strategischen Zielplanung explizit die Vereinbarkeit von Familie, Freizeit und Beruf aufgenommen.

▬ Das Projekt „Familie und Beruf" der SHG-Kliniken Völklingen bietet – hier stellvertretend für die zahlreichen Initiativen der Krankenhäuser exemplarisch dargestellt – ein besonders umfassendes Beispiel dafür, wie Kliniken das Thema Familienfreundlichkeit vorantreiben[6]: Als Ergebnis einer Befragung der Belegschaft wurde eine Zielvereinbarung zwischen Krankenhausleitung und Betriebsrat mit konkreten Maßnahmen zur Vereinbarkeit von Familie, Freizeit und Beruf beschlossen. Die eigens

---

5 Die Organisation der AAN unter Federführung von Linda H. Aiken, Pflegeprofessorin aus Gainesville, Florida, führte diese Studien über mehrere Jahre durch (Scott et al. 1999).

6 Einen umfassenden Überblick über viele weitere bereits existierende Projekte gibt die Broschüre von BMFSJ, DKG, DIHK und dem Unternehmensnetzwerk Erfolgsfaktor Familie „In 5 Schritten zu mehr Vereinbarkeit" (BMFSFJ 2022).

aus diesem Anlass gegründete Servicestelle Familie und Beruf und das ebenfalls neu gegründete Familienhaus Sterntaler beraten in enger Kooperation zu allen Fragen rund um das Thema Vereinbarkeit von Familie und Beruf, unterstützen und organisieren Angebote für die Mitarbeitenden. Die Handlungsfelder des Projekts reichen von einem umfassenden Informations- und Beratungsangebot, Kommunikationsplattformen, familienfreundlichen Maßnahmen und Serviceleistungen für Familien über die Gewährung geldwerter Leistungen bis hin zur Verankerung der Familienfreundlichkeit in der Unternehmenskultur. Kurzzeitige Kinderbetreuung, Regelbetreuung von Kindern unter drei Jahren, Ferienprogramme in allen Schulferien oder eine Genesungsbetreuung im Haushalt der Eltern sind nur ein Teil des Projektangebots. Auch bei der Organisation externer Betreuung wird unterstützt. Für zu Pflegende ist eine flexible, stundenweise Unterbringung möglich. Bei Bedarf einer vollstationären Unterbringung werden Angehörige bevorzugt aufgenommen und sogar ambulante häusliche Betreuungs- und Unterstützungsangebote ermöglicht. Das Projekt umfasst außerdem haushaltsnahe Dienstleistungen wie Wäscheservice oder Haushaltshilfen, Einkaufsvorteile für Mitarbeitende, Beratung zum Wohnumfeld für neue Mitarbeitende und deren Partner sowie Integrationsunterstützung für ausländische Mitarbeitende, aber auch Qi Gong oder Kurse zum Thema gesunde Ernährung, einen Elternzeitlerstammtisch, einen Elternzeiter-Springerpool, Kontaktschreiben, eine Konzernzeitung und noch vieles mehr. Die Hilfestellungen beziehen sich dabei nicht nur auf die Belegschaft, sondern auch auf die Familienangehörigen.

Um Mitarbeitenden eine verlässliche Dienstplanung anbieten zu können, muss eine belastbare Personalbedarfsbemessung möglich sein. Nur so können Notfälle, Springer Pools und Wunscharbeitszeiten handhabbar gemacht

werden. Die Krankenhauslandschaft unterstützt hier eine gesetzliche Regulation für bessere Vorgaben.

6.2.4 Internationalisierung des Gesundheitsarbeitsmarktes

Zahlreiche Migrationsbewegungen und der Fachkräftemangel stellen das Gesundheitswesen vor vielfältige Schwierigkeiten. Aber die Migration und der Fachkräftemangel können auch von Nutzen sein: So finden Menschen mit Migrationswunsch durch den bestehenden Fachkräftemangel leichter eine Arbeit als Gesundheitsfachkraft und für die Bundesrepublik bietet sich durch die Migranten eine Chance, dem demographischen Wandel und dem Fachkräftemangel durch Zugezogene entgegenzuwirken. Berücksichtigt man die Charakteristika der Gesundheits- bzw. Krankenhausleistungen, ergeben sich für Krankenhäuser allerdings Grenzen des Einsatzes von ausländischem Personal. Insbesondere Sprachbarrieren, die in rund 75 % der Krankenhäuser mit ausländischem Personal auftreten, gefolgt von fachlich-qualifikatorischen Problemen mit 30 % (DKI 2017) bergen Hürden für die Zusammenarbeit des Personals und die Behandlung, Pflege und Betreuung der Patientinnen und Patienten. Dementsprechend müssen sich alle Überlegungen des Personalmanagements zur Gewinnung von ausländischem Personal an der Zielsetzung ausrichten, die Versorgung sowohl fachlich als auch sprachlich zu sichern. Die Festlegung, aus welcher Region/welchem Land (EU, übriges Europa, außereuropäisches Ausland) und in welchem Umfang (prozentualer Anteil) ausländisches Personal eingesetzt werden kann, ohne die Patientenversorgung zu gefährden, ist daher neben der grundsätzlichen Frage einer fairen Rekrutierung von internationalen Fachkräften (WHO 2021) wesentlich.

57.200 Ärztinnen und Ärzte aus dem Ausland arbeiten zurzeit in der Bundesrepublik, das ist mehr als jeder zehnte Mediziner. Im Jahr 2020 gab es einen Zuwachs um ca. 2 %, die absolute Zahl internationaler Ärztinnen und Ärzte steigt stetig – wenn auch langsamer als in den Vorjahren – an und hat sich in den letzten 25 Jahren verfünffacht (BÄK 2021). Der Anteil ausländischer Pflegekräfte liegt mit 13 % sogar noch höher (Bundesagentur für Arbeit 2022). Im Mittel beschäftigten die Krankenhäuser im Jahr 2021 rund 20 ausländische Pflegekräfte auf Allgemeinstationen und drei ausländische Pflegekräfte auf den Intensivstationen pro Krankenhaus. Von diesen stammen rund elf Pflegende für die Allgemeinstationen und zwei für die Intensivstationen aus den Staaten der Europäischen Union (DKI 2021). Insgesamt waren im Jahr 2020 zwei Drittel (67 % beziehungsweise 29.900) aller anerkannten Berufsabschlüsse im Bereich der medizinischen Gesundheitsberufe zu verzeichnen (Statistisches Bundesamt 2021). Diese Zahlen zeigen das Ausmaß der Bedeutung, das der Migration von Fachkräften für die hiesige Versorgung zukommt.

Damit Fachkräften, in deren Ländern über den heimischen Bedarf hinaus ausgebildet wird und damit durch eine Abwerbung kein Mangel im Ursprungsland verursacht oder verstärkt wird, eine Perspektive eröffnet wird, hat das BMG das staatliche Label „Faire Anwerbung Pflege Deutschland" geschaffen. Die Kliniken verpflichten sich, die ausländischen Pflegefachkräfte bei der Integration zu unterstützen und sie wie die heimische Belegschaft zu bezahlen (▶ www.faire-anwerbung-pflege-deutschland.de). International existiert außerdem der WHO-Verhaltenskodex als Grundlage für die Rekrutierung von Gesundheitspersonal, der die Länder aufführt, in denen aktuell ein Mangel an bestimmten Gesundheitsfachkräften herrscht (WHO 2021).

Viele Kliniken bieten internationalen Bewerberinnen und Bewerbern darüber hinaus bereits umfassende Strukturen:

- Beispielsweise hat das Diakonissen-Stiftungs-Krankenhaus in Speyer ein Einarbeitungs- und Integrationskonzept für ausländische Pflegende implementiert. Hier besuchen die künftigen Beschäftig-

ten bereits im Heimatland Sprachkurse[7], die dann vor Ort teils schon mit konkreten Inhalten z. B. für die Pflegedokumentation fortgesetzt werden. Außerdem ist ein Tandemsystem Teil des Programms, durch das erfahrene Pflegekräfte mit guten Kommunikationsfähigkeiten einen standardisierten Einarbeitungskatalog vermitteln. Dieser umfasst stationsspezifische pflegerische Tätigkeiten, vorhandene Strukturen und Abläufe, Auffrischung von theoretischem Wissen, Routineabläufe und Hospitationen in anderen Bereichen. Regelmäßige Ziel- und Standortgespräche werden durchgeführt, individuelle Wissenslücken oder Verständnisprobleme identifiziert und flexible Lösungen gefunden – unterstützt durch eine Pflegepädagogin, Praxisanleitende und eine Integrationsbeauftragte. Die Integrationsbeauftragte hilft den ausländischen Pflegenden zusätzlich bei allen dienstlichen und privaten Problemen, vermittelt möblierte Wohnungen der Klinik und gibt Hilfestellung bei der Familienzusammenführung und Arbeitsplatzsuche für den Ehepartner.[8]

Verschiedene Kliniken bieten Anpassungsqualifizierungen, Sprachkurse, Integrationsmanager und -beauftragte sowie Unterstützung bei Behördengängen oder Wohnungssuche. Generell werden länderspezifische Ausbildungsmodalitäten im Vorfeld beleuchtet (z. B. Dauer der Ausbildung, Höhe der theoretischen- und praktischen Ausbildungsanteile, kulturbedingte Definition von Pflege, Arbeit und Lernen, Tätigkeiten und Aufgabengebiete in den je-

---

7   Dies kann auch durch das Programm *Triple Win* unterstützt werden, ein Programm der Zentrale Auslands- und Fachvermittlung, der Bundesagentur für Arbeit und der Deutschen Gesellschaft für Internationale Zusammenarbeit, in dem Pflegekräfte aus geeigneten Herkunftsländern für den deutschen Arbeitsmarkt gewonnen, vorqualifiziert und bei ihrer Integration begleitet werden (GIZ 2022).

8   Viele weitere Konzepte zur Integration internationaler Fachkräfte in deutschen Kliniken sind unter ▶ www.pflege-krankenhaus.de einzusehen.

weiligen Herkunftsländern), um die Situation und die Kompetenzen der ausländischen Bewerberinnen und Bewerber besser einschätzen zu können und somit unnötige Schwierigkeiten auf beiden Seiten zu vermeiden.

Und nicht nur die Kliniken, auch die Deutsche Krankenhausgesellschaft unterstützt internationale Bewerber mit ausländischen Bildungsabschlüssen für die Bereiche Operationstechnische und Anästhesietechnische Assistenz (aus EU-Ländern und vor allem aus Drittstaaten). Mehr als 1.000 Anerkennungsverfahren von Bewerberinnen und Bewerbern hat die DKG bearbeitet und unterstützt bei der Durchführung der Anpassungslehrgänge. Hierdurch konnte für die Krankenhäuser eine Vielzahl entsprechend qualifizierter Fachkräfte gewonnen werden; die Erfolgsquote unterstreicht die Sinnhaftigkeit dieser Maßnahme: Rund 95 % aller erfolgreichen Teilnehmenden von Anpassungslehrgängen werden in eine Festanstellung übernommen.

6.2.5 Akademisierung der Pflege

Mit dem Ziel, die Versorgungsqualität für Patientinnen und Patienten und ihre Angehörigen zu verbessern sowie berufliche Karrierewege auszubauen und darüber die Attraktivität des Pflegeberufes zu steigern (VPU et al. 2022), wird die Akademisierung der Pflege seit vielen Jahren in all ihren Facetten diskutiert. Im Verhältnis dazu wird dieses Potenzial bislang noch kaum ausgeschöpft. Weniger als ein halbes Prozent der stationär Pflegenden hat einen pflegewissenschaftlichen Abschluss (0,45 %), in der ambulanten Pflege ist der Anteil sogar noch geringer (0,34 %) (Deutscher Bundestag 2019). Damit liegt die Bundesrepublik weit unter dem vom Wissenschaftsrat empfohlenen Akademisierungsanteil von 10 bis 20 % (Wissenschaftsrat 2022).

Die Tendenz zumindest ist steigend. Seit 2020 ist in Deutschland die Ausbildung im neuen Beruf der Pflegefachfrau beziehungsweise des Pflegefachmanns möglich. Die bis dahin getrennten Ausbildungen in den Be-

rufen Gesundheits- und Krankenpfleger/in, Gesundheits- und Kinderkrankenpfleger/in sowie Altenpfleger/in wurden zum Berufsbild Pflegefachfrau/-mann zusammengeführt. Zu Beginn des Jahres 2022 waren etwas über 100.000 Personen in Ausbildung zu diesem Beruf, ein Anstieg um 7 % im Vergleich zum Vorjahr (Statistisches Bundesamt 2022b).

Diverse Studien weisen auf einen deutlichen Zusammenhang zwischen der beruflichen Qualifikation und der Pflegequalität hin. Erstrebenswert scheint den Ergebnissen zufolge dabei insbesondere ein ausgewogener Qualifikationsmix unter Integration akademisierter Pflegekräfte nicht nur in der Führung, sondern auch in der Versorgung am Bett zu sein (Wissenschaftsrat 2022).

Wie sich der Bedarf künftig entwickeln wird, ist absehbar. Die geburtenstarken Jahrgänge sind auch in der Pflege stark vertreten und werden zur Verrentung hin das bestehende Defizit vergrößern. Dem demographischen Wandel kann nur mit neuen Konzepten begegnet werden. Um diesen teilweise noch unbekannten Konzepten bestmöglich gerecht werden zu können, ist es sinnvoll, eine breite Qualifikationsspanne aufzubauen. Die Krankenhäuser benötigen praktisch ausgebildete Pflegekräfte ebenso wie Pflegekräfte, die pflegewissenschaftliche Erkenntnisse direkt ans Bett tragen können. Außerdem sind Pflegekräfte mit einer Managementqualifikation notwendig. Die Grundlage für die Übernahme von mehr medizinischen Leistungen, Spezialisierung und für ein anderes Selbstverständnis der Pflege kann ebenfalls durch akademische Aus- und Weiterbildungen ausgebaut und die Kommunikation zwischen Pflege und Ärzteschaft kann vereinfacht werden.

Fehlanreize wie Finanzierungsungerechtigkeiten zwischen ausgebildeten und studierten Pflegekräften gilt es dabei nicht nur in Bezug auf die spätere Lohnausgestaltung, sondern bereits in der Ausbildung zu vermeiden, z. B. in Bezug auf fehlende Vergütung der Praxiseinsätze. Strukturelle Weiterentwicklungen sind notwendig, um auch akademisierte Pflege nachhaltig ans Bett zu bringen und die Stär-

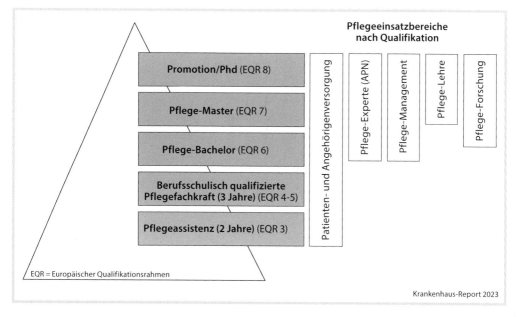

Pflegeeinsatzbereiche nach Qualifikation

Promotion/Phd (EQR 8)

Pflege-Master (EQR 7)

Pflege-Bachelor (EQR 6)

Berufsschulisch qualifizierte Pflegefachkraft (3 Jahre) (EQR 4-5)

Pflegeassistenz (2 Jahre) (EQR 3)

Patienten- und Angehörigenversorgung

Pflege-Experte (APN)

Pflege-Management

Pflege-Lehre

Pflege-Forschung

EQR = Europäischer Qualifikationsrahmen

Krankenhaus-Report 2023

◘ **Abb. 6.1** Qualifikation und Einsatzbereiche von Pflegefachpersonen analog EQR. (Quelle: VPU et al. 2022)

ken der verschiedenen Pflegequalifikationen zu vereinen, statt sie gegeneinander abzuwägen.

▬ Einige Kliniken wie das Universitätsklinikum Münster oder das Florence-Nightingale-Krankenhaus Düsseldorf arbeiten bereits seit Längerem an der Integration akademisierter Pflegekräfte mit Master- und Bachelorabschlüssen im Sinne erweiterter Qualifikationsmixe in der direkten Versorgungspraxis.

▬ Das Universitätsklinikum Hamburg-Eppendorf entwickelte eine Potenzialanalyse, um geeignete Führungskräfte intern zu identifizieren, und fördert bei Fach- und Führungskarrieren auch akademische Laufbahnen.

▬ In der Oberpfalz werden Bachelorstudenten am Bett eingesetzt, um aktuelles Fachwissen mit dem Erfahrungswissen der Pflegenden auf den Stationen produktiv zu verbinden, Entwicklungs- und/oder Veränderungsbedarf zu erkennen und daraus definierte Arbeitsaufträge für die akademisch qualifizierte Pflegefachkraft zu entwickeln.

Eine Weiterentwicklung von Qualifizierungsmöglichkeiten an Hochschulen für Pflegefachkräfte in Anlehnung an internationale Standards und basierend auf dem Pflegeberufegesetz fordern die Fachvertreter aus Pflegewissenschaft und Pflegepraxis (VPU et al. 2022). Der Gliederungsvorschlag einer hochschulischen Pflegebildungslandschaft unterscheidet inkl. der nicht-akademisierten ausgebildeten Pflege fünf Qualifikations- und Einsatzbereiche von Pflegefachpersonen analog Europäischem Qualifikationsrahmen (EQR) (◘ Abb. 6.1).

Die primärqualifizierenden Bachelor-Studiengänge qualifizieren danach zur Pflegefachfrau/zum Pflegefachmann. In die Master-Studiengänge mit unterschiedlichen Schwerpunktsetzungen und Spezialisierungsmöglichkeiten können die bislang geläufigen Weiterbildungen inkludiert werden (Critical Care, Psychiatrische Pflege, Onkologische Pflege, Pädiatrische Pflege, Global oder Community Health, Angewandte Pflegeinformatik, Pflegetechnik und Robotik, Notfallpflege, Geriatrische Pflege, Klinische Pflegeexpertise/

6

APN, Pflegewissenschaft, Transplantations-pflege) (VPU et al. 2022). Zu berücksichtigen sind noch Studiengänge zur Erlangung von Management- und Führungskompetenzen für leitende Pflegekräfte (und für leitende Ärztin-nen und Ärzte), z. B. berufsbegleitende Pro-gramme zum Pflegemanagement, MBA-Pro-gramme.

Auf der Grundlage dieser Strukturen kann das Personalmanagement klare Anforderungs-profile, Arbeitsplatzbeschreibungen und Stel-lenbeschreibungen formulieren, eine Grundla-ge für die Personalbedarfsermittlung erarbei-ten, die Vergütung festlegen und damit letzt-lich die Anforderungen an eine quantitativ und qualitativ adäquate Pflege sicherstellen.

6.2.6 Fortschreitende Digitalisierung der Arbeitswelt

Auch wenn die Digitalisierung in den deut-schen Krankenhäusern noch stark ausbaufähig (Digitalradar 2022; Bitkom-Umfrage 2022) und ihr Potenzial für die Patientenversor-gung und die Arbeitswelt des Krankenhaus-personals noch nicht in Gänze absehbar ist (ebenso die Risiken, Hindernisse und Grenzen des Technikeinsatzes), verändert die digitale Transformation die Versorgung und Arbeits-welt in den Krankenhäusern schon jetzt (z. B. Bitkom-Umfrage 2021; Evans et al. 2018; Bräutigam et al. 2017). Einzelne Ansätze der digitalen Transformation lassen unterschied-liche Einsatzbereiche in den Krankenhäusern erkennen. Das Spektrum reicht von

- Programmen, die Arbeitszeitmodelle opti-mieren,
- neuen Lernformen wie CAre Reflection Online, bei der eine digitale Lernumge-bung für die Pflegeausbildung entwickelt wird, sodass Lernende unabhängig von Zeit und Ort und auch über andere Kanäle als üblich Theorie und Praxis miteinander verknüpfen können,
- über diverse Formen der Robotik: Eines der wohl bekanntesten Bespiele sind die Stroke

Robots, die seit Jahren in der US-Ame-rikanischen Mayo Clinic bei Schlaganfäl-len eingesetzt werden. Spezialisten schalten sich mit Hilfe des Roboters zu den Patien-ten, untersuchen und befragen sie und be-sprechen sich darüber hinaus mit weiteren Spezialisten zu einem Fall, alles innerhalb kürzester Zeit und über enorme Entfernun-gen hinweg. Diagnosealgorithmen wie *Au-tomation in Medical Imaging* des Fraunho-fer Instituts erzielen hervorragende Ergeb-nisse, Operationsrobotik ist z. B. in Form der DaVinci-Operationsroboter in der Uni-klinik Jena bereits seit über einem Jahr-zehnt im Einsatz und Pflegeroboter unter-stützen Pflegekräfte insbesondere bei kör-perlich fordernden Arbeiten wie der Lage-rung. Aber auch psychische Unterstützung wird durch humanoide Roboter wie „Pep-per" geleistet, der in einer Kinderklinik der Charité erstmals im Einsatz ist und dort bei den kleinen Patientinnen und Patienten durch Unterhaltung und Ablenkung Angst und Nervosität minimieren kann.

Robotik und Künstliche Intelligenz bergen ein enormes Potenzial. Menschliche Kompeten-zen wie Intuition, Kreativität, Empathie und Zuwendung können sie nicht ersetzen, aber als wichtige Erfolgsfaktoren in die Entwick-lung sinnhafter Tools eingebunden werden. Ihr Einsatz kann überdies die Gesundheit der Patientinnen und Patienten sowie der Gesund-heitsfachkräfte verbessern, indem körperlich schwere Hebe- und Tragearbeiten übernom-men werden oder KI-gesteuerte Pflegebetten bei Bedarf entlastende Liegepositionen vor-schlagen und durchführen, um schmerzhafte Druckgeschwüre zu vermeiden. Der Personal-mangel kann z. B. durch Serviceroboter oder sprachgesteuerte Pflegedokumentation abge-mildert werden (vgl. auch ▶ Kap. 12 in diesem Band).

Die Etablierung der Telematik-Infrastruk-tur und die Ausgestaltung der elektronischen Patientenakte setzt eine Öffnung der IT-Sys-teme voraus und stellt somit eine Herausfor-derung für die IT-Sicherheit von Krankenhäusern dar. Auf die Bewältigung dieser Aufgaben muss künftig bereits in der Ausbildung Wert gelegt werden, da der bereits existierende Fachkräftemangel sich auch hier eklatant zu verschärfen droht. Auf der anderen Seite können digitale Kooperationen, insbesondere auch bei der sektorenübergreifenden Versorgung ganz neue Versorgungsformen ermöglichen (s. ▶ Abschn. 6.2.1). Dies beginnt bei Videosprechstunden und Telemedizin, die in der Pandemie einen regelrechten Schub erfahren haben, über Case- und Care Management und führt zu eng verzahnten kooperativen Versorgungsformen, die eine gesicherte gemeinsame Datenbasis benötigen, bis hin zur Verzahnung mit Forschungsprojekten, um Daten zur Weiterentwicklung der personalisierten Medizin aus den Behandlungsdaten zu extrahieren oder Studienkandidaten automatisch identifizieren zu können.

▬ Im Projekt Herzeffekt MV soll durch die elektronische Vernetzung der einzelnen Patienten- und Behandlungsdaten aller an der Patientenversorgung beteiligten und oftmals räumlich weit entfernten Institutionen in einem Care-Zentrum ein wohnortnaher Zugang zu spezialisierter Medizin in Mecklenburg-Vorpommern geschaffen werden. Die Patientinnen und Patienten oder Medizinerinnen und Mediziner können beispielsweise den gemessenen Blutdruck via Telefon oder Computer zum Fallmanagement des Care-Centers senden. Erkennt das Fallmanagement Auffälligkeiten in den Daten, kann eine weitere Behandlung durch das angebundene Fachpersonal erfolgen.

▬ Ein weiteres vielversprechendes Projekt in der Pflege ist das neue Pflege-Expertensystem CarelT, eine unter Einbezug von Pflegefachkräften in der Pflegepraxis entwickelte Pflege-Expertensoftware. Das Zollernalb-Klinikum in Balingen hat mit smarten Geräten und Technologien die Digitalisierung in der Pflege vorangetrieben, um zur Entlastung der Pflegekräfte beizutragen. Die Software kann einfach in Krankenhausinformationssysteme und an-

dere Gesundheitssoftware integriert werden und wurde zunächst auf zwei chirurgischen Stationen als Pilotprojekt eingeführt. Über digitale Visitenwagen mit Monitoren, die mit Scanfunktion ausgestattet sind, sowie zusätzliche Tablets zur Aufnahme der Anamnese werden Daten direkt in die Fallakten übertragen. Auch drahtlose medizinische Messgeräte erlauben eine schnelle Datenerfassung, sodass die Messwerte direkt in der digitalen Kurve ersichtlich sind. Eine Identifikation der dokumentierenden Pflegekräfte, Patienten oder Medikamentendispenser findet dabei über Barcodes statt. Automatisch erstellte pflegerelevante Kennzahlen können direkt an das Controlling weitergeleitet werden. Durch die Einführung der Software ist ein Zeitgewinn von über drei Stunden pro Patientin oder Patient bei der Dokumentation zu verzeichnen. Die zusätzlich gewonnene Zeit kann direkt für die Patientenversorgung verwendet werden.

Nicht zuletzt sind eine adäquate digitale Ausstattung und Vernetzung sowie moderne Prozesse auch Faktoren für die Gewinnung von Personal. Neue Teamstrukturen und Möglichkeiten der Weiterqualifikation ziehen nicht nur zukunftsorientiert denkende Fachkräfte an, sondern erleichtern auch der jetzigen Prozessorganisation Innovationen zu integrieren. Dabei lohnt es sich immer auch in Bezug auf die Methodik, einmal über das Bekannte hinaus zu blicken und sich das Know-how über Prozesse und Methoden aus anderen Branchen oder Bereichen nutzbar zu machen.

6.3 Personaleinsatz und Personalsicherheit in Pandemiezeiten

Die Corona-Pandemie hat Krankenhäuser vor große Herausforderungen gestellt und das Personalmanagement oftmals gezwungen, bewährte Personalkonzepte infrage zu stellen.

Das Krankenhauspersonal sah sich einer enormen physischen und psychischen Belastung ausgesetzt. Mehr Fachkräfte als in den Zeiten vor Corona fielen aufgrund von Krankheit, Quarantäne, wegfallenden Betreuungsmöglichkeiten von Kindern oder zu pflegenden Angehörigen oder eigener Vulnerabilität aus. Besonders erhöht war die subjektive Belastung und der psychosoziale Stress bei den Mitarbeitenden in Covid-19-Risikobereichen sowie bei den Pflegekräften, da sie besonders viel Zeit mit Patientinnen und Patienten und deren Angehörigen verbringen (Kramer et al. 2020; Bräutigam et al. 2014). Bereits im ersten Pandemiejahr 2020 verzeichnete der Fehlzeiten-Report im Gesundheits- und Sozialwesen im Vergleich zu anderen Branchen den stärksten Krankheitsanstieg (von 6,0 % auf 6,2 %). Pflegekräfte waren auch schon vor der Pandemie deutlich länger und häufiger arbeitsunfähig als andere Berufsgruppen (2019: Pflege = 7,5 %, andere Berufsgruppen = 5,4 %) (Hower und Winter 2021). Um dem verschärften Personalmangel kurzfristig zu begegnen, wurden bereits Verrentete, anderweitig aus dem Beruf Ausgeschiedene, Studierende oder Teilzeitkräfte für zusätzliche Dienste angeworben (Hower und Winter 2021; DKI 2021). Krankenhäuser bereiteten die Ärzteschaft und Pflegenden in Kurzzeitschulungen für den Intensivbereich vor, erfahrende Kräfte lernten andere Kräfte an. Krisenstäbe wurden gebildet und neue Abläufe und Verfahrensregeln wurden erarbeitet (Blase et al. 2022).

Für den Einsatz in den Krankenhäusern unter erheblicher zusätzlicher Arbeitslast und teilweise noch unklarer Gefährdungslage wurden dem medizinischen Fachpersonal hohe Aufmerksamkeit und Respektsbekundungen zuteil. Dies wurde nicht nur in Teilen von den medizinisch-pflegerischen Berufen als nicht ausreichend wahrgenommen, sondern es wurden weitere konkrete Schritte im Personalmanagement gefordert. Neben angemessener Bezahlung, gesellschaftlicher Wertschätzung, mehr Kolleginnen und Kollegen und guten Arbeitszeitmodellen spielt auch die Sicherheit eine wesentliche Rolle. Die Menge an hoch-

ansteckenden Corona-Fällen hat die Bedeutung von Hygienefachpersonal, Isolierkonzepten und -möglichkeiten noch einmal deutlich unterstrichen (Hower und Winter 2021).

Um Patienten- sowie Personalsicherheit zu optimieren, wurden Corona-Ambulanzen und -Stationen eingerichtet, mit Kampagnen für Impfungen und Tests geworben und das Personal über moderne Formate wie Klinik-Podcasts über Neuerungen informiert. IT-gestützte Plattformen zur besseren Planung und neue Funktionen wie Pandemiebeauftragte wurden geschaffen, um den schnellen Veränderungen bestmöglich begegnen zu können. Als zu Beginn der Corona-Pandemie Schutzkleidung rar war, wurden mithilfe von 3D-Druckern in einigen Kliniken Schutzvisiere hergestellt. Das „Corona-Taxi", eine Flotte von Kleinbussen mit Ärztinnen und Ärzten, Pflegekräften und studentischen Aushilfen besuchten Corona-Patientinnen und -Patienten, die zu Hause isoliert waren, und überprüften dort deren Gesundheitszustand.

Die Herausforderungen in Pandemiezeiten bei knappen personellen Ressourcen sind nur mit einem Paket an Maßnahmen zu bewältigen: adäquate Personalbemessung, wertschätzende Kompetenzbereiche, flexible Dienstpläne, umfangreiche Unterstützung in verschiedenen Lebensphasen, mehr Eigenverantwortung, unternehmerische Agilität und finanzielle Anreize.

Einzubetten sind die Maßnahmen in ein Managementkonzept, das die Grundlage für den Personaleinsatz, die Steuerung und die Führung des Personals unter Pandemiebedingungen legt (Blase et al. 2022; Hower und Winter 2021). Darin müssen auch Richtlinien zur Kompetenzentwicklung des Personals sowie Führungsprinzipien mit Inhalten zum Umgang mit Mitarbeitenden in Krisenzeiten aufgenommen werden. Außerdem ist es notwendig, eine Vertrauens- und Sicherheitskultur zu fördern sowie eine Kultur des Zusammenhalts zu entwickeln, damit das stark physisch und emotional belastete Personal die komplexen Anforderungen in Krisensituationen meistern kann.

6.4 Fazit

Auf dem Weg in die Zukunft werden Qualität, Leistungsfähigkeit und Wirtschaftlichkeit des Krankenhauses maßgeblich davon bestimmt, ob und inwieweit es gelingt, das Beziehungsgefüge zwischen der Organisation Krankenhaus auf der einen Seite und dem darin tätigen Personal auf der anderen Seite optimal zu gestalten. Voraussetzung dafür ist eine zukunftsorientierte Anpassung des Personalmanagements. Es bewegt sich dann im Spannungsfeld der Erwartungen der Mitarbeitenden und den inhaltlichen (fachlichen), organisatorischen sowie technischen Notwendigkeiten der Krankenhausarbeit. Nicht zuletzt sind auch die hohen regulatorischen Anforderungen eine Herausforderung an das Klinikmanagement. Hier gilt es auch im übergeordneten politischen Rahmen Spielräume für innovative Gestaltung von Versorgung zu schaffen. Dies sollte neben klassischen Maßnahmen des Personalmanagements wie z. B. der partizipativen Gestaltung eines Qualifikationsmixes für zukünftige Versorgungsaufgaben im digitalen Zeitalter auch das Überdenken von Versorgungsstrukturen, insbesondere derer der sektorenübergreifenden Versorgung umfassen. Digitale Versorgungsangebote ermöglichen hier neue Flexibilität und auch Teilhabe des medizinischen Fachpersonals an „New Work". Die Komplexität des Themas zeigt klar, dass Erklärungsmodelle, die auf unidirektionale Lösungen abstellen, ihre Berechtigung zunehmend verlieren. Ein Zusammenwirken verschiedener Initiativen sowie die vertrauensorientierte Kooperation auf Akteurs- und Politikebene im Sinne der medizinischen Fachkräfte und der Patientenversorgung werden hierbei entscheidend sein, um gemeinsam Wege für die Bewältigung der Personalengpässe von heute und morgen zu finden.

Literatur

Albrecht M, Loos S, Möllenkamp M, Sander M, Schiffhorst G, Braeseke G, Stengel V (2017) Faktencheck Pflegepersonal im Krankenhaus. Internationale Empirie und Status quo in Deutschland. https://faktencheck-gesundheit.de/fileadmin/files/BSt/Publikationen/GrauePublikationen/VV_FC_Pflegepersonal_final.pdf. Zugegriffen: 27. Juli 2022

Albrecht M, Loos S, an der Heiden I, Temizdemir E, Ochmann R, Sander M, Boc H (2019) Stationäre Hebammenversorgung. IGES-Institut. Gutachten für das BMG Berlin, September 2019. https://www.iges.com/sites/iges.de/myzms/content/e6/e1621/e10211/e24893/e24894/e24895/e24897/attr_objs24976/IGES_stationaere_Hebammenversorgung_092019_ger.pdf. Zugegriffen: 27. Juli 2022

Ärzteglück (2021) Jobs für Ärzte außerhalb der Klinik: wenn Sie als Arzt raus aus der Klinik wollen. https://aerzteglueck.de/jobs-fuer-aerzte-ausserhalb-der-klinik-wenn-sie-als-arzt-raus-aus-der-klinik-wollen/. Zugegriffen: 27. Juli 2022

Ärztezeitung (2022) Sachsen-Anhalts Gesundheitsministerin will Uniklinik-Ärzte aufs Land rotieren lassen. https://www.aerztezeitung.de/Nachrichten/Sachsen-Anhalts-Gesundheitsministerin-will-Uniklinik-Aerzte-aufs-Land-rotieren-lassen-425858.html. Zugegriffen: 1. Juli 2022

Auffenberg J, Becka D, Evans M, Kokott N, Schleicher S (2022) „Ich pflege wieder, wenn ... " Potenzialanalyse zur Berufsrückkehr und Arbeitszeitaufstockung von Pflegefachkräften. https://www.arbeitnehmerkammer.de/fileadmin/user_upload/Downloads/Politik/Rente_Gesundheit_Pflege/Bundesweite_Studie_Ich_pflege_wieder_wenn_Langfassung.pdf. Zugegriffen: 27. Juli 2022 (Ein Kooperationsprojekt der Arbeitnehmerkammer Bremen, des Instituts Arbeit und Technik Gelsenkirchen und der Arbeitskammer des Saarlandes, gefördert von der Hans Böckler Stiftung Düsseldorf)

Augurzky B, Krolop S, Hollenbach J, Monsees D, Pilny A, Schmidt CM, Wuckel C (2022) Krankenhaus Rating Report 2022. Vom Krankenhaus zum Geisterhaus. medhochzwei, Heidelberg

AWMF (2022) Stellungnahme der AG „Medizin und Ökonomie" der Arbeitsgemeinschaft der Wissenschaftlichen Medizinischen Fachgesellschaften (AWMF) zur Krankenhausreform. AWMF, Frankfurt am Main. https://www.awmf.org/fileadmin/user_upload/Stellungnahmen/Medizinische_Versorgung/20220629_AWMF_Stellungnahme_KH_Reform_final.pdf. Zugegriffen: 27. Juli 2022

BÄK (2021) Statistik der Bundesärztekammer, Stand Dezember 2021. https://www.bundesaerztekammer.de/baek/ueber-uns/aerztestatistik/aerztestatistik-2021. Zugegriffen: 1. Juli 2022

BfA (2021) Engpassanalyse. Bundesversicherungsanstalt für Angestellte, Berlin. https://statistik.arbeitsagentur.de/DE/Navigation/Statistiken/Interaktive-Statistiken/Fachkraeftebedarf/Engpassanalyse-Nav.html;jsessionid=CE695B32D51E109A432AEA4FC94D1CEB. Zugegriffen: 27. Juli 2022

Blase B, Oswald J, Wacker F, Wasem J (2022) Steuerungsherausforderungen im Krankenhaus. In: Klauber J, Geraedts M, Friedrich J, Wasem J (Hrsg) Krankenhaus-Report 2022 – Patientenversorgung während der Pandemie. Springer, Berlin, S 217–233

Bitkom (2021) Medizin 4.0 – wie digital sind Deutschlands Ärzte? Umfrage des Digitalverband Bitkom zusammen mit dem Ärzteverband Hartmannbund. https://www.hartmannbund.de/wp-content/uploads/2021/02/2021-2-2_Bitkom_Umfrage_Ergebnisse.pdf. Zugegriffen: 12. Dezember 2022

Bitkom (2022) Digitalisierung in Praxis und Klinik. Umfrage des Digitalverband Bitkom zusammen mit dem Ärzteverband Hartmannbund.https://www.hartmannbund.de/wp-content/uploads/2022/10/Bitkom_Charts_AerzteschaftDigital_2022_final.pdf. Zugegriffen: 12. Dezember 2022

BMFSFJ (2022) In 5 Schritten zu mehr Vereinbarkeit. Leitfaden für eine erfolgreiche Fachkräftesicherung im Krankenhaus. Bundesministerium für Familie, Senioren, Frauen und Jugend, Berlin. https://www.bmfsfj.de/bmfsfj/service/publikationen/in-5-schritten-zu-mehr-vereinbarkeit-164734. Zugegriffen: 1. Juli 2022

Bräutigam C, Enste P, Evans M, Hilbert J, Merkel S, Öz F (2017) Digitalisierung im Krankenhaus. Mehr Technik – bessere Arbeit? Study Vol. 364. Hans-Böckler-Stiftung, Düsseldorf

Bräutigam C, Evans M, Hilbert J, Öz F (2014) Arbeitsreport Krankenhaus – Eine Online-Befragung von Beschäftigten deutscher Krankenhäuser. Hans-Böckler-Stiftung, Düsseldorf

Bundesagentur für Arbeit (2022) Berichte: Blickpunkt Arbeitsmarkt – Arbeitsmarktsituation im Pflegebereich. Bundesagentur für Arbeit, Nürnberg, S 10

Calmbach M, Flaig B, Edwards J, Möller-Slawinski H, Borchard I, Schleer C (2020) Sinusstudie 2020. Lebenswelten von Jugendlichen im Alter von 14 bis 17 Jahren in Deutschland. Studie im Auftrag der Bundeszentrale für politische Bildung (BpB). https://www.bpb.de/system/files/dokument_pdf/SINUS-Jugendstudie_ba.pdf. Zugegriffen: 27. Juli 2022

DBfK (2019) Impulse zur Mitarbeiterbindung. Ergebnisse einer Online-Umfrage zum Dienstplan. Deutscher Berufsverband für Pflegeberufe (DBfK), Berlin. https://www.dbfk.de/media/docs/download/Allgemein/Umfrage-Dienstplan-Ergebnisse.pdf. Zugegriffen: 27. Juli 2022

Deutscher Bundestag (2019) Antwort der Bundesregierung auf die Kleine Anfrage der Abgeordneten Klein-Schmeink M, Kappert-Gonther K, Schulz-Asche K, weiterer Abgeordneter und der Fraktion BÜNDNIS 90/DIE GRÜNEN. Voraussetzungen für eine Reform der Berufsgesetze der Gesundheitsfachberufe. Drs. 19/14010, Berlin. https://dserver.bundestag.de/btd/19/140/1914010.pdf. Zugegriffen: 01. Juli 2022

DGB-Index (2018) Arbeitsbedingungen in der Alten- und Krankenpflege. Ergebnisse einer Sonderauswertung der Repräsentativumfragen zum DGB-Index Gute Arbeit. https://index-gute-arbeit.dgb.de/++co++df07ee92-b1ba-11e8-b392-52540088cada. Zugegriffen: 27. Juli 2022

Digitalradar (2022) Zwischenbericht. Ergebnisse der ersten nationalen Reifegradmessung deutscher Krankenhäuser. https://www.digitalradar-krankenhaus.de/download/220914_Zwischenbericht_DigitalRadar_Krankenhaus.pdf. Zugegriffen: 12. Dezember 2022.

DKG (2022) DKG-Positionspapier zur Förderung der Ambulantisierung im stationären Versorgungsbereich – Einführung von Hybrid-DRGs und klinisch-ambulanten Leistungen. Deutsche Krankenhausgesellschaft, Berlin. https://www.dkgev.de/fileadmin/default/Mediapool/1_DKG/1.3_Politik/Positionen/DKG_Positionspapier_Foerderung_der_Ambulantisierung_Juni2022.pdf. Zugegriffen: 9. Aug. 2022

DKI (2017) DKI-Krankenhausbarometer 2017. https://www.dki.de/sites/default/files/2019-01/2017_11_kh_barometer_final.pdf. Zugegriffen: 27. Juli 2022

DKI (2018) DKI-Krankenhausbarometer 2018. https://www.dki.de/sites/default/files/2019-01/2018_11_kh_barometer_final.pdf. Zugegriffen: 27. Juli 2018

DKI (2021) DKI-Krankenhausbarometer 2021. https://www.dki.de/sites/default/files/2021-12/20211221_Final_KH-Barometer-komprimiert.pdf. Zugegriffen: 27. Juli 2022

Ernst M, Bunzemeier H (2022) Medizin-Controlling. In: Oswald J, Schmidt-Rettig B (Hrsg) Management und Controlling im Krankenhaus. Gestaltungsperspektiven und Beziehungsdynamik – Ansätze eines integrierten Konzepts. Kohlhammer, Stuttgart

Evans M, Hielscher V, Voss D (2018) Damit Arbeit 4.0 in der Pflege ankommt. Wie Technik die Pflege stärken kann, Policy-Brief der Hans-Böckler-Stiftung, Düsseldorf

Forschung und Lehre (2022) Ärzte fordern mehr Medizin-Studienplätze. https://www.forschung-und-lehre.de/politik/aerzte-fordern-mehr-medizin-studienplaetze-4748. Zugegriffen: 27. Juli 2022

G-BA (2022) Heilkundeübertragung: Modellvorhaben zur Übertragung ärztlicher Tätigkeiten an ausgebildete Pflegekräfte. Gemeinsamer Bundesausschuss, Berlin. https://www.g-ba.de/themen/

qualitaetssicherung/weitere-bereiche/weitere-bereiche-heilkundeuebertragung/. Zugegriffen: 1. Juli 2022

GIZ (2022) Programm Triple Win. Deutsche Gesellschaft für Internationale Zusammenarbeit, Eschborn. https://www.giz.de/de/downloads/Anlage_Fachkr%c3%a4fte_TW_2021.pdf. Zugegriffen: 1. Juli 2022

Günther HJ, Erlenberg RM, Heistermann P (2021) Vergleich der Arztassistenzberufe in Deutschland, Berufsverband der Dt. Chirurgen. https://www.bdc.de/vergleich-der-arztassistenzberufe-in-deutschland/. Zugegriffen: 27. Juli 2022

Hartmannbund (2021) Assistenzarzt-Umfrage 2021 – Arbeitsbedingungen, Ökonomisierung und Digitalisierung. Hartmannbund Verband der Ärzte Deutschlands. e. V., Mainz. https://www.hartmannbund.de/wp-content/uploads/2021/04/HB-Umfrageergebnisse_Ueberblickspraesentation.pdf. Zugegriffen: 27. Juli 2022

Hasselhorn HM, Müller BH, Tackenberg P, Kümmerling A, Simon M (2005) Berufsausstieg bei Pflegepersonal. Arbeitsbedingungen und beabsichtigter Berufsausstieg bei Pflegepersonal in Deutschland und Europa. Schriftenreihe der Bundesanstalt für Arbeitsschutz und Arbeitsmedizin. BAuA, Dortmund/Berlin/Dresden, überarbeitete Übersetzung von ausgewählten Kapiteln aus dem englischsprachigen Zwischenbericht zur NEXT-Studie (nurses early exit study). https://www.baua.de/DE/Angebote/Publikationen/Schriftenreihe/Uebersetzungen/Ue15.pdf?__blob=publicationFile&v=1. Zugegriffen: 27. Juli 2022

Hower K, Winter W (2021) Pandemiebedingte Herausforderungen in der Pflege – Ansätze für die Betriebliche Gesundheitsförderung. In: Badura B, Ducki A, Schröder H, Meyer M (Hrsg) Fehlzeiten-Report 2020 – Betriebliche Prävention stärken. Springer, Berlin Heidelberg, S 381–395

Kramer V, Papazova I, Thoma A, Kunz M, Falkai P, Schneider-Axmann T, Hierundar A, Wagner E, Hasan A (2020) Subjective burden and perspectives of German healthcare workers during the COVID-19 pandemic. Eur Arch Psychiatry Clin Neurosci. https://doi.org/10.1007/s00406-020-01183-2

Marburger Bund (2020) MB-Monitor 2019. https://www.marburger-bund.de/sites/default/files/files/2020-01/MB-Monitor%202019_Zusammenfassung_Ergebnisse.pdf. Zugegriffen: 27. Juli 2022.

Meyer JP, Allen NJ (1984) Testing the side bet theory of organizations commitment: Somemethodological considerations. Journal of Occupational Psychology 69:372–378

Oswald J (2019) Personalwirtschaft in Theorie und Praxis. In: Oswald J (Hrsg) Personalwirtschaft im Krankenhaus. Kohlhammer, Stuttgart, S 15–126

Oswald J, Bunzemeier H (2020) Auswirkungen der Personalkostenvergütung auf die Prozesse im Kranken-haus. In: Klauber GM, Friedrich J, Wasem J (Hrsg) Krankenhaus-Report 2020 – Finanzierung und Vergütung am Scheideweg. Springer, Berlin, S 145–168

Oswald J, Frauenknecht X, Graf M (2022) Pflege-Controlling. In: Oswald J, Schmidt-Rettig B (Hrsg) Management und Controlling im Krankenhaus. Gestaltungsperspektiven und Beziehungsdynamik – Ansätze eines integrierten Konzepts, Bd. 2022. Kohlhammer, Stuttgart

Pältz M (2015) Selbststeuerung von Führungskräften. Eine empirische Studie mit Implikationen für die Coachingpraxis. Dissertation. Friedrich-Schiller-Universität Jena. https://d-nb.info/1075492807/34. Zugegriffen: 27. Juli 2022

pflege-krankenhaus (2022) Wegweisende Modelle zur Weiterentwicklung der Pflege im Krankenhaus. https://www.pflege-krankenhaus.de/neue-arbeitsteilung/modelle-im-ueberblick.html. Zugegriffen: 1. Juli 2022

PWC (2022) Fachkräftemangel im Gesundheitswesen. Wenn die Pflege selbst zum Pflegefall wird. Auswege aus der drohenden Versorgungskrise. PricewaterhouseCoopers, Frankfurt am Main

Schmidt-Rettig B (2017) Managementstrukturen und Leitungsorganisation. In: Oswald J, Schmidt-Rettig B, Eichhorn S (Hrsg) Krankenhaus-Managementlehre – Theorie und Praxis eines integrierten Konzepts, 2. Aufl. Kohlhammer, Stuttgart, S 242–294

Scholz C (2016) Unschöne neue Arbeitswelt. Wie Work-Life-Blending unser Privatleben kaputt macht. In: Manager Magazin. https://www.manager-magazin.de/lifestyle/artikel/arbeitswelt-work-life-blending-macht-unser-privatleben-kaputt-a-1081881.html. Zugegriffen: 27. Juli 2022

Scott JG, Sochalski J, Aiken L (1999) Review of magnet hospital research: findings and implications for professional nursing practice. The Journal of Nursing Administration 29(1):9–19

Statistisches Bundesamt (2021) Ausländische Berufsabschlüsse: 5 % mehr Anerkennungen im Jahr 2020. Pressemitteilung Nr. 400 vom 24. August 2021. Wiesbaden. https://www.destatis.de/DE/Presse/Pressemitteilungen/2021/08/PD21_400_212.html. Zugegriffen: 27. Juli 2022

Statistisches Bundesamt (2022a) 105.000 Auszubildende waren 2021 in einer Ausbildung zur Pflegefachfrau oder zum Pflegefachmann. Pressemitteilung Nr. 135 vom 29. März 2022. Wiesbaden. https://www.destatis.de/DE/Presse/Pressemitteilungen/2022/03/PD22_135_212.html. Zugegriffen: 1. Juli 2022

Statistisches Bundesamt (2022b) Kostennachweis der Krankenhäuser. Fachserie 12 Reihe 6.3. Bonn. https://www.destatis.de/DE/Themen/Gesellschaft-Umwelt/Gesundheit/Krankenhaeuser/Publikationen/Downloads-Krankenhaeuser/kostennachweis-krankenhaeuser-2120630207004.pdf;jsessionid=3D588980549E1DDBA05E1E2C1FBA19F6.

live712?__blob=publicationFile. Zugegriffen: 27. Juli 2022

Stiftung Münch (2020) Reformkommission neue Gesundheitsberufe für das digitale Zeitalter. https://www.stiftung-muench.org/wp-content/uploads/2020/05/NB_Final.pdf. Zugegriffen: 27. Juli 2022

TUI-Stiftung (2022) Junges Europa 2022. So denken Menschen zwischen 16 und 26 Jahren. Hannover. https://www.tui-stiftung.de/wp-content/uploads/2022/07/2022_07_06_JungesEuropa2022_Report.pdf. Zugegriffen: 27. Juli 2022

Uniklinik Köln (2022) Facharztweiterbildung um Praxisrotation erweitert. https://augenklinik.uk-koeln.de/informationen/aktuelles/detailansicht/facharztweiterbildung-um-praxisrotation-erweitert/. Zugegriffen: 1. Juli 2022

VPU et al (2022) Forderung nach einer Finanzierung der hochschulischen Pflegeausbildung und den weiteren Ausbau von Pflegestudiengängen. Ein gemeinsames Positionspapier des Verbandes der PflegedirektorInnen der Universitätskliniken und Medizinischen Hochschulen Deutschlands (VPU e. V.), des Netzwerks Pflegewissenschaft und Praxisentwicklung im VPU e. V., des Deutschen Pflegerates e. V., der Deutschen Gesellschaft für Pflegewissenschaft e. V., der Bundes-Dekanekonferenz Pflegewissenschaft e. V., des Deutschen Berufsverbandes für Pflegeberufe e. V., der European Academy of Nursing Science und des Deutschen Netzwerks Evidenzbasierte Medizin (Fachbereich Gesundheitsfachberufe). 21.03.22. https://deutscher-pflegerat.de/2022/03/23/forderung-nach-einer-finanzierung-der-hochschulischen-pflegeausbildung-und-den-weiteren-ausbau-von-pflegestudiengaengen/. Zugegriffen: 27. Juli 2022

Weidner F, Schubert C (2022) Die erweiterte pflegerische Versorgungspraxis. Abschlussbericht der begleitenden Reflexion zum Förderprogramm „360° Pflege – Qualifikationsmix für Patient:innen – in der Praxis". Deutsches Institut für angewandte Pflegeforschung e. V., Köln. https://www.bosch-stiftung.de/sites/default/files/publications/pdf/2022-06/Abschlussbericht_360Grad%20Pflege_Qualifikationsmix.pdf. Zugegriffen: 1. Juli 2022

WHO (2021) WHO Global Code of Practice on the International Recruitment of Health Personnel (2021). World Health Organization, Genf. https://cdn.who.int/media/docs/default-source/health-workforce/nri-2021.pdf. Zugegriffen: 27. Juli 2022

Wissenschaftsrat (2022) HQGplus-Studie zu Hochschulischen Qualifikationen für das Gesundheitssystem – Update. Quantitative und qualitative Erhebungen der Situation in Studium, Lehre, Forschung und Versorgung (Studienbericht) (Drs 9541-22). Köln. https://www.wissenschaftsrat.de/download/2022/9541-22.pdf. Zugegriffen: 27. Juli 2022

Magnet®-Krankenhäuser: Eine Chance für Deutschland?

Joan Kleine, Claudia Bettina Maier, Julia Köppen und Reinhard Busse

Inhaltsverzeichnis

© Der/die Autor(en) 2023
J. Klauber et al. (Hrsg.), *Krankenhaus-Report 2023*, https://doi.org/10.1007/978-3-662-66881-8_7

■ ■ Zusammenfassung

Der bestehende Fachkräftemangel und der Wettbewerb um Fachkräfte stellen deutsche Krankenhäuser vor die immer größere Herausforderung, qualifiziertes Pflegepersonal zu gewinnen und zu halten. Die Covid-19-Pandemie rückte die Thematik der Arbeitsbedingungen und die Rolle des Gesundheitspersonals in deutschen Krankenhäusern verstärkt in den Fokus der Öffentlichkeit. Das vierjährige EU-Projekt Magnet4Europe setzt das Magnet-Konzept mit dem Ziel um, das klinische Arbeitsumfeld in über 60 Krankenhäusern in ganz Europa zu verbessern und bewertet die Wirksamkeit der Umsetzung. In Deutschland hat das Projekt in vielen teilnehmenden Krankenhäusern bereits nach kurzer Zeit erste Veränderungen erzielen können. Dieses Kapitel skizziert die Hintergründe für das Interesse an der Umsetzung des Magnet-Konzepts in Deutschland und stellt das Magnet4Europe-Projekt vor.

The ongoing shortage of healthcare professionals and the competition for qualified staff confronts German hospitals with the increasing challenge of recruiting and retaining qualified nursing staff. The Covid-19 pandemic has put the issue of working conditions and the role of healthcare professionals in German hospitals in the public spotlight. The Magnet4Europe project, a four-year EU project, is implementing the Magnet concept with the aim of improving the clinical work environment in more than 60 hospitals across Europe and evaluating the effectiveness of its implementation. In Germany, the project has been able to achieve initial changes in many participating hospitals after a relatively short period of time. This chapter outlines the background for the interest in implementing the Magnet concept in Germany and presents the Magnet4Europe project.

7.1 Hintergrund

Die Arbeitsbedingungen in Krankenhäusern sind seit Jahren Schwerpunkt der Gesundheitssystemforschung und aktuell kommt diesem Thema eine besonders hohe Aufmerksamkeit zu (Benedix und Medjedovic 2014; Bräutigam et al. 2014; Lasater et al. 2021). Aufgrund einer vermehrt ökonomisch-betriebswirtschaftlichen Ausrichtung von Krankenhäusern mit der Einführung des diagnosebezogenen Gruppierungssystems (DRGs) im Jahr 2003 zeigt sich eine steigende Arbeitsverdichtung für das Gesundheitspersonal in deutschen Krankenhäusern (Braun et al. 2010; Simon 2014). Durch die Covid-19-Pandemie ist die Arbeitsbelastung zusätzlich gestiegen und die Themen Pflegepersonalmangel sowie die Arbeitsbedingungen des Pflegepersonals rücken verstärkt in den Fokus der Öffentlichkeit (Gräske et al. 2021; Kramer et al. 2021; DGIIN 2022).

Studien zeigen, dass Pflegefachpersonen häufiger unter Burnout, Angst- und Schlafstörungen sowie anderen psychischen Erkrankungen leiden als Arbeitnehmerinnen und Arbeitnehmer aus anderen Arbeitsbereichen (Bär und Starystach 2018; Kim et al. 2018). Inzwischen ist bekannt, dass die Ursachen der erhöhten Belastung bei Pflegefachpersonen nicht ausschließlich auf die individuelle Belastbarkeit oder unzureichende Bewältigungsstrategien zurückzuführen sind, sondern vielmehr in der Arbeitsumgebung von Krankenhäusern liegen (Aiken et al. 2012).

Bereits vor der Covid-19-Pandemie gaben zahlreiche Pflegefachpersonen in deutschen Krankenhäusern an, den Beruf frühzeitig aufgeben zu wollen bzw. Alternativen zu suchen (Simon et al. 2005; Bruxel 2011; Zander 2017). Obwohl der Großteil der Pflegefachpersonen in Deutschland den Pflegeberuf gerne ausübt, verbleiben diese nur durchschnittlich sieben bis acht Jahre darin (Bruxel 2011). Die Beweggründe für den vorzeitigen Berufsausstieg sind divers. Unter den Gründen finden sich z. B. Unzufriedenheit mit strukturellen Arbeitsplatzbedingungen, geringe Mitentscheidungsmöglichkeiten oder mangelnde Wertschätzung (Blum et al. 2004; Larsen und Lauxen 2015). Zudem erfahren Pflegefachpersonen häufiger ein Missverhältnis zwischen Arbeitsaufwand und erlebter Belohnung (*effort versus reward*) (Hasselhorn et al. 2004; Gräske et al. 2021).

Mit dem Auftreten der Covid-19-Pandemie wurde die Arbeitsbelastung zusätzlich erhöht. In einer Befragung von Pflegefachpersonen, die zum Zeitpunkt der sogenannten dritten Welle der Pandemie durchgeführt wurde (April 2021), gaben über 70 % des Pflegepersonals von Intensivstationen, Notaufnahmen und Rettungsdienst an, sich überlastet zu fühlen. Etwa 30 % der befragten Pflegenden gaben an, den Beruf in den nächsten zwölf Monaten verlassen zu wollen – 75 % davon aufgrund der pandemiebedingten Belastungen (DGIIN 2022). In einer anderen Umfrage aus dem Jahr 2021, an der 2.689 Pflegende in Deutschland teilnahmen, gaben 38,3 % der Pflegefachpersonen an, dass sie mehrmals im Monat oder häufiger daran denken, den Pflegeberuf zu verlassen (Gräske et al. 2021).

Schlechte Arbeitsbedingungen führen nicht nur zu einer erhöhten Abwanderung vorhandener Pflegefachpersonen in andere Einrichtungen, Berufe oder Länder, sondern auch zu einem Mangel an motiviertem Nachwuchs. Der bestehende Fachkräftemangel und der Wettbewerb um das verbleibende Personal stellen deutsche Krankenhäuser vor die immer größere Herausforderung, qualifiziertes Pflegepersonal zu gewinnen und zu halten (DKI 2019) Krankenhäuser sind darum angehalten, geeignete und nachhaltige Strategien zu finden, mit denen sie die klinische Arbeitsumgebung verbessern können, um von Pflegefachpersonen als attraktiver Arbeitsplatz wahrgenommen zu werden (Kroezen et al. 2015; DKI 2019). Hier setzt das U.S.-amerikanische Magnet-Konzept als eine mögliche Strategie an. In den USA gelten Magnet-Krankenhäuser als Organisationen mit besonders guten Arbeitsbedingungen und Erbringer exzellenter Pflegequalität. Die Prinzipien des Magnet-Konzepts haben zum Ziel, das Arbeitsumfeld im Krankenhaus durch umfassende Organisationsentwicklung und einen damit einhergehenden Kulturwandel zu verbessern, sodass das Personal und die Patientinnen und Patienten davon profitieren (Weeren 2019; ANCC 2021). Den Namen „Magnet" hat das Konzept von der magnetischen Anziehungskraft, die zertifizierte Krankenhäuser auf Pflegende ausüben.

In Deutschland haben sich 20 Krankenhäuser auf den Weg gemacht, das Magnet-Konzept zu implementieren (Maier et al. 2022). Begleitet durch die Magnet4Europe-Studie sollen einerseits die Wirksamkeit des Magnet-Konzepts in europäischen Krankenhäusern evaluiert und andererseits mögliche Barrieren der Übertragbarkeit eines U.S.-amerikanischen Konzepts auf Europa untersucht werden (Sermeus et al. 2022).

Nachfolgend werden das Magnet-Konzept und die Studie vorgestellt, anschließend wird spezifisch auf die Entwicklungen in Deutschland eingegangen.

7.2 Das Magnet®-Konzept[1]

7.2.1 Ursprung und Schlüsselelemente

Der Ursprung des U.S.-amerikanischen Magnet-Konzepts reicht bis in die 1980er Jahre zurück. Damals existierte ein Pflegepersonalmangel in den USA, ähnlich wie in Europa heute (Hayes et al. 2006; Buerhaus 2008). Die Einführung eines fallbezogenen Vergütungssystems im Medicare-Programm der USA verringerte zunehmend die Verweildauer der Patientinnen und Patienten, bei gleichzeitig steigendem Leistungsdruck für Mitarbeitende (Fetter et al. 1991). Aufgrund der sich verschlechternden Arbeitsbedingungen wurde

---

1 Die Magnet®-Intervention ist eine in den Vereinigten Staaten von Amerika und anderen Rechtsbarkeiten eingetragene Marke des ANCC und wird unter Lizenz des ANCC verwendet. Alle Rechte sind ANCC vorbehalten.

es für Krankenhäuser schwieriger, Pflegepersonal zu finden und vorhandenes zu halten (Kramer und Schmalenberg 1988). Zeitgleich gab es jedoch wenige Krankenhäuser, die eine starke Anziehungskraft auf Pflegepersonen ausübten und Personal langfristig halten konnten. Um herauszufinden, welche Gründe dieses Phänomen hatte, initiierte die American Academy of Nursing (AAN) 1983 eine Studie. Mithilfe dieser Studie wurden Einflussfaktoren ermittelt, die insbesondere hochqualifizierte Pflegefachpersonen anzogen sowie eine langfristige Bindung förderten (McClure et al. 1983). Die Gründe lagen u. a. in guten Arbeitsbedingungen, guter Personalausstattung, einer hohen Mitbestimmung der Pflege und einem aktivierenden Führungsstil (Aytekin Lash und Munroe 2005). Aus der Festlegung und Systematisierung dieser Merkmale entstand schließlich das Magnet-Konzept, das heute folgende fünf Schlüsselelemente umfasst: (1) Empirische Ergebnisse, (2) Transformationale Führung, (3) Strukturelles Empowerment, (4) Exemplarische professionelle Pflegepraxis und (5) Neues Wissen und Innovation (ANCC 2021). Im Rahmen des Magnet-Anerkennungsprogramms des im Jahr 1990 gegründeten American Nurses Credentialing Centers (ANCC) können sich Krankenhäuser seither als Magnet-Krankenhaus zertifizieren lassen (Aytekin Lash und Munroe 2005).

- Mithilfe von **empirischen Ergebnissen** wird der kontinuierliche Verbesserungsprozess überprüft und der Vergleich mit anderen Krankenhäusern ermöglicht. Dafür werden pflegesensitive Indikatoren (z. B. Sturz mit Verletzungsfolge, Infektionsrate bei Blasenkathetern), die Mitarbeitendenzufriedenheit beim Pflegepersonal sowie die Patientenzufriedenheit erhoben.
- **Transformationale Führung** betrifft das Verhalten pflegerischer Leitungspersonen. Transformationale Führungspersönlichkeiten treiben Innovation voran, sie stimulieren und inspirieren Pflegende, außerordentliche Ergebnisse zu erzielen und zugleich selbst Führungsqualitäten zu entwickeln.
- **Strukturelles Empowerment** betrifft Strukturen und Prozesse, die Pflegende dazu befähigen, sich weiterzuentwickeln und selbstständiger zu agieren. Pflegende werden an Entscheidungsfindungen beteiligt und tragen Verantwortung für eigene Pflege-Projekte.
- **Exemplarische professionelle Pflegepraxis** wird durch die Entwicklung und Implementierung professioneller Pflegemodelle und einem evidenzbasierten Arbeiten mit und von Pflegefachpersonen erreicht.
- **Neues Wissen und Innovation** bezieht sich auf die Etablierung professioneller Pflegeforschung im Krankenhaus sowie auf Entwicklung und Einsatz von innovativen und evidenzbasierten Versorgungsmethoden.

Diese fünf Schlüsselelemente stehen im Kontext **globaler Themen in Pflege und Gesundheitsversorgung**. Pflegepersonen engagieren sich über den Klinikalltag hinaus an innovativen Modellen zur Versorgung der Bevölkerung in der Region (ANCC 2021).

Um den Magnet-Status zu erhalten, müssen Krankenhäuser einen intensiven Prozess eines weit gefassten Organisationswandels und eine Organisationsentwicklung durchlaufen, die u. a. eine breite Beteiligung der Mitarbeitenden ermöglichen und erfordern. Nach der Bewerbung des Krankenhauses wird der Status quo mit einer Gap-Analyse erfasst, in der der aktuelle Stand schriftlich dokumentiert und anhand von 77 Kategorien mit dem Sollzustand eines Magnet-Krankenhauses verglichen wird. Mit der anschließenden Erstellung eines Berichts für ANCC werden qualitative und quantitative Nachweise über die Mitarbeitendenqualifikation und -zufriedenheit sowie die Patientenversorgung und -ergebnisse schriftlich dokumentiert. Bei positiver Bewertung durch den ANCC findet eine Vor-Ort-Begehung (*site visit*) statt, gefolgt von einer weiteren Bewertung des Beurteilungsberichts und einer abschließenden Beurteilung, ob das Krankenhaus den Magnet-Status erreicht hat. Die Anerkennung als Magnet-Krankenhaus wird für vier Jahre gewährt. Die Kosten der Magnet-Anerkennung belaufen sich auf eine Antragsgebühr von $ 6.000 und eine Begutachtungsgebühr nach lizensierter Bettenzahl zwischen $ 61.000 und $ 121.000 (ANA 2017).

7.2.2 Weltweit zertifizierte Einrichtungen

Das erste Magnet-Krankenhaus der Welt war das University of Washington Medical Center in Seattle, Washington, im Jahr 1994. Ein Jahr später folgten das Hackensack Meridian – Hackensack University Medical Center, New Jersey, und das Emory Saint Joseph's Hospital in Atlanta, Georgia. Aktuell gibt es weltweit 601 Magnet-Krankenhäuser (Stand: Dezember 2022). Die überwiegende Mehrheit befindet sich in den USA. Außerhalb der USA gibt es derzeit 15 Krankenhäuser in elf Ländern (Australien (2 ×), Belgien, Brasilien, China, England, Japan, Jordanien, Kanada, Libanon, Saudi-Arabien (3 ×), Taiwan, Vereinigte Arabische Emirate). Die beiden europäischen Magnet-Krankenhäuser sind das Universitätsklinikum Antwerpen in Belgien und das Nottingham University Hospitals NHS Trust – City Hospital in England (ANA 2022).

7.2.3 Evidenzlage zu Magnet

Evidenz zu Arbeitsbedingungen und Wohlbefinden von Mitarbeitenden

Ergebnisse aus mehreren U.S.-amerikanischen Studien deuten darauf hin, dass sich die Arbeitsbedingungen sowie die Zufriedenheit und das Wohlbefinden von Pflegefachpersonen in Krankenhäusern verbessern, nachdem das Magnet-Konzept umgesetzt worden ist, jedoch ist dies nicht bei allen Studien und bei allen Ergebnissen konsistent der Fall. Zudem stammen nahezu alle Studien aus den USA. Derzeit gibt es wenig Forschung in anderen Ländern.

In einer systematischen Übersichtsarbeit aus dem Jahr 2015 wurden statistisch signifikante Verbesserungen hinsichtlich der Zufriedenheit am Arbeitsplatz und der Fluktuation von Krankenhauspersonal in Magnet-Krankenhäusern im Vergleich zu Nicht-Magnet-Krankenhäusern identifiziert (Petit Dit Dariel und Regnaux 2015).

Bei einer weiteren systematischen Analyse der internationalen Literatur durch eine spanische Studiengruppe zu der Thematik Magnet-Krankenhaus konnten 21 auswertbare Studien identifiziert werden. Die Ergebnisse dieser Analyse zeigten, dass Magnet-Krankenhäuser verglichen mit Nicht-Magnet-Krankenhäusern eine bessere Dienstbesetzung mit Fachpersonal, eine höhere Arbeitszufriedenheit der Pflegenden und eine geringere Fluktuation aufwiesen (Márquez-Hernández et al. 2020).

Bezüglich des Akademisierungsgrades von Pflegefachpersonen zeigen sich ebenfalls positive Ergebnisse in Magnet-Krankenhäusern: Eine Umfrage aus vier U.S.-Staaten von 26.276 Pflegefachpersonen aus 567 Akutkrankenhäusern ergab, dass Magnet-Krankenhäuser bessere Arbeitsumgebungen bieten und einen höheren Anteil akademisierter Pflegefachpersonen aufweisen, die Pflegepersonen zufriedener sind und weniger Burnout-Erkrankungen haben (Kelly et al. 2012). Spätere Untersuchungen zeigten ebenfalls einen höheren Anteil an Pflegefachpersonen mit Bachelor-Abschluss (McHugh et al. 2013) sowie eine höhere Zufriedenheit, geringere Burnout-Raten und weniger Fluktuation beim Pflegepersonal in Magnet-Krankenhäusern (Kutney-Lee et al. 2015).

Evidenz zur Qualität der Versorgung und der Patientenzufriedenheit

Studien untersuchten die Wirksamkeit des Magnet-Konzepts hinsichtlich bestimmter Versorgungsergebnisse und der Patientenzufriedenheit. Die überwiegende Mehrheit dieser Untersuchungen zeigt, dass sich der Magnet-Status eines Krankenhauses positiv auf die Qualität der Versorgung sowie auf die Zufriedenheit von Patientinnen und Patienten auswirkt.

In einer systematischen Übersichtsarbeit wurden bei drei von sieben Studien statistisch signifikante Verbesserungen hinsichtlich der Patientenergebnisse gefunden: weniger Dekubitus-Fälle, weniger erfolglose Wiederbelebungsversuche und geringere Mortalität in Magnet-Krankenhäusern im Vergleich zu Nicht-Magnet-Krankenhäusern (Petit Dit Dariel und Regnaux 2015).

Eine weitere systematische Analyse zeigte eine positive Wirkung des Magnet-Status auf die Versorgungsergebnisse. Im Vergleich zu Nicht-Magnet-Krankenhäusern wurden in Magnet-Krankenhäusern 5 % weniger Stürze, 21 % weniger Dekubitus-Fälle und eine um 14 % geringere Sterblichkeit festgestellt. In einer der einbezogenen Studien zeigte sich außerdem, dass in Magnet-Krankenhäusern im Vergleich zu Nicht-Magnet-Krankenhäusern deutlich weniger Blutvergiftungen bei Patientinnen und Patienten mit zentralvenösen Zugängen auftraten (Márquez-Hernández et al. 2020).

Dass Magnet-Krankenhäuser mit einer geringeren Sterblichkeit verbunden sind, zeigt eine systematische Überprüfung aus dem Jahr 2022. Zehn der eingeschlossenen Studien ergaben, dass die Sterblichkeitsraten in Magnet-Krankenhäusern niedriger waren, wohingegen es in drei Studien keinen Unterschied bei den Sterblichkeitsraten in Magnet-Krankenhäusern und Nicht-Magnet-Krankenhäusern gab (Bilgin und Ozmen 2022).

Statistisch signifikant höhere Werte in der Patientenzufriedenheit zeigte eine Datenanalyse von Sekundärdaten aus drei verschiedenen Datenbanken (ANCC, American Hospital Association und Hospital Consumer Assessment of Healthcare Providers and Systems) in Magnet-Krankenhäusern (Witkoski Stimpfel et al. 2016). 2018 wurden diese Ergebnisse mit einer weiteren Studie von McCaughey et al. bestätigt. Die Ergebnisse zeigen, dass Patientinnen und Patienten, die in einem Magnet-Krankenhaus behandelt wurden, zufriedener waren und eher das Krankenhaus weiterempfehlen würden (McCaughey et al. 2018).

Ökonomische Ergebnisse für Krankenhäuser

Nur wenige Studien haben sich bislang der Frage des finanziellen Effekts des Magnet-Status für Krankenhäuser gewidmet. Jedoch wurde 2010 ein Business Case für die Magnet-Implementierung entwickelt (Drenkard 2010). Die Kosteneinsparungen wurden auf bis zu $ 2.323.350 geschätzt, minus direkte Kosten, die mit der Erlangung des Magnet-Status verbunden sind (zwischen $ 46.000 und $ 251.000). Die Berechnungen zeigen die Spanne der Kosteneinsparungen, die ein 500-Betten-Krankenhaus mit der Umsetzung des Magnet-Konzepts erzielen könnte. Die Kalkulation kann bspw. als Grundlage zur Bewertung von Vorleistungen und benötigten Ressourcen verwendet werden (Drenkard 2010).

Mit einer Kombination von Daten aus der jährlichen Umfrage der American Hospital Association, den Berichten des Hospital Cost Reporting Information System (Centers for Medicare & Medicaid Services) und Daten vom ANCC über Krankenhäuser mit Magnet-Status von 1998 bis 2006 untersuchten Jayawardhana et al. (2014) den Zusammenhang zwischen der Erlangung des Magnet-Status und den stationären Kosten und Gewinnen. Regressionsanalysen ergaben einen positiven und signifikanten Zusammenhang des Magnet-Status mit den stationären Kosten und Nettoeinnahmen. Krankenhäuser mit Magnet-Status wiesen einen durchschnittlichen Anstieg der stationären Kosten um 2,46 % und der stationären Nettoeinnahmen um 3,89 % auf. Die Forschenden schlussfolgerten, dass die Erlangung des Magnet-Status für Krankenhäuser einerseits kostspielig ist, jedoch werden diese Kosten andererseits durch höhere stationäre Nettoeinnahmen ausgeglichen. Laut der Kalkulation erhöhen sich die stationären Einnahmen der Krankenhäuser bereinigt im Durchschnitt um $ 104,22 bis $ 127,05 pro Entlassung, nachdem sie Magnet geworden sind. Das entspricht zusätzlichen Einnahmen von $ 1.229.770 bis $ 1.263.926 pro Jahr (Jayawardhana et al. 2014).

7.3 EU-Projekt Magnet4Europe

Im Januar 2020 startete das vierjährige internationale Projekt Magnet4Europe. Ziel des Projekts ist es, das Arbeitsumfeld in mehr als 60 Krankenhäusern in sechs europäischen Ländern zu verbessern. Magnet4Europe wird wissenschaftlich evaluiert mittels einer Randomisiert-Kontrollierten-Studie (RCT) sowie qualitativer Begleitevaluation. Geprüft wird dabei die Übertragbarkeit des U.S.-amerikanischen Magnet-Konzepts auf Europa. Durch von Stakeholdern mitgestaltete Anpassungen soll das Magnet-Modell für den europäischen Kontext modifiziert werden. Im Folgendem wird das Magnet4Europe Projekt im Allgemeinem sowie spezifisch für Deutschland beschrieben (MAGNET4EUROPE 2022).

7.3.1 Allgemeines zum Projekt

Magnet4Europe wird durch das Forschungs- und Innovationsprogramm Horizont 2020 der Europäischen Union unter der Fördervereinbarung Nr. 848031 gefördert. Das Ziel des Projekts ist es, durch einen organisatorischen Wandel in europäischen Krankenhäusern die psychische Gesundheit und das Wohlbefinden von pflegerischem und ärztlichem Personal zu verbessern. An diesem Projekt nehmen insgesamt über 60 Krankenhäuser in den Ländern Belgien, Deutschland, England, Irland, Norwegen und Schweden teil (Sermeus et al. 2022).

Magnet4Europe verwendet ein Methoden-Mix-Design, um die direkte und indirekte Wirkung der Magnet-Implementierung auf die psychische Gesundheit und das Wohlbefinden des Gesundheitspersonals zu ermitteln sowie Effekte auf Patientinnen und Patienten zu untersuchen. Es handelt sich um ein Cluster-randomisiertes kontrolliertes Studiendesign (RCT) mit Wartelistenkontrollen, d. h. für die Studie wurden die Krankenhäuser in zwei Gruppen aufgeteilt. Die erste Gruppe der Krankenhäuser startete im Oktober 2020 mit der Intervention, die zweite Gruppe folgte im Mai 2021. Die Intervention von Magnet4Europe beinhaltet die Umsetzung des Magnet-Konzepts in den Krankenhäusern mithilfe der folgenden fünf Interventionskomponenten:

1. Kostenfreier Zugang zu den Inhalten von Magnet®: Magnet-Manual, Gap-Analyse
2. Partnerschaft (Twinning) der europäischen Krankenhäuser mit jeweils einem Magnet-zertifizierten U.S.-Krankenhaus
3. Internationale Lerngruppen aller beteiligten Krankenhäuser aus den USA und Europa, den Forschungsteams und weiteren Stakeholdern
4. Schaffung einer kritischen Masse an teilnehmenden Krankenhäusern und nationale Vernetzung
5. Bereitstellung der Ergebnisse der jährlich stattfindenden Mitarbeitenden-Befragung

Die Datenerhebungen umfassen Befragungen des pflegerischen und ärztlichen Personals, Interviews und Fokusgruppen sowie die Analyse von Patientenentlassdaten und weiterer krankenhausspezifischer Daten. Im Laufe des Projekts haben jährliche Mitarbeitenden-Befragungen zur Zufriedenheit sowie zum Wohlbefinden stattgefunden, um Unterschiede zwischen den beiden Gruppen sowie Veränderungen im Zeitverlauf messen zu können; dies wird weiterhin fortgesetzt. Zudem werden auch Gruppen- und Einzelinterviews geführt, um den Implementierungsprozess und damit verbundene Herausforderungen und förderliche Aspekte zu identifizieren.

Die Gesamtprojektleitung von Magnet4Europe liegt bei Prof. Walter Sermeus (KU Leuven, Belgien) und Prof. Linda Aiken (University of Pennsylvania, USA). Deutscher Projektpartner im Magnet4Europe Projekt ist das Fachgebiet Management im Gesundheitswesen der TU Berlin (Sermeus et al. 2022).

7.3.2 Magnet4Europe in Deutschland

Das Magnet-Konzept wird bereits seit längerem in Fachkreisen als eine Strategie für Krankenhäuser in Deutschland diskutiert. Am Magnet4Europe-Projekt nehmen 20 deutsche Krankenhäuser teil. Zusätzlich zur EU-finanzierten Magnet4Europe-Studie wird für Deutschland das Projekt „Begleitforschung für Deutschland" von der Robert-Bosch-Stiftung gefördert. Mithilfe der Begleitforschung konnten u. a. die Teilnahme an der Magnet4Europe-Studie für alle interessierten deutschen Krankenhäuser ermöglicht sowie eine Reihe von weiteren Aktivitäten angestoßen werden.

Größe und Merkmale der 20 teilnehmenden Krankenhäuser variieren; was sie eint, ist jedoch die Motivation, das Arbeitsumfeld für die Pflege zu verbessern. Es gibt kleinere Häuser mit ca. 100 Betten bis hin zu großen Kliniken mit über 2.000 Betten. Neun der 20 Krankenhäuser sind Universitätsklini- ka. Geographisch verteilen sich die teilnehmenden Kliniken über ganz Deutschland, wie der ◘ Abb. 7.1 entnommen werden kann.

Seit dem Start im Januar 2020 bis 2022 haben die deutschen Krankenhäuser bereits zahlreiche Maßnahmen umgesetzt. Zunächst stellte jede Klinik mit einer Gap-Analyse den Ist-Zustand fest, um den aktuellen Stand in Bezug auf die Situation der Pflege und deren Arbeitsumfeld einzuschätzen. Daraufhin wurde ein Maßnahmenplan erstellt. In diesem Prozess nahmen die Twinning-Krankenhäuser in den USA eine wichtige Rolle ein, die aufgrund ihres zum Teil jahrelangen Magnet-Status über viel Erfahrung verfügen. Zunächst fand der Austausch zwischen den Partnern rein virtuell statt, meist wöchentlich oder zweiwöchentlich.

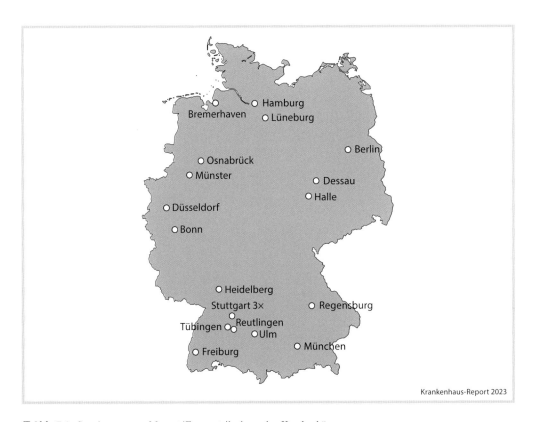

◘ **Abb. 7.1** Standorte von an Magnet4Europe teilnehmenden Krankenhäusern

Mit dem Wegfall einiger Reisebeschränkungen aufgrund der Covid-19-Pandemie haben im Jahr 2022 bereits mehrere Krankenhäuser entweder den Twinning-Partner in Deutschland empfangen oder diesen in den USA besucht. Erste Erfahrungsberichte über gegenseitige Besuche der Partner-Kliniken zeigen eine große inspirierende und motivierende Wirkung in beide Richtungen, d. h. auch die erfahrenen U.S.-Kliniken profitieren von ihren deutschen Partnern.

Ein weiteres wichtiges Element für Magnet4Europe in Deutschland sind die regelmäßig stattfindenden nationalen Netzwerkmeetings, organisiert von der TU Berlin. Auch diese Meetings finden zumeist virtuell statt. Das erste Netzwerkmeeting in Präsenz fand im Oktober 2022 in Berlin auf dem deutschen Pflegetag statt. In den Netzwerkmeetings werden spezifische Herausforderungen und Lösungsansätze für die Magnet-Umsetzung im deutschen Kontext diskutiert.

Insbesondere durch die Vernetzung der Kliniken hat das Magnet4Europe Projekt bereits jetzt eine Reihe von Veränderungen in Deutschland bewirkt. Erste Meilensteine wurden z. B. in Bezug auf Pflegeführung, Empowerment, Akademisierung sowie Datenerhebung für ein nationales Benchmark gesetzt.

7.4 Fazit

Das Magnet4Europe Projekt zielt darauf ab, die Übertragbarkeit, Implementierung, Skalierung und Wirksamkeit des Magnet-Konzepts im europäischen Kontext zu bewerten (Sermeus et al. 2022). Trotz des Ausbruchs der Covid-19-Pandemie zum Start des Magnet4-Europe-Projekts haben sich die deutschen wie auch die weiteren europäischen Kliniken mit viel Energie, Motivation und Tatkraft auf den Weg gemacht, das Magnet-Konzept zu implementieren, um die Arbeitsbedingungen und damit die psychische Gesundheit des Gesundheitspersonals zu verbessern. Die Einbettung einer solchen komplexen Intervention im

Krankenhaus benötigt Zeit und Auswirkungen können möglicherweise erst nach mehreren Jahren erkennbar werden. Jedoch zeigen sich in Deutschland bereits nach drei Jahren des Magnet4Europe-Projekts eine Reihe von Veränderungen. Insbesondere in einer Zeit, die geprägt ist von Pflegepersonalmangel und hoher Arbeitsbelastung, haben die teilnehmenden Kliniken gezeigt, dass sie die Situation des pflegerischen und ärztlichen Personals aktiv verbessern möchten. Erste Erfolge zeigen sich in der Etablierung der transformationalen Führung sowie im Empowerment und in der Akademisierung der Pflege. Die Benchmark-Initiative einzelner deutscher Kliniken zeigt eine Wirkung über die Grenzen von Magnet4-Europe hinaus und stößt sogar auf internationales Interesse (kma-online 2022). Inwieweit die Implementierung von Magnet zu messbaren Verbesserungen der psychischen Gesundheit von Gesundheitspersonal sowie zu verbesserten Patientenergebnissen führt, wird die wissenschaftliche Evaluation von Magnet4-Europe zeigen. Dennoch kann gesagt werden, dass das Magnet-Konzept eine Chance für Deutschland bietet, um aktuellen Herausforderungen in der Krankenhauslandschaft zu begegnen. Jedoch darf nicht versäumt werden, wichtige Stakeholder und politische Entscheidungsträger mit ins Boot zu holen, um bestehende Barrieren im gesamtgesellschaftlichen Kontext überwinden zu können, damit Krankenhäuser sowie andere Gesundheitsinstitutionen über die Grenzen des Magnet4-Europe-Projekts hinaus von den positiven Effekten profitieren können.

Literatur

Aiken LH, Sermeus W, van den Heede K, Sloane DM, Busse R, McKee M et al (2012) Patient safety, satisfaction, and quality of hospital care: cross sectional surveys of nurses and patients in 12 countries in Europe and the United States. BMJ 344:e1717. https://doi.org/10.1136/bmj.e1717

ANA (2017) Magnet recognition program® | ANCC. https://www.nursingworld.org/organizational-programs/magnet/. Zugegriffen: 1. Nov. 2022

ANA (2022) Find a magnet organization. https://www.nursingworld.org/organizational-programs/magnet/

find-a-magnet-organization/. Zugegriffen: 1. Okt. 2022

ANCC (2021) 2023 MAGNET Application Manual. American Nurses Credentials Center, Silver Springs

Lash AA, Munroe DJ (2005) Magnet designation: A communiqué to the profession and the public about nursing excellence. Medsurg Nurs 14(2):7–12 (quiz 13)

Bär S, Starystach S (2018) Psychische Belastungen des Pflegepersonals im Krankenhaus: Effekte von Status und Organisationsstrukturen. Gesundheitswesen 80(8-09):693–699. https://doi.org/10.1055/s-0042-123850

Benedix U, Medjedovic I (2014) Gute Arbeit und Strukturwandel in der Pflege: Gestaltungsoptionen aus Sicht der Beschäftigten. Institut Arbeit und Wirtschaft (IAW), Universität Bremen und Arbeitnehmerkammer Bremen (Reihe Arbeit und Wirtschaft in Bremen, 6). https://www.econstor.eu/handle/10419/98146. Zugegriffen: 13. Dez. 2022

Bilgin N, Ozmen D (2022) Mortality in magnet hospitals: a systematic review. Niger J Clin Pract 25(8):1203–1210. https://doi.org/10.4103/njcp.njcp_183_22

Blum DK, Müller U, Schilz P (2004) Wiedereinstieg ehemals berufstätiger Pflegekräfte in den Pflegeberuf. Forschungsprojekt des Deutschen Krankenhausinstituts-Abschlussbericht 2004. Deutsches Krankenhausinstitut e V, Düsseldorf

Braun B, Klinke S, Müller R (2010) Auswirkungen des DRG-Systems auf die Arbeitssituation im Pflegebereich von Akutkrankenhäusern. Pflege Ges 15(1):5–19

Bräutigam C, Evans M, Hilbert J (2014) Arbeitsreport Krankenhaus. Eine Online-Befragung von Beschäftigten deutscher Krankenhäuser

Bruxel H (2011) Wie Pflegende am Arbeitsplatz zufriedener werden. Schwest Pfleg 50(5):426–430

Buerhaus PI (2008) Current and future state of the US nursing workforce. JAMA 300(20):2422–2424. https://doi.org/10.1001/jama.2008.729

DGIIN (2022) Online-Umfrage zeigt: Mitarbeitende auf den Intensivstationen, Notaufnahmen und im Rettungsdienst sind erschöpft – Deutsche Gesellschaft für Internistische Intensivmedizin und Notfallmedizin. https://www.dgiin.de/allgemeines/pressemitteilungen/pm-leser/online-umfrage-zeigt-mitarbeitende-auf-den-intensivstationen-notaufnahmen-und-im-rettungsdienst-sind-erschoepft.html. Zugegriffen: 27. Jan. 2022

Deutsches Krankenhausinstitut e V (2019) Krankenhaus Barometer. Umfrage 2019. DKI, Düsseldorf

Drenkard K (2010) The business case for Magnet. J Nurs Adm 4(6):63–271. https://doi.org/10.1097/NNA.0b013e3181df0fd6

Fetter RB, Brand DA, Gamache D (1991) DRGs: their design and development. Health Administration Press, Ann Arbor

Gräske J, Forbrig TA, Koppe L, Urban S, Neumann F, Boguth K (2021) Gratifikationskrisen, Arbeitsfähigkeit und Wunsch nach beruflichen Veränderungen – eine Querschnittsstudie bei Pflegepersonen. Gesundheitswesen. https://doi.org/10.1055/a-1706-0629

Hasselhorn H-M, Tackenberg P, Peter R (2004) Effort-reward imbalance among nurses in stable countries and in countries in transition. Int J Occup Environ Health 10(4):401–408. https://doi.org/10.1179/oeh.2004.10.4.401

Hayes LJ, O'Brien-Pallas L, Duffield C, Shamian J, Buchan J, Hughes F et al (2006) Nurse turnover: a literature review. Int J Nurs Stud 43(2):237–263. https://doi.org/10.1016/j.ijnurstu.2005.02.007

Jayawardhana J, Welton JM, Lindrooth RC (2014) Is there a business case for magnet hospitals? Estimates of the cost and revenue implications of becoming a magnet. Med Care 52(5):400–406. https://doi.org/10.1097/MLR.0000000000000092

Kelly LA, McHugh MD, Aiken LH (2012) Nurse outcomes in Magnet® and non-Magnet hospitals. J Nurs Adm 42(10 Suppl):44–49. https://doi.org/10.1097/01.NNA.0000420394.18284.4f

Kim M-S, Kim T, Lee D, Yook J-H, Hong YC, Lee SY et al (2018) Mental disorders among workers in the healthcare industry: 2014 national health insurance data. Ann of Occup and Environ Med 30:31. https://doi.org/10.1186/s40557-018-0244-x

kma-online (2022) BG-Kliniken. Magnet-Krankenhäuser vergleichen dank Benchmarking-Tool. Georg Thieme, Stuttgart, 04.07.2022. https://www.kma-online.de/aktuelles/pflege/detail/magnet-krankenhaeuser-vergleichen-dank-benchmarking-tool-48004. Zugegriffen: 30. Nov. 2022

Kramer M, Schmalenberg C (1988) Magnet hospitals: Part I. Institutions of excellence. J Nurs Adm 18(1):13–24

Kramer V, Thoma A, Kunz M (2021) Medizinisches Fachpersonal in der COVID-19-Pandemie: Psyche am Limit. InFo Neurologie 23(6):46–53. https://doi.org/10.1007/s15005-021-1975-8

Kroezen M, Dussault G, Craveiro I, Dieleman M, Jansen C, Buchan J et al (2015) Recruitment and retention of health professionals across europe: a literature review and multiple case study research. Health Policy 119(12):517–1528. https://doi.org/10.1016/j.healthpol.2015.08.003

Kutney-Lee A, Witkoski Stimpfel A, Sloane DM, Cimiotti JP, Quinn LW, Aiken LH (2015) Changes in patient and nurse outcomes associated with magnet hospital recognition. Med Care 53(6):550–557. https://doi.org/10.1097/MLR.0000000000000355

Larsen C, Lauxen O (2015) Fachkräftesicherung und Fachkräftebindung im Gesundheitswesen – Status Quo. Impulse Gesundheitsförderung 50(86):2–3

Lasater KB, Aiken LH, Sloane DM, French R, Martin B, Reneau K et al (2021) Chronic hospital nurse understaffing meets COVID-19: an observational study. BMJ Qual Saf 30(8):639–647. https://doi.org/10.1136/bmjqs-2020-011512

MAGNET4EUROPE (2022) MAGNET4EUROPE. https://www.magnet4europe.eu/. Zugegriffen: 30. Nov. 2022

Maier C, Köppen J, Kleine J (2022) Das Arbeitsumfeld in Krankenhäusern verbessern – das Magnet4Europe-Projekt. Schwest Pfleg 8:84–87

Márquez-Hernández VV, Belmonte-García T, Gutiérrez-Puertas L, Granados-Gámez G (2020) Original research: how magnet hospital status affects nurses, patients, and organizations: a systematic review. Am J Nurs 120(7):28–38. https://doi.org/10.1097/01.NAJ.0000681648.48249.16

McCaughey D, McGhan GE, Rathert C, Williams JH, Hearld KR (2018) Magnetic work environments: patient experience outcomes in Magnet versus non-Magnet hospitals. Health Care Manage Rev 45(1):21–31. https://doi.org/10.1097/hmr.0000000000000198

McClure ML, Poulin MA, Sovie MD, Wandelt MA (1983) Magnet hospitals. Attraction and retention of professional nurses. Task Force on Nursing Practice in Hospitals. American Academy of Nursing. American Nurses Association Publications (G-160) i–xiv, S 1–135

McHugh MD, Kelly LA, Smith HL, Wu ES, Vanak JM, Aiken LH (2013) Lower mortality in magnet hospitals. Med Care 51(5):382–388. https://doi.org/10.1097/MLR.0b013e3182726cc5

Petit Dit Dariel O, Regnaux J-P (2015) Do Magnet®-accredited hospitals show improvements in nurse and patient outcomes compared to non-Magnet hospitals: a systematic review. JBI Database System Rev Imple-

ment Rep 13(6):168–219. https://doi.org/10.11124/jbisrir-2015-2262

Sermeus W, Aiken LH, Ball J, Bridges J, Bruyneel L, Busse R et al (2022) A workplace organisational intervention to improve hospital nurses' and physicians' mental health: study protocol for the Magnet4Europe wait list cluster randomised controlled trial. BMJ Open 12(7):e59159. https://doi.org/10.1136/bmjopen-2021-059159

Simon M (2014) Ökonomisierung und soziale Ungleichheit in Organisationen des Gesundheitswesens. In: Manzei A, Schmiede R (Hrsg) 20 Jahre Wettbewerb im Gesundheitswesen. Springer VS, Wiesbaden, S 157–177 https://doi.org/10.1007/978-3-658-02702-5_7

Simon M, Tackenberg P, Hasselhorn H-M, Kümmerling A (2005) Auswertung der ersten Befragung der NEXT-Studie in Deutschland. Universität Wuppertal

Weeren M (2019) Das Magnet-Krankenhaus-Programm. Pflegekräftemangel und strategische Wettbewerbssituation aktiv gestalten. In: Stierle J, Siller H, Fiedler M (Hrsg) Handbuch Strategisches Krankenhausmanagement, 1. Aufl., S 262–275

Witkoski Stimpfel A, Sloane DM, McHugh MD, Aiken LH (2016) Hospitals known for nursing excellence associated with better hospital experience for patients. Health Serv Res 51(3):1120–1134. https://doi.org/10.1111/1475-6773.12357

Zander B (2017) Warum wollen Krankenpflegefachkräfte ihre Arbeitsplätze verlassen und was kann das Krankenhausmanagement dagegen tun? HBScience 8(2):52–67. https://doi.org/10.1007/s16024-017-0299-6

Innovatives Personalmanagement im Krankenhaus – eine Studie zu Chancen und Grenzen der transformationalen Führung in der Pflege

Silvia Pauldrach, Monika Büchler und Michael Wittland

Inhaltsverzeichnis

© Der/die Autor(en) 2023
J. Klauber et al. (Hrsg.), *Krankenhaus-Report 2023*, https://doi.org/10.1007/978-3-662-66881-8_8

■■ **Zusammenfassung**

Die Gestaltung besserer Arbeitsbedingungen zur Förderung der Arbeits- und Berufsattraktivität in der Pflege ist eine der zentralen Fragen für die Zukunft des deutschen Gesundheitswesens. In Zeiten des Fachkräftemangels und zunehmend heterogener Teams gilt es dabei mehr denn je, im Personalmanagement die Bedürfnisse einzelner Mitarbeitender in den Blick zu nehmen, sodass diese ihre Kompetenzen und Fähigkeiten einbringen können und wollen. Dabei rückt auch das Führungsverständnis der Führungskräfte in den Fokus. Der vorliegende Beitrag zeigt am Beispiel der Pflege zunächst verschiedene Gestaltungsfelder eines mitarbeiterorientierten Personalmanagements auf. Im zweiten Teil wird dann eine Studie zu Potenzialen und Herausforderungen eines transformationalen Führungsstils präsentiert. Anhand der Ergebnisse der qualitativen Studie mit neun Führungskräften aus Institutionen der Pflege wird deutlich, dass das transformationale Führungsverhalten einzelner Führungskräfte als zentraler Baustein eines innovativen Personalmanagements zwar bedeutsam ist, aber sowohl im Hinblick auf Umsetzung wie auch Wirkung einer entsprechenden Einbettung in der Gesamtinstitution bedarf. Förderliche Rahmenbedingungen können die beschriebenen Gestaltungsfelder sowie der Ansatz des Magnetkrankenhauses bieten, der zentrale Aspekte dieser vereint.

The design of better working conditions to promote job attractiveness in nursing is of essential importance for the future of the German health care system. In times of an increasing shortage of skilled workers and diversity in teams, it is necessary to consider employees' needs to empower them to use their competences and skills at work. In this context, the understanding of leadership is gaining attention. Using the example of nursing, this article describes approaches for an employee-oriented human resource management and investigates the potential of a transformational leadership style and the challenges in implementing it. Based on the results of a qualitative study with nine managers in nursing institutions, it becomes clear that the transformational leadership of individual managers is indeed important as a substantial component of an innovative human resource management, but that in terms of implementation and impact, it requires a corresponding embedding in the institution as a whole. A supportive framework can be constituted by the described approaches and the concept of magnet hospitals, which combines central aspects of an innovative human resource management.

8.1 Einleitung

Die angespannte Situation in der Pflege wird seit vielen Jahren thematisiert (Isfort et al. 2010; Simon 2019) und hat sich in den letzten Jahren weiter zugespitzt. Hohe Fluktuationsraten, deutlich höhere Krankenstände im Vergleich zu anderen Branchen und eine frühzeitige Abwanderung aus dem Pflegeberuf prägen das Arbeitsfeld. Schlagwörter wie Pflegemangel und Versorgungsengpässe sind innerhalb der letzten Jahre im Zuge der verschärften Lage durch die Covid-19-Pandemie mittlerweile auch im allgemeingesellschaftlichen politischen Diskurs angekommen und haben massive Auswirkungen auf den Alltag von Pflegenden.

Daneben haben Einflussfaktoren auf makro-struktureller Ebene wie bspw. der fortschreitende demographische Wandel, der Erkenntnisfortschritt in der Medizin, die Digitalisierung und die Ökonomisierung des Gesundheitswesens große Auswirkungen auf die Pflege (Rixgens 2018; Schrems und Pfabigan 2019). Eine immer älter werdende Gesellschaft bringt nicht nur ältere Patientinnen und Patienten mit erhöhter Krankheitsanfälligkeit und zunehmender Multimorbidität mit sich (Statistisches Bundesamt 2021), sondern wirkt sich auch auf die ohnehin schon angespannte Personalsituation in der Pflege aus (Rixgens 2018).

Pflegende bilden eine wichtige Ressource für den Erfolg einer Institution, da medizini-

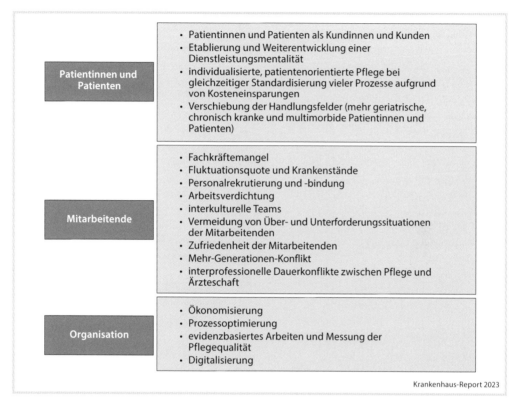

Patientinnen und Patienten
- Patientinnen und Patienten als Kundinnen und Kunden
- Etablierung und Weiterentwicklung einer Dienstleistungsmentalität
- individualisierte, patientenorientierte Pflege bei gleichzeitiger Standardisierung vieler Prozesse aufgrund von Kosteneinsparungen
- Verschiebung der Handlungsfelder (mehr geriatrische, chronisch kranke und multimorbide Patientinnen und Patienten)

Mitarbeitende
- Fachkräftemangel
- Fluktuationsquote und Krankenstände
- Personalrekrutierung und -bindung
- Arbeitsverdichtung
- interkulturelle Teams
- Vermeidung von Über- und Unterforderungssituationen der Mitarbeitenden
- Zufriedenheit der Mitarbeitenden
- Mehr-Generationen-Konflikt
- interprofessionelle Dauerkonflikte zwischen Pflege und Ärzteschaft

Organisation
- Ökonomisierung
- Prozessoptimierung
- evidenzbasiertes Arbeiten und Messung der Pflegequalität
- Digitalisierung

Krankenhaus-Report 2023

◘ Abb. 8.1 Herausforderungen für Führungskräfte in der Pflege. (Eigene Darstellung basierend auf Bechtel et al. 2012; Engelmann 2017; Hieber 2016; Rixgens 2018; Schrems und Pfabigan 2019; Töpfer und Maertins 2017)

sche und pflegerische Behandlungen in erster Linie Dienstleistungen sind, die maßgeblich durch den „Faktor Mensch" bestimmt werden. Neben der Gewinnung von neuen Mitarbeitenden kommt demnach der Bindung von motivierten und qualifizierten Mitarbeitenden eine besondere Bedeutung zu (Töpfer und Maertins 2017). Die Anforderungen dabei steigen: Zugewanderte Mitarbeitende bringen teilweise eine andere Qualifikation und Sozialisation mit, somit stellen sich erweiterte Anforderungen an eine umfassende Integration (Rand et al. 2019). Ebenso stellt sich – vor allem mit der fortschreitenden Akademisierung – auch die Frage nach veränderten Rollen in der Versorgung der Patientinnen und Patienten und im Zusammenspiel des so erweiterten Skill-Grade-Mixes (Stiftungsallianz 2020; Weidner und Schubert 2022). Und auch die Genera-

tion Z, die seit einigen Jahren die Gruppe der Berufseinsteigenden wesentlich konstituiert, bringt veränderte arbeitsbezogene Werte und Vorstellungen mit, die es anzunehmen und mit den Bedürfnissen der weiteren drei Generationen – Babyboomer, X und Y – in ein Zusammenspiel zu bringen gilt (Abraham und Baden 2018; Scholz 2014; Wittland 2022a).

Führungskräfte in der Pflege sind somit mit vielfältigen und zum Teil massiven Herausforderungen auf allen Ebenen konfrontiert und rücken zunehmend in den Fokus als „zentrale Stellschraube, um optimale Arbeitsbedingungen zu schaffen und eine Fachkräftesicherung zu garantieren" (Löffert und Strohbach 2018, S. 5) und als „Erfolgsfaktor [. . .], um sowohl organisationsseitige als auch personenbezogene Entwicklungen zu erreichen" (Fitzgerald et al. 2021, S. 4). ◘ Abb. 8.1 fasst die Herausforderungen für Führungskräfte in der Pflege zusammen.

Dass im Umkehrschluss mangelnde Führung in direktem Zusammenhang mit der Absicht von Pflegekräften steht, den Pflegeberuf zu verlassen oder das Unternehmen zu wechseln, konnte bereits 2005 mit der NEXT-Studie nachgewiesen werden (Hasselhorn et al. 2005).

Das Konzept der transformationalen Führung findet dabei in den letzten Jahren vermehrt Interesse und könnte eine Möglichkeit darstellen, mit den vielfältigen Herausforderungen im Pflegebereich umzugehen, da es in besonderem Maße geeignet erscheint,

- Veränderungsprozesse zu unterstützen (Conger und Kanungo 1998; de Hoogh et al. 2004; Herrmann et al. 2012),
- die Zufriedenheit (Dumdum et al. 2013; Judge und Piccolo 2004) und Bindung der Mitarbeitenden zu steigern (Töpfer und Maertins 2017) und
- gesetzte Unternehmensziele zu erreichen (Dörr 2008; Judge und Piccolo 2004; Pelz 2016; Töpfer und Maertins 2017).

Dass transformationale Führung einen positiven Einfluss auf die genannten Faktoren und weitere haben kann, wurde vielfach erforscht. Für die Pflege im Krankenhaus in Deutschland sind die existierenden Erkenntnisse jedoch begrenzt. Des Weiteren stellt sich die Frage, welche Rahmenbedingungen transformationale Führung braucht. Erste Untersuchungen zeigen deren Relevanz: Die Diskrepanz zwischen dem in der Realität gezeigten Führungsverhalten und dem nachweislich wirksamen und gewinnbringenden transformationalen Führungsstil könnte dementsprechend, so die These, „weniger eine von individuellem Wollen, als vielmehr eine von personalem und organisationalem Können und Dürfen" (Suermann 2020, S. 360) sein.

Dieser Beitrag zeigt in einem ersten Teil ausgewählte Gestaltungsfelder für ein innovatives Personalmanagement auf. In einem zweiten Teil steht mit der transformationalen Führung ein zentraler Baustein im Fokus.

Potenziale transformationaler Führung in der Pflege in Deutschland werden untersucht und Rahmenbedingungen herausgearbeitet, die einer Umsetzung dieses Führungsansatzes entgegenstehen können. Im Ergebnis braucht es den integrierten Ansatz eines innovativen Personalmanagements, der verschiedene Gestaltungsfelder vereint, sodass die Potenziale transformationaler Führung in einem solchen Rahmen genutzt und damit attraktive Arbeitsbedingungen für Pflegende und eine qualitativ hochwertige Patientenversorgung ermöglicht werden können. Das im vorangehenden ▶ Kap. 7 beschriebene Konzept des Magnetkrankenhauses kann einen solchen darstellen.

8.2 Ausgewählte Gestaltungsfelder des Personalmanagements

Normatives Management Festlegungen im Rahmen des normativen Managements bilden die Basis für ein mitarbeiterorientiertes Personalmanagement und die Betonung attraktiver Arbeitsbedingungen und damit auch für ein grundlegendes Führungsverständnis in einer Institution. Hier gilt es – im Leitbild des Krankenhauses – mitarbeiterbezogene Werte und Zielsetzungen festzuschreiben, um sich in der Folge konsequent an diesen zu orientieren. Des Weiteren adressiert das normative Management Fragen der Partizipation Mitarbeitender bei Entscheidungen beziehungsweise in Gremien – festgelegt im Rahmen der Unternehmungsverfassung – sowie die Unternehmungskultur, die bspw. das Verständnis interprofessioneller Zusammenarbeit oder den Umgang mit Fehlern grundlegend prägen kann (Wittland 2022b). Hierbei fällt insbesondere den Führungskräften auf oberen Hierarchieebenen eine zentrale Rolle zu, da sich Institutionen als „Spiegelbilder" dieser verstehen lassen (Hambrick und Mason 1984; Wittland 2022a).

Onboarding Das Onboarding dient dazu, neue Mitarbeitende umfassend in das Krankenhaus zu integrieren. Der Ansatz geht dabei über die klassische Einarbeitung hinaus und beschreibt einen Integrationsprozess, der bereits mit der Entscheidung der Einstellung einer Person mit dem sogenannten Preboarding beginnt und in der Regel den Abschluss mit Ende der Probezeit nach sechs Monaten findet. Das Onboarding umfasst dabei die fachliche, soziale und werteorientierte Integration. Während erstgenannte die Einarbeitung in berufliche Aufgaben am Arbeitsplatz fokussiert, hat die soziale Integration das „Ankommen" im Team zum Ziel. Die werteorientierte Integration strebt eine Identifikation der/des neuen Mitarbeitenden mit zentralen Werten und Zielsetzungen des Krankenhauses an (Brenner 2020).

Personalentwicklung Im Hinblick auf die fortlaufende Befähigung einzelner Mitarbeitender, aber vor allem auch für die Entwicklung von Führungskräften fällt der Personalentwicklung eine zentrale Rolle zu. Sie hat die Aufgabe, Mitarbeitende und Führungskräfte in der Weise zu fördern, dass sie ihre gegenwärtigen und zukünftigen Aufgaben bewältigen und sich zugleich persönlich entwickeln können. Die Personalentwicklung trägt somit dazu bei, vielfältige Ziele zu erreichen – bspw. eine verbesserte Leistungs- und Wettbewerbsfähigkeit des Krankenhauses durch Bindung und Qualifizierung der Mitarbeitenden und Führungskräfte, aber auch eine Steigerung der Zufriedenheit und Loyalität der Mitarbeitenden wie auch der Führungskräfte (Cording-de Vries 2019;

◼ Tab. 8.1 Handlungsfelder und ausgewählte Instrumente der Personalentwicklung. (Eigene Darstellung basierend auf Ryschka et al. 2011)

Handlungsfeld	Ausgewählte Instrumente
Beratungs- und betreuungsorientierte Personalentwicklung	– Mitarbeitergespräch – Coaching – Mentoring – Kollegiale Beratung – 360°-Feedback – Führungs- und Peer-Feedback – Karriereberatung
Arbeitsintegrierte Personalentwicklung	– Kompetenzförderliche Arbeitsgestaltung – Kompetenzförderliche Gestaltung der Unternehmensorganisation – Kompetenzförderliche Gruppenarbeit – Zielsetzungsmethoden – Kompetenzförderliche Lohn- und Anreizgestaltung
Aufgabenorientierte Personalentwicklung	– Konstruktivistisch orientierte Personalentwicklung – Computer- und netzbasierte Personalentwicklung
Teamorientierte Ansätze	– Teamentwicklung – Outdoortraining
Verhaltenstrainings	– Kommunikation – Präsentation – Moderation – Stressmanagement – Verhandlung und Konfliktbeilegung – Führung – Kundenorientierung – Interkulturelle Kompetenz

Holtbrügge 2022). Die Handlungsfelder und Instrumente dabei sind vielfältig; ◘ Tab. 8.1 bietet einen Überblick über diese.

Hervorzuheben ist hier zunächst das Jahresmitarbeitergespräch als zentrales, wiederkehrendes Gespräch zwischen Mitarbeiterin/ Mitarbeiter und Führungskraft mit dem Ziel, gegenseitig Selbst- und Fremdwahrnehmung im Hinblick insbesondere auf Arbeitsleistung und Verhalten am Arbeitsplatz auszutauschen und darüber hinaus Ziele sowie korrespondiere Qualifikationsbedarfe und -möglichkeiten für das folgende Jahr festzulegen. Eine zunehmende Bedeutung fällt aber auch – in Zeiten hinsichtlich Qualifikationen und Herkunft zunehmend heterogener Teams – der kompetenzförderlichen Arbeitsgestaltung und Organisation zu. So steht die Pflege im Krankenhaus bspw. vor den Herausforderungen (und zugleich Chancen), Einsatzfelder und Arbeitsplätze für akademisch qualifizierte Pflegende zu schaffen, aber auch zugewanderte Pflegefachkräfte mit etwaigen spezifischen, im Ausland erworbenen Qualifikation zu integrieren. Des Weiteren sind verhaltensbezogene Maßnahmen für Führungskräfte als Schlüsselpersonen hervorzuheben, die – wie das in der nachfolgenden Studie dargestellte Angebot – Raum für Reflexion und Entwicklung der eigenen Führungsrolle bieten. Ebenso gewinnen Angebote zur Entwicklung interkultureller Kompetenzen an Relevanz. Auch die interprofessionelle Zusammenarbeit kann im Rahmen der Personalentwicklung wesentlich gefördert werden. Hier können z. B. ein gemeinsames Coaching ärztlicher und pflegerischer Klinikleitungen, teamorientierte Ansätze, aber auch Verhaltenstrainings zur Förderung der Kommunikation dienlich sein.

Personalbedarfsermittlung und Personalallokation Des Weiteren spielen Fragen der Personalbedarfsermittlung sowie Personalallokation im Personalmanagement eine zentrale Rolle, auch aufgrund rechtlicher Vorgaben wie Personaluntergrenzen für die Pflege im Krankenhaus. Unabhängig davon existiert jedoch eine Vielzahl von Studien, die die Notwendigkeit eines angemessenen Verhältnisses zwischen (Personal-)Ressourcen und zu erledigenden Aufgaben zur Sicherung der Versorgungsqualität betonen (u. a. Kuntz et al. 2015). Die Aufgabe der direkten Pflege – die Interaktion zwischen Patientinnen und Patienten und Pflegenden auf Basis von Regelwissen und individuellem Fallverstehen – bildet dabei den Kern der pflegerischen Arbeit und ist Basis und Legitimation für weitere Aufgaben Pflegender, braucht aber Zeit und Wertschätzung (Friesacher 2015). Trotz aller Herausforderungen in Zeiten des Fachkräftemangels erscheint es somit – losgelöst von etwaigen rechtlichen Vorgaben – im Sinne der Versorgungsqualität sowie attraktiver Arbeitsbedingungen zwingend geboten, Methoden zur Ermittlung eines angemessenen Personalbestandes einzusetzen und diesen möglichst sicherzustellen. Einen Beitrag hierzu kann auch eine anforderungsorientierte Allokation des Personals leisten. Diese erfordert auch Ansätze eines Managements kurzfristiger Personalausfälle wie z. B. einen Entlastungspool und/oder sogenannte „Stand-by"-Dienste.

Lebensphasenorientiertes Personalmanagement Ein lebensphasenorientiertes Personalmanagement, das die lebensphasenkompatible Gestaltung von Arbeitszeiten (z. B. für Eltern Dienstzeiten im Einklang mit Angeboten zur Kinderbetreuung und Bedürfnissen der Kinder) und Arbeitsplätzen (z. B. ohne schwere körperliche Lasten bei entsprechend belasteten Mitarbeitenden) zum Ziel hat, aber auch Angebote wie Auslandsaufenthalte in Partnerkrankenhäusern oder Sabbaticals umfasst, kann zudem einen Arbeitgeberwechsel oder einen Berufsausstieg verhindern. Aufgabe der Führungskräfte ist es, eine „[...] Balance zwischen Leistungsorientierung und Beachtung individueller Lebensphasen" zu finden (Bankl 2021, S. 379).

Employer Branding Vorangehend beschriebene Gestaltungsfelder determinieren zugleich wesentliche Merkmale einer Arbeitgebermarke und bieten damit die Basis für ein Employer Branding. Es hat zum Ziel, eine Arbeitgebermarke zu entwickeln und diese sowohl nach innen wie nach außen zu kommunizieren. Hierbei sind die Kommunikationswege der einzelnen Generationen zu beachten. Jüngere Mitarbeitende – der Generation Z zugehörig – lassen sich insbesondere durch Ansprache in den sozialen Medien, vor allem auf Basis authentischer Erfahrungsberichte, erreichen (Hesse und Mattmüller 2019).

Personalcontrolling   Ein Personalcontrolling unterstützt das Krankenhaus dabei, Werte und Zielerreichung im Personalmanagement im Blick zu behalten und zugleich Handlungsbedarfe zu erkennen (Oswald 2023). Zentrale Kennzahlen sollten Aspekte des normativen, strategischen und operativen Managements adressieren und können dazu vor allem aus Daten der Personalverwaltung – bspw. zu (Früh-)Fluktuation, Qualifikationen oder zur Altersstruktur – oder auch aus wiederkehrenden Befragungen – bspw. zu Aspekten der Zufriedenheit und Kultur – gewonnen werden.

8.3 Transformationale Führung als zentraler Baustein

8.3.1 Begriffsklärung

Das Konzept der transformationalen Führung entstammt der Forschungstradition, die sich mit visionären und charismatischen Führungsmethoden auseinandersetzt und gehört heute zu den zentralen Ansätzen in der Führungsforschung (Pelz 2016). Dem Konzept der transformationalen Führung als Führungsstil inhärent ist immer Veränderung, Verwandlung und Umgestaltung (Pundt und Nerdinger 2012). Transformationale Führungskräfte verändern Motive, Werte und Verhalten der Mitarbeitenden (Felfe 2015; Pelz 2016) mit dem Ziel, deren Motivation und Leistung zu steigern (Felfe 2006). Gleichzeitig erfahren individuelle Interessen und Bedürfnisse der Mitarbeitenden durch transformational Führende besondere

Beachtung und Wertschätzung. Die Kernprinzipien transformationaler Führung bilden die 1994 durch Bass und Aviolo wie folgt definierten vier Dimensionen, die in der Literatur als die „vier I" benannt werden (Bass und Aviolo 1994):

Idealisierte Einflussnahme (Idealized Influence) Führungskräfte nehmen eine fachliche und moralische Vorbildfunktion ein und üben durch aktives und authentisches Vorleben von Idealen und werteorientierten Prinzipien Einfluss auf die Werte und die Haltung der Mitarbeitenden aus (Dörr 2008; Felfe 2006). Sie verhalten sich verlässlich, stellen das Gesamtinteresse der Institution über ihre eigenen Ziele (Pelz 2016) und werden von ihren Mitarbeitenden respektiert und bewundert (Felfe 2006).

Inspirierende Motivation (Inspirational Motivation) Auf Basis ihrer hohen Werte und Ideale formuliert und kommuniziert die Führungskraft eine motivierende und überzeugende Vision der Zukunft (Suermann 2020). Sie vermittelt darüber hinaus den Mitarbeitenden, dass die – in der Regel sehr hoch gesteckten – Ziele nur als Team gemeinsam erreicht werden können und malt ein sehr positives, hoffnungsvolles Bild der Zukunft, was sich deutlich von der oft unbefriedigenden Gegenwart abhebt (Furtner 2016).

Intellektuelle Stimulierung (Intellectual Stimulation) Transformationale Führungskräfte ermutigen ihre Mitarbeitenden zu innovativem und lösungsorientiertem Denken. Dabei sollen alte Herangehensweisen, Routinen und Annahmen in Frage gestellt und neue, kreative Lösungen und Ideen entwickelt werden (Pelz 2016). Probleme werden als Herausforderungen wahrgenommen und die Führungskraft fördert eine positive Fehlerkultur. Dabei werden die Mitarbeitenden als Spezialistinnen und Spezialisten für ihr Aufgabengebiet aktiv in Problemlöse- und Veränderungsprozesse einbezogen (Dörr 2008).

Individualisierte Berücksichtigung (Individualized Consideration) Transformationale Führungskräfte agieren mit dem Ziel, die Mitarbeitenden weiterzuentwickeln und zu fördern (Felfe 2006). Dabei werden die individuellen Persönlichkeiten, Bedürfnisse und Fähigkeiten einzelner Mitarbeitender wahrgenommen und wertgeschätzt, die berufliche Entwicklung gefördert und die Entfaltung persönlicher Potenziale unterstützt (Dörr 2008; Pelz 2016). Die Ressourcen der einzelnen Mitarbeitenden können dabei bestmöglich für die Erreichung der institutionalen Ziele eingesetzt werden (Furtner 2016).

8.3.2 Ausgewählte Studienergebnisse aus Deutschland und Österreich

Mehrere Metaanalysen und Reviews zeigen vielfältige positive Effekte transformationaler Führung in unterschiedlichen Settings (Dumdum et al. 2013; Felfe 2006, 2015; Judge und Piccolo 2004; Wang et al. 2011). Ergebnisse für die Pflege in Deutschland sind jedoch nur begrenzt vorhanden.

Kilian (2013) betrachtet, ob und in welchem Ausmaß transformationales Führungsverhalten in der Pflege in Deutschland und Österreich zu finden ist und inwiefern sich Potenziale transformationaler Führung auch im Bereich der Pflege in Deutschland und Österreich nachweisen lassen. Dabei wurden in einer quantitativen Querschnittstudie Stationsleitungen sowie die von ihnen geführten Mitarbeitenden zum Führungsverhalten befragt. Als Ergebnis konnte u. a. ein wirksamer und transformationaler Führungsstil bei vielen Stationsleitungen nachgewiesen werden, die Selbsteinschätzung der Führungskräfte lag dabei allerdings deutlich über den Werten der Fremdeinschätzung durch die Mitarbeitenden.

Löffert und Strohbach (2018) und Löffert (2021) zeigen in zwei Evaluationsstudien ebenfalls Potenziale transformationaler Führung in der Pflege. Im Rahmen der „Fachkräfte- und Qualifizierungsinitiative Gesundheitsfachberufe" wurde in dem Landesprojekt „Führung im Krankenhaus in Rheinland-Pfalz" transformationale Führung im Bereich der Pflege in sieben Modellkrankenhäusern eingeführt. Dabei wurden Führungskräfte in drei Interventionsgruppen verschieden qualifiziert und mit einer Kontrollgruppe, in der Führungskräfte keine entsprechende Qualifikation erfahren haben, verglichen. Es konnte gezeigt werden, dass ein Zusammenhang zwischen transformationaler Führung und einer höheren Zufriedenheit der Pflegenden mit den Arbeitsbedingungen besteht und Führungskräfte, die transformational führen, eine verringerte individuell wahrgenommenen Belastung in ihrem Stresserleben aufweisen (Löffert und Strohbach 2018).

Suermann (2020) betrachtet ethikorientierte Führung in der Pflege und untersucht, inwieweit personale und organisationale Antezedenzien ethikorientiertes Führungsverhalten begünstigen oder begrenzen. Wenngleich ethikorientierte Führung transformationaler nicht uneingeschränkt gleichzusetzen ist, so gibt es dennoch eine große Schnittmenge. Insbesondere im anglo-amerikanischen Diskurs um Ethical Leadership nimmt die transformationale Führung eine herausragende Stellung ein (Suermann 2020) und „has become almost synonymous with ethical leadership" (Ciulla 2012, S. 525). In insgesamt 18 leitfadenorientierten Experteninterviews fällt dabei organisationalen Einflussfaktoren wie einem Commitment zur Leitidee, der Führungs- und Rollensituation der Stationsleitung sowie Ethikmaßnahmen und -konzeptionen eine besondere Bedeutung zu.

8.4 Eigene empirische Untersuchung: Chancen und Herausforderungen transformationaler Führung in der Pflege

8.4.1 Methode

Unsere eigene empirische Erhebung ist der qualitativen empirischen Sozialforschung zuzuordnen und zielt demnach darauf ab, „soziale Situationen und Prozesse [zu] rekonstruieren [...], um eine sozialwissenschaftliche Erklärung zu finden" (Gläser und Laudel 2010, S. 13). Zur Datenerhebung werden leitfadengestützte Experteninterviews gewählt. Das Forschungsziel des vorliegenden Beitrags spiegelt sich darüber hinaus methodologisch im Erkenntnisziel qualitativer Forschung wider: „als Verstehen subjektiver Bedeutungen und Sinnzusammenhänge, die durch Auslegung und Interpretation aus dem gewonnenen Material herausgearbeitet werden" (Gläser-Zikuda 2011, S. 110). Das Ziel der Erhebung ist zunächst explorativ und deskriptiv, d. h. die Interviewpersonen sollen u. a. ihre eigenen Erfahrungen als Führungskraft beschreiben, ihre persönliche Meinung zu transformationaler Führung in der Pflege äußern und Rahmenbedingungen für gelingendes transformationales Führungsverhalten benennen.

Die hier betrachteten interviewten Personen sind alle Führungskräfte aus der Pflege und somit als Expertinnen und Experten zu klassifizieren. Stations-, Bereichs- und Pflegedienstleitungen verfügen über explizites und implizites Wissen hinsichtlich der Führungssituation in der Pflege (Suermann 2020). Alle hier interviewten Führungskräfte haben zudem an einer Weiterbildung zum Thema „Mitarbeiterorientierte Führung in der Pflege als Chance für die Zukunft" teilgenommen, welche die Teilnehmenden für einen mitarbeiterorientierten und transformationalen Führungsstil qualifiziert und die theoretische Grundlage bildet, in Bezug auf das vorliegende Studiendesign Fragestellungen zur transformationalen Führung in der Pflege beantworten zu können. Im Rahmen des Verbundprojektes „KeGL – Kompetenzentwicklung von Gesundheitsfachpersonal im Kontext des Lebenslangen Lernens" wurde an der Hochschule Hannover ein Weiterbildungsprogramm mit dem Fokus auf mitarbeiter- bzw. personenbezogene Leitungskompetenzen von Führungskräften in der Pflege entwickelt und erfolgreich erprobt. Das Projekt ist vom Bundesministerium für Bildung und Forschung im Rahmen der Förderlinie „Aufstieg durch Bildung – Offene Hochschulen" (Förderkennzeichen 16OH22024) gefördert und in der Zeit von Februar 2018 bis Dezember 2020 an der Hochschule Hannover durchgeführt worden. Der Umfang eines Moduls beträgt 180 Unterrichtseinheiten (je 45 min) und damit sechs Leistungspunkte (ECTS). Die Module werden im Blended-Learning-Format – d. h. in einer Kombination aus Präsenzveranstaltungen und E-Learning-Anteilen – angeboten. Zwischen den vier zweitägigen Blöcken in Präsenz, die im Abstand von jeweils mehreren Wochen stattfinden, liegen begleitete Distanz-/Selbstlernphasen. Teilnehmende an beiden Modulen beschäftigen sich somit etwa acht Monate intensiv mit ihrem Führungsverständnis und Ansätzen der transformationalen Führung zur Weiterentwicklung eines mitarbeiterorientierten Führungsstils zur Förderung der Arbeitsplatz- und Berufsattraktivität in der Pflege. Ziel war es, das aus zwei Modulen bestehende Weiterbildungsprogramm in die reguläre, hochschulische Weiterbildung zu überführen. Bei der Erprobung der beiden Module hatten die Teilnehmenden des ersten Durchgangs die Möglichkeit, kostenfrei an der Weiterbildung teilzunehmen. Daraus ergab sich die Möglichkeit, im Anschluss an die Weiterbildung mit einem zeitlichen Abstand von sechs bis zwölf Monaten die Teilnehmenden erneut zu befragen und im Zuge der qualitativen Evaluation des Weiterbildungsprogramms die vorliegende Studie durchzuführen. Insgesamt konnten neun Experteninterviews (von 14 potenziell möglichen Teilnehmenden) in die Auswertung eingeschlossen werden. Die Interviews wurden im Zeitraum Juni bis August 2021 im Rahmen von Videokonferenzen durchgeführt und anschließend transkribiert. Die systematische und regelgeleitete Auswertung des gewonnenen Datenmaterials erfolgte mittels inhaltlich-strukturierender qualitativer Inhaltsanalyse nach Mayring und weiterentwickelt nach Kuckartz (Kuckartz 2018; Kuckartz und Rädiker 2020). Kategorien und Unterkategorien wurden dabei sowohl deduktiv aus dem Interviewleitfaden wie auch induktiv aus dem analysierten Material abgeleitet. Insgesamt konnten vier Kategorien und 19 Unterkategorien entlang des empirischen Materials ausgewertet und inhaltsanalytisch strukturiert werden. Nachfolgend werden zentrale Ergebnisse zu den vier Kategorien Führungsstil, Führungssituation, Rollensituation und Weiterbildung dargestellt und mit Hilfe von Ankerzitaten illustriert.

8.4.2 Ergebnisse

Führungsstil Ein transformationaler Führungsstil wird von allen Interviewpersonen als positiv und auch speziell im Hinblick auf die Pflege als wertvoll betrachtet. Alle vier in ▶ Abschn. 8.3.1 – Begriffsklärung – betrachteten Dimensionen werden dabei als relevant angesehen, wobei Authentizität und die Ausübung der Vorbildfunktion eine besondere Bedeutung erfahren, aber auch die individuelle Beachtung und Förderung der Mitarbeitenden: *„Ich [...] versuche auch immer, sagen wir mal, allein durch meine Präsenz, aber auch durch meine Arbeit, ja, eine Vorbildfunktion zu haben und die Mitarbeiter auch auf diese Art und Weise davon zu überzeugen, dass das, was ich von ihnen verlange, beziehungsweise mein Arbeitgeber, auch tatsächlich umsetzbar ist"* (IP6). *„Man kann die nicht alle über einen Kamm scheren, man muss schon das Individuum sehen und man muss halt sehr gezielt mittlerweile auf den einzelnen Mitarbeiter zugehen, den einzelnen Mitarbeiter fördern, den einzelnen Mitarbeiter entwickeln.*

Ansonsten gehen die. Die gehen ganz schnell woanders hin" (IP5). Auch ist es bedeutsam, im Sinne gemeinsam motivierender Ziele einzelnen Vorgaben im Dialog einen Sinn zu geben. Vorgesetzten fällt hier auch eine moderierende Rolle mit Blick auf übergeordnete Leitungsebenen oder gesetzliche Vorgaben zu. Insbesondere im Vergleich zu anderen, stärker direktiven Führungsansätzen scheint eine transformationale Führung in der Pflege dabei Vorteile zu bieten: *„[...] die fühlen sich einfach auch mitgenommen und sie dürfen mitreden und dann macht denen auch das Arbeiten mehr Spaß"* (IP1). *„[...] die haben sich in fünf, sechs Kliniken vorgestellt und ich habe gesagt ‚bei mir darfst du deinen Arbeitsplatz mitgestalten' und dadurch habe ich wirklich angefangen, viele neue Mitarbeiter zu bekommen in einer Zeit, wo überall die Pflege weggelaufen ist"* (IP4).

Führungssituation Im Hinblick auf die Führungssituation werden von den befragen Führungskräften insbesondere der Zeitmangel aufgrund der Fülle an zu erledigenden Aufgaben, der ständige Veränderungsdruck und die eingeschränkten eigenen Gestaltungsmöglichkeiten als herausfordernd beschrieben. Dies wirkt sich auch auf die Möglichkeit der Anwendung eines transformationalen Führungsstils aus: *„Es ist eine sehr, sehr, sehr zeit- und arbeitsintensive Geschichte, aber es lohnt sich, man – jede Minute, die man in so einen Mitarbeiter investiert, kriegt man ja locker zehnfach zurück, das ist schon gut so"* (IP5). Des Weiteren beeinflusst die interprofessionelle Zusammenarbeit die Arbeitssituation maßgeblich; hier erachten die befragten Führungskräfte in der Pflege insbesondere die Zusammenarbeit mit den ärztlichen Mitarbeitenden als klar weiter ausbaufähig. Ein anderes Führungsverständnis in ärztlichen Teams kann dabei auch der Entwicklung und Anwendung eines transformationalen Ansatzes in der Pflege entgegenstehen. Aber auch die strukturellen Rahmenbedingungen behindern vielfach transformationale Führung: *„[Ich] bin eher so frustriert, dass ich das, was ich alles jetzt schon* *weiß, nur in Fragmenten anwenden kann, weil die strukturellen Rahmenbedingungen mir einfach mehr nicht erlauben"* (IP6). Auch begegnen Führungspersonen auf der unteren und mittleren Leitungsebene selbst keinen Ansätzen eines transformationalen Führungsverhaltens: *„aber wenn ich als Führungskraft noch nicht mal ein ehrliches Feedback von meiner Vorgesetzten bekomme und ich weiß nicht, ob das Ihnen ein Begriff ist, diese Jour-fixe-Termine, die ständig verschoben werden, weil sie für unwichtig erachtet werden, das zeigt doch eigentlich, was für eine Kultur in unserem Krankenhaus herrscht, wenn es darum geht, gemeinsam ein Ziel zu erreichen"* (IP6). Die Folge hiervon kann wiederum die Fluktuation entsprechend qualifizierter und motivierter Führungskräfte sein. Trotz der herausfordernden Situation erscheint ein transformationales Führungsverständnis den Befragten dennoch insbesondere in der derzeitigen Situation notwendig.

Rollensituation Die Rollensituation der Führungskräfte wird in dieser Kategorie intensiver gewürdigt. Insbesondere die erlebte Unterstützung sowie das Führungsverhalten der eigenen Vorgesetzten erfährt hier eine besondere, essentielle Betonung: *„Also ganz wichtig dafür ist, dass […] – also dass meine eigene – meine eigenen Vorgesetzten natürlich da mitmachen. Also ich kann schlecht etwas umsetzen gegen den Widerstand der Organisation, in der ich hier bin"* (IP5). *„[…] also wenn das nicht gelebt wird von oben und – dann zerreibt – also ich habe mich daran zerrieben, muss ich ehrlich gestehen. Ja"* (IP7). Wünschenswertes Verhalten der Institution respektive der oberen Hierarchieebenen wird hier in Form von Stärkung, der Gabe von Vertrauen und Handlungsspielraum gesehen, vor allem auch gegenüber bzw. im Zusammenspiel mit anderen Berufsgruppen. Aber auch Weiterbildungsmöglichkeiten und Reflexionsräume für Führungskräfte finden Erwähnung. Blickt die Führungsperson auf das eigene Team, so erscheint den Befragten der transformationale Führungsstil geeignet, Mitarbeiterzufrieden-

heit und die Akzeptanz der Führungskraft im Team zu fördern. Auch spielt das Führungsverhalten der unmittelbaren Vorgesetzten nach Einschätzung der Befragten eine wesentliche Rolle für Zusammenarbeit und Atmosphäre im Team: *„Eine gute Führungskraft ist schon irgendwie das A und O"* (IP5). *„Ja, also ich denke letzten Endes, um überhaupt aus einer Gruppe Menschen ein Team zu bekommen, braucht es eine gute Führungskraft, um ein Wir-Gefühl zu schaffen, um, ja, wie gesagt, ein gemeinsames Ziel irgendwie zu identifizieren und immer wieder daran zu erinnern"* (IP10). Die Qualifikation von Führungskräften ist somit von besonderer Bedeutung: *„und ich glaube, das hört sich jetzt ein bisschen geschwollen an, aber in der Pflege werden wir nicht über [die] Masse an Köpfen was bewegen, sondern an Einstellung. Wie sind die Mitarbeiter auch gerade in den Führungspositionen eingestellt, ihrem Beruf gegenüber. Und wenn wir es schaffen, durch solche Module zum Beispiel auch die Führungskräfte vollzupacken mit Ideen, mit Sinnhaftigkeit, mit – dann können wir wirklich was bewegen in der Pflege"* (IP4).

Weiterbildung Abschließend wird die Bedeutung von Fort- und Weiterbildungsmaßnahmen und damit die Möglichkeit, mit ihnen Führungsverhalten weiterzuentwickeln, gewürdigt. Eine gute Qualifikation als Führungskraft erscheint den Befragten zentral und kann einen wesentlichen Beitrag zur Ausgestaltung der Führungsrolle leisten: *„Ich muss ganz ehrlich sagen, ohne diese ganzen Weiterbildungen und Coachings hätte ich das nicht geschafft. Ich glaube, ich habe jetzt einfach die Möglichkeit, ein Team zu führen, weil ich diese Ausbildungspunkte abgearbeitet habe, sonst kann man das nicht, man verläuft sich, man macht zu viele Fehler, die man auch nicht erkennt"* (IP4). Besondere Betonung erfährt dabei auch der kollegiale Austausch im Rahmen solcher Angebote. Unterstützung für Fort- und Weiterbildung sollte dazu auch wesentlich in der Institution verankert sein, dies ist nicht bei allen Befragten der Fall.

8.4.3 Diskussion

Transformationale Führung zeigt auf Basis existierender Studien und der dargestellten Studienergebnisse aus einer qualitativen Erhebung mit Führungskräften in der Pflege in Deutschland vielfältige Chancen für die Pflege. Sie scheint geeignet, positive Arbeitsbedingungen zu begründen und damit zur Arbeitgeber- und Berufsattraktivität in der Pflege wesentlich beizutragen. Transformationale Führung lässt sich zudem durch Fort- und Weiterbildung fördern. Dennoch – auch das zeigen die vorangehend dargestellten Aspekte – sind die Herausforderungen groß. Die Ergebnisse zeigen, dass alle interviewten Führungskräfte institutionale Rahmenbedingungen als relevant für die Ausübung von transformationalem Führungsverhalten bewerten. Auch wenn die genannten und als wichtig bewerteten Rahmenbedingungen zum Teil differieren, was auch mit den sehr unterschiedlichen Stellenprofilen und Institutionen zusammenhängen kann, kann die von Suermann (2020) hinsichtlich ethikorientierter Führung aufgestellte und eingangs auf das Konzept der transformationalen Führung übertragene These bestätigt werden: Die Anwendung von transformationaler Führung ist oft ebenso von den institutionellen Bedingungen abhängig wie von dem persönlichen Wollen der einzelnen Führungskräfte. Folgenden Rahmenbedingungen kommt dabei eine besondere Bedeutung zu:

Unterstützung durch Vorgesetzte Relevant für gelingendes transformationales Führungsverhalten ist die in der Praxis erlebte Unterstützung der Vorgesetzten. Damit Führungskräfte transformational führen können, ist es erforderlich, dass sie wie schon von Herrmann et al. (2012), Menges et al. (2011) und Tafvelin et al. (2018) formuliert – in erster Linie von ihren direkten Vorgesetzten – Unterstützung, Vertrauen und Wertschätzung erfahren. Im Vergleich der interviewten Führungskräfte fällt folgendes Muster auf: Je weniger sich eine einzelne Führungskraft unterstützt fühlt, desto unzufriedener ist sie mit ihrer Anstellung,

Position und Institution. In der Folge kann sie selbst ein transformationales Führungsverhalten nicht oder nur sehr eingeschränkt anwenden. Andere Führungskräfte, die wiederum ein hohes Maß an Unterstützung und Wertschätzung erfahren, sind deutlich zufriedener, auch wenn andere Faktoren oder Rahmenbedingungen, wie bspw. eine hohe Arbeitsbelastung, als negativ erlebt werden.

Arbeitsbelastung Der am zweithäufigsten genannte Aspekt ist die tatsächlich erlebte Arbeitsbelastung. Es konnte gezeigt werden, dass ähnlich wie von Tafvelin et al. (2018) bereits postuliert das praktizierte Führungsverhalten beeinflusst wird, wenn Führungskräfte sich überlastet fühlen oder unter ständigem Zeitdruck stehen. Da transformationale Führung im Vergleich zu anderen Führungsstilen als zeitintensiver wahrgenommen wird, kann ein wahrgenommener permanenter Mangel an Zeit dazu führen, dass eher auf andere Führungsstile zurückgegriffen wird. Die Ergebnisse greifen darüber hinaus die These von Suermann (2020) auf und zeigen einen Zusammenhang zwischen der Arbeitsbelastung und der personellen Besetzung. Eine ständige personelle Unterbesetzung des zu führenden Teams kann auf Seiten der Führungskraft dazu führen, dass die Ausübung ihrer originären Führungsaufgaben nur eingeschränkt möglich ist, da sie bspw. die unterstellten Mitarbeitenden in der Pflege unterstützen muss. Gleichzeitig können wichtige Aspekte der Führungstätigkeit wie bspw. geplante oder akute Gespräche mit Mitarbeitenden nicht durchgeführt werden, da der Personalmangel und die daraus resultierende Pflegesituation dies nicht ermöglichen.

Weiterbildung Es konnte aufgezeigt werden, dass sowohl das Vorhandensein von Weiterbildungsmöglichkeiten und die Förderung dieser durch die Institution wie auch das theoretische Wissen über (transformationale) Führung sich auf die tatsächliche Anwendung von transformationalem Führungsverhalten in der Praxis auswirken und die Behauptung von Kilian (2013) damit gestützt wird, dass Qualifizierungsmaßnahmen für Führungskräfte notwendig und wichtig sind. Die interviewten Führungskräfte stimmen darin überein, dass transformationale Führung erlernt werden muss. Neben dem in Fort- und Weiterbildungen vermittelten praktischen und theoretischen Wissen muss auch hier die Unterstützung und Bereitschaft seitens der Vorgesetzten und der Institution vorhanden sein, Führungskräfte kontinuierlich zu qualifizieren, in die Teilnahme an Weiterbildungen zu investieren und die Umsetzung und Anwendung des erlernten Wissens in der Institution zu fördern.

Interprofessionelle Zusammenarbeit Die interprofessionelle Zusammenarbeit stellt im Alltag von Führungskräften in der Pflege einen wichtigen Bestandteil dar. Insbesondere die Zusammenarbeit mit der Berufsgruppe der Ärztinnen und Ärzte wird dabei von mehreren Führungskräften als herausfordernd und konfliktbehaftet erlebt. Die von Führungskräften in der Pflege erlebten eingeschränkten Gestaltungs- und Handlungsmöglichkeiten bei berufsgruppenübergreifenden Prozessen und Strukturen führen dabei häufig zu Unzufriedenheit und Hilflosigkeit und können, wie auch schon von Suermann (2020) beschrieben, dazu führen, dass transformationale Führung gehemmt bzw. nicht so effektiv angewandt wird.

Weitere Rahmenbedingungen Reflexionsräume, z. B. in Form von regelmäßigen Feedback- und Reflexionsgesprächen mit Vorgesetzten oder Kolleginnen und Kollegen, wirken sich positiv auf die Anwendbarkeit transformationalen Führungsverhaltens aus. Nicht ausreichend vorhandene Räumlichkeiten z. B. für Gespräche mit Mitarbeitenden und hoher finanzieller Druck wiederum wirken negativ.

◘ Abb. 8.2 stellt fördernde und hemmende Rahmenbedingungen noch zusammengefasst dar.

Die Ergebnisse ermitteln mit den Rahmenbedingungen für transformationale Führung in der Pflege Ansatzpunkte, die dazu beitragen können, transformationale Führung in der Pflege zu stärken. Auch wenn die herausgearbeiteten Rahmenbedingungen, wie zuvor beschrieben, noch weiter verifiziert werden müssen und keinesfalls eine abgeschlossene Aufzählung darstellen, liefern sie für den Bereich der Pflege doch erste Ergebnisse, die für die Praxis genutzt und je nach Institution weiterentwickelt werden können.

Ohne Frage ist die hier dargestellte Studie nicht ohne Limitationen. Die Stichprobe, die ausschließlich Teilnehmende an der Erprobung einer Weiterbildung, die für ein transformationales Führungsverhalten qualifizieren soll, einschließt, stellt eine zentrale Limitation dar. So kann davon ausgegangen werden, dass Teil-

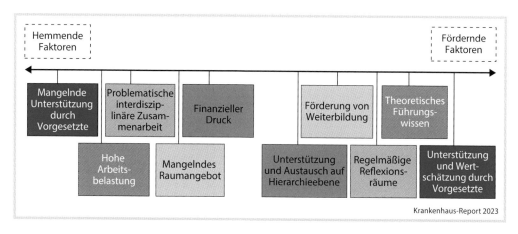

◘ **Abb. 8.2** Fördernde und hemmende Rahmenbedingungen für transformationale Führung in der Pflege

nehmende an der Erprobung eine Präferenz für transformationales Führungsverhalten mitbringen und diesem somit positiver als die Gesamtheit der Führungskräfte in der Pflege gegenüberstehen. Dennoch schafft die Teilnahme an der Erprobung gleichzeitig ein gemeinsames Verständnis von transformationaler Führung, was wiederum Voraussetzung für die Durchführung einer solchen Studie ist. Positiv ist dabei auch die Tatsache hervorzuheben, dass es sich um eine Weiterbildung mit einem nennenswerten Umfang von etwa acht Monaten handelt, sodass eine intensive Reflexion und Entwicklung des eigenen Führungsverhaltens überhaupt erst möglich wird und sich somit ein klares Führungsverständnis entwickeln kann. Die Interviews sind von einer unabhängigen, den Teilnehmenden aus der Erprobung nicht bekannten Person durchgeführt worden, sodass hiermit etwaigen erwünschten Antworten an Mitinitiatorinnen und -initiatoren der Weiterbildung sowie Durchführenden dieser begegnet werden konnte. Darüber hinaus ist limitierend anzumerken, dass die Betrachtung losgelöst von der konkreten Situation erfolgt, in der Führungsverhalten praktiziert wird. Bestimmte Situationen erfordern möglicherweise ein Führungsverhalten, das sich eher anderen Führungsstilen zuordnen lässt. Eine Betrachtung, die spezifische Situationen oder ausgewählte Charakteristika der Situation, in der Führung ausgeübt wird, in den Blick nimmt, könnte somit Gegenstand weiterer Forschung sein. Zudem besteht weiterer Forschungsbedarf zur Überprüfung der hier identifizierten fördernden oder hemmenden Rahmenbedingungen hinsichtlich ihrer Bedeutung z. B. mit größeren Stichproben.

8.5 Fazit

Transformationale Führung bietet Chancen für die Gestaltung attraktiver Arbeitsbedingungen für Pflegende. Gleichzeitig zeigt die hier vorgestellte Untersuchung jedoch, dass transformationale Führung auch Rahmenbedingungen braucht, die im Einklang mit einem sol-

chen Führungsverständnis stehen. Hierzu kann auf die eingangs beschriebenen ausgewählten weiteren Gestaltungsfelder eines innovativen Personalmanagements verwiesen werden, deren konsequente Umsetzung viele der erforderlichen Rahmenbedingungen schafft. Einen vielversprechenden Ansatz dazu bietet auch das im vorangehenden ▶ Kap. 7 dargestellte Konzept das Magnetkrankenhauses. Das Schlüsselelement der transformationalen Führung wird hierbei durch die weiteren Schlüsselelemente

- strukturelles Empowerment,
- exemplarische professionelle Pflegepraxis,
- neues Wissen und Innovationen und
- empirische Ergebnisse

ergänzt (American Nurses Credentialing Center 2022). Diese weiteren Schlüsselelemente adressieren somit viele der zuvor als förderlich herausgearbeiteten Rahmenbedingungen der transformationalen Führung und zeigen Schnittmengen mit den hier dargestellten ausgewählten Gestaltungsfeldern eines innovativen Personalmanagements, wie eine entsprechende Wertschätzung professioneller Pflege und ihrer Ziele in der gesamten Institution, die in Strukturen und Entscheidungsbefugnissen abgebildet ist, adäquate und gut zugeordnete Personalressourcen sowie eine Kultur, in der Fort- und Weiterbildung als notwendig und selbstverständlich verankert sind. Der Ansatz des Magnetkrankenhauses scheint somit geeignet, zu Rahmenbedingungen beizutragen, die Potenziale transformationaler Führung in der Pflege im Krankenhaus spürbar werden lassen. Das Magnetkrankenhaus kann somit als integrierter Ansatz eines innovativen Personalmanagements für die Pflege im Krankenhaus verstanden werden. Gleichzeitig macht dieser jedoch auch deutlich, dass Führungskräfte in der Pflege allein in ihren Möglichkeiten begrenzt sind. Im Sinne einer normativen Orientierung braucht es ein klares institutionelles Bekenntnis, das Bedeutung und Voraussetzungen für professionelle Pflege klar benennt (Zapp und Wittland 2022). Gleichzeitig braucht es jedoch auch politische Rahmenbedingungen, die Institutionen ermöglichen, ein solches auch in der Praxis auszugestalten. Der Ansatz des Magnetkrankenhauses zeigt somit normative, strategische und operative Handlungsfelder für eine Institution auf (Wittland 2023), die zuvor beschriebene Ansätze eines innovativen Personalmanagements vereint und durch deren Beachtung gelingende Rahmenbedingungen für transformationale Führung und damit für die Realisierung von deren Potenzialen schaffen kann.

Wenngleich der Fokus hier auf der Berufsgruppe der Pflegenden liegt, so lassen sich diese Erkenntnisse in Teilen auch auf andere Berufsgruppen übertragen. Hierzu bräuchte es jedoch weitere Beiträge, ebenso wie für eine umfassendere, detaillierte Darstellung der ausgewählten und weiterer Gestaltungsfelder eines innovativen Personalmanagements, die bspw. Fragen der Vergütung oder kooperativer Führungsmodelle adressieren könnten.

Literatur

Abraham O, Baden S (2018) Als Arbeitgeber attraktiv bleiben. Generationenmix in der Pflege-Herausforderung für Führungskräfte. Pflegezeitschrift 71:10–13

American Nurses Credentialing Center (2022) Magnet model – creating a magnet culture. https://www.nursingworld.org/organizational-programs/magnet/magnet-model/. Zugegriffen: 20. Okt. 2022

Bankl M (2021) Lebensphasenorientierte Personalarbeit – ein nachhaltiger Ansatz. In: Rosenberger B (Hrsg) Modernes Personalmanagement Strategisch – operativ – systemisch, 3. Aufl. Springer, Wiesbaden, S 373–382

Bass BM, Avolio BJ (1994) Improving organizational effectiveness through transformational leadership. SAGE, Thousand Oaks

Bechtel P, Smerdka-Arhelger I, Lipp K (2012) Pflege im Wandel gestalten – eine Führungsaufgabe. Springer, Heidelberg

Brenner D (2020) Onboarding. Als Führungskraft neue Mitarbeiter erfolgreich einarbeiten und integrieren, 2. Aufl. Springer Gabler, Wiesbaden

Ciulla JB (2012) Ethics and effectiveness. The nature of good leadership. In: Day DD, Antonakis J (Hrsg) The nature of leadership, 2. Aufl. SAGE, Los Angeles, S 508–540

Conger JA, Kanungo RN (1998) Charismatic leadership in organizations. SAGE, Thousand Oaks

Cording-de Vries F (2019) Sachrationale Gestaltungselemente der Personalwirtschaft. In: Oswald J (Hrsg) Personalwirtschaft im Krankenhaus. Kohlhammer, Stuttgart, S 127–170

Dörr S (2008) Motive, Einflussstrategien und transformationale Führung als Faktoren effektiver Führung. Rainer Hampp, München/Mering

Dumdum UR, Lowe KB, Avolio BJ (2013) A meta-analysis of transformational and transactional leadership correlates of effectiveness and satisfaction: An update and extension. In: Dumdum UR, Lowe KB, Avolio BJ (Hrsg) Transformational and charismatic leadership: the road ahead, 10th anniversary edition. Emerald, Bingley, S 39–70

Engelmann A (2017) Führung in der Pflege: Herausforderungen, Belastungen und Ressourcen. In: Eisele C (Hrsg) Moralischer Stress in der Pflege: Auseinandersetzung mit ethischen Dilemmasituationen Tagungsband Rudolfinerhaus. facultas, Wien, S 28–48

Felfe J (2006) Transformationale Führung und charismatische Führung – Stand der Forschung und aktuelle Entwicklungen. Z Pers 5:163–176

Felfe J (2015) Transformationale Führung: Neue Entwicklungen. In: Felfe J (Hrsg) Trends der psychologischen Führungsforschung. Neue Konzepte, Methoden und Erkenntnisse. Hogrefe, Göttingen, S 39–53

Fitzgerald A, Frohner U, Gromer LV, Klemensich B, Köberl-Hiebler I, Kristler M, Thür G, Seidl A, Weichselbaumer O, Wolf S (2021) Führungsbarometer Pflege 2021. Qualitas 20:4–9

Friesacher H (2015) Wider die Abwertung der eigentlichen Pflege. Intensiv 23:200–214

Furtner M (2016) Effektivität der transformationalen Führung. Springer, Wiesbaden

Gläser J, Laudel G (2010) Experteninterviews und qualitative Inhaltsanalyse als Instrumente rekonstruierender Untersuchungen, 4. Aufl. VS, Wiesbaden

Gläser-Zikuda M (2011) Qualitative Auswertungsverfahren. In: Reinders H, Ditton H, Gräsel C, Gniewosz B (Hrsg) Empirische Bildungsforschung. Springer, Wiesbaden, S 109–119

Hambrick DC, Mason PA (1984) Upper echelon: the organization as a reflection of its top managers. AMR 9:193–206

Hasselhorn HM, Müller BH, Tackenberg P, Kümmerling A, Simon M (2005) Berufsausstieg bei Pflegepersonal. Arbeitsbedingungen und beabsichtigter Berufsausstieg bei Pflegepersonal in Deutschland und Europa. Wirtschaftsverlag NW, Bremerhaven

Herrmann D, Felfe J, Hardt J (2012) Transformationale Führung und Veränderungsbereitschaft. Stressoren und Ressourcen als relevante Kontextbedingungen. Z Arbeits- Organisationspsychol 56:70–86

Hesse G, Mattmüller R (Hrsg) (2019) Perspektivwechsel im Employer Branding. Neue Ansätze für die Generationen Y und Z, 2. Aufl. Springer Gabler, Wiesbaden

Hieber M (2016) Anwendbarkeit der transformationalen Führung in Pflegeeinrichtungen. In: Hieber M (Hrsg) Das transformationale Führungsstilmodell. Springer, Wiesbaden, S 76–84

Holtbrügge D (2022) Personalmanagement, 8. Aufl. Springer Gabler, Wiesbaden

de Hoogh A, den Hartog D, Koopman P, Henk T, van den Berg P, Weide J, Wilderom C (2004) Charismatic leadership, environmental dynamism, and performance. Eur J Work Organ Psychol 13:447–471

Isfort M, Weidner F, Kraus S, Neuhaus A, Köster VH, Gehlen D (2010) Der Pflegemangel im Krankenhaus wird chronisch. Pflege-Thermometer 2009. Die Schwester/Der Pfleger 49. https://www.dip.de/fileadmin/data/pdf/projekte_DIPInstitut/Isfort_Weidner_Pflegethermometer_2009.pdf. Zugegriffen: 20. Okt. 2022

Judge TA, Piccolo RF (2004) Transformational and transactional leadership: a meta-analytic test of their relative validity. J Appl Psychol 89:755–768

Kilian R (2013) Transformationale Führung in der Pflege als Beitrag zur Managemententwicklung. Empirische Studie zum Führungsstil von Stationsleitungen im Krankenhaus. Kovač, Hamburg

Kuckartz U (2018) Qualitative Inhaltsanalyse. Methoden, Praxis, Computerunterstützung, 4. Aufl. Beltz Juventa, Weinheim, Basel

Kuckartz U, Rädiker S (2020) Fokussierte Interviewanalyse mit MAXQDA. Springer, Wiesbaden

Kuntz L, Mennicken R, Scholtes S (2015) Stress on the ward: Evidence of safety tipping points in hospitals. Manage Sci 61:754–771

Löffert S (2021) Führung im Krankenhaus II. Ein Projekt der Landesregierung Rheinland-Pfalz im Rahmen der „Fachkräfte- und Qualifizierungsinitiative Pflege 2.0, 2018–2022". https://www.dki.de/sites/default/files/2021-03/Abschlussbericht_Führung%20im%20KH%20II.PDF. Zugegriffen: 20. Okt. 2022

Löffert S, Strohbach H (2018) Berichte aus der Pflege. Landesprojekt „Führung im Krankenhaus in Rheinland-Pfalz" einem Projekt im Rahmen der „Fachkräfte- und Qualifizierungsinitiative Gesundheitsfachberufe". https://www.dki.de/sites/default/files/2019-01/badp_36_landesprojekt_fuehrung_im_krankenhaus_in_rheinland-pfalz.pdf. Zugegriffen: 20. Okt. 2022

Menges JI, Walter F, Vogel B, Bruch H (2011) Transformational leadership climate: Performance linkages, mechanisms, and boundary conditions at the organizational level. Leadersh Q 22:893–909

Oswald J (2023) Konzeptionelle Grundlagen zum Personal-Controlling. In: Oswald J, Schmidt-Rettig B (Hrsg) Management und Controlling im Krankenhaus. Kohlhammer, Stuttgart, S 248–264

Pelz W (2016) Transformationale Führung – Forschungsstand und Umsetzung in der Praxis. In: von Au C (Hrsg) Wirksame und nachhaltige Führungsansätze. Leadership und Angewandte Psychologie. Springer, Wiesbaden, S 93–112

Pundt A, Nerdinger FW (2012) Transformationale Führung – Führung für den Wandel? In: Grote S (Hrsg) Die Zukunft der Führung. Springer, Berlin/Heidelberg, S 27–45

Rand S, Kontos M, Ruokonen-Engler MK, Pütz R, Larsen C (2019) Dimensionen und Spannungsfelder betrieblicher Integration auf globalisierten Pflegearbeitsmärkten. Das Beispiel Deutschland. In: Pütz R, Kontos M, Larsen C, Rand S, Ruokonen-Engler MK (Hrsg) Betriebliche Integration von Pflegefachkräften aus dem Ausland. Innenansichten zu Herausforderungen globalisierter Arbeitsmärkte. Study Nr. 416. Hans-Böckler-Stiftung (https://www.boeckler.de/pdf/p_study_hbs_416.pdf. Zugegriffen: 11. Januar 2023)

Rixgens P (2018) Führungsstil und Leistungseffektivität im Krankenhaus. Springer Gabler, Wiesbaden

Ryschka J, Solga M, Mattenklott A (Hrsg) (2011) Praxishandbuch Personalentwicklung – Instrumente, Konzepte, Beispiele, 3. Aufl. Gabler, Wiesbaden

Scholz C (2014) Generation Z: Wie sie tickt, was sie verändert und warum sie uns alle ansteckt. Wiley, Weinheim

Schrems B, Pfabigan D (2019) Qualifikationsprofil Führen in der Pflege. https://jasmin.goeg.at/1131/1/Qualifikationsprofil_Fuehren_Pflege_bf.pdf. Zugegriffen: 20. Okt. 2022

Simon M (2019) Personalbesetzung – Dichtung und Wahrheit. Deutsche Krankenhäuser im internationalen Vergleich. Pflegezeitschrift 72:17–19

Statistisches Bundesamt (2021) Datenreport 2021. Ein Sozialbericht für die Bundesrepublik Deutschland. https://www.destatis.de/DE/Service/Statistik-Campus/Datenreport/Downloads/datenreport-2021.pdf. Zugegriffen: 20. Okt. 2022

Stiftungsallianz (2020) Pflege kann mehr! Positionspapier der Stiftungsallianz für eine neue Rolle der professionellen Pflege im Gesundheitswesen. Pflege Ges 25:78–85

Suermann J (2020) Ethikorientierte Führung in der Pflege. Springer, Wiesbaden

Tafvelin S, Isaksson K, Westerberg K (2018) The first year of service: a longitudinal study of organisational antecedents of transformational leadership in the social service organisations. Br J Soc Work 48:430–448

Töpfer A, Maertins A (2017) Transformationale Führung: Beitrag der Führungskompetenz zur nachhaltigen Wertsteigerung. In: Albrecht M, Töpfer A (Hrsg) Handbuch Changemanagement im Krankenhaus, Erfolgskonzepte Praxis- & Krankenhaus-Management. Springer, Berlin, Heidelberg, S 569–585

Wang G, Oh IS, Courtright SH, Colbert AE (2011) Transformational leadership and performance across criteria and levels: a meta-analytic review of 25 years of research. Group Organ Manag 36:223–270

Weidner F, Schubert C (2022) Die erweiterte pflegerische Versorgungspraxis – Abschlussbericht der begleitenden Reflexion zum Förderprogramm „360° Pflege – Qualifikationsmix für Patient:innen – in der Praxis". https://www.bosch-stiftung.de/sites/default/files/publications/pdf/2022-06/Abschlussbericht_360Grad%20Pflege_Qualifikationsmix.pdf. Zugegriffen: 11. Jan. 2023

Wittland M (2022a) Personenbezogene Spannungsfelder. In: Zapp W, Wittland M (Hrsg) Normatives Management und strategische Entwicklung. Kohlhammer, Stuttgart, S 89–99

Wittland M (2022b) Normatives Management. In: Zapp W, Wittland M (Hrsg) Normatives Management und strategische Entwicklung. Kohlhammer, Stuttgart, S 100–116

Wittland M (2023) Werteorientiertes Controlling. In: Oswald J, Schmidt-Rettig B (Hrsg) Management und Controlling im Krankenhaus. Kohlhammer, Stuttgart, S 62–71

Zapp W, Wittland M (2022) Präliminarien. In: Zapp W, Wittland M (Hrsg) Normatives Management und strategische Entwicklung. Kohlhammer, Stuttgart, S 15–26

Aus- und Weiterbildung im ärztlichen Bereich

Bernt-Peter Robra

Inhaltsverzeichnis

© Der/die Autor(en) 2023
J. Klauber et al. (Hrsg.), *Krankenhaus-Report 2023*, https://doi.org/10.1007/978-3-662-66881-8_9

■ ■ **Zusammenfassung**

*Der angelaufene Umbau der ärztlichen Aus-
und Weiterbildung in Richtung auf explizit nachzuweisende Kompetenzen zielt auf
eine gestufte Harmonisierung der beiden
Qualifizierungsphasen unter Stärkung ihrer
Versorgungsrelevanz. Versorgungsrelevant ist
auch Wissenschaftskompetenz. Um versorgungswirksam werden zu können, setzen die
von Approbationsordnung und (Muster-)Wei-
terbildungsordnung geforderten Kompetenzprofile qualitativ geeignete und ausreichend
viele Studien- und Weiterbildungsplätze voraus. Der Beitrag beschreibt den Reformpro-
zess der ärztlichen Aus- und Weiterbildung und
plädiert über deren qualitative Entwicklung
hinaus für eine sektorenübergreifende regional integrierte quantitative Weiterbildungsplanung.*

*The ongoing restructuring of initial and ad-
vanced medical training towards explicitly
verifiable competences aims at a graduated
alignment of the two qualification phases while
strengthening their relevance to health care. In
addition, scientific competence is also relevant
for health care. In order to be effective in the
provision of health care, the competence pro-
files required by the licensing regulations and
(model) specialist training regulations neces-
sitate qualitatively appropriate and sufficient
numbers of study and further training places.
The author describes the reform process of
initial and advanced medical training and, be-
yond its qualitative development, advocates
cross-sectoral, regionally integrated quantitative planning of continuing training.*

9.1   Leistungs-, Kompetenz- und Qualifizierungsprofil des Gesundheitswesens

Das Leistungsprofil des Gesundheitswesens,
das zur Versorgung der Bevölkerung ausreichend, zweckmäßig, wirtschaftlich und notwendig ist (§ 12 SGB V), muss durch ein entsprechendes Kompetenzprofil der Ärzteschaft

und der übrigen Therapieberufe unterfüttert
sein. Dieses Kompetenzprofil muss entwickelt,
erworben und beherrscht werden. Krankenhäuser als zentrale Qualifizierungseinrichtun-
gen der Therapie- und Pflegeberufe leisten
dazu einen systemrelevanten Beitrag. Aus-,
Weiter- und Fortbildung in der Versorgungspraxis der Krankenhäuser haben den Vor-
zug, unmittelbar versorgungsrelevant zu sein.
Dieses Organisationsmodell wirkt allerdings
strukturkonservativ. Die Berücksichtigung von
Versorgungsaufgaben anderer Sektoren oder
ein Qualifizierungs-Vorlauf für zu erwartende Innovationen stehen nicht im Focus der
Versorgungskrankenhäuser, selbst wenn sie als
„Lehrkrankenhäuser" mit medizinischen Fakultäten verbunden sind.

Der Beitrag beschreibt den Umbau der
ärztlichen Aus- und Weiterbildung in Richtung
auf ein definiertes System gestufter Kenntnisse und Handlungskompetenzen. Alle Versorgungseinrichtungen werden daran mitwirken
müssen.

9.2   Kompetenzorientierte Aus- und Weiterbildung der Ärzteschaft

Die Ärzteschaft baut ihren Kompetenzmix in
zwei Stufen auf (Aus- und Weiterbildung) und
aktualisiert ihn mit berufsbegleitender obli-
gatorischer Fortbildung. Alle drei Abschnitte
zielen stets auf den aktuellen Stand des Wissens.

Die Approbationsordnung für Ärzte
(ÄApprO; BMG 2021) regelt die Ausbildung
im Medizinstudium sowie die staatlichen Prüfungen bis zur Approbation. Dazu gehören
Lehrveranstaltungen der Medizinischen Fakultäten und praktische Ausbildungsabschnitte in
Krankenhäusern und anderen geeigneten Einrichtungen der ärztlichen Krankenversorgung.
Die ÄApprO ist eine Verordnung des Bundesministeriums für Gesundheit mit Zustimmung
des Bundesrates. Gesetzliche Grundlage ist die
Bundesärzteordnung (BÄO; BMJ 2019). Die
grundgesetzlich garantierte Lehrfreiheit der

Universitäten (Artikel 5 (3) GG) und staatliche Ausbildungsstandards müssen konstruktiv ineinandergreifen.

Die Weiterbildung gehört hingegen in die Kompetenz der Landesärztekammern (LÄKn). Sie sind Körperschaften Öffentlichen Rechts, in denen alle Ärztinnen und Ärzte Mitglied und über Wahlen zur Kammerversammlung an der Willensbildung beteiligt sind. Die LÄKn beschließen jeweils ihre Weiterbildungsordnung (WBO). Dabei übernehmen sie weitgehend, aber nicht notwendig in allen Details, die Musterweiterbildungsordnung (MWBO), über die der Deutsche Ärztetag periodisch beschließt (Bundesärztekammer 2022). Gegenstände der (M-)WBO sind die Gebiete (Facharzt-Bezeichnungen), Mindestzeiten, Mindestmengen und die zu erwerbenden Facharzt-Kompetenzen. Die regionalen Weiterbildungsordnungen treten nach Zustimmung der Aufsichtsbehörde, d. h. des jeweiligen Landesgesundheitsministeriums, in Kraft. Auch wenn die Gestaltung der Weiterbildung wesentlich Angelegenheit ärztlicher Selbstverwaltung ist, ist also der Staat aufsichtsführend beteiligt.

Fortbildung ist professionelle Pflicht (ABIM Foundation 2002). Schon die Approbationsordnung nennt als Ausbildungsziel die Befähigung zu ständiger Fortbildung (§ 1 Abs. 1 ÄApprO). Zu den Aufgaben der Ärztekammern gehört, „die berufliche Fortbildung der Kammermitglieder zu regeln, Fortbildungsveranstaltungen durchzuführen, zu zertifizieren, anzuerkennen und die Teilnahme daran zu bescheinigen" (so § 9 (1) Kammergesetz für Heilberufe Niedersachsen (HKG), Nieders. Ministerium für Soziales, Gesundheit und Gleichstellung 2021). Für Vertragsärzte und Vertragspsychotherapeuten ist Fortbildung vorgeschrieben (§ 95b SGB V) und durch eine Regelung der Vertreterversammlung der KBV (KBV 2016), für Krankenhausärzte durch eine Richtlinie des Gemeinsamen Bundesausschusses untersetzt (G-BA 2020: Regelungen zur Fortbildung im Krankenhaus/FKH-R).

Zur Entwicklung des Kompetenzprofils gehören auch Maßnahmen, die zu einem lernenden Gesundheitssystem beitragen: Entwicklung evidenzbasierter Leitlinien (AWMF), die für alle Leistungserbringer verpflichtende Sicherung und Weiterentwicklung der Qualität ihrer Leistungen (§ 135a SGB V), die systematische Bewertung gesundheitlicher Technologien (HTA) oder die wissenschaftsgetriebene und u. a. durch den Innovationsfonds geförderte Versorgungsforschung.

Nach längerer Beratung hinter geschlossenen Türen veröffentlichten die Gesundheits- und Wissenschaftsressorts von Bund und Ländern am 31.03.2017 den „Masterplan Medizinstudium 2020" (BMG und BMBF 2017). Er beinhaltet 37 Maßnahmen, damit „die Ausbildung der nächsten Medizinergenerationen den Herausforderungen einer Gesellschaft des längeren Lebens gerecht werden kann". Dazu sollen u. a. beitragen eine Stärkung des Patienten- und Praxisbezugs der Ausbildung, ihre Kompetenzorientierung und eine vertikale Integration klinisch-praktischer und grundlagenwissenschaftlicher Inhalte (Z-Modell, siehe dazu insgesamt Wissenschaftsrat 2018).

Nach Darlegung der Expertenkommission des Wissenschaftsrats zum Masterplan 2020 „umfasst das ärztliche Kompetenzprofil als Ziel des Medizinstudiums eine Kombination erlernbarer Fähigkeiten, Fertigkeiten und Haltungen sowie dazugehöriger Wissensbestände, die die Absolventinnen und Absolventen zur praktischen Ausübung des Arztberufs befähigen soll. Die zu erlernenden Kompetenzen leiten sich dabei aus der ärztlichen Berufspraxis und den Anforderungen der Gesellschaft bzw. des Gesundheitswesens ab." (Wissenschaftsrat 2018, S. 41) Die Ausrichtung des Studiums auf Kompetenzen zielt also auf Studienergebnisse (Outcomes). Die bisherigen Ausbildungsfächer mit ihren Stoffkatalogen sind eingebunden.

Schon 2015 hatte der Medizinische Fakultätentag mit dem Nationalen Kompetenzbasierten Lernzielkatalog Medizin (NKLM) ein kompetenzorientiertes Kerncurriculum vorgelegt (MFT 2015), das inzwischen weiterentwickelt wurde (2021: NKLM 2.0). In Verantwortung der Medizinischen Fakultäten entstand damit ein neues Regelungsinstrument des Medizinstudiums. Es fördert die Vergleichbarkeit standortspezifischer Curricula, vereinheitlicht aber nicht die Lehre. 25 % des Stundenanteils sollen die Standorte für profilgebende Wahlfächer nutzen.

Schon der Masterplan 2020 hatte für die Ausbildungsordnung die Einführung eines Leistungsnachweises zur strukturierten Vermittlung wissenschaftlicher Kompetenzen vorgesehen. Die Bundesärztekammer sieht Wissenschaftlichkeit als konstitutives Element des Arztberufs „als Grundlage für lebenslanges Lernen sowie für die kritische Evaluation und Anwendung wissenschaftlicher Informationen und ihrer Quellen" (BÄK 2020). Nach der Expertenkommission des Wissenschaftsrates zum Masterplan 2020 leistet die wissenschaftliche Ausrichtung des Medizinstudiums einen wichtigen Beitrag „sowohl zur Weiterentwicklung der medizinischen Forschung und der Gesundheitsversorgung als auch zur Sicherung der Versorgungsqualität im Gesundheitssystem" (Wissenschaftsrat 2018, S. 33).

Kompetenzziele müssen in fakultären und staatlichen Prüfungen berücksichtigt werden. Kompetenzprüfungen sind Beobachtungsprüfungen. In den vergangenen 20 Jahren haben alle Fakultäten Erfahrungen mit strukturierten klinisch-praktischen Prüfungen gesammelt (OSCEs – Objective Structured Clinical Examinations). Die für 2025 angekündigte Novelle der Approbationsordnung soll Teile des NKLM (Arztrollen und sog. übergeordnete Kompetenzen) einheitlich verbindlich machen. Der Entwurf sieht zwei OSCEs vor. Das Institut für medizinische und pharmazeutische Prüfungsfragen (IMPP) entwickelt die Bedingungen der Staatsprüfungen weiter („constructive alignment" zum NKLM 2.0, ▶ www.impp.de).

Teilparallel entwickelte die Ärzteschaft unter Koordinierung der Bundesärztekammer eine kompetenzorientierte Musterweiterbildungsordnung. Sie wurde 2018 durch den 121. Deutschen Ärztetag beschlossen und von den LÄKn 2020 in Kraft gesetzt (zuletzt: BÄK 2022). Sie ist gegliedert in „Kognitive und Methodenkompetenz (Kenntnisse)"

und „Handlungskompetenz (Erfahrungen und Fertigkeiten)". Die Weiterbildung ist weiter durch Mindestzeiten, in einigen Gebieten auch durch Mindestmengen strukturiert. Mindestzeiten und Mindestmengen sind leicht nachprüfbar, jedoch kaum vereinbar mit individueller Kompetenzorientierung. In mehreren Gebieten strukturieren fachlich empfohlene Weiterbildungspläne (FEWP) als Bausteine der MWBO die zu erwerbenden Kompetenzen. Kompetenzkataloge und FEWP stellen aber noch kein strukturiertes Weiterbildungscurriculum dar. Sofern nichts anderes bestimmt ist, kann die Weiterbildung im ambulanten wie auch im stationären Sektor erfolgen (§ 4 Abs. 9 MWBO). Die Kompetenzziele sind diesen Versorgungsbereichen nicht explizit zugeordnet.

Seit 2020 haben Ärztinnen und Ärzte in Weiterbildung (ÄiW) die Pflicht, ihre absolvierten Weiterbildungsabschnitte mit Weiterbildungsinhalten, Richtzahlen und Weiterbildungsgesprächen online über das Portal ihrer Ärztekammer in einem eLogbuch zu dokumentieren und von den Weiterbildungsbefugten überprüfen und bestätigen zu lassen. Das eLogbuch wurde unter Federführung der Bundesärztekammer entwickelt. Seine Auswirkungen in der Praxis müssen jedoch erst evaluiert werden. Vorausgegangen war die Erprobung von Logbüchern für das Praktische Jahr (PJ), den letzten Abschnitt des Medizinstudiums (Witzel et al. 2020).

9.3 Kompetenzorientierung betrifft wesentlich die Krankenhäuser

Krankenhäuser haben wesentlichen Anteil an der Facharzt-Weiterbildung. Das ist leicht erkennbar an der großen Zahl der Ärztinnen und Ärzte (noch) ohne Gebietsbezeichnung, die dem stationären Sektor zugeordnet sind (◻ Abb. 9.1).

Daher betrifft auch die Wende zu Kompetenzzielen wesentlich die Krankenhäuser. Da Weiterbildung bedeutet, Kompetenzen nach-

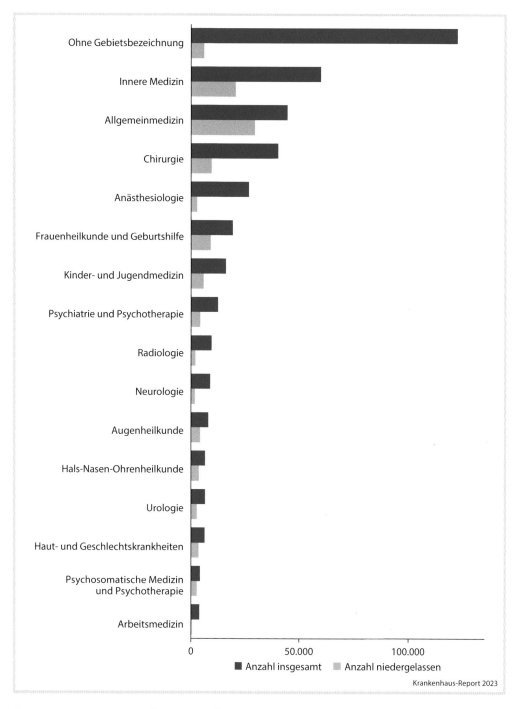

◨ **Abb. 9.1** Zahl berufstätiger Ärztinnen und Ärzte nach Gebietsbezeichnung, insgesamt und davon niedergelassen, 31.12.2021. (Daten: Ärztestatistik der Bundesärztekammer, eigene Darstellung)

zuweisen, muss Weiterbildung im Krankenhaus (und anderswo) ihre Resultatqualität belegen. Die zur Weiterbildung ermächtigen Ärztinnen und Ärzte und das Krankenhaus als
Weiterbildungseinrichtung müssen die Weiterbildung also entsprechend strukturieren. Mit
stärkerer Offenlegung der Weiterbildungser-
gebnisse dürfte auch der Wettbewerb um
ÄiW zunehmen. Wettbewerb wird seiner-
seits das Entstehen strukturierter und akkre-
ditierter Weiterbildungsprogramme ("residen-
cy programs") fördern. Ein großer Anteil
der Weiterbildung findet in Universitätsklinika
statt. Das fördert die wissenschaftliche Orientierung der ÄiW ("clinician scientists"), aber
nicht unbedingt ihre Orientierung an einer regional integrierten Primärversorgung.

9.4 Entwicklung der Versorgungsbereiche und der Geschlechter-Relation

Seit 2001 hat die Zahl der berufstätigen Ärztinnen und Ärzte von 297,9 Tausend auf 416,1
Tausend zugenommen (+40 %) (◻ Abb. 9.2).
Im stationären Bereich betrug die Zunahme
51 %, im zweitgrößten ambulanten Versorgungsbereich nur 26 %. Die kleine Kategorie
„andere Bereiche" nahm um 46 % zu. In den
fünf Jahren 2017–2021 zusammengenommen
gab es 8.149 erfolgreiche Facharztprüfungen
Allgemeinmedizin, ein Anteil von 12,3 % aller
Facharztprüfungen.

Die Zahl der berufstätigen *Ärztinnen* stieg
von 111,5 auf 202,0 Tausend (+81 %). Entsprechend nahm der Anteil berufstätiger Ärztinnen im Gesundheitswesen von 37,4 % auf

9

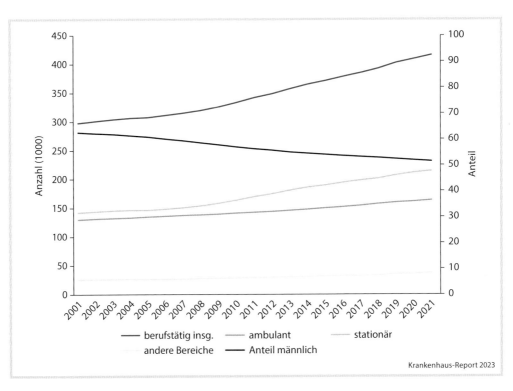

◻ **Abb. 9.2** Anzahl (in 1.000) der berufstätigen Ärztinnen und Ärzte insgesamt, nach Tätigkeitsbereichen; rechte Or-
dinate: Anteil der Ärzte (in %). (Daten: Ärztestatistik der Bundesärztekammer, eigene Darstellung)

48,5 % zu. Mit der Feminisierung steigen die Präferenzen für Teilzeitarbeit und angestellte Tätigkeit. Allerdings entwickeln junge Ärzte ähnliche Präferenzen (Ziegler et al. 2017). Die traditionelle Rollenverteilung überwiegt bei ärztlichen Paaren noch immer, d. h. die Ärztin übernimmt den größeren Teil der Familienarbeit. Familienfreundliche Arbeitsorganisation vor allem im Krankenhaus ist daher eine Determinante zügiger Weiterbildung bis zur Facharztprüfung und darüber hinaus für die Berufszufriedenheit aller Krankenhausmitarbeiterinnen und -mitarbeiter wichtig (Kocalevent et al. 2020; Kocalevent et al. 2021).

9.5 Integrierte Kapazitätsplanung

Das für die Versorgung nötige Kompetenzprofil muss sich auf eine quantitativ und qualitativ ausdifferenzierte Personalentwicklung stützen. Die Kapazität des Medizinstudiums ist durch Kapazitätsverordnungen der Länder geregelt. Durch das sog. Kapazitätsausschöpfungsgebot ist die Ausbildungskapazität an Personalausstattung, Bettenzahlen und Zahl lehrgeeigneter Patienten der Universitätsmedizin und ihrer Lehrkrankenhäuser/Lehrpraxen gekoppelt. Die mit der angekündigten Approbationsordnungsnovelle angestrebte Verbesserung der Ausbildung durch geringere Gruppengrößen und früheren Patientenkontakt müsste nach dem bisherigen Regelwerk zu einer Kapazitätsabsenkung führen. Das ist politisch nicht gewollt. Eine alternativ nötige Mittelaufstockung trifft jedoch bisher auf Ablehnung der Finanzminister. Eine Änderung des Regelwerks ist rechtlich sehr anspruchsvoll und wird vorhersehbar streitbefangen sein.

Seit 2001 ist die Zahl der eingeschriebenen Medizinstudierenden um 32 % auf 105.275 im Jahr 2021 angestiegen, der Frauenanteil beträgt 64 % (Destatis 2022a). 2021 schlossen 10.241 Studierende das Medizinstudium mit bestandenem Staatsexamen ab, einige weitere mit einem anerkennungsfähigen Masterabschluss (Destatis 2022b). Die Ärzteschaft, die früher vor einer Ärzteschwemme gewarnt hat-

te, forderte auf dem Deutschen Ärztetag 2022 zusätzlich 6.000 Studienplätze pro Jahr, also eine Steigerung um mehr als 50 %, bei gleichzeitiger Umsetzung der Vorgaben des Masterplans Medizinstudium 2020 (Deutscher Ärztetag 2022). Dies ist eine Maximalforderung, zumal Deutschland im OECD-Vergleich weit überdurchschnittlich viele Ärzte und Pflegekräfte pro 1.000 Einwohner hat (OECD 2021). Konsequent wäre außerdem, zuerst per ÄApprO-Novelle die beschlossenen Reformweichen zu stellen, damit ein Kapazitätsausbau nicht weiter zu Absolventinnen und Absolventen führt, deren Ausbildung auf eine „Gesellschaft des langen Lebens" nicht ausgerichtet ist. Derweil bauen mehrere private medizinische Hochschulen gebührenpflichtige Ausbildungskapazitäten auf und versuchen, ein passendes Forschungsprofil zu entwickeln. Der Wissenschaftsrat begutachtet diese Entwicklung, z. B. steht die Akkreditierung der Medizinischen Hochschule Brandenburg „Theodor Fontane" im Jahr 2024 an.

Während bei der Vergabe der Medizinstudienplätze durch ein zentral koordiniertes Zulassungsverfahren (▶ www.hochschulstart.de) in die Freiheit der Berufswahl (Artikel 12 GG) eingegriffen wird, ist dies bei der Wahl der Weiterbildungsstellen nicht nötig: Es stehen genug Weiterbildungsstellen zur Verfügung. Das war nicht immer der Fall (unbezahlte „Gastärzte"). Dennoch finden nicht alle Approbierten die Weiterbildungsstelle ihrer ersten Wahl, sondern gehen Kompromisse hinsichtlich Fachgebiet und Standort ein. Gleichzeitig beklagen vor allem chirurgische Fächer einen Nachwuchsmangel, dessen Wurzel schon in demotivierenden Famulaturerfahrungen der Studierenden liegen könnte (Schneider et al. 2020; Werwick et al. 2017).

Das Profil der ärztlichen Weiterbildung ist also durch Zahl, Art und Attraktivität der vorgehaltenen Weiterbildungsplätze bedingt (Kontext-Steuerung). Anbieter sind vor allem Krankenhäuser (fast alle), aber auch Leistungserbringer im ambulanten Bereich. Die Krankenhausplanung der Länder berücksichtigt Versorgungsstufen, Standorte und Abteilungsstrukturen der Krankenhäuser. Das Landeskrankenhausgesetz Sachsen-Anhalt z. B. verpflichtet Krankenhäuser, die als Weiterbildungsstätte zugelassen sind, im Rahmen ihres Versorgungsauftrages Weiterbildungsstellen für Ärzte zur Verfügung zu stellen (§ 14 (2) KHG LSA). Dieser Auftrag ist aber nicht explizit mit dem Bedarf des (regionalen) Gesundheitswesens abgestimmt.

Nach § 75a SGB V unterstützen Kassenärztliche Vereinigungen und Krankenkassen die ambulante Weiterbildung durch strukturelle Maßnahmen (Koordinierungsstellen, Kompetenzzentren Weiterbildung) und finanzielle Anreize. Praxen zugelassener Ärzte und medizinische Versorgungszentren, in geringerem Umfang auch Krankenhäuser erhalten Gehaltszuschüsse, die die Vergütung der ÄiW auf das im Krankenhaus übliche Niveau anheben. 2020 wurden 11.027 Weiterbildungen gefördert, davon 8.473 in der Allgemeinmedizin (KBV 2022). Umgerechnet in Vollzeitäquivalente waren dies insgesamt 5.926 bzw. 4.760 in der Allgemeinmedizin. Der Anteil Teilzeitbeschäftigter ist also hoch, und er nimmt jährlich zu. Die Gruppe der geförderten ÄiW für Allgemeinmedizin hat ein medianes Alter von 38 Jahren und einen Frauenanteil von 70 %. Dabei spielen Rückkehr in den Beruf nach einer Familienphase und Ausstieg aus vorherigen Krankenhauspositionen eine Rolle.

Im ambulanten Sektor werden Facharzt-Sitze (einschl. Sitze der psychotherapeutischen Versorgung) nach der Bedarfsplanungs-Richtlinie des G-BA (G-BA 2022) regionalen Planungsbereichen zugeordnet. Die medizinischen Fachgebiete haben unterschiedlich große Planungsbereiche. Die feinkörnigste regionale Zuordnung hat die Hausärztliche Versorgung mit derzeit 882 sog. Mittelbereichen und einer allgemeinen Verhältniszahl (Sollwert) von 1.607 Einwohnern und Einwohnerinnen je Arzt/Ärztin. Der Quotient aus dem fachgebietsspezifischen Istwert „Einwohner pro Arzt" und dem historisch hergeleiteten, an die regionale Morbiditätsstruktur (Leistungsbedarf) angepassten und alle zwei Jahre aktualisierten fachgebietsspezifischen Sollwert

ergibt den sog. Versorgungsgrad. Aus dem Versorgungsgrad errechnet sich die Anzahl der (noch) möglichen Facharzt-Zulassungen. Grenzwerte des Versorgungsgrads definieren Über- und Unterversorgung. Der zuständige Landesausschuss der Ärzte und Krankenkassen (§ 90 SGB V) kann regionale Besonderheiten berücksichtigen, z. B. die Erreichbarkeit durch speziellen Zuschnitt der Planungsbereiche oder Sonderbedarfe für Teilgebiete der Inneren Medizin. Bei drohender Unterversorgung beschließt er Fördermaßnahmen, bei Überversorgung sperrt er den Planungsbereich für weitere Zulassungen. Diese sog. „Ärztliche Bedarfsplanung" wirkt als Verteilungsplanung. Auswirkungen auf die Bereitschaft der Approbierten, eine bestimmte Facharzt-Bezeichnung zu erwerben, hat sie nur indirekt.

9.6 Ausblick

Aus- und Weiterbildung der Ärzteschaft werden gemeinsam auf gestuft nachzuweisende Kompetenzen ausgerichtet. Diese Wende signalisiert das Ende der jahrzehntelangen Unverbundenheit von ärztlicher Aus- und Weiterbildung, von Theorie und Praxis (dazu van den Bussche et al. 2018). Ihre Auswirkungen werden erst in den nächsten Jahren sichtbar werden. Eine systematische Begleitevaluation fehlt. Im Ansatz öffnet eine Kompetenzorientierung der Personalentwicklung den bisherigen Arztvorbehalt für komplementäre oder substitutive Beiträge aus weiteren Berufsfeldern.

Die in Approbations- und (Muster-)Weiterbildungsordnung angelegten Kompetenzprofile können allerdings erst in quantitativer Untersetzung durch Studien- und Weiterbildungsplätze versorgungswirksam werden. Eine quantitative Weiterbildungsplanung fehlt offensichtlich. Die Krankenhäuser bilden prioritär für den eigenen Bedarf, weniger für den regional benötigten Facharzt-Mix weiter. Der ungedeckt bleibende Facharztbedarf des ambulanten Sektors – vor allem, doch nicht nur an weitergebildeten Hausärztinnen und Hausärzten – muss im Nachgang korrigierend mit Solidarmitteln gefördert werden. Damit der Weiterbildungs-Output der Krankenhäuser mit dem (regionalen) Versorgungsbedarf korrespondiert, sollten Zahl und Struktur ihrer Weiterbildungsstellen im Rahmen von Qualitäts- und Leistungsvereinbarungen vertragsfähig werden. Auch kann die einwohnerbezogene Bedarfsplanungs-Richtlinie sektorübergreifend um regional auszuweisende Weiterbildungsstellen ergänzt werden. Dies wäre ein möglicher Auftrag an das Landesgremium nach § 90a SGB V. Eine weitere Möglichkeit ist, Weiterbildung im ambulanten Sektor nicht nur zu ermöglichen, sondern eine sektorübergreifende Rotation („Cross-Training") vorzusehen, für ÄiW der Krankenhäuser vor allem in den Bereich der Primärversorgung. Die MWBO nennt bereits interdisziplinäre und interprofessionelle Zusammenarbeit unter den für alle Arztgruppen erforderlichen Kompetenzen. Ein Cross-Training würde gleichzeitig einen bidirektionalen Kompetenz-Austausch zwischen den Versorgungs-Sektoren fördern, (aus Sicht des Krankenhauses) aktive Zuweiser-Pflege bewirken und die Weiterbildung als Systemaufgabe erkennbar machen. Je weiter sich die ambulante Öffnung der Krankenhäuser entwickelt (z. B. durch Portalpraxen), desto einfacher wird diese Rotation. Diese Schritte entwickeln die bisherige Kontext-Steuerung bei der Wahl der Weiterbildungsstellen aktiv weiter, ohne Freiheit und Neigungsorientierung der Berufswahl abzuschaffen.

Darüber hinaus werden sich die Kompetenzkataloge in der Praxis weiter entwickeln. Während z. B. die Expertenkommission des Wissenschaftsrates die digitale Transformation in der Medizin als Kernaspekt einer modernen medizinischen Ausbildung bezeichnet (Wissenschaftsrat 2018, S. 9 ff), nennt die MWBO unter den allgemeinen Inhalten der Weiterbildung zwar „Telemedizin", IT-Grundlagen wie Informations- und Kommunikationssysteme, digitale Akten oder maschinelle Entscheidungsunterstützung sind aber der Zusatz-Weiterbildung „Medizinische Informatik" zugeordnet.

Literatur

ABIM Foundation – American Board of Internal Medicine, ACP-ASIM Foundation – American College of Physicians-American Society of Internal Medicine, European Federation of Internal Medicine (2002) Medical professionalism in the new millennium: a physician charter. Ann Intern Med 136:243–246. https://doi.org/10.7326/0003-4819-136-3-200202050-00012

Bundesärztekammer BÄK (2020) Wissenschaftlichkeit als konstitutionelles Element des Arztberufes. Dtsch Arztebl 117:A1–A10. https://doi.org/10.3238/baek_wb_sn_wiss2020

van den Bussche H, Niemann D, Robra BP, Schagen U, Schücking B, Schmacke N, Spies C, Trojan A, Koch-Gromus U (2018) Zuständigkeiten und Konzepte zur ärztlichen Ausbildung und Weiterbildung; Ein Plädoyer für eine Neuorientierung. Bundesgesundheitsblatt Gesundheitsforschung Gesundheitsschutz 61:163–169. https://doi.org/10.1007/s00103-017-2675-x

Destatis (2022a) Studierende insgesamt und Studierende Deutsche im Studienfach Medizin (Allgemein-Medizin) nach Geschlecht. https://www.destatis.de/DE/Themen/Gesellschaft-Umwelt/Bildung-Forschung-Kultur/Hochschulen/Tabellen/lrbil05.html

Destatis (2022b) Prüfungen an Hochschulen – Fachserie 11 Reihe 4.2 – 2021. https://www.destatis.de/DE/Themen/Gesellschaft-Umwelt/Bildung-Forschung-Kultur/Hochschulen/Publikationen/_publikationen-innen-hochschulen-pruefungen.html

KBV – Kassenärztliche Bundesvereinigung (2022) Weiterbildungsförderung gemäß § 75a SGB V – Evaluationsbericht 2020. www.kbv.de/html/themen_2861.php

Kocalevent RD, Pinnschmidt H, Nehls S, Boczor S, Siegert S, Scherer M, van den Bussche H (2020) Burnout und Gratifikationskrisen im Längsschnitt bei Ärztinnen und Ärzten während der fachärztlichen Weiterbildung in Deutschland. Psychother Psychosom Med Psychol 70:319–329. https://doi.org/10.1055/a-1068-9843

Kocalevent RD, Pawlik J, Selch S, Nehls S, Meyer J, Boczor S, Scherer M, van den Bussche H (2021) Berufsverlaufs- und Lebenszufriedenheit von Ärztinnen in fachärztlicher Weiterbildung mit Kindern im Vergleich zu ihren männlichen Kollegen – Eine longitudinale Untersuchung im Rahmen der KarMed-Studie. Z Evid Fortbild Qual Gesundhwes 161:50–56. https://doi.org/10.1016/j.zefq.2020.12.001

Schneider KN, Masthoff M, Gosheger G, Schopow N, Theil JC, Marschall B, Zehrfeld J (2020) Generation Y in der Chirurgie – der Konkurrenzkampf um Talente in Zeiten des Nachwuchsmangels. Chirurg 91:955–961. https://doi.org/10.1007/s00104-020-01138-2

OECD/European Observatory on Health Systems and Policies (2021) State of Health in the EU: Deutschland – Länderprofil Gesundheit 2021. OECD Publishing/European Observatory on Health Systems and Policies, Paris, Brussels https://doi.org/10.1787/33663583-de

Werwick K, Spura A, Gottschalk M, Meyer F, Walcher F, König S, Braun-Dullaeus R, Stieger P (2017) Für Chirurgie begeistern – Einflüsse der Famulatur aus Sicht Studierender auf eine spätere Fachpräferenz. Zentralbl Chir 142:550–559. https://doi.org/10.1055/s-0043-114732

Wissenschaftsrat (2018) Neustrukturierung des Medizinstudiums und Änderung der Approbationsordnung für Ärzte – Empfehlungen der Expertenkommission zum Masterplan Medizinstudium 2020. Wissenschaftsrat, Köln (Drs. 7271-18)

Witzel K, Ballaschk A, Altmann S, Haß H-J, Chiapponi C, Walcher F, Werwick K, Croner RS, Piatek S, Meyer F (2020) Magdeburger PJ-Logbuch der chirurgischen Fächer – interdisziplinäre, einrichtungsspezifische Umsetzung der Vorgabe des Medizinischen Fakultätentages (MFT) von 2012. Zentralbl Chir 145:549–558. https://doi.org/10.1055/a-1084-4127

Ziegler S, Krause-Solberg L, Scherer M, van den Bussche H (2017) Arbeitszeitvorstellungen von Ärztinnen und Ärzten in Weiterbildung; Entwicklungen über eine vierjährige Weiterbildungsdauer. Bundesgesundheitsblatt Gesundheitsforschung Gesundheitsschutz 60:1115–1123. https://doi.org/10.1007/s00103-017-2610-1

Gesetze, Verordnungen, Beschlüsse

BÄK – Bundesärztekammer (2022) (Muster-) Weiterbildungsordnung (MWBO) 2018 – in der Fassung vom 25.06.2022. https://www.bundesaerztekammer.de/themen/aerzte/aus-fort-und-weiterbildung/aerztliche-weiterbildung/muster-weiterbildungsordnung

BMG – Bundesministerium für Gesundheit (2021) Approbationsordnung für Ärzte vom 27. Juni 2002 (BGBl I S 2405), die zuletzt durch Artikel 2 der Verordnung vom 22. September 2021 (BGBl. I S. 4335) geändert worden ist; ÄApprO 2002. www.gesetze-im-internet.de/_appro_2002/BJNR240500002.html

BMG und BMBF – Bundesministerium für Gesundheit und Bundesministerium für Bildung und Forschung (2017) Masterplan Medizinstudium 2020, S 114–126 (Beschlusstext abgedruckt als Anhang zu Wissenschaftsrat 2018)

BMJ – Bundesministerium der Justiz (2019) Bundesärzteordnung in der Fassung der Bekanntmachung vom 16. April 1987 (BGBl I S 1218), die zuletzt durch Artikel 4 des Gesetzes vom 15. August 2019 (BGBl. I S. 1307) geändert worden ist. https://www.gesetze-im-internet.de/b_o/BJNR018570961.html

Deutscher Ärztetag (2022) Beschlussprotokoll, Top II Ärztlicher Versorgungsbedarf in einer Gesellschaft des langen Lebens. www.bundesaerztekammer.de/aerztetag/126-daet-2022-in-bremen

G-BA – Gemeinsamer Bundesausschuss (2020) Regelungen zur Fortbildung der Fachärztinnen und Fachärzte, der Psychologischen Psychotherapeutinnen und Psychotherapeuten sowie der Kinder- und Jugendlichenpsychotherapeutinnen und -psychotherapeuten im Krankenhaus. www.g-ba.de/richtlinien/44/

G-BA – Gemeinsamer Bundesausschuss (2022) Richtlinie des Gemeinsamen Bundesausschusses über die Bedarfsplanung sowie die Maßstäbe zur Feststellung von Überversorgung und Unterversorgung in der vertragsärztlichen Versorgung (Bedarfsplanungs-Richtlinie); zuletzt geändert am 21. April 2022 veröffentlicht im Bundesanzeiger (BAnz AT 18. Aug. 2022 B2) in Kraft getreten am 19. August 2022. www.g-ba.de/richtlinien/4/

KBV – Kassenärztliche Bundesvereinigung (2016) Fortbildungsverpflichtung der Vertragsärzte und Vertragspsychotherapeuten nach § 95d SGB V. Dtsch Arztebl 113:A1775–A1776

Krankenhausgesetz Sachsen-Anhalt (KHG LSA) in der Fassung der Bekanntmachung vom 14. April 2005. GVBl. LSA 2005, 203. Neu gefasst durch Artikel 1 des Gesetzes vom 6. Mai 2019 (GVBl. LSA S. 76). www.landesrecht.sachsen-anhalt.de/bsst/document/jlr-KHGST2005rahmen

MFT – Medizinischer Fakultätentag der Bundesrepublik Deutschland e V (2015) Nationaler Kompetenzbasierter Lernzielkatalog Medizin (NKLM); Ein Kooperationsprojekt vom MFT Medizinischer Fakultätentag der Bundesrepublik Deutschland e V und der GMA Gesellschaft für Medizinische Ausbildung e V, Berlin. https://medizinische-fakultaeten.de/themen/studium/nklm-nklz/

Niedersächsisches Ministerium für Soziales, Gesundheit und Gleichstellung (2021) Kammergesetz für die Heilberufe (HKG) in der Fassung vom 08.12.2000 (Nds GVBl S 301), zuletzt geändert durch Gesetz vom 10.06.2021 (Nds GVBl S 360). www.ms.niedersachsen.de/startseite/gesundheit_pflege/gesundheit/-13054.html

9

Ausbildung in der Pflege

Gertrud Hundenborn

Inhaltsverzeichnis

© Der/die Autor(en) 2023
J. Klauber et al. (Hrsg.), *Krankenhaus-Report 2023*, https://doi.org/10.1007/978-3-662-66881-8_10

■ ■ **Zusammenfassung**

Seit Anfang des Jahres 2020 wird die Ausbildung in den Pflegeberufen neu geregelt. Mit der kompetenzorientierten generalistisch ausgerichteten Ausbildungskonzeption reagiert der Gesetzgeber auf die zunehmend komplexen Pflege- und Versorgungsbedarfe ebenso wie auf die Entwicklungen in der Pflegewissenschaft und in anderen Wissenschaftsbereichen. Die Reform geht mit zahlreichen Innovationen einher. So sind Teile der Berufsausübung nunmehr rechtlich geschützt und die Ausbildung kann an Pflegeschulen oder an Hochschulen absolviert werden. Dieser Beitrag geht auf diese und weitere Innovationen der Pflegeberufereform ein. Er verdeutlicht Herausforderungen und Konsequenzen und formuliert offene Fragen und ausgewählte Handlungsbedarfe.

Since the beginning of 2020, training in the nursing professions has been newly regulated. With the competence-oriented generalist training concept, the legislator reacts to the increasingly complex nursing and care needs as well as to developments in nursing science and other scientific areas. The reform is accompanied by numerous innovations. For example, parts of the professional practice are now legally protected, and the training can be completed at nursing schools or universities. This article discusses these and other innovations of the nursing profession reform. It clarifies challenges and consequences and formulates open questions and the need for action in selected fields.

10.1 Einleitung

Die grundlegende Reform der Pflegeausbildung, wie sie sich seit Anfang 2020 mit dem Pflegeberufegesetz vollzieht, wäre nicht hinreichend ausgeleuchtet, wenn man sie auf die Zusammenführung der bisher separat geregelten Ausbildungen in der Altenpflege, in der Gesundheits- und Kinderkrankenpflege sowie in der Gesundheits- und Krankenpflege beschränken würde. Vielmehr lassen sich die zentralen Innovationen, die mit dieser Reform verbunden sind, weder in den Pflegeschulen noch in den Praxiseinrichtungen durch einfache Anpassungen zufriedenstellend umsetzen. Ihre gelingende und nachhaltige Implementierung fordert vielmehr in den verschiedenen Verantwortungsbereichen und Handlungsfeldern eine Veränderung von Strukturen und Kernprozessen, die weit über den Ausbildungsbereich im engeren Sinne hinausgehen. Zu Recht ist das Pflegeberufegesetz, das die neue Ausbildung im Kern regelt, Teil einer umfassenderen Pflegeberufereform. So betrifft etwa die erstmalige Festlegung vorbehaltener Tätigkeiten die Organisation pflegerischer Arbeit in den verschiedenen Einrichtungen.

Nach einer langjährigen Vorbereitungszeit mit zahlreichen Modellversuchen und zum Teil kontroversen politischen Diskussionen wurde die Pflegeausbildung in Deutschland zum Januar 2020 grundlegend reformiert (BMFSFJ 2008; Görres et al. 2009). Im Jahr 2023 werden die ersten Absolventinnen und Absolventen nach dem Pflegeberufegesetz ihre Ausbildung zur Pflegefachfrau/zum Pflegefachmann abschließen. Die neue, im Kern generalistisch ausgerichtete Ausbildungskonzeption löst die drei bisherigen, auf einzelne Lebensphasen und Lebensalter fokussierten Erstausbildungen mit separaten Ausbildungsabschlüssen in der Gesundheits- und Krankenpflege, in der Gesundheits- und Kinderkrankenpflege sowie in der Altenpflege ab. Die Pflegeausbildung nach neuem Recht erstreckt sich stattdessen auf die gesamte Lebensspanne der zu pflegenden Menschen und vermittelt die allgemeinen Kompetenzen, die für ein professionelles, pflegeprozessbezogenes Handeln in akuten und dauerhaften Pflegesituationen in verschiedenen Versorgungskontexten erforderlich sind. Die breit angelegte Erstausbildung schlägt sich nicht nur in einem erweiterten Pflege- und Berufsverständnis nieder, das dem theoretischen und praktischen Unterricht in den Pflegeschulen zugrunde gelegt wird, sondern zeigt sich auch in der Bandbreite der Einsatzbereiche, welche die Auszubildenden in der praktischen Ausbildung kennenlernen.

Diese umfasst die drei allgemeinen Versorgungsbereiche der stationären Akutpflege, der stationären Langzeitpflege sowie der ambulanten Akut-/Langzeitpflege, darüber hinaus kürzere Einsatzzeiten in der pädiatrischen und in der psychiatrischen Versorgung (Hundenborn 2020).

Mit der reformierten Pflegeausbildung verfolgt der Gesetzgeber verschiedene Intentionen: Die Ausbildung soll vor allem den veränderten und zunehmend komplexen Pflege- und Versorgungsbedarfen der Bevölkerung entsprechen. Sie soll zudem die Entwicklungen im Pflegeberuf und in der Pflegewissenschaft aufgreifen. Schließlich soll sie den Anschluss an das europäische Pflegebildungssystem gewährleisten. Pflegefachpersonen sollten – u. a. den Empfehlungen der Weltgesundheitsorganisation von 1988 und 1993 folgend – eine generalistische Ausbildung absolvieren und im Berufsverlauf spezialisierte Kompetenzen in anschlussfähigen Weiterbildungsprozessen erwerben.

Vor dem Hintergrund der aktuellen Veränderungen der Pflegeausbildung geht dieser Beitrag auf ausgewählte zentrale Innovationen der Pflegeberufereform ein und skizziert Herausforderungen und Konsequenzen, die sich hieraus für unterschiedliche Handlungsbereiche und Akteure ergeben. Er beleuchtet offene, mit der Pflegeberufereform verbundene Fragen und Handlungsbedarfe und skizziert erkennbare Reformansätze, die Konkretisierungen und Änderungen der bestehenden Regelungen nahelegen.

10.2 Die zentralen Innovationen der Pflegeausbildung

10.2.1 Generalistische Erstausbildung und besondere Trägerverantwortung

Trotz der gut zwei Jahrzehnte während Vorbereitungszeit, in der zahlreiche Modellversuche einschlägige Ergebnisse erbrachten, konnte sich im Gesetzgebungsverfahren in Deutschland die so genannte generalistische Ausbildung nach europäischem Vorbild und Standard nicht vollständig durchsetzen. Anstelle des Regelabschlusses als Pflegefachfrau/Pflegefachmann ermöglicht das Pflegeberufegesetz vielmehr in Teil 5 den Erwerb der beiden gesonderten Berufsabschlüsse in der Gesundheits- und Kinderkrankenpflege oder in der Altenpflege. Allerdings entsprechen die beiden gesonderten Berufsabschlüsse nicht den bisherigen separaten Abschlüssen. Alle Auszubildenden durchlaufen vielmehr in den ersten beiden Ausbildungsdritteln eine generalistische Ausbildung. Die Ausrichtung auf die Pflege von Menschen aller Altersstufen zeigt sich auch in den praktischen Einsätzen. Diese werden in der stationären Akutpflege, der stationären Langzeitpflege sowie der ambulanten Akut-/Langzeitpflege absolviert. Der Einsatz in der pädiatrischen Versorgung ist aufgrund von Kapazitätsgrenzen vergleichsweise kurz. Nach den ersten beiden generalistisch ausgerichteten Ausbildungsdritteln können die Auszubildenden unter bestimmten Voraussetzungen ihr Wahlrecht ausüben. Dieses ermöglicht den Auszubildenden, im letzten Ausbildungsdrittel entweder die generalistische Ausbildung fortzusetzen oder sich für eine spezifische Ausbildung in der Pflege von Kindern und Jugendlichen oder von alten Menschen zu entscheiden. Dieser im fortgeschrittenen Gesetzgebungsverfahren politisch erstrittene Kompromiss gilt zunächst für einen Übergangszeitraum. Das Bundesministerium für Familie, Senioren, Frauen und Jugend und das Bundesministerium für Gesundheit werden bis zum 31. Dezember 2025 ermitteln, wie viele Auszubildende ihr Wahlrecht ausgeübt haben (§ 62 PflBG). Auf der Grundlage dieser Ergebnisse soll die endgültige Ausbildungskonzeption geregelt werden.

Im Rahmen ihrer praktischen Ausbildung absolvieren die Auszubildenden in den ersten beiden Ausbildungsdritteln nach einem Orientierungseinsatz (400 h), der i. d. R. beim Träger der praktischen Ausbildung absolviert wird,

Pflichteinsätze in den drei allgemeinen Versorgungsbereichen der stationären Akutpflege, der stationären Langzeitpflege sowie der ambulanten Akut-/Langzeitpflege (je 400 h) sowie einen kürzeren Einsatz in der pädiatrischen Versorgung (60–120 h). Im letzten Ausbildungsdrittel schließen sich ein kürzerer Einsatz in der psychiatrischen Versorgung (120 h), ein umfangreicher Vertiefungseinsatz (500 h) und weitere Einsätze zur freien Verfügung (2 × 80 h) an. Die Träger der praktischen Ausbildung sind im Rahmen der ihnen vom Gesetzgeber nach § 8 PflBG zugewiesenen Verantwortung verpflichtet, die für die praktische Ausbildung vorgeschriebenen Einsätze sicherzustellen. Hierfür benötigen sie einerseits verlässliche Kooperationspartner, welche die erforderlichen Einsatzbereiche zur Verfügung stellen können, die der Träger der praktischen Ausbildung selbst nicht vorhält. Andererseits werden sie von den Trägern anderer Versorgungseinrichtungen als Kooperationspartner angefragt, ihrerseits Einsatzbereiche zur Verfügung zu stellen. Im Vergleich zu den bisherigen Regelungen des Krankenpflegegesetzes und des Altenpflegegesetzes erfordert das Pflegeberufegesetz eine breit angelegte praktische Ausbildung und einen entsprechenden Wechsel der Auszubildenden zwischen den Einrichtungen verschiedener Kooperationspartner. Die planmäßige, zeitlich und sachlich zu gliedernde, praktische Ausbildung bedarf eines systematischen Rotationsverfahrens mit einer eigenen Logistik und Koordination.

Abhängig von der regionalen Infrastruktur der jeweiligen Einrichtung gesundheitlicher und pflegerischer Versorgung berichten Träger-, Einrichtungs- und Schulverantwortliche von Engpässen und Problemen, eine hinreichende Anzahl von Kooperationspartnern zu gewinnen und alle sogenannten Außeneinsätze für ihre Auszubildenden sicherzustellen. Nahezu flächendeckend treffe dies – so die Ausbildungsträger – auf den Einsatz in der pädiatrischen Versorgung zu. Jedoch stellten auch Einsätze in der ambulanten Versorgung häufig ein Nadelöhr dar, da kleinere Pflegedienste

selbst wenige Auszubildende aufwiesen und nur vereinzelt Auszubildende von anderen Trägern der praktischen Ausbildung aufnehmen könnten. Zur Vermeidung ungünstiger Wettbewerbssituationen zwischen den Ausbildungsanbietern einer Region wird der Aufbau von Ausbildungsverbünden unterstützt und finanziell gefördert. Die Ausgestaltung der Lernortkooperation kann über Verbundverträge und/oder über Kooperationsverträge sichergestellt werden. Vielfach kooperieren die Lernorte jedoch zurzeit noch ohne eine vertragliche Absicherung. Den Ergebnissen einer in Rheinland-Pfalz durchgeführten Studie zur Lernortkooperation folgend, bringt die Mitgliedschaft in einem Ausbildungsverbund Vorteile mit sich. Wenngleich die Einsatzplanung auch hier mit Herausforderungen verbunden ist, scheint dem Bedarf an Absprachen, Austausch und Information in Ausbildungsverbünden besser entsprochen zu werden. Treffen und Besprechungen finden hier häufiger und regelmäßiger statt als in Einrichtungen, die keinem Ausbildungsverbund angehören. Auch die mit der Einsatzplanung und der Erstellung eines Ausbildungsplans verbundenen Herausforderungen können perspektivisch in verbindlichen Kommunikations- und Kooperationsstrukturen erleichtert werden. Einen systematischen Überblick über Ausbildungsverbünde bieten für das Bundesland Rheinland-Pfalz die Ergebnisse der KOMPASS-Studie, die auf der Grundlage einer empirischen Bestandsaufnahme durchgeführt wurde (Lauxen 2022).

10.2.2 Zwei Qualifizierungswege – zwei Kompetenzniveaus

Das Pflegeberufegesetz eröffnet zwei Wege in die Ausbildung. Anstelle einer pflegeberuflichen Ausbildung an Pflegeschulen können Ausbildungsinteressierte mit einem Hochschulzugang die Ausbildung als primärqualifizierendes Studium an einer Hochschule absolvieren. War dieser Weg lange Zeit nur im Rahmen von Modellversuchen möglich, stellt er nun einen regulären Zugang zum Pflegeberuf dar. Auch das Studium befähigt zur direkten Pflege, d. h. zur Pflegeprozessgestaltung mit zu pflegenden Menschen aller Altersstufen und ihren Bezugspersonen. Das Studium soll die hierfür erforderlichen Kompetenzen jedoch auf einem höheren Anspruchsniveau vermitteln. Hochschulisch qualifizierte Pflegefachfrauen und Pflegefachmänner sollen aufgrund ihres vertieften pflegewissenschaftlichen Wissens, ihrer forschungsbezogenen Kompetenzen und ihres besonders differenzierten Verständnisses für den Einfluss institutioneller, gesellschaftlicher und normativer Kontextbedingungen zur Steuerung und Gestaltung auch hochkomplexer Pflegeprozesse befähigt werden (Hundenborn 2022). Der erfolgreiche Studienabschluss endet mit der Berufszulassung und der Berufsbezeichnung Pflegefachfrau/ Pflegefachmann in Verbindung mit einem Bachelorgrad. Ein Wahlrecht für einen der gesonderten Berufsabschlüsse haben die Studierenden im primärqualifizierenden Pflegestudium nicht.

Der Gesetzgeber sieht in der Einführung eines bundesrechtlich geregelten primärqualifizierenden Pflegestudiums eine Aufwertung des Berufs und zugleich eine Möglichkeit, den zunehmend komplexen Pflege- und Versorgungssituationen zu entsprechen. Bereits seit 2012 empfiehlt der Wissenschaftsrat, angesichts der komplexer werdenden Anforderungen in der Gesundheitsversorgung einen Teil der Berufsangehörigen in den Pflege- und Therapieberufen sowie im Hebammenwesen an Hochschulen auszubilden (WR 2012, 2018). Auch die Hochschulrektorenkonferenz geht in ihren Empfehlungen davon aus, dass die hierfür erforderlichen Kompetenzen an wissenschaftliche Erkenntnisse gebunden sind, zu deren Anbahnung und Entwicklung es primärqualifizierender Studiengänge bedarf (HRK 2017). Auch die Partner der Ausbildungsoffensive Pflege setzen sich in ihrem zweiten Bericht für eine Erhöhung des Anteils akademisch ausgebildeter Pflegefachpersonen für die unmittelbare Versorgung von zu pflegenden Menschen mit besonders komplexen Pflegebedarfen ein (BMFSFJ 2022).

Eine erste Sondererhebung, die im Rahmen des Pflegepanels vom Bundesinstitut für Berufsbildung (BIBB) zwischen Januar und April 2022 durchgeführt wurde, zeigt einen Anteil von lediglich 0,78 % Studierenden primärqualifizierender Studiengänge. Rechnet man die Studierenden vergleichbarer, nicht primärqualifizierender Studiengänge hinzu, liegt der Anteil bei nur 1,70 % (Meng et al. 2022). Die Quoten liegen damit weit unter der vom Wissenschaftsrat bereits 2012 empfohlenen Quote von 10 bis 20 % eines Ausbildungsjahrgangs, die angesichts der steigenden quantitativen und qualitativen Anforderungen in der Gesundheitsversorgung akademisch qualifiziert sein sollten, unbenommen akademischer Weiterbildungsangebote für bereits ausgebildete berufserfahrene Fachkräfte (WR 2012).

10.2.3 Vorbehaltene Tätigkeiten im Pflegeprozess – besondere Verantwortung und Verpflichtungen

Erstmals stellt der Gesetzgeber mit § 4 PflBG ausgewählte pflegerische Aufgaben unter einen besonderen rechtlichen Schutz und verdeutlicht hierdurch die besondere Verantwortung von Pflegefachpersonen. Die vorbehaltenen Tätigkeiten beziehen sich auf den Pflegeprozess und umfassen „1. Die Erhebung und Feststellung des individuellen Pflegebedarfs [. . .], 2. die Organisation, Gestaltung und Steuerung des Pflegeprozesses [. . .]" sowie „3. die Analyse, Evaluation, Sicherung und Entwicklung der Qualität der Pflege [. . .]". Die in § 4 PflBG geregelten vorbehaltenen Tätigkeiten gelten als absolute Vorbehalte. Sie legen einen autonomen Verantwortungsbereich von Pflegefachpersonen fest und schließen diese damit für andere Berufsgruppen aus. Die vorbehaltenen Tätigkeiten dienen dem Schutz der zu pflegenden Menschen, der Patientensicherheit und der Sicherung der Pflegequalität. Sie sind deshalb nicht nur Regelungsgegenstand der Ausbildung, sondern betreffen die gesamte Organisation der Pflegearbeit in den Einrichtungen. Arbeitgeber dürfen vorbehaltene Tätigkeiten weder auf Personen übertragen, die nicht über eine Erlaubnis zur Führung der Berufsbezeichnung nach § 1 PflBG verfügen oder deren Erlaubnis ruht, noch die Durchführung von vorbehaltenen Aufgaben durch Personen dulden, die nicht hierfür legitimiert sind. Eine Zuwiderhandlung kann mit einem Bußgeld bis zu 10.000 € geahndet werden (§ 57 PflBG). Vom Vorbehalt ausgenommen sind die Durchführung und Dokumentation der geplanten Pflege als Teile des Pflegeprozesses. Damit ist auch die Möglichkeit verbunden, Pflegende, die nicht Pflegefachpersonen sind, sowie Angehörige anderer Berufsgruppen in den Pflegeprozess einzubeziehen. Der Pflegeprozess als zentrales Handlungsmodell des Pflegeberufs erfährt hierdurch eine fachliche und rechtliche Aufwertung, die zugleich Ausdruck eines grundlegend veränderten Pflege- und Berufsverständnisses und eines fortschreitenden Professionalisierungsprozesses ist. Der Pflegeprozess zentriert die Beziehungsgestaltung zwischen der Pflegefachperson und dem zu pflegenden Menschen in der individuellen und lebensweltorientierten Auseinandersetzung mit gesundheits- und entwicklungsbedingten Herausforderungen unter Wahrung ihrer Autonomie und ihres Selbstbestimmungsrechts (Hundenborn und Knigge-Demal 2018; Weidner 2019).

Ausbildung und Organisation der Pflegearbeit in den Einrichtungen sind zentral dem Pflegeprozess einschließlich der vorbehaltenen Tätigkeiten verpflichtet. Die Fachkommission nach § 53 Pflegeberufegesetz geht in ihren Rahmenplänen davon aus, dass die systematische Auseinandersetzung mit dem Pflegeprozess in der Pflegeausbildung eine Voraussetzung für den Erwerb der mit den vorbehaltenen Tätigkeiten verbundenen Kompetenzen ist (Fachkommission 2020). Damit gilt, dass unter der Perspektive der besonderen fachlichen und rechtlichen Verantwortung vielfach eine Aktualisierung pflegeprozessbezogener Kompetenzen bereits ausgebildeter Pflegefachpersonen und der ausbildungsverantwortlichen

Praxisanleitenden erforderlich ist. Die Organisation der Pflegearbeit, Zuständigkeiten, Rechte und Pflichten im Kontext pflegeprozessbezogenen Handelns in komplexen und hochkomplexen Pflegesituationen sind in der Organisation der Pflegearbeit neu zu regeln. Das Pflegeberufegesetz steckt mit den Regelungen des § 4 einen Rechtsrahmen ab, der in verschiedenen Punkten einer weiteren Ausgestaltung und Festlegung bedarf. So ist etwa zu klären, inwieweit Pflegefachpersonen, die nach dem Pflegeberufegesetz einen der gesonderten Berufsabschlüsse in der Altenpflege oder in der Gesundheits- und Kinderkrankenpflege erwerben, die vorbehaltenen Tätigkeiten für die Pflegeprozessgestaltung mit Menschen aller Altersgruppen übernehmen dürfen. Auch eine Beschränkung auf alte Menschen oder Kinder und Jugendliche wäre mit dem Problem einer kaum möglichen eindeutigen und rechtlichen verbindlichen Altersabgrenzung verbunden. Auch aus leistungsrechtlicher Sicht sind verschiedene Punkte noch strittig und werden kontrovers diskutiert, so etwa die Frage, ob die Erhebung und Feststellung des individuellen Pflegebedarfs sich auch auf das Pflegebegutachtungsverfahren erstreckt (Weidner 2019).

10.2.4 Kompetenzentwicklung für das Handeln in komplexen Pflege- und Berufssituationen

Deutlich konsequenter als in den bisherigen Berufsgesetzen ist die Ausbildungskonzeption nach dem Pflegeberufegesetz auf den Aufbau und die Weiterentwicklung von situationsbezogenen Kompetenzen ausgerichtet, die für ein qualitätsangemessenes Handeln in komplexen Pflege- und Berufssituationen benötigt werden. Die im Ausbildungsverlauf aufzubauenden und weiterzuentwickelnden Kompetenzen werden in ihrem jeweiligen Anforderungsniveau in mehreren Anlagen für die berufliche Ausbildung an Pflegeschulen und für das primärqualifizierende Pflegestudium vorgeschrieben. Sie sind fünf Kompetenzbereichen zugeordnet, die eine systemische Sichtweise widerspiegeln. Kompetenzbereich I stellt die Verantwortung für den Pflegeprozess mit Menschen aller Altersstufen in den Mittelpunkt und integriert die vorbehaltenen Tätigkeiten, wobei die besondere Bedeutung der Pflegediagnostik, die als Kernelement des Pflegeprozesses anzusehen ist (Eberl 2019), eigens hervorgehoben wird. Die Beziehungsgestaltung und unmittelbare Interaktion zwischen der Pflegefachperson und dem zu pflegenden Menschen und seinen Bezugspersonen als einen integralen Bestandteil des Pflegeprozesses fokussiert Kompetenzbereich II. Die für diese beiden Kompetenzbereiche vorgeschriebenen Stundenzahlen machen in der pflegeberuflichen Ausbildung gut die Hälfte von insgesamt 2.500 h aus, die für den theoretischen und praktischen Unterricht vorgesehen sind, womit der pflegeprozessbezogene Schwerpunkt der Ausbildung und der selbstständige Verantwortungs- und Aufgabenbereich von Pflegefachpersonen nochmals verdeutlicht werden. Kompetenzen, die für Abstimmungs- und Koordinationsprozesse in der intra- und interdisziplinären Zusammenarbeit erforderlich sind, nimmt Kompetenzbereich III in den Blick. Kompetenzbereich IV ist auf die gesellschaftliche Ebene ausgerichtet. Die hier geregelten Kompetenzen fokussieren auf unterschiedlichen Systemebenen Kontextfaktoren des Pflegehandelns sowie normative, ethische und kulturelle Orientierungen, die in ihrem Einfluss auf das Pflegehandeln einer kritischen Auseinandersetzung und Reflexion bedürfen. Schließlich fokussiert Kompetenzbereich V in besonderer Weise die berufliche Identitätsentwicklung. Er beinhaltet Kompetenzen, die für ein historisches und politisches Bewusstsein des Berufs erforderlich sind und schließt die Auseinandersetzung mit der eigenen Berufsgeschichte, mit den derzeitigen Problemlagen und künftigen Herausforderungen des Pflegeberufs ein (Hundenborn 2020, 2021). Kompetenzen, die für die digitale Transformation der Gesellschaft, die Veränderungen der Berufs- und Arbeitswelt sowie

im Prozess des lebenslangen Lernens erforderlich sind, werden als Querschnittskompetenzen in den Kompetenzbereichen berücksichtigt.

In den verschiedenen Anlagen zur PflAPrV spiegeln sich Kompetenzaufbau und Kompetenzentwicklung im Ausbildungsverlauf wider. So legt eine Anlage das Anforderungsniveau fest, das zum Zeitpunkt der Zwischenprüfung gegen Ende der ersten beiden Ausbildungsdrittel erreicht und nachgewiesen werden muss. Weitere Anlagen regeln die Kompetenzen auf dem Anforderungsniveau, das zum Zeitpunkt des Staatsexamens erzielt werden muss. Nach § 16 Abs. 2 PflAPrV ist die pflegeprozessbezogene praktische Prüfung, die in realen Pflegesituationen stattfindet, in besonderer Weise auf die vorbehaltenen Tätigkeiten nach § 4 PflBG auszurichten.

10.2.5 Orientierung und Vergleichbarkeit durch bundeseinheitliche Rahmenpläne

Erstmals wurden im Kontext des Pflegeberufegesetzes bundeseinheitliche Lehrplanempfehlungen erarbeitet, die eine vergleichbare Konkretisierung und Ausgestaltung in den Bundesländern sowie in den Pflegeschulen und Einrichtungen ermöglichen und unterstützen sollen. Entwickelt wurden die „Rahmenlehrpläne für den theoretischen und praktischen Unterricht" und die „Rahmenausbildungspläne für die praktische Ausbildung" durch eine eigens eingerichtete Fachkommission, in die elf pflegefachlich, pflegepädagogisch und pflegewissenschaftlich ausgewiesene Expertinnen und Experten vom Bundesministerium für Familie, Senioren, Frauen und Jugend und vom Bundesministerium für Gesundheit im Benehmen mit den Ländern für eine Amtszeit von fünf Jahren berufen worden sind (§ 53 PflBG). Die erstmals 2019 vorgelegten Rahmenpläne werden von der Fachkommission kontinuierlich auf ihre Aktualität hin überprüft und bei

Bedarf – spätestens aber nach fünf Jahren – angepasst. Mit den bundeseinheitlichen Empfehlungen greift der Gesetzgeber nicht in die Richtlinienkompetenz der Bundesländer ein. Gleichwohl orientieren sich inzwischen die meisten Bundesländer in ihren länderspezifischen Regelungen an den Rahmenplänen der Fachkommission (Hundenborn und Darmann-Finck 2020; Darmann-Finck und Hundenborn 2019).

Die Fachkommission hat die Rahmenlehrpläne und Rahmenausbildungspläne nach den zentralen Konstruktionskriterien entwickelt, die sich bereits im Pflegeberufegesetz und in der Pflegeberufe-Ausbildungs- und -Prüfungsverordnung abzeichnen: Kompetenzen, die sich auf Pflege- und Berufssituationen beziehen, deren Komplexität im Ausbildungsverlauf systematisch gesteigert wird, Pflegeprozessverantwortung und vorbehaltene Tätigkeiten als Kern des selbstständigen Verantwortungs- und Aufgabenbereichs der Pflegefachpersonen und Persönlichkeitsprinzip als Ausdruck eines subjektorientierten Bildungsverständnisses (Fachkommission 2020).

Die Rahmenlehrpläne für den theoretischen und praktischen Unterricht sind in elf curriculare Einheiten (CE) strukturiert, die diesen Konstruktionsprinzipien folgen und die sich auf ausgewählte pflegerische Handlungsfelder, typische Pflegesituationen und/oder Ausbildungsphasen/Ausbildungseinsätze beziehen. Die Rahmenausbildungspläne für die praktische Ausbildung sind nach Ausbildungsabschnitten und Einsatzbereichen gegliedert. Sie beinhalten exemplarische Arbeits- und Lernaufgaben, anhand derer die jeweiligen Kompetenzen angebahnt, gefördert und weiterentwickelt werden können.

Die Rahmenpläne der Fachkommission sind – ggf. auf der weiteren Grundlage landesrechtlicher Richtlinien – von den Pflegeschulen in schulinternen Curricula zu konkretisieren. Von den Trägern der praktischen Ausbildung sind dementsprechend trägerspezifische Ausbildungspläne zu entwickeln, die das konkrete Lernangebot der jeweiligen Einsatzberei-

che beinhalten. In verschiedenen Bundesländern werden Pflegeschulen und Einrichtungen in Projekten und/oder in Form von Handreichungen bei der Umsetzung der mit der Pflegeberufereform verbundenen Herausforderungen unterstützt.

10.2.6 Erweiterte Verantwortung für heilkundliche Aufgaben

Bereits seit 2012 war mit der vom Gemeinsamen Bundesausschuss beschlossenen „Richtlinie über die Festlegung ärztlicher Tätigkeiten zur Übertragung auf Berufsangehörige der Alten- und Krankenpflege zur selbständigen Ausübung von Heilkunde im Rahmen von Modellvorhaben nach § 63 Abs. 3c SGB V" für ausgewiesene diagnose- und prozedurenbezogene Tätigkeiten die rechtliche Möglichkeit der Erprobung einer Aufgabenneuverteilung zwischen Ärztinnen/Ärzten und Pflegefachpersonen eröffnet worden. Jedoch konnte bislang nur in einem Fall ein hierfür erforderlicher Modellversuch vereinbart werden. Das Pflegeberufegesetz ermöglicht nun im Rahmen der Ausbildung den Erwerb „erweiterter Kompetenzen zur selbständigen Ausübung heilkundlicher Tätigkeiten", sofern das Ausbildungsziel hierdurch nicht gefährdet wird (§ 14 PflBG). Der Erwerb erweiterter Kompetenzen zur Ausübung heilkundlicher Tätigkeiten durch Pflegefachpersonen soll dazu beitragen „die gesundheitliche Versorgung v. a. von Menschen mit chronischen Erkrankungen durch kontinuierliche, alltagsnahe, evidenzbasierte und abgestimmte Behandlungs-, Pflege-, Unterstützungs- und Informationsangebote zu sichern und hierfür die Kompetenzen der Pflegefachpersonen besser als bisher einzusetzen" (Darmann-Finck und Hundenborn 2021; Hundenborn und Darmann-Finck 2021). Deshalb hat die auf der Grundlage des § 14 Abs. 4 PflBG mit der Entwicklung von standardisierten Modulen beauftragte Fachkommission insgesamt neun Module auf dem Hintergrund des im Pflegeberufegesetz verankerten Pflege- und Berufsverständnisses konzipiert und die

10

◻ **Tab. 10.1** Übersicht über die standardisierten Module zum Erwerb erweiterter Kompetenzen zur Ausübung heilkundlicher Aufgaben. (Die Module mit fett hervorgehobener Schrift sind in den Rahmenverträgen geregelt. Die Aufnahme der weiteren Module soll folgen). (Fachkommission 2022)

	Wahlmodule	Erweiterte heilkundliche Verantwortung für Pflege- und Therapieprozesse mit Menschen (aller Altersstufen) …
Grundlagenmodul (verbindlich)	**W 1**	… in diabetischer Stoffwechsellage
	W 2	…, die von chronischen Wunden betroffen sind
	W 3	…, die von einer Demenz betroffen sind
	W 4	…, die von einem Hypertonus betroffen sind
	W 5	…, die von Schmerzen betroffen sind
	W 6	…, die von spezifischen Ernährungs- oder Ausscheidungsproblemen betroffen sind
	W 7	… mit einem Tracheostoma
	W 8	…, die von akuter oder chronischer Beeinträchtigung der Atmung betroffen sind

Krankenhaus-Report 2023

G-BA Richtlinie dementsprechend interpretiert (◻ Tab. 10.1).

Damit rückt die Verantwortung für eine selbstständige Pflegeprozessgestaltung in komplexen individualisierten Pflegesituationen zusammen mit den in § 4 PflBG geregelten vorbehaltenen Tätigkeiten auch in das Zentrum der erweiterten Ausbildung. Die Module sind gemeinsam vom Bundesministerium für Familie, Senioren, Frauen und Jugend und vom Bundesministerium für Gesundheit genehmigt worden (Fachkommission 2022). Der neu in das Sozialgesetzbuch V aufgenommene § 64d regelt, dass ab 01. Januar 2023 in jedem Bundesland wenigstens ein Modellversuch „zur Übertragung von ärztlichen Tätigkeiten, bei denen es sich um selbstständige Ausübung von Heilkunde handelt, auf Pflegefachkräfte mit einer Zusatzqualifikation nach § 14 des Pflegeberufegesetzes" durchgeführt werden muss. Die auf Bundesebene geschlossenen Rahmenverträge beziehen sich zunächst auf die entwickelten standardisierten Module W 1, W 2 und W 3 in Verbindung mit dem Grundlagenmodul und sind Voraussetzung für die auf Landesebene zu schließenden Verträge zu den einzelnen Modellvorhaben.

Mit einer zusätzlichen Ausbildung zum Erwerb erweiterter Kompetenzen verlängert sich die Ausbildung um den Zeitraum, der für das Absolvieren der ausgewählten und in einen Modellversuch aufgenommenen Module erforderlich ist. Die standardisierten Module werden in einer erweiterten staatlichen Prüfung zusammen mit der Abschlussprüfung der Pflegeausbildung oder des primärqualifizierenden Pflegestudium geprüft. Die Finanzierung der erweiterten Ausbildung fällt unter den Anwendungsbereich der Fondsfinanzierung unter Berücksichtigung der auf Landesebene getroffenen Entscheidung für oder gegen ein Pauschalbudget. Dies gilt zunächst nicht für die Finanzierung erweiterter Kompetenzen, die im Rahmen der hochschulischen Pflegeausbildung erworben werden. BMFSFJ und BMG machen jedoch darauf aufmerksam, dass die Finanzierung des praktischen Teils der hochschulischen Pflegeausbildung einschließlich einer Ausbildungsvergütung und eine diesbezügliche Änderung des Pflegeberufegesetzes zur Stärkung der hochschulischen Pflegeausbildung derzeit von den beiden Bundesministerien geprüft werde (BMFSFJ und BMG 2022).

10.2.7 Grundsätze und Verfahren der Finanzierung: Ein Überblick

Mit dem Pflegeberufegesetz und der Pflegeberufe-Ausbildungsfinanzierungsverordnung (PflAFinV) wurden auch die bisherigen Finanzierungsregelungen der Pflegeausbildung grundlegend geändert. Wurde die Ausbildung in den Krankenpflegeberufen auf der Grundlage des § 17 KHG geregelt, wies die Finanzierung der Altenpflegeausbildung auf Länderebene im Vergleich der Bundesländer teils erhebliche Unterschiede auf. Deshalb sollen nun bundeseinheitliche Grundsätze für die Finanzierung der neuen Pflegeausbildung gemäß § 26 PflBG bundesweit eine wohnortnahe qualitätsgesicherte Ausbildung sicherstellen, eine ausreichende Anzahl von Qualifizierungen gewährleisten, Wettbewerbsnachteile verhindern, die zwischen ausbildenden und nicht ausbildenden Einrichtungen entstehen können, die Ausbildung auch in kleineren und mittleren Einrichtungen fördern und wirtschaftliche Ausbildungsstrukturen gewährleisten. Die Finanzierung erfolgt auf bundesrechtlicher Grundlage über Ausgleichsfonds, die auf Landesebene eingerichtet worden sind.

In den Ausbildungsfonds zahlen nach festgelegten Anteilen Krankenhäuser, stationäre und ambulante Pflegeeinrichtungen, gesetzliche und private Pflegeversicherungen und das jeweilige Bundesland ein. Krankenhäuser und Pflegeeinrichtungen leisten die Einzahlungen in den Ausgleichsfonds nach einem landesweiten Umlageverfahren. Aus dem Ausbildungsfonds erhalten die ausbildenden Pflegeschulen Ausbildungspauschalen für die schulische Ausbildung, welche die prospektiv ermittelten Schulbetriebskosten (ohne die Investitionskosten) umfassen. Die Träger der praktischen Ausbildung erhalten Pauschalen für die betrieblich-praktische Ausbildung, wobei die Mehrkosten für die Ausbildungsvergütung nicht pauschal, sondern anhand der tatsächlichen Kosten der Auszubildenden einrichtungsindividuell berechnet werden. Hierbei wird für stationäre Einrichtungen ein Anrechnungsschlüssel von 9,5:1 und für ambulante Einrichtungen ein Anrechnungsschlüssel von 14:1 zugrunde gelegt. Im ersten Ausbildungsdrittel entfällt dieser Anrechnungsschlüssel, d. h. der so genannte Wertschöpfungsanteil der Auszubildenden wird nicht angerechnet. Verschiedene Verbände fordern die Abschaffung des Wertschöpfungsanteils auch für das zweite und letzte Ausbildungsdrittel zugunsten einer Konzentration auf die Ausbildungsqualität (DEVAP 2021).

Anstelle der auf Landesebene festgelegten Pauschalbudgets für die Kosten der praktischen Ausbildung und für die Ausbildungskosten der Pflegeschulen können Individualbudgets vereinbart werden, wenn dies das jeweilige Land oder die Parteien übereinstimmend „bis zum 15. Januar des Vorjahres des Finanzierungszeitraums schriftlich erklären" (§ 29 Abs. 5 PflBG). Die zuständigen Stellen in den Bundesländern setzen das jeweilige Ausbildungsbudget für die Träger der praktischen Ausbildung und für die Pflegeschulen fest, anteilig je auszubildender Person und Monat. Die Gesamthöhe des Finanzierungsbedarfs wird bis zum 15. September eines Jahres bestimmt. Aufgrund vielfältiger Variablen, auf die dieser Beitrag nicht differenziert eingehen kann, weichen die Ausbildungsbudgets im Ländervergleich nicht unbeträchtlich voneinander ab.

Wie bereits in ▶ Abschn. 10.2.2 ausgeführt, bleibt der bisherige Anteil hochschulisch qualifizierter Pflegefachpersonen weit hinter den Empfehlungen des Wissenschaftsrats und der Hochschulrektorenkonferenz zurück. Einer der Gründe wird in den besonderen Finanzierungsregelungen des Studiums gesehen. Das in Teil 3 des Pflegeberufegesetzes geregelte Pflegestudium fällt nicht unter die Finanzierungsregelungen von Teil 2 und der korrespondierenden Pflegeberufe-Ausbildungsfinanzierungsverordnung (PflAFinV). Die Aufwendungen und Kosten für das Studium werden also nicht über die auf Länderebene eingerichteten Ausbildungsfonds finanziert. Die Studierenden erhalten keine Ausbildungsvergütung, sondern müssen das Studium über die üblichen Wege von BAföG oder Stipendien finanzieren. Eine studienbegleitende Erwerbsmöglichkeit als reguläre Möglichkeit der Finanzierung des Unterhalts scheidet angesichts der Studienlast und der einzuhaltenden Stundenzahlen aus, die den europarechtlichen Vorgaben von mindestens 4.600 h entsprechen müssen. Die erste Sondererhebung des BIBB zeigt auf, dass Hochschulen, die eine kontinuierliche Finanzierung der Studierenden primärqualifizierender Studiengänge sicherstellen konnten, eine höhere Auslastung der Studienplatzkapazitäten haben als die Hochschulen ohne eine vergleichbar geregelte Finanzierung. Als Gründe für die bereits frühzeitig festzustellende geringe Auslastung von Studienplatzkapazitäten geben u. a. die Deutsche Gesellschaft für Pflegewissenschaft (DGP) und der Deutsche Pflegerat (DPR) in einem gemeinsamen Statement die fehlende Vergütung der Praxiseinsätze von Studierenden, die verhaltene Kooperationsbereitschaft von Einrichtungen aufgrund der fehlenden Refinanzierung der Praxisanleitung sowie die mangelnde Ausstattung der Hochschulen an (DGP und DPR 2021). In einem Antrag vom November 2022 stellt die Fraktion CDU/CSU fest, dass die hochschulische Pflegeausbildung in Deutschland damit hinter dem Potenzial zurückbleibe und die angestrebte qualitative Weiterentwicklung ausbleibe. Sie fordert vor diesem Hintergrund die Bundesregierung auf, die mit dem primärqualifizierenden Pflegestudium verbundenen Finanzierungsprobleme zu lösen und länderübergreifende Arbeitsfelddefinitionen hochschulisch ausgebildeter Pflegefachpersonen zu vereinbaren (BT-Drs. 20/4316). Eine auf Bundesebene eingerichtete Arbeitsgruppe ist zurzeit mit der Entwicklung von Tätigkeitsprofilen für hochschulisch ausgebildete Pflegefachpersonen befasst (Hundenborn 2022).

10.3 Diskussion und Ausblick

Die durch das Pflegeberufegesetz reformierte Pflegeausbildung soll einen entscheidenden Beitrag zur Bewältigung der Herausforderungen leisten, die mit den soziodemographischen und epidemiologischen Veränderungen für die gesundheitliche und pflegerische Versorgung der Bevölkerung einhergehen. Der prognostizierte quantitative und qualitative Bedarf an Pflegefachpersonen erfordert entsprechend hohe Ausbildungsplatzkapazitäten. Durch zahlreiche Initiativen und Vereinbarungen konnte die Anzahl an Ausbildungsplätzen im Zehn-Jahres-Zeitraum zwischen 2009 und 2019 um ca. 40 % beträchtlich gesteigert werden (BMG 2021; Statistisches Bundesamt 2023). Über die Entwicklung der Ausbildungszahlen nach dem Pflegeberufegesetz sowie über die Anzahl erfolgreich abgeschlossener Ausbildungen liegen zurzeit noch keine belastbaren Daten vor. Denn erst Anfang des Jahres 2023 werden die ersten Kursteilnehmenden die Ausbildung nach dem Pflegeberufegesetz abschließen. Auch können bislang keine belastbaren Aussagen über Abbruchquoten und Abbruchgründe getroffen werden. Jedoch sollen Ausbildungsabbrüche durch strukturelle Maßnahmen sowie durch die Begleitung von Auszubildenden reduziert werden. Der Aufbau einer amtlichen Statistik soll künftig die Ausbildung in den Pflegeberufen begleiten und zuverlässige Aussagen ermöglichen (BMG 2021).

Auch zur Berufseinmündung und zum Berufsverbleib von ausgebildeten Pflegefachpersonen liegen bislang kaum systematische Daten oder Studienergebnisse vor. Eine aktuell in Nordrhein-Westfalen durchgeführte Studie „Berufseinmündung und Berufsverbleib in der Pflege in NRW" zeigt u. a., dass die nach der Ausbildung präferierten Arbeitsbereiche in einem hohen Maß mit den Trägern der praktischen Ausbildung korrespondieren. Dementsprechend favorisierten Pflegefachpersonen aus der Gesundheits- und Krankenpflege/Gesundheits- und Kinderkrankenpflege eine Beschäftigung im Akutkrankenhaus, diejenigen aus der Altenpflege eine Beschäftigung in der stationären Langzeitpflege (Isfort et al. 2022). Ob und wie sich das Berufseinmündungsverhalten bei Pflegefachpersonen verändern wird, die nach dem Pflegeberufegesetz ausgebildet sind, wird sich erst zu einem späteren Zeitpunkt untersuchen lassen.

Die Pflegeprozessverantwortung mit erstmals fachlich und rechtlich besonders geschützten vorbehaltenen Tätigkeiten erfordert eine rechtssichere Verantwortungs- und Aufgabenübertragung in qualifikationsheterogenen Pflegeteams. Diese muss einhergehen mit Personal- und Teamentwicklungsprozessen, die in besonderer Weise in den Zuständigkeitsbereich des Pflegemanagements fallen. Dabei sind etliche Fragen im Rechtsrahmen dieses autonomen und selbstständigen Verantwortungs- und Aufgabenbereichs von Pflegefachpersonen zurzeit noch nicht sicher und einheitlich beantwortet.

Das breite Einsatzspektrum in der generalistischen Pflegeausbildung erfordert den Auf- und Ausbau von Kooperationen, die über das bisherige Maß hinausgehen. Dem Träger der praktischen Ausbildung weist der Gesetzgeber eine dementsprechend hohe Verantwortung für eine planmäßig gestaltete und organisierte praktische Ausbildung zu. Neben dem Abschluss des Ausbildungsvertrages und der Sicherstellung der Einsatzbereiche gehören hierzu auch die Entwicklung eines auf das Curriculum der Pflegeschulen abgestimmten Ausbildungsplans sowie die Sicherstellung der Praxisanleitung im Umfang von jeweils mindestens 10 % der jeweiligen Ausbildungszeit. Die hohe Trägeraffinität in den Entscheidungen zum Berufsverbleib weist jedoch auf die zusätzlichen Chancen für die Personalgewinnung und Personalbindung hin, die mit der Übernahme von Ausbildungsverantwortung und der Investition in Ausbildung verbunden sein können.

Die Förderung und Steigerung des Anteils hochschulisch ausgebildeter Pflegender, der erforderlich ist, um den gestiegenen Ansprüchen und der zunehmenden Komplexität der Pflege- und Versorgungsbedarfe zu entsprechen, ist auf der einen Seite auf eine gesicherte Finanzierung angewiesen, die zurzeit nicht gegeben ist. Diese muss mit einer Änderung des Pflegeberufegesetzes einhergehen, wobei sich diesbezügliche Vorbereitungen derzeit abzeichnen. Auf der anderen Seite müssen in den verschiedenen Einrichtungen Handlungsfelder ausgestaltet und Stellenprofile entwickelt werden, die dem Kompetenzprofil hochschulisch ausgebildeter Pflegefachpersonen für eine wissenschaftsorientierte und evidenzbasierte Pflegepraxis entsprechen. Das Pflegestudium soll in besonderer Weise für die unmittelbare patienten- und klientenbezogene Versorgung von Menschen in hochkomplexen Pflege- und Lebenssituationen qualifizieren. Dieses komplexere Verantwortungs- und Aufgabenprofil muss auch Grundlage für Fragen der tariflichen Eingruppierung werden.

Mit einer zusätzlichen Ausbildung zum Erwerb erweiterter Kompetenzen verlängert sich zwar die Ausbildung um den Zeitraum, der für das Absolvieren der ausgewählten und in einen Modellversuch aufgenommenen Module erforderlich ist. Für die Absolventinnen und Absolventen heilkundlicher Module sowie für die an Modellversuchen beteiligten Einrichtungen ergeben sich jedoch auch neue Möglichkeiten der Verantwortungs- und Aufgabenübertragung sowie der interdisziplinären Zusammenarbeit. Die standardisierten Module werden in einer erweiterten staatlichen Prüfung zusammen mit der Abschlussprüfung der Pflegeausbildung oder des primärqualifizierenden Pflegestudiums geprüft. Die Finanzierung der erweiterten Ausbildung fällt unter den Anwendungsbereich der Fondsfinanzierung unter Berücksichtigung der auf Landesebene getroffenen Entscheidung für oder gegen ein Pauschalbudget. Die gilt zunächst nicht für die Finanzierung erweiterter Kompetenzen, die im Rahmen der hochschulischen Pflegeausbildung erworben werden. BMFSFJ und BMG machen jedoch darauf aufmerksam, dass die Finanzierung des praktischen Teils der hochschulischen Pflegeausbildung einschließlich einer Ausbildungsvergütung und eine diesbezügliche Änderung des Pflegeberufegesetzes zur Stärkung der hochschulischen Pflegeausbildung derzeit von den beiden Bundesministerien geprüft werde (BMFSFJ und BMG 2022).

Für eine gelingende Umsetzung der mit dem Pflegeberufegesetz verbundenen Herausforderungen wird es auch entscheidend darauf ankommen,

- die Ausbildungsbereitschaft der Einrichtungen zu erhalten und zu fördern,
- Kapazitätsengpässen in der praktischen Ausbildung entgegenzuwirken,
- den Aufbau von Koordinierungsstellen und Ausbildungsverbünden zu stärken,
- Ausbildungsverantwortliche durch Begleitprogramme zu unterstützen.

Die nachhaltige Implementierung der mit dem Pflegeberufegesetz verbundenen Innovationen bedarf einer systematischen Qualitätssicherung, damit die Ziele einer individualisierten Ausbildungs- und Pflegepraxis erreicht werden.

Literatur

BMFSFJ – Bundesministerium für Familie, Senioren, Frauen und Jugend (2008) Pflegeausbildung in Bewegung. Ein Modellvorhaben zur Weiterentwicklung der Pflegeberufe. Schlussbericht der wissenschaftlichen Begleitung. https://www.dip.de/fileadmin/data/pdf/material/PiB_Abschlussbericht.pdf. Zugegriffen: 22. Jan. 2023

BMFSFJ – Bundesministerium für Familie, Senioren, Frauen und Jugend (2022) Ausbildungsoffensive Pflege (2019–2023). Zweiter Bericht. https://www.bmfsfj.de/resource/blob/205226/c027c13b94c48d20ad64b5a4136b5448/ausbildungsoffensive-pflege-zweiter-bericht-2019-2023-data.pdf. Zugegriffen: 5. Jan. 2023

BMFSFJ/BMG – Bundesministerium für Familie, Senioren, Frauen und Jugend und Bundesministerium für Gesundheit (2022) Finanzierung der erweiterten Ausbildung nach § 14 Pflegeberufegesetz. Schreiben vom 02. Dezember 2022 (Auf dem E-Mail-Weg an den Verteiler BLAG Pflegeberufereform)

BMG – Bundesministerium für Gesundheit (2021) Konzertierte Aktion Pflege. Zweiter Bericht zum Stand der Umsetzung der Vereinbarungen der Arbeitsgruppen 1 bis 5. Konzertierte Aktion Pflege. bundesgesundheitsministerium.de. Zugegriffen: 22. Jan. 2023

Darmann-Finck I, Hundenborn G (2019) Gut gerüstet für die Generalistik. Orientierung durch Rahmenlehr- und -ausbildungspläne. Schwester Pfleger 9:66–71

Darmann-Finck I, Hundenborn G (2021) Heilkundliche Aufgaben übernehmen. Schwester Pfleger 10:69–73

DEVAP – Deutscher Evangelischer Verband für Altenarbeit und Pflege e V (2021) DEVAP-Pressemitteilung: Fokus darf in der Ausbildung nicht auf der Wertschöpfung liegen. https://www.devap.de/news/devap-pressemitteilung-fokus-darf-in-der-ausbildung-nicht-auf-der-wertschoepfung-liegen/. Zugegriffen: 28. Okt. 2022

DGP/DPR – Deutsche Gesellschaft für Pflegewissenschaft e. V. und Deutscher Pflegerat e V (2021) Gemeinsames Statement: DGP und DPR zur Situation der primärqualifizierenden Pflegestudiengänge an den deutschen Hochschulen. https://dg-pflegewissenschaft.de/aktuelles/gemeinsames-statement-dgp-und-dpr-zur-situation-der-primaerqualifizierenden-pflegestudiengaenge-an-den-deutschen-hochschulen/. Zugegriffen: 6. Jan. 2023

Eberl I (2019) Vorbehaltsaufgaben mit Blick auf den Pflegeprozess. Auswirkungen auf die Praxis. PflegeLeben 02:12–15

Fachkommission nach § 53 Pflegeberufegesetz (2020) Rahmenpläne der Fachkommission nach § 53 PflBG. https://www.bibb.de/dienst/veroeffentlichungen/de/publication/show/16560pdf. Zugegriffen: 15. Dez. 2020

Fachkommission nach § 53 Pflegeberufegesetz (2022) Standardisierte Module zum Erwerb erweiterter Kompetenzen zur Ausübung heilkundlicher Aufgaben. https://www.bibb.de/dienst/veroeffentlichungen/de/publication/show/17717. Zugegriffen: 20. Dez. 2022

Görres S, Stöver M, Schmitt S, Bomball J, Schwanke A (2009) Qualitätskriterien für best Practice in der Pflegeausbildung. Synopse evaluierter Modellprojekte. Abschließender Projektbericht. Universität Bremen, Bremen

Hochschulrektorenkonferenz (2017in) Primärqualifizierende Studiengänge in der Pflege-, Therapie- und Hebammenwissenschaften. Entschließung der 23. Mitgliederversammlung der HRK am 14. November 2017 in Potsdam. https://www.hrk.de/fileadmin/redaktion/hrk/02-Dokumente/02-01-Beschluesse/Entschliessung_Primaerqualifizierende_Studiengaenge_14112017.pdf. Zugegriffen: 30. März 2022

Hundenborn G (2020) Pflege – Ausbildung und Beruf. In: Schewior-Popp S et al (Hrsg) Das Lehrbuch für Pflegende in der Ausbildung, 15. Aufl. Thiemes Pflege. Thieme, Stuttgart, S 37–59

Hundenborn G (2021) Verantwortlich für die allgemeine Pflege. Hintergründe, Ziele und zentrale Innovationen der Pflegeberufereform. Z Med Ethik 67:3–15. https://doi.org/10.14623/zfme.2021.1.3-15

Hundenborn G (2022) Primärqualifizierendes Pflegestudium nach dem Pflegeberufegesetz – Verantwortungs- und Aufgabenbereiche sowie Kompetenzprofile hochschulisch ausgebildeter Pflegefachpersonen. Impulsreferat zur digitalen Auftaktsitzung der Arbeitsgruppe „Entwicklung von Tätigkeitsprofilen für hochschulisch ausgebildete Pflegefachpersonen", 1. März 2022 (im Auftrag des Bundesministeriums für Familie, Senioren, Frauen und Jugend (BMFSFJ). Internes Arbeitspapier)

Hundenborn G, Darmann-Finck I (2020) Neuordnung der Pflegeberufe – Erreichtes und Perspektiven. Interview mit Prof. Gertrud Hundenborn und Prof. Dr. Ingrid Darmann-Finck zur Arbeit der Fachkommission nach § 53 PflBG. Berufsbildung Wissenschaft Prax 49:8–11

Hundenborn G, Darmann-Finck I (2021) Erweiterte heilkundliche Verantwortung für Pflege- und Therapieprozesse übernehmen. Standardisierte Module der Fachkommission nach § 53 PflBG. Rechtsdepesche Gesundheitswes 18(6):320–327

Hundenborn G, Knigge-Demal B (2018) Der Pflege vorbehalten! Hintergründe und Perspektiven der vorbehaltenen Tätigkeiten im Pflegeberufegesetz. Rechtsdepesche Gesundheitswes 15(5):230–237

Isfort M, Gessenich H, Tucman D (2022) Berufseinmündung und Berufsverbleib in der Pflege. Eine Analyse der Einstiegs-, Bindungs- und Haltefaktoren im Berufsfeld der Pflege einschließlich der Ermittlung relevanter Gehaltsstrukturen und -daten. Kurzbericht. https://www.mags.nrw/sites/default/files/asset/document/berufseinmuendung_kurzbericht.pdf. Zugegriffen: 22. Jan. 2023

Lauxen O (2022) KOMPASS-Studie. Abschlussbericht. https://www.iwak-frankfurt.de/wp-content/uploads/2022/05/Bericht_KOMPASS-1.pdf. Zugegriffen: 26. Nov. 2022

Meng M, Peters M, Dorin L (2022) Erste Sondererhebung des BIBB-Pflegepanels: ein aktueller Überblick zu berufsqualifizierenden Pflegestudiengängen. Version 1.0 Bonn, 2022. https://res.bibb.de/vet-repository_780291. Zugegriffen: 3. Okt. 2022

Statistisches Bundesamt (2023) Anfängerinnen und Anfänger in Pflegeberufen. https://www.destatis.de/DE/Home/_inhalt.htm. Zugegriffen: 22. Jan. 2023

Weidner F (2019) Das Pflegeberufegesetz regelt die Verantwortung für den Pflegeprozess neu. Vorbehaltsaufgaben für die professionelle Pflege. PflegeLeben 02:6–11

WR – Wissenschaftsrat (2012) Empfehlungen zu hochschulischen Qualifikationen für das Gesundheitswesen. Berlin. https://www.wissenschaftsrat.de/download/archiv/2411-12.pdf?__blob=publicationFile&v=1. Zugegriffen: 2. März 2022

WR – Wissenschaftsrat (2018) Hochschulbildung im Anschluss an den Hochschulpakt 2020. Positionspapier. Drs. 7013-18, verabschiedet in Trier, April 2018. https://www.wissenschaftsrat.de/download/archiv/7013-18.pdf?__blob=publicationFile&v=1. Zugegriffen: 12. Apr. 2022

Rechtsquellen

Das Fünfte Buch Sozialgesetzbuch – Gesetzliche Krankenversicherung – (Artikel 1 des Gesetzes vom 20. Dezember 1988, BGBl. I S. 2477, 2482), das zuletzt durch Artikel 1b des Gesetzes vom 20. Dezember 2022 (BGBl I S 2793) geändert worden ist

Deutscher Bundestag. 20. Wahlperiode (2022) Antrag der Fraktion der CDU/CSU. Hochschulische Pflegeausbildung stärken – Pflegerische Versorgung von morgen absichern. Drucksache 20/4316 vom 08.11.2022. https://dserver.bundestag.de/btd/20/043/2004316.pdf. Zugegriffen: 15. Dez. 2022

Gesetz über die Berufe in der Altenpflege (Altenpflegegesetz – AltPflG) vom 4. September 2003. Bundesgesetzesblatt Jahrgang 2003 Teil Nr. 44, ausgegeben zu Bonn am 4. September 2003. 1689–1728, zuletzt geändert durch Artikel 14 G. v. 15.08.2019 BGBl I S. 1307; aufgehoben durch Artikel 15 G. v. 17. Juli 2017 BGBl I S 2581

Gesetz über die Berufe in der Krankenpflege (Krankenpflegegesetz – KrPflG) vom 16. Juli 2003 (BGBl. I S. 1442), zuletzt geändert durch Artikel 12 G. v. 15.08.2019 BGBl. I S. 1307; aufgehoben durch Artikel 15 G. v. 17. Juli 2017 BGBl I S 2581

Gesetz über die Pflegeberufe (Pflegeberufegesetz – PflBG) in der Fassung der Bekanntmachung vom 17. Juli 2017 (BGBl I S 2581), zuletzt geändert Artikel 9a des Gesetzes vom 11. Juli 2021 (BGBl I S 2754)

Pflegeberufe-Ausbildungs- und -Prüfungsverordnung vom 2. Oktober 2018 (BGBl I S 1572), zuletzt geändert durch Artikel 10 des Gesetzes vom 19. Mai 2020 (BGBl I S 1018)

Rahmenvertrag zur verpflichtenden Durchführung von Modellvorhaben zur Übertragung ärztlicher Tätigkeiten nach § 64d Sozialgesetzbuch V vom 01.07.2022. https://www.gkv-spitzenverband.de/media/dokumente/krankenversicherung_1/forschung_modellvorhaben/heilkundeuebertragung/Rahmenvertrag__64d_SGB_V.pdf. Zugegriffen: 28. Okt. 2022

Verordnung über die Finanzierung der beruflichen Ausbildung nach dem Pflegeberufegesetz sowie zur Durchführung statistischer Erhebungen (Pflegeberufe-Ausbildungsfinanzierungsverordnung – PflAFinV) vom 2. Okt. 1018 (BGBl I S 1622)

10

Digitalisierung im Krankenhaus

Nikola Blase, Anke Diehl und Jürgen Wasem

Inhaltsverzeichnis

© Der/die Autor(en) 2023
J. Klauber et al. (Hrsg.), *Krankenhaus-Report 2023*, https://doi.org/10.1007/978-3-662-66881-8_11

▪▪ Zusammenfassung

Die Digitalisierung in deutschen Krankenhäusern offeriert viel Potential für Verbesserungen. Doch wo stehen wir auf dem Weg zum Krankenhaus 4.0 und welche internationalen Digitalisierungsstrategien sind in den Blick zu nehmen? Wo sind Rationalisierungseffekte beim Personaleinsatz denkbar und wie lassen sich Digitalisierungsmaßnahmen bewerten? Der Beitrag beleuchtet Effekte auf das Krankenhauspersonal im Zuge der digitalen Transformation und wirft ein Schlaglicht auf die Möglichkeiten mit Blick auf die Verbesserung des Personaleinsatzes und eine Entlastung der Mitarbeitenden. Zudem zeigt er aktuell bestehende Hindernisse und Hürden sowie die resultierenden Herausforderungen mit Fokus auf das Krankenhauspersonal auf.

Digitisation in German hospitals offers a lot of potential for improvement. However, where do we stand on the road to Hospital 4.0 and which international digitisation strategies should be considered? Which rationalisation effects in staff deployment are conceivable and how can digitisation measures be evaluated? The authors examine the effects on hospital staff in the course of the digital transformation and shed light on the options for improving staff deployment and reducing the workload of the employees. They also highlight current obstacles and hurdles as well as the resulting challenges with a focus on hospital staff.

11.1   Einleitung

11.1.1   Rahmenbedingungen

Die Sicherstellung einer flächendeckenden und qualitativ hochwertigen medizinischen Krankenhausversorgung in Deutschland steht mit Blick auf die kommenden Jahre vor großen Herausforderungen. Die demographische Entwicklung zieht eine Zunahme von schwerkranken, multimorbiden und älteren Patientinnen und Patienten nach sich, die konsekutiv zu steigenden Behandlungskosten führt. Sta-

gnierende Fallzahlen bereits vor der Covid-19-Pandemie und die Ambulantisierung, die im Zuge der Pandemie zusätzlich an Fahrt aufgenommen hat, führen zu einem veränderten Leistungsgeschehen in den Kliniken. Zusätzlich steigen die Anforderungen an die Dokumentation als Voraussetzung für die Abrechenbarkeit medizinischer Leistungen. Hier sind beispielhaft die neu etablierten und nunmehr regelmäßig stattfindenden Strukturprüfungen zur Geltendmachung der OPS-Komplexbehandlungen nach § 275d SGB V zu nennen. Insgesamt bewirkt der steigende Kostendruck in den Krankenhäusern Anstrengungen zur Effizienzsteigerung.

11.1.2   Auf dem Weg Richtung Krankenhaus 4.0

Der Digitalisierung im Gesundheitswesen wird das Potenzial zugesprochen, die Effizienz zu steigern und Kosteneinsparungen bei gleichbleibender oder sogar steigender Qualität zu generieren (McKinsey & Company 2018). Erfahrungen aus anderen Branchen haben gezeigt, dass sich Prozesse mit Hilfe der Digitalisierung stärker standardisieren und automatisieren lassen. Auch wenn im Krankenhaus – anders als in der Industrie – nicht Produktionsprozesse, sondern ein Diagnose- und Therapieprozess im Mittelpunkt steht, wird hierbei Optimierungspotenzial gesehen. Die Chance auf Prozessoptimierung stellt daher in den Krankenhäusern, neben Aspekten des medizinischen Fortschritts, eine der treibenden Kräfte für die digitale Transformation dar.

Die Entwicklung in den Krankenhäusern hat dabei einen vergleichbaren Wandel wie im industriellen Gewerbe vollzogen (siehe ◘ Abb. 11.1). Es hat mit einem rein „analogen" Krankenhaus begonnen, dem Krankenhaus 1.0, in dem das Zusammentreffen von Patientinnen und Patienten mit den Leistungserbringenden vor Ort stattfand, die Diagnostik auf Basis von Untersuchungen und Tests bestand und im Folgenden ein Behandlungsplan bzw. die Einleitung von Folgemaßnahmen erfolgte. Im

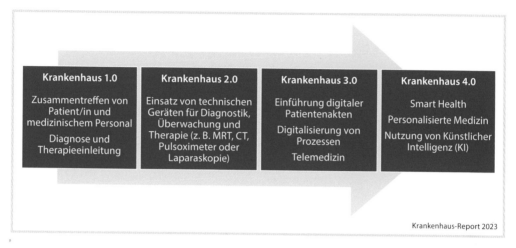

Krankenhaus-Report 2023

◘ **Abb. 11.1** Auf dem Weg zum Krankenhaus 4.0. (In Anlehnung an Li und Carayon 2021)

Krankenhaus 2.0 erlangten technische Geräte zunehmend an Bedeutung, beispielhaft sind bildgebende Verfahren wie die Magnetresonanztomographie (MRT) oder die Computertomographie (CT) zu nennen. Zur Überwachung wurden Medizingeräte wie Pulsoxymeter eingesetzt und auch in den Operationssälen gewann die Technik zunehmend an Bedeutung (z. B. durch die Laparoskopie oder Roboter-assistierte Operationssysteme). Die Entwicklung und Einführung elektronischer Patientenakten steht im Mittelpunkt des Krankenhaus 3.0. Diese zieht weitreichende Veränderungen der klinischen und betrieblichen Abläufe nach sich. Zudem gewinnen elektronische Anwendungen zur Interaktion zwischen Patientinnen und Patienten auf der einen sowie den Leistungserbringenden auf der anderen Seite zunehmend an Bedeutung. Hier sind Errungenschaften wie die Telemedizin oder die Videosprechstunde zu nennen. Im Krankenhaus 4.0 spielt nun der Einsatz von künstlicher Intelligenz (KI) zur Verbesserung von Diagnostik, Koordination, Therapie und Kommunikation eine wesentliche Rolle. Agierende im Krankenhaus-Behandlungsteam, aber auch über die Sektorengrenzen hinweg, sind untereinander vernetzt und können auf intelligente Geräte, Sensoren und tragbare Geräte über das Internet der Dinge zugreifen (Li und Carayon 2021).

Die Dynamik der digitalen Entwicklung in den deutschen Krankenhäusern war in den letzten Jahren jedoch eher träge. Die Erfahrungen aus anderen Bereichen verdeutlichen, dass es sich bei der digitalen Transformation um einen agilen Vorgang handelt, der an Fahrt aufnehmen muss. Brauchten Mobiltelefone noch zwölf Jahre, bis sie 50 Mio. Nutzerinnen und Nutzer erreichten, konnte diese Zahl der Internet-Anwenderinnen und -Anwender bereits nach sieben Jahren erreicht werden. Nachdem die digitale Technik von der Bevölkerung angenommen worden war, konnte Facebook nach nur vier Jahren die Marke von 50 Mio. Nutzenden überschreiten; Pokémon Go gelang dies später nach nur 19 Tagen (Koolwal und Khandelwal 2020).

Die Bereitstellung innovativer, aber kostspieliger neuer Technologien führt gleichwohl zu Spannungen im Gesundheitswesen, insbesondere vor dem Hintergrund knapper Ressourcen (Vassolo et al. 2021). Im Bereich der Krankenhäuser Deutschlands trug insbesondere der Investitionsstau dazu bei, dass die Digitalisierung nicht entsprechend forciert werden konnte. Durch die Covid-19-Pandemie wurde förmlich über Nacht offenbar, wie bedeutsam beispielsweise die digitale intra- und intersektorale Vernetzung, digitale Anwendungen zur Kommunikation mit Patientinnen und Patienten oder die zeitnahe Verfügbarkeit digitaler Daten im medizinischen Versorgungskontext sein können. Vor diesem Hintergrund ist das Krankenhauszukunftsgesetz (KHZG) zu sehen: Es wurde die Bereitstellung von 3 Mrd. € durch den Bund sowie weiteren 1,3 Mrd. € durch die Länder in Form des Krankenhauszukunftsfonds verankert, aus dem zukunftsweisende Projekte im Kontext der Digitalisierung und IT-Sicherheit an Krankenhäusern und Hochschulkliniken gefördert werden können (KHZG 2020). Die Förderschwerpunkte sollen dabei auf der Digitalisierung der Ablauforganisation, Dokumentation und Kommunikation sowie der Verbesserung der Telemedizin, Robotik und Hightechmedizin liegen (BAS 2021). Die Anträge auf Förderung aus dem Krankenhauszukunftsfonds konnten bis zum 31. Dezember 2021 gestellt werden.

Um die Auswirkungen des „Zukunftsprogramms Krankenhaus" auf den Grad der Digitalisierung in den Kliniken auswerten zu können, ist die Teilnahme an der Evaluation für alle Häuser verpflichtend, die eine Förderung aus dem Krankenhauszukunftsfonds beantragt haben. Ziel ist die umfassende und standardisierte Bewertung des Digitalisierungsgrades von Krankenhäusern mit Hilfe eines eigens dafür entwickelten Reifegradmodells, das einen internationalen Vergleich über prognostizierte EMRAM-(Electronic Medical Records Adoption Model-)Stufen zulässt. Die erste Erhebung (Oktober bis Dezember 2021) gleicht dabei einer nationalen Bestandsaufnahme. Im Durchschnitt erreichten die Krankenhäuser einen DigitalRadar Score von 33,25 (von 100 möglichen) Punkten, wobei die Streuung sehr breit war und sich die Ergebnisse je nach Größe des Krankenhauses sowie der Trägerschaft unterschieden. Insbesondere in den Dimensionen der klinischen Prozesse, des Informationsaustauschs, der Telehealth sowie der Patientenpartizipation wurde Nachholbedarf gesehen. Mit Blick auf das international angewandte Benchmarksystem wird offenbar, dass sich der größte Teil der deutschen Krankenhäuser (69 %) aufgrund fehlender Ausstattungsmerkmale zur digitalen Dokumentation und fehlen-

der Umsetzung der Interoperabilität auf einer prognostizierten EMRAM Stufe „0" befindet, immerhin 27 % der Krankenhäuser erreichen die Stufe „1" (DigitalRadar 2022).

11.2 Digitale Transformation im Krankenhaus und ihre Konsequenzen

Von der Digitalisierung, dem Prozess der Umwandlung eines analogen in ein digitales Medium (Stalder 2021), ist die digitale Transformation abzugrenzen. Hierunter ist die Einführung oder Nutzung digitaler Technologien mit der Zielsetzung zu verstehen, die Produktivität zu erhöhen, Werte zu schaffen oder die soziale Wohlfahrt zu verbessern (Ebert und Duarte 2018). Im Vorfeld von Digitalisierungsbestrebungen sind daher die Arbeitsabläufe zu beleuchten, denn ineffektive Prozesse zu digitalisieren wird kaum zu einem Mehrwert führen.

Von den neuen Medizintechnologien können dabei verschiedene Vorteile ausgehen. Die Verbesserung der medizinischen Qualität sollte zweifelsfrei der führende Grund sein und die Patientinnen und Patienten sollten im Mittelpunkt aller Bestrebungen stehen. Hierbei kann der Fokus auf ein besseres Outcome – durch Optimierung von Diagnostik und Therapie – gelegt werden. Ein weiterer Aspekt ist zudem die Erhöhung der medizinischen Sicherheit – beispielsweise durch Reduktion von Fehlern oder Fehlentscheidungen. Aufgrund begrenzter Ressourcen zielen Digitalisierungsanstrengungen auch auf finanzielle Vorteile durch Prozessoptimierung mit konsekutiver Steigerung der Effizienz ab. Ein strategischer Nutzen spielt auf dem konkurrierenden Krankenhausmarkt des Weiteren in doppelter Hinsicht eine relevante Rolle: mit Blick auf die Patientinnen und Patienten, jedoch genauso hinsichtlich (potenzieller) Mitarbeitenden. Die Wahl des Krankenhauses als Behandlungsort für die Patientinnen und Patienten oder als Arbeitgeber (aus der Perspektive der Mitarbeitenden) ist dabei unter Umständen vom Digitalisierungsgrad abhängig. Ein weiterer Mehrwert im Kontext der Digitalisierung kann mit Blick auf regulatorische Vorgaben erwartet werden. Hierbei sind exemplarisch Anforderungen im Zuge der Qualitätssicherung oder aufgrund von Abrechnungsbestimmungen zu nennen (Atwood et al. 2015).

11.2.1 Gesundheitsökonomische Evaluation von Digitalisierungsmaßnahmen

Eine zentrale Fehlannahme hinsichtlich der Finanzierung von Digitalisierungsprojekten in Krankenhäusern ist, dass im Zuge der Digitalisierungsmaßnahme per se Geld gespart würde und sich die entsprechenden Projekte nach einer Anschubfinanzierung über die Folgejahre durch Kosteneinsparungen an anderen Stellen quasi selbst tragen (Stephan und Haferkamp 2022). Um sich der Frage der (Re-)Finanzierung zu nähern, lassen sich gesundheitsökonomische Evaluationskonzepte einsetzen. Doch die Bewertung war bereits vor der Einführung digitaler Techniken der neuesten Generation eine Herausforderung und die Komplexität erhöht sich stetig weiter. Problematisch in diesem Zusammenhang sind zudem zwei Dinge: Zum einen ist zum jetzigen Zeitpunkt noch gar nicht absehbar, welche der Technologien zum neuen Standard werden wird und zum anderen lassen sich die Technologien durch das enge Zusammenspiel kaum mehr isoliert betrachten, sondern müssen in ihrer interagierenden Gesamtheit berücksichtigt werden (Vassolo et al. 2021).

Als vergleichende Studie kommt aufgrund der Perspektive der Leistungserbringenden beispielsweise die Kosten-Nutzen-Analyse in Betracht, da sich damit der Fragestellung der betriebswirtschaftlichen Rentabilität einer neuen Technologie nähern lässt. Hierbei werden die positiven Effekte der Maßnahme den vermiedenen Kosten der Vergleichsintervention (zum Beispiel der aktuellen Versorgung) sowie den Aufwendungen zur Realisierung

der Maßnahme gegenübergestellt. Sowohl die Kosten als auch der Nutzen werden in monetären Größen angegeben, sodass sich in der Folge Bilanz ziehen lässt. Das Vorgehen ermöglicht die Ableitung eines Netto-Nutzens (der Nutzen überwiegt die Kosten) oder ein Netto-Verlust (die Kosten überwiegen den Nutzen) (Icks und Köberlein-Neu 2017).

Monetär bewertbare Kosten

Unter die monetär bewertbaren Kosten fallen beispielsweise die Anschaffungskosten für die Hard- oder Software, bestehend aus dem Anschaffungspreis und den Anschaffungsnebenkosten. Unter letzteren werden beispielsweise die Kosten für Transport und Montage, aber auch zur Implementierung, für Schnittstellen oder Lizenzen subsumiert. Kosten für Schulungen oder Fortbildungen lassen sich ebenfalls beziffern und fließen mit in die Betrachtung ein. Unterlassene Investitionen beim Aufbau digitaler Kompetenzen können zu fehlerhafter Anwendung des IT-Systems führen, aus der Ineffizienzen resultieren können, sodass der Mehrwert der neuen Technologie unter den Erwartungen bleibt. In der Regel werden Personalkosten in Folge der digitalen Transformation eingespart, sodass dieser Effekt unter dem Nutzen aufgeführt wird. Führt die Einführung einer Maßnahme jedoch zu einer erhöhten Nachfrage an IT-fachkundigem Personal, so sind diese Mehrkosten ebenfalls mit einzubeziehen.

Monetär bewertbarer Nutzen

Vor dem Hintergrund knapper Mittel sollte der zentrale Nutzen aus Sicht des Krankenhausmanagements in der Ressourcenoptimierung zum Wohle der Patientinnen und Patienten liegen. Hierbei ist eine Optimierung in quantitativer wie qualitativer Hinsicht möglich. Bei der **Effizienzverbesserung** lassen sich vorab definierte Ziele mit weniger (Personal-)Aufwand verwirklichen. Die eingesparte Zeit fließt (monetär bewertet) in die Analyse mit ein. Durch Prozessanalysen unter Berücksichtigung der einzelnen Prozessschritte lassen sich die Einsparungen quantifizieren. Die Zeitwerte des etablierten Workflows können beispielsweise durch Befragungen oder Beobachtungen erhoben werden. Die perspektivisch zu erwartenden Prozesszeiten nach Etablierung der digitalen Anwendung entsprechen zumeist Schätzwerten. Bei der **Verbesserung der Ergebnisqualität** werden die patientenbezogenen Outcomes ebenfalls monetär bewertet (z. B. gewonnene Lebensjahre oder Vermeidung von kostenträchtigen Komplikationen).

Nicht quantifizierbare Effekte

Die nicht-quantifizierbaren Effekte stellen eine große Herausforderung bei der Bewertung neuer Technologien dar. Sie können sowohl im Bereich der Kosten als auch des Nutzens auftreten und sind nur schwer identifizierbar. Von ihnen geht allerdings ein mittel- bis langfristiger und häufig unterschätzter Einfluss auf den Mehrwert der Innovation aus.

Die digitale Transformation hat längst Einzug in den Alltag der Menschen gefunden, das Fehlen digitaler Technik im Krankenhaus mag daher vor allem für jüngeres Personal nahezu befremdlich anmuten. Die erlebten Vorzüge digitaler Tools aus dem Alltag kann zu einer Erwartungshaltung bezüglich der Digitalisierung an ein modernes Krankenhaus mit hohem Qualitätsstandard führen. Bleibt die digitale Transformation hinter den Erwartungen zurück, ist eine Unzufriedenheit der Mitarbeitenden möglich. Diese kann jedoch auch im Zuge der Technologieeinführung durch eine Änderung der Alltagsroutine resultieren, insbesondere sofern der Nutzen der digitalen Anwendung für die Mitarbeitenden zweifelhaft erscheint. Ernüchterung und Frustration können sich dabei (abseits der messbaren Effekte auf die Produktivität) negativ auf den Umgang mit den Patientinnen und Patienten sowie in der Folge auf die Reputation des Hauses auswirken. Ein weiteres relevantes, aber monetär schwer zu bezifferndes Szenario stellen Systemausfälle oder -störungen beispielsweise infolge eines Cyberangriffs dar. Diese können neben den Auswirkungen auf die Klinikprozesse auch eine Gefahr für Patientinnen

und Patienten darstellen (Kerkmann und Nagel 2020).

Auf der anderen Seite besitzt eine gesteigerte Mitarbeiterzufriedenheit das Potenzial, sich in doppelter Hinsicht als nützlich zu erweisen. Durch den positiven Einfluss auf das Arbeitgeberimage lassen sich Vorteile auf dem umkämpften Fachkräftemarkt erzielen. Darüber hinaus kann diese Stimmung (neben den messbaren Auswirkungen auf die Arbeitsroutine) Einfluss auf den Umgang mit den Patientinnen und Patienten besitzen, sodass deren Zufriedenheit und konsekutiv das Ansehen des Krankenhauses steigen.

Eine neue Technologie kann ihren Nutzen jedoch nur dann entfalten, wenn sie tatsächlich zum Einsatz kommt. Um einen langfristigen Nutzen zu generieren, gilt es in die Akzeptanz der Nutzenden zu investieren. Denn insbesondere zu Beginn ist eher mit einer Zunahme der Arbeitsbelastung durch die Änderungen der Prozesse zu rechnen. Zudem besteht eine (unterschwellige) Sorge vor Substitution infolge der Technologieeinführung (Holler 2017). Dies kann zur zögerlichen Annahme digitaler Anwendungen führen und den konstruktiven Umgang mit den Veränderungen behindern. Um diese Einflüsse nach Möglichkeit zu reduzieren, ist eine langfristige Betrachtung und Nutzenbewertung angebracht. Denn die positiven Effekte kommen teilweise mit einer deutlichen Verzögerung zum Tragen, da sich die Prozesse erst (wieder) einspielen und sich die Technologie bewähren muss. Je komplexer die Anwendung und je umfangreicher der Einfluss auf den Workflow, desto flacher kann die Lernkurve verlaufen. Zu berücksichtigen ist ebenfalls, dass sich vermeintlich kostengünstige Lösungen im Verlauf als Fehlentscheidung herausstellen können. Eine Einbettung der Investitionsentscheidungen in den Gesamtkontext der Digitalisierungsstrategie des Krankenhauses kann dabei Schnittstellenproblematiken zwischen Standorten oder Programmen verhindern sowie perspektivische Funktionalitäten berücksichtigen. In die Betrachtung ist des Weiteren die Schnelllebigkeit der Digitalisierung (neben der erforderlichen Interoperabilität) zu inkludieren. Chancen und Möglichkeiten zukünftiger digitaler Anwendungen werden die der heutigen deutlich übertreffen. Investitionen in Digitalisierungsprojekte sollten daher nicht ausschließlich auf die Kompensation aktueller Probleme abzielen, sondern zukunftsorientiert gedacht werden, um einen möglichst großen (und nachhaltigen) Nutzen daraus zu ziehen.

11.2.2 Effekte digitaler Anwendungsbeispiele auf die Krankenhausmitarbeitenden

Aufgrund der ubiquitären Einsatzmöglichkeiten digitaler Anwendungen in den Krankenhäusern folgt ein Überblick über die Effekte auf das Krankenhauspersonal anhand einiger ausgewählter digitaler Anwendungsbeispiele, unterteilt in patientennahe und patientenferne Anwendungen.

Patientennahe Anwendungen

Unter patientennahen Anwendungen sind vorrangig Lösungen rund um das Patientdatenmanagement subsummiert, das einem digitalen Repositorium aller patientenbezogener Daten entspricht. Sie beinhalten beispielsweise die digitale Patientenkurve, das digitale Labor sowie das Bildarchiv- und Kommunikationssystem (Picture Archiving and Communication System – PACS). Darunter fallen auch Entscheidungsunterstützungssysteme (Clinical Decision Support Systems – CDSS), die beispielsweise konkrete Hinweise bei der Verordnung von Medikamenten oder bei der Dokumentation von Vitalparametern liefern und damit bei der Entscheidung entlasten können. In der personalisierten Medizin kann beispielsweise mithilfe von digitalen Zwillingen neben neuen Behandlungsansätzen eine viel passgenauere Therapie für die Patientinnen und Patienten hervorgebracht werden.

Patientendaten sind insofern in zweierlei Hinsicht relevant: Zum einen können sie auf der individuellen Ebene das Outcome und/oder die Behandlungsabläufe verbessern. Zum anderen bieten sie in der Gesamtheit betrachtet die Chance eines Nutzens für eine Reihe an Patientinnen und Patienten, denn durch die Verarbeitung der Daten kann die medizinische Versorgung verbessert, Therapien zielgerichteter und somit optimiert werden.

In der täglichen (Dokumentations-)Routine der Pflegekräfte sowie des ärztlichen Personals prägen Tablets oder mobile Visitenwagen mit Laptops das Bild auf den Stationen, mithilfe derer die patientenbezogene Dokumentation erfolgt. Durch die direkte Übermittlung der Vitalparameter von smarten Messgeräten oder Sensoren in die Patientenkurve entfällt die Zwischendokumentation der Messergebnisse. Die Erfassung wichtiger Ereignisse kann ad hoc durch das Pflegepersonal in den Pflegebericht (ggf. unter Zuhilfenahme der Spracherkennung) erfolgen. Die ärztliche Anordnung findet auf vergleichbare Weise noch direkt am Patientenbett statt. Durch die Adressaten-spezifische Zuordnung ist eine synchrone Bearbeitung durch das Pflegepersonal möglich. Teilschritte (wie beispielsweise das Anordnen, Bereitlegen und Ausfüllen von Konsilscheinen nebst Übersendung an die ausführende Abteilung) können dabei entfallen, da weitergehende Untersuchungen oder therapeutische Maßnahmen (wie Laboranforderungen, Beauftragung von bildgebender Diagnostik oder Physiotherapiebehandlungen) direkt von der Ärztin oder dem Arzt angefordert und beauftragt werden können. Durch die postwendende Verfügbarkeit von Vorbefunden, Laborwerten und/oder radiologischen Befunden (und Bildern) können diagnostische und therapeutische Schritte schneller eingeleitet werden. Die Anforderung, Suche und Übersendung der Akte oder Röntgenbilder aus dem Archiv entfällt nebst Wartezeit. Während der Übernahme der Medikamente in die digitale Patientenakte des Krankenhausinformationssystems (KIS) kann mithilfe von Entscheidungsunterstützungssystemen bereits eine Prüfung auf Wechselwirkungen oder Kontraindikationen erfolgen. Die Bereitstellung der Medikamente ist mithilfe eines geschlossenen elektronischen Medikamentenverwaltungssystems ohne Zeitverzug möglich. Durch die Überführung medizinischer Daten in die Logik des Diagnose- und Prozedurenkodiersystems, unterstützt durch künstliche Intelligenz, können die Kodierfachkräfte zeitnah Vorschläge im Kontext einer fallbegleitenden Kodierung erhalten. Der Entwurf eines Entlassungsberichts lässt sich KI-gestützt mittels strukturierter Daten (z. B. Anamnese und Untersuchungsbefunde) in time vorbereiten und kann per Spracherkennung um entsprechende Passagen ergänzt werden.

Von den patientennahen digitalen Anwendungen geht ein hohes Potenzial für Effizienzverbesserungen aus, da sich im „Kerngeschäft" des Krankenhauses – der Diagnostik und Therapie von Patientinnen und Patienten – viele Prozesse in den bestehenden, historisch gewachsenen Ablauf integriert haben, ohne bezüglich des Optimierungspotenzials überprüft worden zu sein. Inwieweit die Einführung digitaler patientennaher Anwendungen zu messbaren (Einspar-)Effekten beim Klinikpersonal führt, ist dabei von vielerlei Faktoren abhängig: Insbesondere von der bisherigen Organisationsform, aber auch von dem Willen, Abläufe in Frage zu stellen, die im weiteren Sinne mitbetroffen sein könnten. Ferner von der Motivation, (medizinisch-pflegerische, technische sowie organisatorische) Problemfelder zu adressieren, die über die eigentliche Implementierung der neuen Technik hinausgehen (Stephan und Haferkamp 2022). Daher ist es wichtig zu berücksichtigen, dass durch die Einführung zunächst nicht nur IT-seitig Personalressourcen gebunden werden, sondern auch aus dem Bereich der Ärztinnen und Ärzte sowie Pflegenden zeitliche Kapazitäten zu planen sind. Denn bei der Etablierung neuer Anwendungen ist nicht nur der technische Support von grundsätzlicher Wichtigkeit, sondern auch die Verschränkung von medizinischem Domänenwissen mit Digitalisierungs-/IT-Kenntnissen. Viele Einrichtungen von Unterstützungssystemen finden nicht *plug and play* statt, sondern sie müssen auf die spezifischen medizinischen Einrichtungen und Angebote individualisiert werden. Teilweise liegen die Anwendungen zudem in modularer Bauweise vor, sodass die Module erst umfassend durch versiertes Personal vor Ort mit Content befüllt werden müssen. Die entsprechenden berufsgruppenübergreifenden Überlegungen und die Überarbeitung der Prozessabläufe oder des digitalen Contents müssen individuell für jedes Krankenhaus zeitaufwändig adaptiert bzw. ausgearbeitet werden. Die Mitarbeitenden in diesen Planungs- und Implementierungsprozess mit einzubinden ist vor dem Hintergrund der Akzeptanz-Grundlegung für die digitale Technologie eine lohnenswerte Investition. Die Potenzialentfaltung ist zudem von der digitalen Kompetenz der Mitarbeitenden abhängig, denn die Einarbeitung und Umstellung auf die neuen Prozesse verläuft unter optimierten Grundvoraussetzungen schneller. Personen mit einer sehr guten digitalen Kompetenz erleben zudem häufiger eine Entlastung durch digitale Technik, als dies bei Menschen mit durchschnittlichem (digitalem) Know-how der Fall ist (DigiKIK 2022).

Effizienzverbesserungen ziehen jedoch auch im Anschluss an die Implementierungs- und Einarbeitungsphase nicht zwingend („Netto"-)Rationalisierungseffekte nach sich. Bei der digitalen Pflege-Prozessdokumentation wird zwar mit einer Freisetzung zeitlicher Ressourcen aller am Pflegeprozess Beteiligten gerechnet (Stephan und Haferkamp 2022). Durch Veränderungen an die qualitativen Anforderungen der Mitarbeitenden sind daher innerhalb der einzelnen Berufsfelder Anpassungen denkbar. Die digitalen Technologien bieten dann in diesem Kontext die Chance, die menschlichen Handlungsmöglichkeiten zu erweitern und die Werte der Humanität zu realisieren (= Digitaler Humanismus) (Nida-Rümelin 2021). Zudem ist zu berücksichtigen, dass durch den medizinischen Fortschritt sowie die demographische Entwicklung der Bedarf an medizinischem Personal wächst und sich dieser im Zuge der digitalen Transformation kompensieren lässt. Auf der anderen Seite wird der Bedarf an technisch versiertem Personal für Instandhaltung sowie Support im Laufe der Zeit und mit zunehmender Integration di-

11

gitaler Anwendungen im Krankenhausalltag weiter steigen.

Für die Mitarbeitenden eröffnen sich durch die Digitalisierung weitere positive Nebeneffekte. Beispielsweise lässt sich durch digitale Prozessstandardisierung die Ausbildung junger Ärztinnen und Ärzte in den chirurgischen Fächern verbessern (Renner 2020). Zudem sind durch die Option von Remote-Work einiger Facharztgruppen (z. B. Radiologie) infolge der PACS-Einführung Veränderungen bei der Dienstgestaltung und damit -belastung denkbar, was langfristig den Arztberuf wieder attraktiver machen könnte.

Patientenferne Anwendungen

Patientenferne Anwendungen beeinflussen direkt die Prozesse des (potenziellen) **Krankenhauspersonals**. Hierunter sind beispielsweise die digitalen Dienst- und Urlaubspläne sowie die Zeiterfassung zu verstehen. Als vorteilhaft ist zu sehen, dass durch die digital verfügbaren Daten die Dienstplanerstellung auch fernab des Stationsgeschehens möglich ist. Dem Nachweis der Personalplanung kommt insbesondere im Kontext der Strukturprüfungen nach § 275d SGB V eine hohe Relevanz zuteil. Die Bereitstellung aus digitalen Planungs- oder Zeiterfassungssystemen kann diesen Vorgang vereinfachen und den Ausgang der Prüfungen positiv beeinflussen. In einigen Kliniken sind darüber hinaus Mitarbeiter-Apps mit Zugriff auf die Personalakte im Einsatz. Digitale Bewerbungen sowie eFortbildungen gehören dagegen bereits vielerorts in den Krankenhäusern zum Alltag und sind damit beinahe Standard.

Zur **Interaktion bzw. Kommunikation** mit Patientinnen und Patienten oder Leistungserbringenden kommen beispielsweise Patienten-Portale oder Aufnahme-Apps zum Einsatz. Auch standardisierte digitale Anwendung im Kontext des Aufnahme- und Entlassmanagements werden (sektorenübergreifend) in den Kliniken genutzt. Eine weitere Möglichkeit ist das Erstellen eines eArztbriefes direkt aus dem KIS, was die Kommunikation mit den weiterbehandelnden Ärztinnen und Ärzten relevant

vereinfacht. Hierbei handelt es sich vornehmlich um strategische Vorteile, die durch eine verbesserte und vereinfachte Kommunikation und Interaktion mit Patientinnen und Patienten sowie den Einweisenden erzielt werden können. Vielerorts findet zudem die Notaufnahmeorganisation auf Basis digitaler Anwendungen statt. Hierbei lassen sich zweifelsfrei wieder Effizienzverbesserungen erwarten. Syntaktische, semantische und prozessuale Interoperabilität ist für den erfolgreichen Einsatz eine Grundvoraussetzung, die sowohl krankenhausintern als auch im Hinblick auf die Vernetzung der unterschiedlichen Healthcare-Player eine zentrale Rolle spielt.

Die **Basis-Prozesse** wie Kodierung, Rechnungslegung oder Bearbeitung von Rechnungsreklamationen erfolgen vielfach mithilfe digitaler Anwendungen. Insbesondere im Zusammenhang der Kodierung als Grundlage der Abrechnung besteht mithilfe von KI-Systemen Optimierungspotenzial. Durch den Abgleich der Kodierung mit der klinischen Dokumentation hält diese im Bedarfsfall einer Prüfung durch den Medizinischen Dienst (MD) Stand. Auch die Bearbeitung der MD-Fälle lässt sich mithilfe des digitalen Datenversands oder vor Ort anhand der digitalen Dokumentation ressourcensparend durchführen. Zur Langzeitarchivierung medizinischer Dokumentation stehen darüber hinaus IT-Lösungen zur Verfügung. Logistikprozesse wie Bestellwesen oder damit verbundene Rechnungslegung finden papierlos statt.

Im Bereich des **Datenmanagements** bilden DataWarehouse-Systeme die zentrale Datengrundlage zur Optimierung heterogener Datenquellen. Red-Flag-, Warn- oder Kontroll-Systeme können durch einen internen Datencheck verschiedener Datenquellen den Behandelnden Hilfestellung geben. Voraussetzung und Herausforderung ist dabei die Interoperabilität der Subsysteme.

Weitere, im weitesten Sinne **supportive Anwendungsbereiche** können beispielsweise die digitale Verarbeitung bzw. Aushändigung des Medikationsplans oder andere medizinischer Dokumente für die Patientinnen oder

Patienten beinhalten. Auch Zusatzdienste wie Übersetzungsanwendungen, die internationale Kommunikation oder die Erstellung von Kostenvoranschlägen können hilfreich unterstützen.

11.2.3 Hindernisse und Hürden sowie resultierende Herausforderungen im Zuge der Digitalisierung

Neben knappen finanziellen Ressourcen der Krankenhäuser, die eine umfassende Einführung digitaler Anwendungen sowie ein zügiges Voranschreiten der digitalen Transformation behindern, stellen Akzeptanzprobleme seitens der Mitarbeitenden eine Hürde bei der Einführung neuer Technologien dar. Untersuchungen zeigen, dass sich in den Kliniken, in denen die Einführung digitaler Patientenakten im Zuge äußerer Umstände und aufgrund von (verpflichtender) Rahmenbedingungen stattgefunden hat, kaum mehr ein zusätzlicher Benefit durch erweiterte Funktionen erzielen lässt (Apathy et al. 2021). Voraussetzung für einen zielführenden Einsatz digitaler Anwendungen ist daher, die Akzeptanz bei den Mitarbeitenden zu stärken. Die transparente Kommunikation der Digitalisierungsstrategie und die frühzeitige und umfassende Einbindung aller (von der Digitalisierungsmaßnahme betroffenen) Mitarbeitenden in den Planungs- und Einführungsprozess kann Vorbehalte ausräumen und die Akzeptanz stärken.

Vorbehalte gegenüber den digitalen Anwendungen resultieren häufig aus der Sorge vor Substitution, dass also der eigene Arbeitsplatz durch die Einführung im Zuge der digitalen Transformation überflüssig würde. Weitere Punkte stellen Bedenken gegenüber der „Fremdbestimmung" durch die Technik und daraus resultierende wachsende Kontrolle dar. Das (subjektive) Empfinden einer höheren Arbeitsbelastung im Zusammenhang mit der Digitalisierung durch die Arbeitsverdichtung sowie zunehmende Störungen im Arbeitsprozess durch Unterbrechungen schürt zudem die

Skepsis (Holler 2017). Die Einbeziehung des Betriebsrates sowie die Erstellung eines Regelwerks, das einen Rahmen beim Umgang mit der neuen Technik bildet, kann sich als hilfreich beim Abbau der Ressentiments erweisen. Gleichzeitig gilt es mögliche Abschreckungseffekte von potenziellen neuen Mitarbeiterinnen und Mitarbeitern bei wenig digitalisierten Krankenhäusern zu bedenken, da sich – gerade bei jüngeren Menschen – eine unüberbrückbare Differenz zur zunehmend digitalisierten Alltagswelt ergibt.

Mangelnde Möglichkeiten der interoperablen Gesundheitsdatennutzung führen häufig zu Doppeldokumentation und Unterbrechungen im Workflow. Diese frühzeitig zu erkennen und dadurch resultierende Ineffizienzen auszuräumen, stellt aufgrund der Vielzahl an „digitalen Insellösungen" sowie fehlenden Schnittstellen eine Herausforderung in den Krankenhäusern dar. Ein weiterer Aspekt ist die Suche nach praktikablen Lösungen im Kontext des Datenschutzes. Die frühzeitige Berücksichtigung von praxistauglichen Autorisierungs- und Zugriffskonzepten lässt Unterbrechungen oder Friktionen im Diagnose- und Behandlungsablauf vermeidbar werden. Störungen und Ausfälle der digitalen Technik zum Beispiel infolge von Cyberattacken gilt es mit entsprechenden Sicherheitskonzepten zu begegnen. Regulatorische Anforderungen an die Vorkehrungen zur Vermeidung von Störungen sind gestiegen, setzen aber neben den entsprechenden technischen Mitteln einen personellen Aufwand zur Etablierung voraus. Die Öffnung der Krankenhaussysteme im Zuge von Patientenportalen sowie der intersektoralen Kommunikation erhöht die Anforderungen noch einmal erheblich.

Mit Blick auf das Klinikpersonal stellt das Kompetenzmanagement eine große Herausforderung dar. Die Anforderungen an die Mitarbeitenden ändern sich im Zuge der digitalen Transformation bedeutsam, sodass eine Steigerung der digitalen Kompetenz nötig wird. Diese im Rahmen von Qualifizierungsmaßnahmen nicht nur zur Produkteinführung zu vermitteln, sondern in Folge der Fluktuation der Mitarbeitenden und/oder der Weiterentwicklung der digitalen Anwendungen in regelmäßigen Abständen zu erneuern, stellt eine organisatorische und inhaltliche anspruchsvolle Aufgabe dar.

Aufgrund der Vielzahl an Digitalisierungsmöglichkeiten gilt es eine Auswahl der anzugehenden Maßnahmen im Sinne einer Gesamtstrategie zu treffen. Eine umfassende Evaluation einzelner Maßnahmen oder Maßnahmenkomplexe ist im klinischen Alltag nur sehr aufwendig möglich, da beispielsweise die Prozesszeiten als Datengrundlage kaum verfügbar sind und daher individuell erhoben werden müssen. Die Herausforderung liegt insofern in der weisen und nachhaltigen Konzeption eines krankenhausindividuellen Masterplans.

11.3 Internationale Anwendungsbeispiele

Genauso wie es große Unterschiede im internationalen Ländervergleich der stationären Gesundheitsversorgung gibt, existieren auch Unterschiede in der flächendeckenden Umsetzung von Digitalisierung in den jeweiligen Ländern. Hierfür sind sowohl regulatorische Aspekte als auch (gesundheits-)politische Unterschiede bis hin zu Finanzierungsfragen ursächlich. Anhand von zwei Beispielen werden nachfolgend exemplarisch grundsätzlich unterschiedliche Beispiele für den Einsatz von Digitalisierung und die entsprechende Auswirkung auf die stationäre Gesundheitsversorgung aufgezeigt.

In manchen Ländern gibt es eine zentralisierte Krankenhausversorgung, in der Patientenflüsse zentral nach Versorgungsebenen gesteuert verteilt werden. Häufig ist dies kombiniert mit telemedizinischen Elementen und einer entsprechenden Investition in Digitalisierung. Dänemark ist ein europäisches Beispiel: Hier wurde nicht nur bereits vor über 20 Jahren eine nationale E-Health-Strategie implementiert, sondern es fand auch ab 2008 eine umfassende Krankenhausreform statt, einhergehend mit einer Zentralisierung der stationären

Versorgung (Mirza 2021). Eine persönliche Identifikationsnummer und die flächendeckende elektronische Patientenakte wurden ebenso umgesetzt wie die Kondensation der Krankenhauslandschaft mit Schließung von kleineren Krankenhäusern zugunsten von 18 Krankenhäusern der Maximalversorgung mit zugehörigen Ambulanzzentren. Hohe Investitionen schufen eine optimale, digital vernetzte Krankenhausversorgung mit insgesamt deutlich reduzierten Bettenkapazitäten im Vergleich zur Bettenzahl vor der Reform. In der seit 2018 gültigen E-Health-Strategie setzt man auf datengetriebene Workflows mit KI und digitaler Kommunikation, um sektorenübergreifende Gesundheitsversorgung nah am Patienten zu realisieren, eine gute Gesundheitsdatenverfügbarkeit in Kombination mit telemedizinischen Anwendungen sowie einer weiteren Zunahme der medizinischen Spezialisierung (Danish Ministry of Health et al. 2018). Der Fokus liegt dabei neben einer aktiven Patienteneinbindung auf der zeitkritischen Verfügbarkeit von Daten, der Datensicherheit und personalisierter Prävention.

Ein weiteres, immer wieder genanntes Land mit Vorreiterrolle für digitale Medizin ist Israel. Hier spielt die Beteiligung der Industrie am Aufbau einer leistungsfähigen digitalen Gesundheitsversorgung eine maßgebliche Rolle. Zentrale Bestandteile der nationalen Gesundheitsstrategie sind zum einen die Finanzierung von Forschungsclustern für digitale Medizin sowie zum anderen die Konsolidierung von existierenden Gesundheitsdatenbanken in eine zentrale Datenbank. Die Förderung von Vernetzungsplattformen steht ebenso wie innovative Ausschreibungen mit Beteiligungsmöglichkeiten von industrieller Forschung und Start-ups im Mittelpunkt. Gerade die Unterstützung von Start-ups in den Bereichen KI und personalisierte Medizin ist ein wichtiger Bestandteil des Regierungsprogramms (Sturman 2020). So wurde bereits im März 2018 ein Fünf-Jahres-Plan mit Investitionen im dreistelligen Millionenbereich freigegeben, der Israel noch vor Ausbruch der Corona-Pandemie in eine sehr gute Ausgangsbasis brachte. Im

Psifas-(Mosaik-)Projekt wurden die vier existierenden Gesundheitsdatenbanken der Health Maintenance Organizations (HMOs) nach dem Opt-out-Verfahren zu einer Nationalen Datenbank zusammengelegt. Das Leistungsangebot der HMOs geht dabei über das unserer gesetzlichen Krankenversicherungen hinaus, da sie eigene Kliniken, Versorgungszentren und Forschungseinrichtungen betreiben, wodurch eine sehr breite Datenbasis in Psifas einfließt (Briseno und Kostera 2018). Das hierdurch geschaffene Öko-System für Präzisionsmedizin steht wissenschaftlichen Einrichtungen ebenso wie der industriellen Forschung Israels offen und fördert synergistisch die biomedizinische Industrie, die medizinische Wissenschaft und die Gesundheitseinrichtungen (State of Israel Ministry of Health 2022).

11.4 Fazit

Der demographische Wandel mit einem erhöhten Bedarf an medizinischer Versorgung gepaart mit einem sich zuspitzenden Fachkräftemangel lassen Effizienzbestrebungen im Personalmanagement deutscher Krankenhäuser unentbehrlich erscheinen. Der digitalen Transformation wird bei diesen Bemühungen eine tragende Rolle zugesprochen. Zudem lässt die Digitalisierung und die damit verbundene Verfügbarkeit von Daten eine Verbesserung der medizinischen Versorgung erwarten. Die bisherige Entwicklung der Digitalisierung in den Kliniken war indes eher zögerlich und im Ländervergleich wenig dynamisch. Sie spiegelt zudem nicht die digitale Transformation des Alltags der Menschen wider, sodass die Diskrepanz zunehmend wächst. Insofern fordern inzwischen 71 % der Menschen in Deutschland mehr Tempo beim Ausbau der digitalen Medizin (bitkom research 2021).

Eine Ursache der langsamen digitalen Entwicklung ist sicherlich im Investitionsstau der Krankenhäuser zu sehen. Das Krankenhauszukunftsgesetz, das im Oktober 2020 in Kraft getreten ist, zielt darauf ab und setzt Anreize, in Digitalisierungsprojekte zu investieren.

Auf der anderen Seite stehen der weiteren Etablierung digitaler Anwendungen in der medizinischen Versorgung Vorbehalte entgegen. Bei Teilen des medizinischen Personals in den Kliniken sind Ressentiments aufgrund eines (zumindest temporären) Mehraufwandes vorrangig in der Implementierungsphase sowie Substitutionsängste durch Prozessoptimierung im Zuge der Digitalisierung möglich. Um die digitale Transformation zügig, aber nachhaltig in Gang zu setzen, gilt es durch die Einbindung der Mitarbeitenden diese Vorbehalte abzubauen und den Nutzen der Digitalisierung aufzuzeigen. Dem gegenüber steht die Erwartungshaltung von Mitarbeitenden, diesen Nutzen zeitnah sowie möglichst umfänglich zu realisieren und unter Zuhilfenahme digitaler Anwendungen qualitativ hochwertige Medizin zu betreiben. Zwischen diesen beiden Perspektiven zu vermitteln, dabei eine digitale Kompetenz der Mitarbeitenden aufzubauen und ein (digitales) Wissensmanagement zu etablieren, dürfte eine zentrale Aufgabe des Krankenhausmanagements bei der digitalen Transformation darstellen.

Inwieweit sich die digitale Transformation auf der Ebene einzelner Krankenhäuser kurz- bis mittelfristig refinanziert und zu tatsächlichen Rationalisierungseffekten führt, ist kritisch zu sehen bzw. bleibt abzuwarten. Durch die Prozessoptimierung sind Umverteilungen innerhalb der verschiedenen Berufsgruppen eines Krankenhauses denkbar, sodass zumindest eine Kompensation des perspektivisch wachsenden Fachkräftemangels angestrebt werden kann. Es ist jedoch ferner zu erwarten, dass die Digitalisierung und die damit verbundenen Errungenschaften zukünftig gehäuft eine Rolle bei der Wahl des Krankenhauses spielen werden – nicht nur aus Sicht qualifizierter (potenzieller) Mitarbeitender, sondern auch aus der Perspektive der Patientinnen und Patienten. Die Effekte der beiden Stakeholdergruppen sind monetär schwer zu beziffern und können dennoch auf dem umkämpften Krankenhausmarkt einen entscheidenden Vorteil bieten. Intangible Faktoren sollte daher bei der Ausarbeitung einer krankenhausindividuellen Digitalisierungsstrategie neben der (reinen) Betrachtung monetärer Effekte ausreichend Berücksichtigung finden.

Literatur

Apathy NC, Holmgren AJ, Adler-Milstein J (2021) A decade post-HITECH: Critical access hospitals have electronic health records but struggle to keep up with other advanced functions. J Am Med Inform Assoc 28:1947–1954. https://doi.org/10.1093/jamia/ocab102

Atwood D, Larose P, Uttley R (2015) Strategies for success in purchasing medical technology. Biomed Instrum Technol 49:93–98. https://doi.org/10.2345/0899-8205-49.2.93

BAS – Bundesamt für soziale Sicherung (2021) Richtlinie zur Förderung von Vorhaben zur Digitalisierung der Prozesse und Strukturen im Verlauf eines Krankenhausaufenthaltes von Patientinnen und Patienten nach § 21 Absatz 2 KHSFV

bitkom research (2021) Digitale Gesundheitsangebote werden den Deutschen während Corona sehr viel wichtiger. https://www.bitkom-research.de/de/pressemitteilung/digitale-gesundheitsangebote-werden-den-deutschen-waehrend-corona-sehr-viel. Zugegriffen: 15. Sept. 2022

Briseno C, Kostera T (2018) For better care: Israel bets on big data. https://blog.der-digitale-patient.de/en/israel-big-data/. Zugegriffen: 15. Sept. 2022

Danish Ministry of Health, Danish Ministry of Finance, Danish Regions and Local Government Denmark (2018) A coherent and trust-worthy health network for all. Digital health strategy 2018–2022. https://www.healthcaredenmark.dk/media/ljiixkr5/en_the_danish_digitalisation_strategy2018-2022.pdf. Zugegriffen: 15. Sept. 2022

Digi KI (2022) Wie kann Digitalisierung im Krankenhaus mitbestimmt gestaltet werden? https://www.digikik-projekt.de/handlungshilfe. Zugegriffen: 15. Sept. 2022

DigitalRadar (2022) Pressemitteilung zur Vorstellung der ersten Ergebnisse. https://www.digitalradar-krankenhaus.de/pressemitteilung-zur-vorstellung-der-ersten-ergebnisse-11-02-2022/. Zugegriffen: 15. Sept. 2022

Ebert C, Duarte CHC (2018) Digital transformation. IEEE Softw 35:16–21

Holler M (2017) Verbreitung, Folgen und Gestaltungsaspekte der Digitalisierung in der Arbeitswelt: Auswertungsbericht auf Basis des DGB-Index Gute Arbeit 2016. https://index-gute-arbeit.dgb.de/++co++1c40dfc8-b953-11e7-8dd1-52540088cada. Zugegriffen: 15. Sept. 2022

Icks A, Köberlein-Neu J (2017) Die Bewertung von E-Health im Kontext der Versorgungsforschung. In: Müller-Mielitz S, Lux T (Hrsg) E-Health-Ökonomie. Springer, Wiesbaden, S 801–805

Kerkmann C, Nagel L-M (2020) Todesfall nach Hackerangriff auf Uni-Klinik Düsseldorf. https://www.handelsblatt.com/technik/sicherheit-im-netz/cyberkriminalitaet-todesfall-nach-hackerangriff-auf-uni-klinik-duesseldorf/26198688.html. Zugegriffen: 15. Sept. 2022

KHZG – Krankenhauszukunftsgesetz (2020) Gesetz für ein Zukunftsprogramm Krankenhäuser vom 23. Oktober 2020 (Bundesgesetzblatt Jahrgang 2020 Teil I Nr. 48, ausgegeben zu Bonn am 28. Oktober 2020)

Koolwal N, Khandelwal S (2020) The post-digital era is upon us. Are we ready for what's next? https://www.researchgate.net/publication/343713248_The_Post-Digital_Era_is_Upon_Us_ARE_WE_READY_FOR_WHAT%27S_NEXT. Zugegriffen: 15. Sept. 2022

Li J, Carayon P (2021) Health Care 4.0: a vision for smart and connected health care. IISe Trans Healthc Syst Eng 11(3):171–180. https://doi.org/10.1080/24725579.2021.1884627

McKinsey (2018) Die Digitalisierung in deutschen Krankenhäusern: eine Chance mit Milliardenpotenzial. https://www.mckinsey.de/publikationen/digitalisierung-chance-mit-milliardenpotenzial. Zugegriffen: 15. Sept. 2022

Mirza M (2021) Dänemarks zentralisierte Krankenhauslandschaft: Fluch oder Segen? https://aerztestellen.aerzteblatt.de/de/redaktion/daenemarks-zentralisierte-krankenhauslandschaft-fluch-oder-segen. Zugegriffen: 15. Sept. 2022

Nida-Rümelin J (2021) Digitaler Humanismus. In: Hauck-Thum U, Noller J (Hrsg) Was ist Digitalität? Philosophische und pädagogische Perspektiven. Springer, Berlin, S 35–38

Renner L (2020) Digitale Prozessstandardisierung – sinnvolle Teamunterstützung oder Spielerei? Knie J 2:261–266. https://doi.org/10.1007/s43205-020-00084-7

Stalder F (2021) Was ist Digitalität? In: Hauck-Thum U, Noller J (Hrsg) Was ist Digitalität? Philosophische und pädagogische Perspektiven. Springer, Berlin Heidelberg, S 3–7

State of Israel Ministry of Health (2022) The psifas initiative for precison medicine. https://www.health.gov.il/English/About/projects/psifas/Pages/default.aspx. Zugegriffen: 15. Sept. 2022

Stephan S, Haferkamp S (2022) Compliance, Informationssicherheit & Co. In: Henke V, Hülsken G, Meier P-M, Beß A (Hrsg) Digitalstrategie im Krankenhaus. Springer, Wiesbaden, S 92–97

Sturman C (2020) Israel is set to launch its $275mn Digital Health strategy. https://healthcare-digital.com/technology-and-ai/israel-set-launch-itsdollar275mn-digital-health-strategy. Zugegriffen: 15. Sept. 2022

Vassolo RS, Cawley MAF, Tortorella GL, Fogliatto FS, Tlapa D, Narayanamurthy G (2021) Hospital in-vestment decisions in healthcare 4.0 technologies: Scoping review and framework for exploring challenges, trends, and research directions. J Med Internet Res 23:e27571. https://doi.org/10.2196/27571

Robotik im Krankenhaus

Birgit Graf und Barbara Klein

Inhaltsverzeichnis

© Der/die Autor(en) 2023
J. Klauber et al. (Hrsg.), *Krankenhaus-Report 2023*, https://doi.org/10.1007/978-3-662-66881-8_12

■ ■ **Zusammenfassung**
Bedingt durch den eklatanten Personalmangel und den Druck, kosteneffizient arbeiten zu müssen, stehen Krankenhäuser vor großen Herausforderungen. Deshalb gerät Unterstützung durch mehr Automatisierung, wie sie in anderen Branchen bereits gang und gäbe ist, auch im Gesundheitssektor verstärkt in den Fokus. Während Serviceroboter im Operationssaal bereits etabliert sind, wurden in den letzten Jahren zahlreiche Roboter für weitere Einsatzfelder im Krankenhaus entwickelt. Das Kapitel stellt diese Einsatzfelder vor: patientenferne Routinetätigkeiten wie Transportdienste und Reinigung, Rehabilitation sowie schließlich Unterstützung in der Pflege. In kompakter Form werden ein kurzer Stand der Technik sowie ausgewählte Forschungstätigkeiten benannt. Es zeigt sich, dass die meisten am Markt verfügbaren Produkte auf eine ausgewählte Tätigkeit beschränkt sind und weitgehend fern der eigentlichen Pflegetätigkeit genutzt werden. Um weitere Produkte in die Praxis zu bringen, bedarf es neben den Forschungs- und Entwicklungstätigkeiten auch umfassender Tests der Roboter, damit sie sowohl ihren Nutzen, die Nutzerfreundlichkeit und Akzeptanz als auch das Potenzial für einen wirtschaftlichen Einsatz nachweisen können.

Due to the dramatic shortage of staff and the pressure to work cost-efficiently, hospitals are currently facing major challenges. Hence, support through more automation, which is already commonplace in other industries is increasingly coming into focus in the healthcare sector. While service robots are already established in the operating theatre, various robots have been developed in recent years for other fields of application in hospitals, which are presented in this paper: routine activities remote from the patient, such as transport services and cleaning, rehabilitation and support in nursing. The authors describe the state of the art in robotics as well as selected research activities. As can be seen, most available products are limited to a selected activity and largely used far from the actual nursing activity. In order to introduce further products into practice, in addition to research and development activities, extensive testing of the robots is required to demonstrate their usefulness, their user-friendliness and acceptance and the potential for economic use.

12.1 Einleitung und Motivation für den Robotereinsatz

Dieser Beitrag befasst sich mit dem Stand und den Möglichkeiten der Robotik im Krankenhaus. Wie kann das Personal im Krankenhaus unterstützt werden, um die knappen Ressourcen zu erhalten? Welche Erfahrungen gibt es damit? Betrachtet werden Einsatzfelder sowohl im pflegerischen als auch im Funktionsbereich.

In Operationssälen von Krankenhäusern haben Roboter bereits eine lange Tradition. Ursprünglich für Positionierungsaufgaben von Mikroskopen oder Endoskopen eingesetzt, sind inzwischen auch diverse Telemanipulationssysteme zur Unterstützung minimalinvasiver Operationen im Einsatz. Solche bereits recht etablierten Anwendungsfelder werden in diesem Artikel allerdings nicht betrachtet. Vielmehr liegt der Schwerpunkt auf neuen Einsatzfeldern der Robotik außerhalb des OP, für die in den letzten Jahren viele neue Produkte auf den Markt kamen. Aufgrund von zahlreichen Forschungsaktivitäten in diesem Bereich ist in den kommenden Jahren die Erschließung weiterer Anwendungsfelder zu erwarten.

Hintergrund ist die zunehmende Alterung der Bevölkerung, gekoppelt mit einem wachsenden Bedarf an Fachkräften in Pflege und Gesundheit. Dem gegenüber steht eine abnehmende Zahl an Erwerbstätigen. Es zeichnet sich ab, dass die steigende Nachfrage nach Pflege- und Gesundheitsleistungen zukünftig nicht mehr durch verfügbare Ressourcen gedeckt werden kann (Statista 2022). Zwar ist die Anzahl der Auszubildenden in der Pflege angestiegen (BMFSJ 2020), allerdings scheiden viele von ihnen aufgrund der hohen körperlichen und psychischen Anforderungen früh-

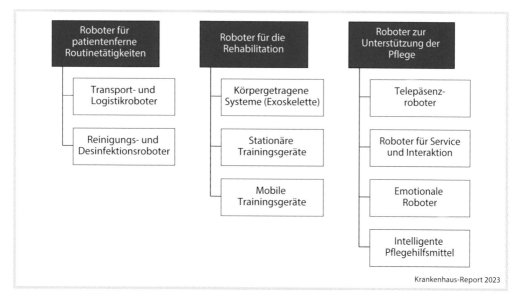

Abb. 12.1 Betrachtete Einsatzfelder für Robotersysteme im Krankenhaus

zeitig aus dem Beruf aus. Durchschnittlich 25 Krankheitstage im Jahr und häufige Arbeitsunterbrechungen spiegeln diese hohe Belastung wider (Medi-Karriere 2021).

Robotische Assistenzsysteme bieten das Potenzial, nicht nur die Ärztinnen und Ärzte, sondern auch das Personal außerhalb des OP sowohl zeitlich als auch körperlich zu entlasten und somit dem zunehmenden Fachkräftemangel entgegenzuwirken. Ziel ist es, durch den Robotereinsatz die Arbeitsbedingungen zu verbessern und eine gute Versorgungsqualität zu erhalten. Als Roboter werden in diesem Zusammenhang Geräte verstanden, die über mehrere Motoren (bspw. in Form von selbstfahrenden Rädern und/oder Roboterarmen) und über Sensoren zur Erfassung ihrer Umgebung verfügen. Hinzu kommt eine gewisse Autonomie, die in einem eng abgegrenzten Anwendungskontext anhand der Sensordaten geeignete Roboteraktionen, insbesondere Bewegungen wie bspw. das Fahren zu einem bestimmten Ort oder das Greifen eines Gegenstands, initiiert und steuert.

Doch wo steht die technische Entwicklung tatsächlich und mit welcher Art von Robo-

tern ist im Krankenhaus aktuell und in naher Zukunft zu rechnen? In diesem Zusammenhang gibt der Beitrag einerseits einen Überblick über konkrete Einsatzfelder der Robotik. Andererseits wird anhand von Beispielen dargestellt, für welche Anwendungen es bereits produktreife Lösungen gibt, was diese können und womit sich aktuelle Forschungsprojekte in diesem Gebiet beschäftigen. Dabei werden erstens mobile Roboter untersucht, die fern von kranken oder pflegebedürftigen Personen Aufgaben im Warentransport und in der Reinigung übernehmen, sodass qualifiziertes Pflegepersonal von diesen Routinetätigkeiten entlastet wird. Zweitens werden Roboter betrachtet, die das medizinische Personal bei der Rehabilitation einsetzen kann. Drittens werden Roboter vorgestellt, die bei der täglichen Versorgung der Patienten auf der Station unterstützen. Eine weitere Untergliederung dieser drei Themenfelder, an der sich auch die nachfolgende Struktur des Beitrags orientiert, ist in ◘ Abb. 12.1 dargestellt.

Bezüglich dieser Klassifizierung ist zu beachten, dass die Grenzen zwischen den Einsatzfeldern bzw. Anwendungen teilweise fließend und lediglich als Vorschlag und Strukturierungshilfe zu verstehen sind. Sollten die Robotersysteme mehreren Einsatzfeldern zuordenbar sein, so werden sie im Folgenden demjenigen zugeordnet, in dem sie aktuell am stärksten genutzt werden bzw. auf dem am stärksten damit geforscht wird.

12.2 Roboter für patientenferne Routinetätigkeiten

12.2.1 Transport- und Logistikroboter

Der Einsatz von fahrerlosen Transportsystemen (FTS) in Krankenhäusern begann in den 1990er Jahren mit dem Helpmate-System von TRC in den USA, das Essen und Medikamente transportierte. Heutzutage sind in Deutschland in diversen Krankenhäusern FTS für den automatisierten Warentransport im Einsatz. Diese werden zur Ver- und Entsorgung von Gütern des täglichen Bedarfs eingesetzt, die sie in Containern von Wäscherei, Zentrallager oder Küche auf die Stationen transportieren.[1] Aufgrund ihrer Größe und geltender Sicherheitsvorschriften können klassische FTS nur in separaten Bereichen und nicht unter Patienten, Personal und Besuchern navigieren. Die Bedienung erfolgt durch geschultes Personal. Aufgrund der hohen Investitions- und Wartungskosten ist der Einsatz überwiegend in Großkrankenhäusern mit mehr als 600 Betten verbreitet (Ullrich 2020).

Die ohnehin weitgehend barrierefreien Umgebungen in Pflegeeinrichtungen und Krankenhäusern begünstigen den Einsatz neuer Transport- und Logistikroboter auch außerhalb der Versorgungsbereiche. Damit können die Waren näher an ihr eigentliches Ziel, die Patientenzimmer, gebracht werden, wo sie das Personal letztendlich einsetzen

wird. So können Transportroboter auch die sog. „letzte Meile" des Warenflusses unterstützen. Hierfür ist es erforderlich, dass die Roboter auch dort sicher einsetzbar sind, wo sich nicht-eingewiesene Personen aufhalten. Einige Hersteller beschäftigen sich aktuell mit entsprechenden Weiterentwicklungen ihrer Systeme. Dabei werden zum einen Ansätze verfolgt, in denen das Fahrzeug weiterhin Container aufnimmt. Dieses wird mit einer Deichsel ausgestattet, die mithilfe von integrierten Sensoren in der Lage ist, Hindernisse vor der Last zu erkennen (z. B. Unitr von MT Robot[2]).

Andere Hersteller verfolgen hingegen den Ansatz einer komplett integrierten Plattform mit Navigationssensorik und fest verbauten Fächern für den Warentransport. Der von Panasonic hergestellte Roboter Hospi[3] ist bereits im Praxiseinsatz und wird für das Verteilen von Essenstabletts und den Transport von Bluttransfusionen und Dokumenten im Krankenhaus eingesetzt. Ähnliche Ansätze verfolgen auch der von Swisslog vertriebene Relay Transportroboter[4] oder der Jeeves von Robotise[5], die beide in Kliniken den Transport von Laborproben, Medikamenten oder Arbeitsmaterialien in Schubladen ermöglichen. Der TUG von Aethon[6] wird ebenfalls bereits in diversen Kliniken eingesetzt und kann in verschiedenen Versionen (Aufnahme von Lasten oder fest verbauter Schrank mit Schubladen oder einer großen Tür) bestellt werden.

Auch in der Forschung werden neue Lösungen für die Warenbereitstellung auf Stationen und in Wohnbereichen entwickelt. Im Projekt „SeRoDi" entwickelte das Fraunhofer IPA 2018 zusammen mit der Firma MLR einen

---

1 Einen Überblick über Anwendungsbeispiele und den aktuellen Stand der Technik bietet das alle zwei Jahre stattfindende AWT-Seminar. Online: ▶ www.awt-seminar.de Zugegriffen: 02. September 2022.

2 ▶ http://mt-robot.ch/healthcare/ Zugegriffen: 02. September 2022.

3 ▶ http://news.panasonic.com/global/topics/2015/44009.html Zugegriffen: 02. September 2022.

4 ▶ https://www.swisslog-healthcare.com/de-de/produkte/transport/relay Zugegriffen: 02. September 2022.

5 ▶ https://robotise.eu/de/healthcare Zugegriffen: 02. September 2022.

6 ▶ https://aethon.com/products Zugegriffen: 02. September 2022.

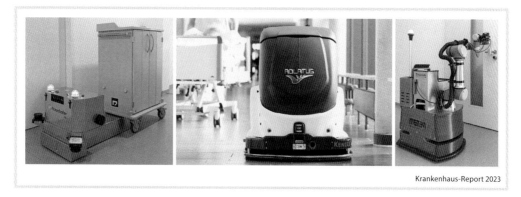

Krankenhaus-Report 2023

☐ **Abb. 12.2** Beispiele für Roboter für patientenferne Routinetätigkeiten: Flexibler Transportroboter des Fraunhofer IPA, Bodenreinigungsroboter CR700 von Adlatus, Reinigungs- und Desinfektionsroboter für Oberflächen DeKonBot 2 des Fraunhofer IPA. (Quelle: Fraunhofer IPA/ Foto: Rainer Bez (*links* und *rechts*), Helios Kliniken/Thomas Oberländer (*Mitte*))

intelligenten Pflegewagen, der autonom navigieren und Pflegeutensilien automatisch am Patientenzimmer bereitstellen kann. Die Pflegekraft kann ihn über das Smartphone rufen und über einen Tablet-PC verbrauchtes Material direkt dokumentieren. Die Vision dahinter ist, dass der intelligente Pflegewagen die mobile Komponente eines vollautomatisierten Lagers wird, in dem der Wagen automatisch bestückt wird. Inzwischen bietet Medimobil mit seinem Pflegewagen, der auf einer autonom navigierenden mobilen Roboterplattform montiert ist, eine ähnliche, wenn auch einfacher gestaltete Lösung bereits als Serienprodukt an.[7] Eine aktuelle Weiterentwicklung des Fraunhofer IPA ist ein flexibler Transportroboter, der handelsübliche Pflegewagen aufnehmen und transportieren kann (☐ Abb. 12.2 links).[8] Indem er seine Größe an die zu transportierende Last anpasst und ein Fahrwerk hat, mit dem er auch seitwärts fahren kann, kommt er auch in engen Krankenhausfluren zurecht.

Neuere Entwicklungen betreffen Roboter, die eine mobile Plattform mit einem Roboterarm kombinieren und teilweise bereits zu Test-

zwecken in Kliniken und Pflegeheimen eingesetzt werden. Die Roboter Moxi von Diligent Robotics[9] und Lio von F&P Robotics[10] sollen unter anderem das Personal durch automatisierte Hol- und Bringdienste einzelner Objekte unterstützen, Roboter Kevin des Fraunhofer IPA[11] den Probentransport im Labor.

12.2.2 Reinigungs- und Desinfektionsroboter

Der Reinigung und Desinfektion kommt in Pflegeheimen und Krankenhäusern naturgemäß eine essenzielle Rolle zu, um die Hygieneanforderungen zu erfüllen. Dies ist eine zeitintensive und monotone Aufgabe bei gleichzeitig hohem Qualitätsanspruch. Entsprechend sinnvoll kann der Einsatz von automatisierten Reinigungslösungen sein. Für diese Aufgaben gibt es bereits verschiedene Roboter, die allerdings noch nicht speziell an die Anforderungen in Kliniken und Pflegeeinrichtungen angepasst sind (Godek 2020).

---

7 ▶ https://medimobil.com/produkte/medimobil-mcr-roboterwagen. Zugegriffen: 02. September 2022.

8 ▶ https://www.ipa.fraunhofer.de/transportroboter. Zugegriffen: 02. September 2022.

9 ▶ https://www.diligentrobots.com/moxi. Zugegriffen: 02. September 2022.

10 ▶ https://www.fp-robotics.com/de/lio. Zugegriffen: 02. September 2022.

11 ▶ https://www.kevinrobot.com. Zugegriffen: 02. September 2022.

Bodenreinigung

Aktuell vorhandene Produkte für die Bodenreinigung sind vor allem für das Reinigen größerer, ebener Flächen gemacht. Dabei ähneln sie in ihrer Größe und Form oft den bislang eingesetzten Standardreinigungsmaschinen. Bei manchen Produkten fehlen die Griffe oder Sitze für die Bedienung per Hand, andere sind für den manuellen wie autonomen Betrieb ausgelegt.

Ausgestattet mit Steuerungen zur Navigation sowie Sensoren, um ihre Umgebung und Hindernisse zu erkennen, bewegen sich die Roboter selbstständig im vorgegebenen Reinigungsbereich. Der Ausgangspunkt von Bodenreinigungsrobotern ist eine fest installierte Beladestation, zu der sie zurückkehren, wenn ihr Akku leer ist oder Reinigungsmittel ausgeht. Die Inbetriebnahme des Roboters sieht üblicherweise so aus, dass die Anwenderin oder der Anwender diesen zunächst einmal durch seine Einsatzumgebung fährt. Dabei erstellt der Roboter selbstständig eine Karte dieser Umgebung, in der manuell die Bereiche definiert werden, die der Roboter reinigen soll. Das Importieren von Gebäudeplänen ist teilweise möglich, aber in den meisten Fällen nicht notwendig.

Beispiele für Bodenreinigungsroboter, die bereits im klinischen Umfeld getestet wurden, sind der Adlatus CR700 (◉ Abb. 12.2 Mitte)[12] oder der Nilfisk Liberty SC60[13], aber auch Consumer-Produkte wie der Roborock S7[14]. In den letzten Jahren wurden vermehrt kleine, kompakte Bodenreinigungsroboter entwickelt (bspw. LeoBot von Lionsbot[15], Whiz von Softbank Robotics[16], Cleanfix[17]), die auch in engen Einsatzumgebungen wie Krankenhausgängen oder Patientenzimmern zum Einsatz kommen könnten. Andere Hersteller (bspw. Gaussian Robotics aus Singapur[18]) bieten bereits Produkte in verschiedenen Größen und mit verschiedenen Reinigungsfunktionen an.

Desinfektionsroboter

Während Roboter zur Desinfektion bis Ende 2019 noch eine untergeordnete Rolle spielten, hat der Beginn der Corona-Pandemie ein massives Interesse an autonomen Robotern für diesen Zweck geweckt. Die Firma UVD Robotics aus Dänemark konnte ihren autonomen Roboter mit UV-Desinfektionsfunktion in diversen Kliniken zum Einsatz bringen.[19] Zudem wurden verschiedene Entwicklungen neuer Desinfektionsroboter initiiert (Jovanovic et al. 2021).

Durch die Roboter kann eine sehr häufige Desinfektion ausgewählter Bereiche erfolgen, mitunter auch rund um die Uhr. So müssen Reinigungsfachkräfte keine kontaminierten Bereiche betreten oder mit schädlichen Desinfektionsmitteln arbeiten. Die Roboter desinfizieren ihre Umgebung beispielsweise durch hochfrequentes ultraviolettes Licht (UV-C), Desinfektionschemikalien wie Wasserstoffperoxid oder Luftfilterung. In der Klinik ergänzen die Roboter die obligatorische Wischdesinfektion relevanter Oberflächen und stellen dabei sicher, dass beispielsweise ein Raum, den eine infizierte Person verlassen hat, wieder ohne Schutzausrüstung betreten werden kann.

Aktuelle Entwicklungen beschäftigen sich damit, Desinfektionsroboter zielgerichteter einzusetzen. Beispielsweise sollen sie potenziell kontaminierte Oberflächen wie Türgriffe,

---

12   ▶ http://www.adlatus.eu/. Zugegriffen: 02. September 2022.

13   ▶ https://www.nilfisk.com/de-de/produkte/ bodenreiniger/autonome-bodenreinigung.   Zugegriffen: 02. September 2022.

14   ▶ https://de.roborock.com/pages/roborock-s7. Zugegriffen: 02. September 2022.

15   ▶ www.lionsbot.com. Zugegriffen: 02. September 2022.

16   ▶ www.meetwhiz.com/de/. Zugegriffen: 02. September 2022.

17   ▶ https://www.cleanfix.com/en/products/scrubberrobot-c53. Zugegriffen: 02. September 2022.

18   ▶ www.gaussianrobotics.com. Zugegriffen: 02. September 2022.

19   ▶ https://uvd.blue-ocean-robotics.com/. Zugegriffen: 02. September 2022.

Lichtschalter oder Aufzugknöpfe, die von vielen Menschen angefasst werden, autonom erkennen und desinfizieren können. Erste Produkte nutzen neben einer Sprühdesinfektion auch UV-Licht, bspw. auch der oben bereits vorgestellte Lio, der die UV-Lampe mit seinem Roboterarm halten kann. Ist diese entsprechend abgeschirmt, kann der Roboter auch dann arbeiten, wenn Menschen anwesend sind.

Im Projekt „DeKonBot" hat das Fraunhofer IPA bereits 2020 einen Desinfektionsroboter aufgebaut, der die zu reinigenden Oberflächen automatisch erkennt und diese dann mit seinen am Roboterarm angebrachten Reinigungspads, die mit Desinfektionsmittel benetzt werden, säubert. Im Nachfolgeprojekt „MobDi" (Mobile Desinfektion) entstand 2021 der Roboter „DeKonBot 2", der kompakter, flexibler und produktnäher als das Vorgängermodell ist (◘ Abb. 12.2 rechts).[20] Mit seinen Reinigungsbürsten entfernt der Roboter Schmutz von den zu reinigenden Oberflächen und trägt gleichzeitig flächendeckend Desinfektionsmittel auf. Eine spezielle Weiterentwicklung des Roboters für Einrichtungen des Gesundheitswesens findet aktuell im Projekt „RoReBO" statt. Unter anderem werden neue adaptive Reinigungswerkzeuge und Funktionen zur Desinfektion weiterer Oberflächen im Krankenhaus entwickelt. Auch das selbstständige Öffnen von Türen wird im Projekt betrachtet.

Neben Desinfektionsrobotern, die speziell für diesen Zweck gebaut wurden, werden auch bestehende Reinigungsroboter mit Funktionen zur Desinfektion nachgerüstet. Hierzu gehören Bodenreinigungsroboter, die neben der Scheuerfunktion um eine UV-Bestrahlung ergänzt wurden.

12.3 Roboter für die Rehabilitation

12.3.1 Körpergetragene Systeme (Exoskelette)

Exoskelette für den medizinischen Gebrauch unterstützen die freie Bewegung von Personen mit Bewegungseinschränkungen, beispielsweise bei Querschnittslähmung. Damit bieten sie einen erhöhten Mobilitätsgrad und Hilfe bei Aktivitäten des täglichen Lebens. Als Ergänzung zur traditionellen Therapie zur Funktionssicherung und/oder Mobilisierung können Exoskelette das Training eingeschränkter Personen bspw. nach einem Schlaganfall unterstützen (◘ Abb. 12.3 oben).

Exoskelette lassen sich entweder anhand ihres Einsatzbereichs unterscheiden, also für welche betroffene Extremität sie genutzt werden, oder auch hinsichtlich ihres Antriebs sowie ihrer Steuerung. Die primären Antriebssysteme von Exoskeletten in der Rehabilitation sind elektrische sowie seriell-elastische Aktoren und pneumatische Muskeln. Für die Steuerung der Exoskelette kommen aktuell verschiedene Mechanismen zum Einsatz. Neben der einfachen Steuerung über haptische Schnittstellen, beispielsweise über einen Joystick, werden zunehmend sensorbasierte Steuerungen verwendet. So erfolgt die Steuerung der Systeme über Signale, die entweder (1) am Körper der Erkrankten, (2) in der Kraftübertragung zwischen erkrankter Person und Exoskelett oder ausschließlich (3) am Exoskelett gemessen werden (Huo et al. 2016). Teilweise werden zusätzlich Gehstützen eingesetzt, um die Person weiter zu stabilisieren.

(1) Durch die Nutzung der Elektromyographie (EMG), die eine elektrische Muskelaktivität der paretischen Gliedmaße misst, oder der Elektroenzephalographie (EEG), die die elektrische Aktivität des Gehirns misst, wird die Bewegungsintention in eine Kraftunterstützung umgesetzt. In der Steuerung durch EEG kommen nichtinvasive Geräte zum Einsatz, die Spannungsschwankungen an der Kopfoberfläche abgreifen. Vorteil der Messung von

---

20 ► www.ipa.fraunhofer.de/dekonbot. Zugegriffen: 02. September 2022.

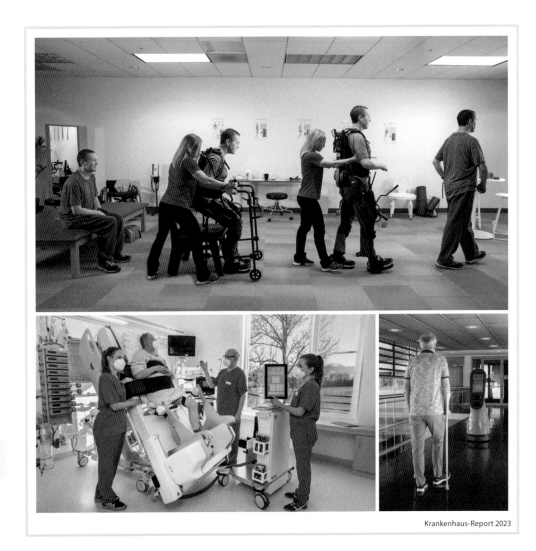

Krankenhaus-Report 2023

◘ Abb. 12.3 Beispiele für Roboter für die Rehabilitation: Exoskelett, Vemotion System von Reactive Robotics, mobiler Roboter für das Gangtraining von Tediro. (Quelle: Ekso Bionics, Reactive Robotics GmbH, Tediro GmbH)

Körpersignalen gegenüber den weiteren Steuerungsmechanismen ist die umfassende sowie verlust- und verzögerungsfreie Bestimmung von Bewegungsintentionen.

Ein Beispiel eines Exoskeletts für untere Gliedmaßen, das auf einer Steuerung durch EMG basiert, ist das japanische Modell HAL von Cyberdyne.[21] Hierbei nehmen Sensoren bioelektrische Signale durch Sensoren an den Beuge- und Streckmuskeln von Hüften und Knien ab. Die registrierten Impulse bewirken die Bewegung des Exoskeletts. Gleichzeitig werden durch das Training die Muskelimpulse ausgebaut und so die neuronale Rehabilita-

---

21   ▸ https://www.cyberdyne.eu/products/medical-device/hal-motion-principal/. Zugegriffen: 02. September 2022.

tion unterstützt. Die Cyberdyne Care Robotics GmbH hat im April 2022 die Zulassung nach SGB V, § 137e zur Erprobung der neuro-muskulären Feedback-Therapie mit HAL zur Behandlung von Querschnittsgelähmten erhalten.[22] Nach demselben Prinzip und ebenfalls von Cyberdyne Care Robotics ist HAL Lumbar Type (nicht-medizinisch) ein Hilfsmittel, das die Intention des Trägers erkennt und bei der Bewegung unterstützt. Das ist unter anderen für ältere Menschen nützlich, um sie im Alltag beim Heben und Bewegen von schweren Gegenständen zu unterstützen.[23]

Auf dem gleichen Prinzip baut beispielsweise auch das US-amerikanische Exoskelett MyoPro von Myomo[24] auf, das die freie Bewegung des Armes unterstützt. Auch hier werden Bewegungsintentionen anhand von elektrischen Muskelaktivitäten gemessen und durch das Exoskelett unterstützt.

(2) Für die Steuerung basierend auf den ausgeübten Kräften zwischen Exoskelett und Patientin bzw. Patient werden entsprechende Signale an den Befestigungspunkten des Exoskeletts am Körper oder anhand der Deformation von elastischen Übertragungselementen gemessen. Diese Steuerung wird auch für den „Assist-as-needed"-Ansatz genutzt, bei dem der Gang nur unterstützt oder korrigiert wird, wenn er von einem definierten Gangmuster abweicht.

(3) Steuerungsstrategien, die die Kraftübertragung am Exoskelett messen, nutzen Kraft- und Drehmomentsensoren in den Gelenken des Exoskeletts. So werden die auftretenden Kräfte der Aktoren und des Patienten gemessen. Basierend auf Modellen des menschlichen Körpers wird so die Bewegungsintention bestimmt. Als Beispiele nutzen das israelische Modell ReWalk von ReWalk Robotics[25] und Ekso GT von der Firma Ekso Bionics[26] die Verlagerung des Körperschwerpunktes, um das Exoskelett zu steuern. Das Bionic Leg Exoskelett von AlterG[27] kann Personen mit leichten bis schweren Beeinträchtigungen eines Beines beim Bewegen des Knies unterstützen. Hierfür werden über einen Sensor unter der Sohle Gewichtsverlagerungen gemessen und die Bewegung des Bionic Legs eingeleitet. Das einzige Exoskelett, das bislang in das GKV-Hilfsmittelverzeichnis aufgenommen wurde, ist das Modell ReWalk Personal 6.0, das dann auch zu Hause nutzbar ist.

Aktuelle Forschungs- und Entwicklungstätigkeiten beschäftigen sich damit, die Portabilität und Tragbarkeit der Exoskelette auszubauen. So wird vermehrt der Einsatz intelligenter weicher Materialien mit Sensoren und Aktoren erforscht (vgl. z. B. das EU-Forschungsprojekt „XoSoft"[28]). Dies soll neue Einsatzfelder robotischer Exoskelette erschließen.

12.3.2 Stationäre Trainingsgeräte

Die Therapie bewegungseingeschränkter Gliedmaßen aufgrund von Schlaganfall, Querschnittslähmung, Bewegungsstörungen etc. erfordert eine kontrollierte und hochgradig repetitive Bewegung. Der Einsatz von stationären robotischen Trainingsgeräten kann zu diesem neuro-muskulären Training beitragen. Die Geräte können zur Kraftübertragung auf Exoskeletten oder Endeffektoren basieren. Dabei ist vor allem die individuelle Anwendung für die Wahl der Konstruktion ausschlaggebend (Krebs et al. 2008): Endeffektor-Systeme eignen sich insbesondere bei einer Bewegung der paretischen Gliedmaßen von bis

22 ► https://www.cyberdyne.eu/news/federal-joint-committee-g-ba-decision-for-testing-neuromuscular-feedback/. Zugegriffen: 02. September 2022.

23 ► https://www.cyberdyne.eu/products/non-medical-device/. Zugegriffen: 02. September 2022.

24 ► http://myomo.com/. Zugegriffen: 02. September 2022.

25 ► http://rewalk.com/. Zugegriffen: 05. August 2022.

26 ► https://eksobionics.com/de/eksohealth-de/. Zugegriffen: 05. August 2022.

27 ► https://www.alterg.com/. Zugegriffen: 05. August 2022.

28 ► http://www.xosoft.eu/. Zugegriffen: 02. September 2022.

zu 45 Grad. Für das Training von größeren Bewegungen sind Exoskelette passend. Meist unterstützen Laufbänder die Gangtrainings.

Training der oberen Extremitäten

Neben der Kraftübertragung mithilfe von Exoskeletten (vgl. z. B. ArmeoPower von Hocoma[29]) oder als Endeffektor-Systeme (vgl. z. B. InMotion ARM von Bionik[30]) unterscheiden sich stationäre Trainingsgeräte für die oberen Extremitäten vor allem bezüglich der Unterstützungsart. Es kann zwischen aktiver und passiver Unterstützung unterschieden werden: Beim aktiven Modus bewegt der Roboter den Patienten oder die Patientin. Dabei variiert der Grad der Unterstützung. Beim passiven Modus geht die Bewegung vom Patienten aus. Dabei kann der Roboter den Bewegungsraum so eingrenzen, dass der Patient die angestrebte Bewegung korrekt ausführt. Viele Systeme bieten sowohl aktive, passive als auch assistive Trainingsmodi an (vgl. Amadeo von Tyromotion[31]).

Einige Systeme konzentrieren sich auf die alleinige Therapie von Bewegungseinschränkungen des Armes (vgl. Bionik InMotion Arm oder ARMin V von der ETH Zürich[32]) oder der Hand (vgl. Bionik InMotion Hand, Amadeo von Tyromotion). Dabei ermöglichen jedoch viele Systeme ein kombiniertes Training von Arm und Hand (vgl. die Integration von InMotion Hand und InMotion Arm, ArmeoPower von Hocoma).

Bisher nutzen stationäre Trainingsgeräte für obere Extremitäten nur vereinzelt EMG-Signale. Die „Hand of Hope" von Rehab-Robotics ist ein Beispiel für die robotische Unterstützung von Bewegungsintentionen.

Einige Systeme ermöglichen bereits ein Training zu Hause (vgl. Motus Hand oder Motus Foot von Motus Nova[33]). Aktuelle Forschungsarbeiten untersuchen unter anderem auch Lösungen zur häuslichen Telerehabilitation anhand von interaktiven therapeutischen Übungen. Darüber hinaus werden zunehmend therapeutische interaktive Spiele in Virtual Reality entwickelt. Diese Systeme nutzen Sensoren am Roboter und 3D-Sensoren zur Interaktion. Beispielhaft ist ArmeoSpring von Hocoma[34] zu nennen.

Training der unteren Extremitäten

Um einen Bewegungsablauf fokussiert zu lernen, verfügen Trainingsgeräte für die unteren Extremitäten über Systeme zur Körpergewichtsentlastung. Sie entlasten den Körper von seinem Eigengewicht meist in Form einer Weste und eines Gurtsystems.

Auch diese Gangtrainer untergliedern sich in Systeme entweder basierend auf Exoskeletten oder auf Endeffektoren. Systeme wie der Locomat der Schweizer Firma Hocoma[35] und der koreanische Walkbot von P&S Mechanics Co. Ltd.[36] nutzen eine Kraftübertragung durch Exoskelette. Diese Systeme verwenden zum Training eines natürlichen Gangmusters Laufbänder, deren Geschwindigkeit an die Bewegung der Exoskelette angepasst ist. Endeffektoren verwenden beispielsweise das Schweizer G-eo System von Reha Technology AG oder der deutsche Gangtrainer GT II von Reha-Stim.[37] Hier wird die Bewegung des Patienten meist über Fußplatten gesteuert.

Darüber hinaus gibt es vereinzelte Lösungen, bei denen die Mobilisierung der Person im Sitzen erfolgt, wie beispielsweise beim Mo-

29 ▶ https://www.hocoma.com/de/losungen/armeo-power/. Zugegriffen: 02. September 2022.

30 ▶ https://www.bioniklabs.com/products/inmotion-arm/. Zugegriffen: 02. September 2022.

31 ▶ http://tyromotion.com/produkte/amadeo. Zugegriffen: 02. September 2022.

32 ▶ http://www.sms.hest.ethz.ch/research/current-research-projects/armin-robot.html. Zugegriffen: 02. September 2022.

33 ▶ https://motusnova.com/. Zugegriffen: 02. September 2022.

34 ▶ https://www.hocoma.com/de/losungen/armeo-spring/. Zugegriffen: 02. September 2022.

35 ▶ https://www.hocoma.com/de/losungen/lokomat/. Zugegriffen: 02. September 2022.

36 ▶ http://walkbot.co.kr/. Zugegriffen: 02. September 2022.

37 ▶ https://reha-stim.com/de/gt-ii. Zugegriffen: 02. September 2022.

12

tionMaker der Firma Swortec.[38] Das Vemotion System von Reactive Robotics[39] dient der individuellen Mobilisierung direkt im Intensivbett. Dabei können die bettlägerigen Personen in nahezu aufrechter Position ihnen bekannte Bewegungsmuster durchführen. Das Personal wird durch die rückenschonende Stellung entlastet, zudem wird nur noch eine Person zur Betreuung benötigt (◘ Abb. 12.3 unten links).

Auch für das Training der unteren Extremitäten werden zur Motivation der Patienten zunehmend spielerische interaktive Übungen angeboten. Diese werden über integrierte Bildschirme angezeigt. Gleichzeitig werden die Bewegungen des Patienten festgehalten. Dies ermöglicht eine Auswertung und Dokumentation des Trainingsfortschritts, die das therapeutische Personal in die weitere Planung mit einbeziehen kann.

Aktuelle Entwicklungsarbeiten beschäftigen sich damit, die Gebrauchstauglichkeit der Trainingsgeräte zu verbessern und insbesondere ein schnelleres An- und Ablegen von Gangtrainern zu ermöglichen. Als Beispiel erster Entwicklungen kann das Welwalk WW-2000 von Toyota[40] genannt werden, dessen Vorgängerversion 2017 als Mietsystem auf den japanischen Markt kam, nun aber aufgrund der Nachfrage als Produkt mit einer monatlichen Wartungsgebühr verkauft wird.

12.3.3 Mobile Trainingsgeräte

Mobile Trainingsgeräte ermöglichen ein Gangtraining im freien Raum bei gleichzeitiger Gewichtsentlastung bzw. Sturzprävention. Beispiele für entsprechende Produkte sind der WalkTrainer der Schweizer Firma Swortec[41] oder der Andago von Hocoma[42].

Gleichzeitig werden für Anwendungen in der orthopädischen Rehabilitation auch persönliche mobile Trainingsroboter entwickelt, die beim selbstständigen Training begleiten. Im Projekt „ROREAS“[43] wurde 2016 ein robotischer Reha-Assistent zur Anwendung beim Lauf- und Orientierungstraining in der klinischen Schlaganfallnachsorge entwickelt und dessen technische Leistungsfähigkeit und Nutzen in umfangreichen Praxistests verifiziert. Im Nachfolgeprojekt „ROGER“[44] wurden 2019 die Entwicklungen weiter an die Bedarfe der Praxis angepasst und schließlich durch die Firma Tediro als kommerzielles Produkt weiterentwickelt (◘ Abb. 12.3 unten rechts).[45]

12.4 Roboter zur Unterstützung der Pflege

12.4.1 Telepräsenzroboter

Telepräsenz ermöglicht, an einem Ort präsent zu sein, sich dort auch in gewisser Weise präsent zu fühlen und so wahrgenommen zu werden, jedoch gleichzeitig körperlich an einem anderen Ort zu sein (vgl. Schloerb 1995). Bei mobilen Telepräsenzrobotern können sich die Nutzerinnen und Nutzer zusätzlich von einem anderen Ort steuernd durch ein Gebäude bewegen.

Telepräsenzroboter könnten eine mögliche Antwort z. B. auf den (Fach-)Ärztemangel in ländlichen Regionen bieten und es auch mobilitätseingeschränkten Personen erleichtern,

38 ▸ http://www.swortec.ch/index.php/products/motionmaker. Zugegriffen: 02. September 2022.

39 ▸ https://www.reactive-robotics.com/start/. Zugegriffen: 02. September 2022.

40 ▸ https://roboticsandautomationnews.com/2019/11/26/toyota-launches-new-version-of-walking-rehabilitation-robot/26950/. Zugegriffen: 02. September 2022.

41 ▸ http://www.swortec.ch/index.php/products/walktrainer. Zugegriffen: 02. September 2022.

42 ▸ https://www.hocoma.com/de/losungen/andago. Zugegriffen: 02. September 2022.

43 ▸ http://www.roreas.org. Zugegriffen: 02. September 2022.

44 ▸ http://www.roger-projekt.de. Zugegriffen: 02. September 2022.

45 ▸ https://www.tediro.com. Zugegriffen: 02. September 2022.

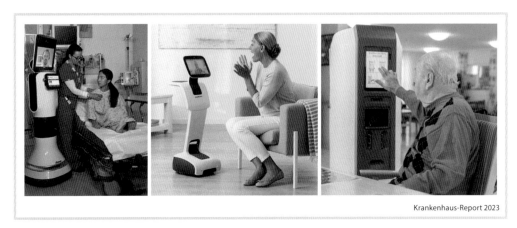

Krankenhaus-Report 2023

⬛ Abb. 12.4 Beispiele für Roboter zur Unterstützung der Pflege: Telepräsenzroboter RP-Vita mit integriertem Stethoskop, Medisana Robot RO 100 für Telepräsenz- und Interaktionsfunktionen, robotischer ServiceAssistent für das Verteilen von Getränken in Warte- und Aufenthaltsräumen. (Quelle: Teladoc Health Germany GmbH, Medisana GmbH, Fraunhofer IPA)

dank Videokonferenzen mit ärztlichem Personal regelmäßig medizinische Betreuung ohne aufwendige Transportfahrten zu erhalten.

Die ersten Projekte zum Einsatz von Telepräsenzrobotern nutzten die im Rahmen von EU-Projekten speziell für Anwendungen im Gesundheitsbereich entwickelte Plattform GIRAFF (Kristofferson et al. 2013). Das EU-Projekt „ExCITE"[46] analysierte die Anforderungen an soziale Interaktionen im Rahmen einer Längsschnittstudie mit alleinstehenden Älteren und Menschen mit Kognitionseinschränkungen in privaten und Rehabilitationssettings in verschiedenen europäischen Ländern (Costa et al. 2010). Mittlerweile gibt es mehrere Produkte, die für einen breiten Einsatz angelegt sind. Bekannt sind Double[47], aber auch Beam[48] oder GoBeRobot[49] sowie Temi, vertrieben von Medisana als Robot RO

100 (⬛ Abb. 12.4 Mitte)[50], der neben der Telepräsenzfunktion eigenständig durch den Raum navigieren und Personen folgen kann. Die Plattform ermöglicht die Programmierung zusätzlicher Anwendungen, wie es z. B. im „Distr@l"-Projekt „TeilhabeAssistenz" umgesetzt wird (Küsters et al. 2022). Im Projekt „TePUS" wird der Einsatz dieses Telepräsenzroboters im Hinblick auf seine Möglichkeiten in der Teletherapie und dem Telenursing bei Schlaganfallpatienten untersucht (Frommeld et al. 2022).

Referenzanwendungen des Telepräsenzroboters VGo[51] sind bspw. das Patienten-Monitoring durch medizinisches und/oder pflegerisches Fachpersonal. Ein Service-Angebot von Krankenhäusern oder Pflegeeinrichtungen ermöglicht den virtuellen Besuch von Verwandten und Freunden oder auch den Tele-Austausch mit medizinischem und pflegerischem Personal.

Einige der existierenden Telepräsenzroboter sind mit Zusatzfunktionen ausgestattet, die über die reine Telepräsenzfunktion hinausge-

46 ▶ http://deliverables.aal-europe.eu/call-2/excite. Zugegriffen: 02. September 2022.

47 ▶ https://www.doublerobotics.com. Zugegriffen: 02. September 2022.

48 ▶ http://awabot.com/. Zugegriffen: 02. September 2022.

49 ▶ https://gobe.blue-ocean-robotics.com/robots. Zugegriffen: 02. September 2022.

50 ▶ https://www.medisana.de/the-homecarerobot. html?force_sid=nhd25rmnflhuajitao180oefeq. Zugegriffen: 02. September 2022.

51 ▶ http://www.vgocom.com/. Zugegriffen: 02. September 2022.

hen. Dazu gehören z. B. der Kollisionsschutz oder das Folgen von Personen bis hin zur komplett autonomen Navigation. Zudem verfügen sie teilweise über Ablageflächen für medizinische Geräte oder Sensoren zur Messung von Vitaldaten. Systeme, die speziell für das Gesundheitswesen entwickelt wurden, sind bspw. die InTouch Health Systems mit den Produkten Remote Presence Virtual Independent Telemedicine Assistant (RP-Vita) (◨ Abb. 12.4 links), RP-Lite und RP-Mini für telemedizinische Anwendungen.[52] Zwischenzeitlich wurde InTouch Health von Teladoc Health übernommen und bietet Lösungen für Telehealth-Plattformen mit unterschiedlichen Hardware-Lösungen vom Tablet bis hin zu verschiedenen Telepräsenzrobotern mit RP-Vita als umfangreichster Lösung an.

12.4.2 Service und Interaktion

Neben der Begleitung und Unterstützung der Pflegekräfte bei ihren Tätigkeiten können auch Roboter eine Entlastung bringen, die in Abwesenheit der Pflegekräfte mit erkrankten oder pflegebedürftigen Personen interagieren und diese unterstützen. Der 1,20 m große Roboter Pepper[53] von Aldebaran hatte einen fulminanten Verkaufsstart im September 2015, als in Japan innerhalb einer Minute 1.000 Exemplare verkauft wurden.[54] Peppers Funktionen umfassen die Spracherkennung und -ausgabe, Gesichtserkennung, Geräuscherkennung und -ortung sowie die Emotionswahrnehmung, die in Verbindung mit der erkannten Mimik, Stimmlage und Körperhaltung interpretiert wird. Das Tablet auf Peppers Brust ermöglicht eine visuelle Unterstützung und ist

eine zusätzliche Möglichkeit Anwendungen zu nutzen (z. B. Spiele darauf zu spielen). Pepper wird neben diversen öffentlichen Einrichtungen bereits in verschiedenen Krankenhäusern zur Information, Unterhaltung und Aktivierung von Patientinnen und Patienten und Besuchern eingesetzt. In Forschungsprojekten werden auch Einsatzfelder in Pflegeeinrichtungen, bspw. zur Aktivierung und Unterhaltung, untersucht.[55]

Auch der humanoide Roboter Nao, ebenfalls von Aldebaran, kommt bereits in Gesundheitsanwendungen zum Einsatz. Die Anwendung Zora ZBOS vom belgischen Unternehmen Zorabots[56] wird auf verschiedenen Interaktionsrobotern – neben Pepper und Nao auch auf der Eigenentwicklung JAIme oder James – eingesetzt, zum Beispiel um Patienten zu unterhalten und zu informieren, nach ihrem Wohlergehen zu schauen oder Turnübungen vorzumachen.

Der am Fraunhofer IPA entwickelte Robotische ServiceAssistent ist ein weiteres Ergebnis des oben genannten Forschungsprojekts SeRoDi. Neben der Erkennung und Interaktion mit Personen ist er in der Lage, Pflegebedürftigen im Aufenthaltsraum einer Pflegeeinrichtung verschiedene Snacks oder Getränke zu liefern (◨ Abb. 12.4 rechts). Damit werden diese zum einen in ihrer Selbstständigkeit gefördert, gleichzeitig wird das Personal von zeitintensiven Hol- und Bringdiensten entlastet.

12.4.3 Emotionale Roboter

Emotionale Roboter sind bereits seit fast 20 Jahren kommerziell verfügbar, werden jedoch unterschiedlich stark in der Praxis genutzt. Den meisten ist gemein, dass sie aufgrund des bei ihnen umgesetzten Kindchenschemas als niedlich empfunden werden. Zu-

---

52 ▸ https://intouchhealth.com/telehealth-devices/. Zugegriffen: 02. September 2022.

53 ▸ https://www.softbankrobotics.com/emea/en/ pepper. Zugegriffen: 02. September 2022.

54 ▸ http://www.cnet.de/88152587/humanoider-roboter-pepper-softbank-verkauft-1000-exemplare-in-einer-minute/?inf_by= 598c41d0681db8ea458b48fb. Zugegriffen: 02. September 2022.

55 ▸ https://www.aldebaran.com/en/pepper-healthcare-ga (zugegriffen 07.10.2022).

56 ▸ https://zorabots.com/. Zugegriffen: 02. September 2022.

dem sind die Roboter in der Lage, auf das Verhalten der Nutzerinnen und Nutzer zu reagieren und proaktiv zu sein, sodass eine emotionale Beziehung zum Roboter ermöglicht wird. Emotionale Roboter können alte oder pflegebedürftige Menschen in robotergestützten Therapien oder mittels robotergestützter Aktivitäten erreichen, die auf andere Arten der Ansprache wenig oder gar nicht reagieren. Angelehnt sind diese Angebote an Therapieformen mit echten Tieren, denn diese sind nicht immer geeignet.

Die Plüschroboterrobbe Paro[57] ist seit 2005 der erste kommerziell erhältliche therapeutische Roboter, der weltweit in unzähligen Pilot- und Erprobungsprojekten und zunehmend regulär in Institutionen eingesetzt wird. Unter dem antibakteriellen Fell befinden sich Berührungssensoren, die erkennen, wie Paro berührt wird und daran angepasst ein angenehmes Fiepen oder einen gequälten Aufschrei auslösen. Haupteinsatzgebiet sind alte Menschen mit einer dementiellen Erkrankung. Mittlerweile gibt es die erste randomisierte Studie zum Einsatz von Paro. Sie zeigt auf, dass mit eingeschaltetem Paro mehr verbale und visuelle Interaktion beobachtet werden konnte als mit ausgeschaltetem Paro. Der eingeschaltete Paro führte auch zu mehr Freude und weniger Agitation als bei üblichen Aktivitäten (Moyle et al. 2017).

Mit dem Roboter Telenoid™[58] wurde an der Osaka University und dem Advanced Telecommunications Research Institute International ein androider Telepräsenzroboter entwickelt, mit dem wie bei einem Telefon Sprache und zusätzlich die Mimik einer Person auf das Gesicht des Roboters übertragen werden. Der Roboter wird beim Patienten oder Klienten eingesetzt und die Fachkraft kommuniziert über einen Laptop mit entsprechender Software inklusive Gesichtserkennung. Telenoid™ wird in verschiedenen Ländern in unterschiedlichen Anwendungsszenarien erprobt. In Japan z. B. mit Kindern und Menschen mit dementiellen Erkrankungen (Yamazaki et al. 2012), in Dänemark mit Menschen mit Behinderungen, aber auch in der Altenpflege (Yamazaki et al. 2014; Leeson 2015).

12.4.4 Intelligente Pflegehilfsmittel

Intelligente Pflegehilfsmittel sollen das Pflegepersonal in Krankenhäusern oder Pflegeeinrichtungen bei körperlich und/oder zeitlich belastenden Tätigkeiten unterstützen. Dabei geht es nicht um komplexe oder ggf. sogar menschenähnlich gestaltete Assistenzroboter, die den Eindruck erwecken könnten, dass sie menschliches Personal ersetzen. Vielmehr werden in diesem Kontext Technologien entwickelt, die herkömmliche Pflegehilfsmittel mit (teil-)autonomen Assistenzfunktionen erweitern und deren Bedienung vereinfachen.

Transfer von Personen

Der Transfer von erkrankten oder pflegebedürftigen Personen ist im Pflegealltag häufig zu leisten und eine körperlich sehr beanspruchende Aufgabe, weshalb er im Fokus vieler Hersteller von Pflegehilfsmitteln steht. Gleichermaßen müssen die angebotenen Hilfen auch praktikabel im Alltag einsetzbar sein. Um existierende Personenlifter noch besser an die Anforderungen des Berufsalltags anzupassen und deren Bedienung zu vereinfachen, arbeiten mehrere Firmen und Forschungseinrichtungen daran, Lifter mit autonomen Assistenzfunktionen auszustatten.

Zu nennen ist hier insbesondere der am japanischen RIKEN-Institut entwickelte Prototyp Robear[59], der bereits auf eine mehrjährige Entwicklungshistorie zurückblickt. Robear ist mit einer Motorisierung ausgestattet, die das Pflegepersonal beim belastenden Schieben des Lifters unterstützt. Das Konzept des

---

57 ► http://www.parorobots.com/. Zugegriffen: 02. September 2022.

58 ► http://www.geminoid.jp/projects/kibans/Telenoid-overview.html. Zugegriffen: 02. September 2022.

59 ► http://www.riken.jp/en/pr/press/2015/20150223_2/. Zugegriffen: 02. September 2022.

am Fraunhofer IPA entwickelten multifunktionalen Personenlifters Elevon bietet mithilfe eines zwischen den Armen gespannten Tuchs eine stabile Unterlage für den Patienten oder die Patientin. Das Konzept sieht zudem weitere Assistenzfunktionen vor. So soll der Lifter auf Anweisung des Pflegepersonals auch in der Lage sein, autonom zum Einsatzort zu fahren und das Personal aktiv bei der Personenaufnahme unterstützen.[60] Von Panasonic wurde ein sog. robotisches Bett entwickelt (RoboticBed®[61]), das sich in einen Rollstuhl verwandeln kann. Von Toyota wurde mit dem Patient Transfer Assist[62] der Prototyp eines Roboters vorgestellt, der ebenfalls den Transfer pflegebedürftiger Personen unterstützen soll. Alle hier vorgestellten Roboterlösungen befinden sich noch im Entwicklungsstadium und stehen nicht zum Verkauf. Ein neueres Produkt in diesem Anwendungsfeld ist der motorisierte Personenlifter von PRT Robots, der sowohl für den Patiententransfer als auch für Gehübungen in der Rehabilitation genutzt werden kann.[63]

Im Rahmen der Förderlinie „Robotische Systeme für die Pflege"[64] des Bundesministeriums für Bildung und Forschung werden weitere Assistenzsysteme für den Personentransfer entwickelt. Das Projekt „AdaMeKoR"[65] beschäftigt sich mit einem adaptiven und multifunktionalen Mehrkomponenten-Robotersystem zum Einsatz am Pflegebett. In „PfleKoRo"[66] soll ein kooperierender Roboter

die Pflegefachpersonen bei der Pflege bettlägeriger Schwer- und Schwerstpflegebedürftiger entlasten, bspw. durch Unterstützung beim Umlagern.

Der Einsatz von aktiven oder passiven körpergetragenen Systemen könnte ebenfalls einen Mehrwert für die körperlich anspruchsvollen Tätigkeiten des Pflegepersonals bieten. Im Rahmen des Projekts „Care-Jack"[67] wurde eine passive Orthese prototypisch entwickelt, die insbesondere beim Heben und Drehen von Pflegebedürftigen unterstützen soll. Ein aktiv angetriebenes anthropomorphes Exoskelett für ähnliche Anwendungen wurde im Projekt „ExoPflege"[68] entwickelt. Im Projekt „EXPERTISE 4.0"[69] der Bruderhaus Diakonie werden verschiedene kommerziell verfügbare Exoskelette hinsichtlich ihrer Einsetzbarkeit in der Pflege untersucht.

Körperhygiene

Ein weiterer Einsatzbereich, für den robotische Systeme entwickelt, jedoch noch nicht flächendeckend eingesetzt werden, ist die Unterstützung der Körperhygiene. Für kranke oder pflegebedürftige Personen in stationären Einrichtungen ist die Körperhygiene ein intimer Vorgang, für den zwischen Pflegepersonal und zu pflegender Person ein besonderes Vertrauensverhältnis herrschen sollte. Übernimmt ein automatisiertes System bestimmte Hygienemaßnahmen, kann dies weniger hemmend und intim sein. Die Anzahl an vorhandenen Entwicklungen in diesem Bereich ist gering und oft sind die Systeme nicht im Praxiseinsatz angekommen. So stellte bereits 1970 die Firma Sanyo erste Entwürfe einer Human Washing Machine vor, eine Waschkabine, in die man sich hineinsetzen und sich automatisiert waschen lassen konnte. Eine Neuauflage ist für

---

60 Siehe auch das Konzept eines multifunktionalen Personenlifters auf Youtube. Online: ► https://www.youtube.com/watch?v=fjkZjkDbg-M. Zugegriffen: 02. September 2022.

61 ► http://news.panasonic.com/global/press/data/en110926-2/en110926-2.html. Zugegriffen: 02. September 2022.

62 ► https://global.toyota/en/detail/210795. Zugegriffen: 02. September 2022.

63 ► https://ptr.blue-ocean-robotics.com/. Zugegriffen: 02. September 2022.

64 ► https://www.pflege-und-robotik.de. Zugegriffen: 02. September 2022.

65 ► http://adamekor.de. Zugegriffen: 02. September 2022.

66 ► https://www.interaktive-technologien.de/projekte/pflekoro. Zugegriffen: 02. September 2022.

---

67 ► https://www.izm.fraunhofer.de/de/news_events/tech_news/care-jack.html. Zugegriffen: 02. September 2022.

68 ► https://www.ipa.fraunhofer.de/de/referenzprojekte/ExoPflege.html. Zugegriffen: 02. September 2022.

69 ► https://www.expertise-vier-punkt-null.de/. Zugegriffen: 02. September 2022.

die Expo 2025 angekündigt.[70] Ähnliche Funktionen bietet das robotische Bad Santelubain 999 der Firma Avant.[71] Neben der Reinigung an sich bietet es auch Massagefunktionen sowie das Eincremen mit Bodylotion.

Das EU-Forschungsprojekt „I-SUPPORT" beschäftigte sich mit der Entwicklung eines robotischen Duschsystems (Zlatintsi et al. 2020), das stärker auf die Anforderungen des europäischen Markts fokussiert. Hauptkomponenten sind ein robotischer Duschstuhl, ein ebensolcher Dusch- und ein robotischer Wascharm sowie unterschiedliche Interaktionsmodalitäten.

12.5 Fazit

Die Robotik kann auch außerhalb des OP auf vielerlei Art und Weise zur Unterstützung des Personals im Krankenhaus dienen. Aktuell verfügbare Produkte für diese Einsatzfelder sind jedoch noch auf eine klar umrissene Aufgabe beschränkt. Eines der Einsatzfelder liegt in der Automatisierung pflegeferner Tätigkeiten wie z. B. dem Transport oder der Reinigung bzw. Desinfektion ohne direkten Kontakt zu kranken oder pflegebedürftigen Personen. Üblicherweise kommen hier autonom navigierende Roboter ohne Arme zum Einsatz. Roboter, die eine physische Interaktion vorsehen, insbesondere Rehabilitationsroboter, werden in vielen Fällen teils noch ferngesteuert (vom Nutzer selbst, bspw. bei Exoskeletten, oder vom begleitenden Fachpersonal) und beinhalten nur eine geringe Autonomie. Verfügbare Produkte, die eine Interaktion mit Patienten und Bewohnern vorsehen und dabei ebenfalls zu Teilen autonom agieren, beschränken diese auf primär nicht-physische Assistenzfunktionen. Roboter mit umfangreichen, auch physischen Interaktionsfähigkeiten und komplexem autonomem Verhalten sind heutzutage noch der Forschung zuzuordnen.

In den nächsten Jahren ist zu erwarten, dass zunächst weitere Roboter ohne Arme in den Praxiseinsatz kommen. Diese für den Transport und die Bereitstellung von Materialien auch innerhalb der Stationen oder für die Bodenreinigung verfügbaren Produkte ermöglichen bereits heute eine signifikante Zeitersparnis des Personals. Ein flexibler Transportroboter, der in einer Pflegeeinrichtung mit knapp 80 Betten den kompletten Wäschetransport übernimmt, also sowohl den Transport von Schmutzwäsche von allen Wohnbereichen zu einem Lagerbereich im Keller als auch das Verteilen von Frischwäsche auf die Wohnbereiche, könnte beispielsweise bereits bei einer Abschreibungsdauer von drei Jahren wirtschaftlich eingesetzt werden. Als Vergleichswert wurden die Kosten einer Hauswirtschaftskraft herangezogen, die lediglich die genannten Transporte durchführt. Die Wirtschaftlichkeit lässt sich noch deutlich steigern, wenn der Roboter weitere Transportdienste übernimmt. In diesem Szenario arbeitet der Roboter inklusive Ladevorgängen rund um die Uhr.

Neben der Wirtschaftlichkeit gibt es weitere Aspekte, die die Einführung von Robotern in der stationären Pflege beeinflussen. Dazu gehören beispielsweise Fragen der Finanzierung, der Sicherheit oder der Regularien wie u. a. des Datenschutzes. Auch die Nutzerfreundlichkeit und Akzeptanz sowohl aufseiten der Fachkräfte als auch aufseiten der kranken oder pflegebedürftigen Personen spielen eine wesentliche Rolle. Hier sind für viele Anwendungen weitergehende Praxistests, Entwicklungen und Optimierungen nötig, um eine optimale Einbindung der Roboter in die Pflegeprozesse sicherzustellen, den Nutzen der Roboter in der Praxis nachzuweisen und relevante Erfolgsfaktoren für eine gelungene Einführung zu identifizieren. So kann die Technik für alle Beteiligten gewinnbringend zum Einsatz kommen.

---

70 ▶ https://www.asahi.com/ajw/articles/14328804. Zugegriffen: 02. September 2022.
71 ▶ https://www.trendhunter.com/trends/human-washing-machine-avant-santelubain-999-applies-seaweed-packs-too. Zugegriffen: 02. September 2022.

Literatur

BMFSJ (2020) Zahl der Auszubildenden in der Pflege steigt. Meldung vom 28.10.2020. https://www.bmfsfj.de/bmfsfj/aktuelles/alle-meldungen/zahl-der-auszubildenden-in-der-pflege-steigt-161774. Zugegriffen: 7. Okt. 2022

Cesta A, Coradeschi S, Cortellessa G, González-Jiménez J (2010) Enabling Social Interaction through Embodiment in Excite. Second Italian forum on Ambient Assisted Living 2010:5–7. https://pdfs.semanticscholar.org/ae82/1efa164b7a07ee2705628a2b44c2d5ed4f2d.pdf. Zugegriffen: 2. Sept. 2022

Frommeld D, Haug S, Currle E, Weber K (2022) Telepräsenzroboter in der Schlaganfallrehabilitation. Pflegezeitschrift 75:52–55. https://doi.org/10.1007/s41906-022-1251-7

Godek M (2020) Smartes Säubern: So weit sind Reinigungsroboter schon heute. Instandhaltung, Meldung vom 16. März 2020. Verlag Moderne Industrie GmbH (Hrsg). https://www.instandhaltung.de/praxisanwendung/smartes-saeubern-so-weit-sind-reinigungsroboter-schon-heute-130.html. Zugegriffen: 2. Sept. 2022

Huo W, Mohammed S, Moreno JC et al (2016) Lower limb wearable robots for assistance and rehabilitation: a state of the art. IEEE Syst J 10:1073

Jovanovic K, Schwier A, Matheson E et al (2021) Digital innovation hubs in health-care robotics fighting COVID-19: novel support for patients and health-care workers across europe. IEEE Robotics Autom Mag 28(1):40–47. https://doi.org/10.1109/mra.2020.3044965

Krebs H, Dipietro L, Levy-Tzedek S et al (2008) A paradigm shift for rehabilitation robotics. IEEE Eng Med Biol Mag 27:61–70

Kristofferson A, Coradeschi S, Loutfi A (2013) A review of mobile robotic telepresence. Adv Human-computer Interact. https://doi.org/10.1155/2013/902316

Küsters L, Schmidt M, Klein B (2022) Can telepresence robots empower people with mental health conditions and intellectual disabilities in everyday life? Gerontechnology, 21(s):1–1.https://doi.org/10.4017/gt.2022.21.s.759.opp3 (Abstract angenommen)

Leeson C (2015) From an unfamiliar other to a cherished friend: The domestication of telenoid in the care of elderly and disabled people. Workshop on Portable Androids and their Applications. Aalborg. Presentation 02.03.2015. http://hil.atr.jp/projects/CREST/DenmarkSymposium/program.html. Zugegriffen: 2. Sept. 2022

Medi-Karriere (2021) AOK-Fehlzeiten-Report 2021: Mehr Krankheitstage in Pflegeberufen. https://www.medi-karriere.de/magazin/aok-fehlzeiten-report-2021-mehr-krankheitstage-in-pflegeberufen/. Zugegriffen: 7. Okt. 2022

Moyle W, Jones CJ, Murfield JE et al (2017) Use of a robotic seal as a therapeutic tool to improve dementia symptoms: a cluster-randomized controlled trial. JAMDA 9. https://www.ncbi.nlm.nih.gov/pubmed/28780395. Zugegriffen: 2. Sept. 2022

Schloerb DW (1995) A quantitative measure of telepresence. Presence 4:64–80

Statista (2022) Pflegenotstand in Deutschland. Statista Dossier Plus über den Pflegenotstand in Deutschland. https://de.statista.com/statistik/studie/id/104492/dokument/statista-dossierplus-ueber-den-pflegenotstand-in-deutschland. Zugegriffen: 7. Okt. 2022

Ullrich G (2020) Fahrerlose Transportsysteme. Eine Fibel – mit Praxisanwendungen – zur Technik – für die Planung, 3. Aufl. Springer, Berlin Heidelberg

Yamazaki R, Nishio S, Ogawa K, Ishigur H (2012) Teleoperated androids as an embodied communication medium: a case study with demented elderlies in a care facility. 21st IEEE International Symposium on Robot and Human Interactive Communication, Paris, 9.–13. September 2012, S 1066–1071

Yamazaki R, Nishio S, Ishiguro H et al (2014) Acceptability of a teleoperated android by senior citizens in Danish society. Int J of Soc Robotics 6:429–442

Zlatintsi A, Dometios AC, Kardaris N et al (2020) I-support: a robotic platform of an assistive bathing robot for the elderly population. Rob Auton Syst. https://doi.org/10.1016/j.robot.2020.103451

Verbesserung der Personalallokation durch Strukturwandel

Jonas Schreyögg

Inhaltsverzeichnis

© Der/die Autor(en) 2023
J. Klauber et al. (Hrsg.), *Krankenhaus-Report 2023*, https://doi.org/10.1007/978-3-662-66881-8_13

■ ■ **Zusammenfassung**

Zur Bewältigung des Fachkräfteengpasses in Krankenhäusern werden in Politik und Öffentlichkeit zahlreiche Lösungsstrategien diskutiert. Strategien zur Reallokation der knappen Personalressourcen, bei der neben Maßnahmen zur Personalrekrutierung vor allem auf eine humanressourcenschonende, bedarfsgerechte und Redundanzen vermeidende Versorgung gesetzt werden, kommen dabei jedoch zu kurz. In diesem Beitrag werden zentrale Vorhaben des aktuellen Koalitionsvertrags mit ihrer potenziellen Wirkung auf die Reallokation von Personalressourcen beleuchtet. Im Kern geht es um die Reform der Notfallversorgung verbunden mit einer Reduktion und Zentralisierung von Notfallstandorten, eine sektorenübergreifende bedarfs-, leistungs- und qualitätsorientierte Bedarfsplanung, die Einführung einer pauschalen, sektorengleichen Vergütung für bestimmte Leistungen sowie die Etablierung regionaler Versorgungszentren als niederschwellige Alternative zu Krankenhäusern im herkömmlichen Sinne. Im Ergebnis zeigt sich, dass ein Strukturwandel der Versorgungslandschaft eine erhebliche Verbesserung der Personalallokation im deutschen Gesundheitswesen bewirken kann. Es ist nicht unwahrscheinlich, dass ein Strukturwandel sogar unter Berücksichtigung der bereits initiierten Maßnahmen Fachkräfteengpässe im Gesundheitswesen auflösen kann.

In order to tackle the shortage of skilled personnel in hospitals, numerous strategies are being discussed in politics and in the public. However, strategies for the reallocation of the scarce human resources which, in addition to measures for personnel recruitment, focus above all on care that preserves human resources, meets demand and avoids redundancies, are given too little attention. This article examines central projects of the current coalition in Germany and their potential impact on the reallocation of human resources. In essence, the author elaborates on the reform of emergency care combined with a reduction and centralisation of emergency locations, cross-sectoral demand, performance and quality-oriented demand planning, the introduction of a new reimbursement system for day surgeries as well as the establishment of community health centres as an alternative to conventional hospitals. The result shows that a structural change in the health care landscape can bring about a considerable improvement in the allocation of personnel in the German health care system. Taking into account the measures already initiated, it is not unlikely that a structural change can even resolve the shortage of skilled workers in the health sector.

13.1 Ausgangslage

Trotz der im internationalen Vergleich überdurchschnittlichen Ärztedichte und Versorgungsdichte mit Pflegenden in Krankenhäusern im Verhältnis zur Einwohnerzahl bestehen in vielen Gesundheits- und Pflegeberufen erhebliche Engpasslagen. So stehen für offene Stellen beispielsweise bei Berufen in der Fachkrankenpflege, zu denen auch Fachkrankenpflegerinnen und -pfleger für Intensivpflege und Anästhesie zählen, aktuell nicht genügend entsprechend qualifizierte Arbeitssuchende für eine zeitnahe Besetzung zur Verfügung (Blum et al. 2017; Bundesagentur für Arbeit 2022). Handlungsbedarf zur Verbesserung der Personalsituation besteht nicht nur in stationären Pflegeeinrichtungen, sondern auch in Krankenhäusern.

Die SARS-CoV-2-Pandemie hat gezeigt, dass eine hohe Bettendichte und Investitionen in zusätzliche Intensivbetten und Beatmungsplätze den zusätzlichen Versorgungsbedarf in einer Ausnahmesituation nicht decken können, solange nicht auch ausreichend qualifiziertes Pflegepersonal zur Verfügung steht. Ein resilientes Gesundheitssystem bedarf einer nachhaltigen Allokation von qualifiziertem und vorbereitetem Personal, das die Reaktionsfähigkeit und Flexibilität der Versorgung in Krisenzeiten gewährleistet. Angesichts des demographischen Wandels bedeutet eine nach-

13

haltige Allokation aber auch einen schonenden Einsatz der im Gesundheitswesen besonders wertvollen Ressource „Personal". „Ein ressourcenschonendes Gesundheitswesen" könnte künftig zu einem neuen Narrativ werden. Ressourcenschonend meint in diesem Kontext, dass vor allem die vorhandenen Personalressourcen so genutzt werden, dass sie eine bedarfsgerechte Versorgung für die Bevölkerung ermöglichen und gleichzeitig eine Überlastung des Personals vermeiden. Bezogen auf die stationäre Versorgung heißt dies vor allem, dass alle Möglichkeiten ausgeschöpft werden sollten, nicht notwendige stationäre Aufenthalte zu vermeiden und mithin über bedarfsnotwendige Strukturen hinausgehende Kapazitäten abzubauen.

Dabei muss außerdem berücksichtigt werden, dass das Arbeitskräftepotenzial, d. h. die Anzahl aller Erwerbspersonen einschließlich einer geschätzten stillen Reserve, die aufgrund fachlicher und persönlicher Voraussetzungen auf dem Arbeitsmarkt für eine entsprechende Beschäftigung zur Verfügung stehen, in der Gesundheits- und Pflegeversorgung begrenzt sowie regional ungleich verteilt ist. Angehörige von Heilberufen sind von disruptiven Ereignissen, welche die Gesundheitsversorgung vor besondere Herausforderungen stellen, auch persönlich besonders betroffen. So sind sie beispielsweise in einer Pandemie durch den engen Kontakt mit Infizierten einem erhöhten Ansteckungsrisiko ausgesetzt, was den Personalmangel in einer Krise noch verstärken kann (Fischer-Fels 2020).

Die im folgenden präsentierten Lösungsansätze zur Verbesserung der Personalallokation durch Strukturwandel basieren auf dem im Januar 2023 veröffentlichten Gutachten des Sachverständigenrates zur Begutachtung der Entwicklung im Gesundheitswesen „Resilienz im Gesundheitswesen – Wege zur Bewältigung künftiger Krisen" und werden hier ergänzt bzw. weiter ausgeführt. Dabei liegt der Fokus im Wesentlichen auf dem Pflegepersonal. Viele der skizzierten Mechanismen werden jedoch auch auf ärztliches Personal oder andere Berufsgruppen wirken.

13.2 Differenzierung zwischen strukturell bedingtem und krisenbedingtem Fachkräfteengpass

Strukturell bedingter Fachkräfteengpass Es ist derzeit nicht nur ein Fachkräfteengpass zu beobachten, sondern vor allem ein Versorgungsengpass, der in den aktuell vorherrschenden Versorgungsstrukturen des deutschen Gesundheitssystems begründet liegt, die durch das vorhandene Personal nicht bedarfsgerecht bedient werden können. So verteilt sich das vorhandene Personal aufgrund der Beharrungstendenzen stationärer Versorgungskapazitäten beispielsweise auf eine hohe Zahl an Betten, die wiederum auf zu viele nicht bedarfsnotwendige Krankenhäuser bzw. Fachabteilungen verteilt sind (Cacace 2020; Schreyögg 2020).

Auch die Systematik der Krankenhausfinanzierung führt teilweise zu ungünstigen Anreizwirkungen. So erhöht das Fallpauschalensystem den finanziellen Druck auf Krankenhäuser und führt zu Einsparmaßnahmen, die sich über viele Jahre vornehmlich in deren Personalplanung widergespiegelt haben (Winter et al. 2020). Das DRG-System differenziert beispielsweise nicht nach Versorgungsstufen, sodass alle Krankenhäuser unabhängig von ihren je nach Versorgungsstufe und Größe unterschiedlich ausfallenden Kosten pro Fall mit denselben Fallpauschalen vergütet werden.

Der Kostendruck auf die Krankenhäuser erhöht sich weiter durch eine unzureichende Investitionsfördersumme nach § 9 Krankenhausfinanzierungsgesetz (KHG) durch die Bundesländer. Mindestens bis zum Jahr 2019 waren die Investitionsfördersummen rückläufig (DKG 2021).[1] Um Überschüsse aus der

---

1   Ob die Investitionsfördersumme seit dem Jahr 2019 weiter gesunken ist, ist fraglich, da die Zuteilung zusätzlicher Fördermittel im Rahmen des Krankenhausstrukturfonds ab dem Jahr 2019 an die Bedingung geknüpft ist, dass die Länder die in den Jahren 2015 bis 2019 im Durchschnitt in den Haushaltsplänen ausgewiesene Investitionsfördersumme bereitstellen (§ 12a KHG). Insbesondere die kommunalen Finanzierungsmittel variieren stark und sind in den Statisti-

Betriebskostenfinanzierung durch die Krankenkassen zur Kompensation der Förderlücke zu erwirtschaften, wurde daher in vielen Krankenhäusern eine erlösorientierte Personalsteuerung eingesetzt, die tendenziell zu einer Reduzierung des Pflegepersonals führte, anstatt die Personalplanung am tatsächlichen Personalbedarf auszurichten (Hermann und Mussa 2020). Um dieser Anreizwirkung entgegenzusteuern, wurden Pflegeuntergrenzen eingeführt und die Pflegepersonalkosten mit dem Pflegepersonal-Stärkungsgesetz (PpSG) zum Jahr 2020 aus den Fallpauschalen des DRG-Systems ausgegliedert.

Die historisch und strukturell bedingte hohe Patientenzahl pro Pflegeperson (Pflegeverhältniszahl) verringert letztlich die Arbeitsplatzattraktivität, wodurch die Personalengpässe noch weiter verstärkt werden können. Sie erhöht den Zeitdruck für das Personal und trägt zu erschwerten Arbeitsbedingungen (wie ungünstigen Arbeitszeiten und einer mangelnden Vereinbarkeit von Familie und Beruf), Fehlzeiten und Mitarbeiterfluktuation bei. Der Anreiz zur Aus- und Weiterbildung bzw. Betätigung in diesem Arbeitsfeld ist daher gering (Ahlers et al. 2020; Bonin 2019).

Eine hohe Pflegeverhältniszahl gefährdet jedoch nicht nur die Arbeitsplatzattraktivität, sondern sowohl die Patientenzufriedenheit als auch die Patientensicherheit und Versorgungsqualität, da eine Vielzahl an unerwünschten pflegesensitiven Ergebnisindikatoren (PSEI) wie Lungenentzündungen, Atemstillstand und Dekubitus mit sinkender Pflegeverhältniszahl signifikant häufiger auftreten (Blume et al. 2021). Der Zusammenhang zwischen der Pflegepersonalausstattung und den PSEIs variiert allerdings stark je nach Fachabteilung und PSEI. Für die Fachabteilungen Kardiologie, Hämatologie und Pneumologie zeigen sich in einer Studie von Dietermann et al. (2021) signifikante Zusammenhänge für vier untersuchte PSEIs. Für die Abteilungen Innere Medizin, Allgemeine Chirurgie, Unfallchirurgie, Neuro-

chirurgie, Gefäßchirurgie, Herzchirurgie, Dermatologie und Zahnmedizin wurden signifikante Ergebnisse für jeweils zwei PSEIs gefunden. Aktuell kann die genaue Zahl des in deutschen Krankenhäusern tätigen Personals aufgrund der unterschiedlichen Systematisierung der verschiedenen Datenquellen und der daraus resultierenden abweichenden Ergebnisse nicht exakt bestimmt werden (Schreyögg und Milstein 2016). Auch die Entwicklung des Fachkräfteengpasses kann demnach nicht exakt prognostiziert werden, weil diese in starkem Maße von möglichen Strukturreformen von Bund und Ländern der nächsten Jahre determiniert wird. Zudem ist bezüglich der Personalausstattung eine hohe Variation in Abhängigkeit von Standort, Größe und Trägerschaft der Krankenhäuser zu beobachten (Winter et al. 2020).

Krisenbedingter Fachkräfteengpass Die ohnehin fragile Personalausstattung der Krankenhäuser in Deutschland führt in einer Krise wie der SARS-CoV-2-Pandemie dazu, dass die Patientinnen und Patienten und damit auch das gesellschaftliche Leben insgesamt potenziell gefährdet werden: So bestand die zentrale Begründung für die mehrfach beschlossenen Lockdowns – die u. a. mit privaten Kontaktbeschränkungen, Geschäftsschließungen, Schulschließungen und Veranstaltungsverboten mit dem Ziel, soziale Kontakte zu reduzieren bzw. Infektionsketten zu unterbrechen, einhergingen – darin, eine Überforderung des Gesundheitssystems zu vermeiden. Dabei standen insbesondere Personalengpässe auf Intensivstationen, aber auch auf Normalstationen im Fokus, die sich durch die Krise zuspitzten.

Die Pandemie hat die Arbeitsbedingungen der Pflegenden auf Intensivstationen, aber auch Normalstationen in kurzer Zeit drastisch verschärft und deren Arbeitsbelastung erhöht (Janssens et al. 2021). Hinzu kam die private Belastung durch die veränderten Lebensbedingungen und das persönliche Erkrankungsrisiko. Studien zeigen, dass bei diesen Gruppen das Stresslevel, Symptome von Angst- sowie von posttraumatischen Belastungsstörungen zu-

---

ken zur Investitionsfinanzierung nicht explizit ausgewiesen.

nahmen. Dies kann insbesondere damit erklärt werden, dass die Pflegekräfte unzureichend mit Schutzausrüstung ausgestattet waren, sich um die eigene Gesundheit sowie um die von Familienangehörigen sorgten, direkten Kontakt mit beatmeten oder sterbenden Covid-19-Erkrankten hatten, Hilflosigkeit, Überforderung und Kontrollverlust erlebten sowie mit Quarantänemaßnahmen konfrontiert waren (u. a. Morawa et al. 2021). Die Erfahrungen der Pflegekräfte mit der Pandemie haben das Potenzial, die Fluktuation zu verstärken und Fachkräfteengpässe zu intensivieren.

Bislang existieren jedoch keine Studien, die im Längsschnitt aufzeigen, dass bedingt durch die Pandemie die Rekrutierung von Fachpersonal erschwert wurde oder eine Abwanderung von Fachpersonen aus der Pflege zu verzeichnen ist. Vielmehr ist die Anzahl der Beschäftigten in der Pflege insgesamt auch während der Pandemie tendenziell gestiegen – möglicherweise aufgrund der Rückkehr von Pflegenden in den Beruf: So gab es im Jahr 2021 gemäß Angaben der Bundesagentur für Arbeit 60.000 erwerbstätige Pflegepersonen mehr als im Vorjahr; die Anzahl der sozialversicherungspflichtig Beschäftigten mit Pflegeberufen erhöhte sich um 44.000. Der Fachpersonenengpass in der Pflege bleibt letztlich bestehen, zumal vor allem Pflegefachpersonen gesucht werden, während im Jahr 2021 circa 80 % der Arbeitslosen Pflegehelferinnen und -helfer waren; dieser Anteil war in den letzten Jahren ähnlich hoch (Bundesagentur für Arbeit 2022; SVR 2023)

Insbesondere besteht ein Engpass an Fachkrankenpflegepersonen für Intensivpflege und Anästhesie, sodass schon vor der Pandemie die vorhandenen Intensivbetten teilweise gesperrt werden mussten. Zeitweise konnten u. a. aufgrund von Personalengpässen auch während der Pandemie nicht alle dafür geeigneten Intensivbetten in Krankenhäusern, deren Aufstockung zwischenzeitlich sogar noch subventioniert wurde, zur Behandlung von Covid-19-Erkrankten genutzt werden. Auch machte sich verstärkt bemerkbar, was es bedeutet, dass das vorhandene Personal auf zu viele,

darunter teilweise für die Versorgung nicht erforderliche oder nicht geeignete Krankenhäuser verteilt ist: Krankenhäusern, die materiell (z. B. mit Beatmungsgeräten) auf die Versorgung der (personalintensiven) Covid-19-Erkrankten vorbereitet wären, fehlen die notwendigen Intensivpflegerinnen und -pfleger dazu – während diese von Krankenhäusern beschäftigt werden, die wiederum materiell nicht für die Behandlung von Covid-19-Erkrankten ausgestattet sind (Schreyögg und Milstein 2020). Disruptive Ereignisse wie die SARS-CoV-2-Pandemie bergen das Potenzial, einen existierenden strukturell bedingten Fachkräfteengpass durch krisenbedingte Engpässe zu verstärken. Dies kann erhebliche volkswirtschaftliche Implikationen haben, wie in der SARS-CoV-2-Pandemie zu erkennen war. Daher erscheint es dringend geboten, außerhalb von akuten Krisenzeiten Fachkräfteengpässe zu reduzieren oder idealerweise zu beseitigen.

13.3 Reduktion des strukturell bedingten Fachkräfteengpasses durch Strukturwandel

In Politik und Öffentlichkeit werden zahlreiche Lösungsstrategien diskutiert bzw. implementiert, um den Engpass an Fachkräften zu bewältigen, etwa Zuwanderung von Pflegefachpersonen aus anderen Ländern, eine grundsätzliche Verbesserung der Arbeitsbedingungen und -zufriedenheit oder auch die Akademisierung der Pflegeberufe, um diese attraktiver zu machen, die Generalisierung der Pflegeausbildung, Programme zu Qualitätssicherung und -management sowie eine Entbürokratisierung der Pflegedokumentation, aber auch Telematik-Lösungen und der Einsatz von Robotik. Solche Lösungsstrategien gehen meistens von den aktuellen Versorgungskapazitäten und dem hierbei zu stillenden Personalbedarf aus, werden jedoch nicht ausreichen, um genügend Personal zur Deckung dieses Bedarfs zu rekrutieren. Zwar darf auf die Umsetzung vieler dieser Strategien nicht verzichtet werden (siehe hierzu im Detail das SVR-Gutachten 2023). Von der Gesundheitspolitik dringend, wenn nicht sogar prioritär, verfolgt werden sollte jedoch eine Reallokation der knappen Personalressourcen, bei der neben Maßnahmen zur Personalrekrutierung vor allem auf eine humanressourcenschonende, bedarfsgerechte und Redundanzen vermeidende Versorgung gesetzt werden sollte.

In den nächsten Jahren muss und wird der Transformationsprozess in der Krankenhaus- und Gesundheitsversorgung insgesamt vorangetrieben werden, insbesondere auch, um den Fachkräfteengpass im Krankenhaussektor zu reduzieren. Dabei weisen einige Reformvorhaben, die auch im Koalitionsvertrag genannt sind, in dieser Hinsicht ein besonders hohes Potenzial auf und sollen deshalb im Folgenden beleuchtet werden. Im Kern geht es um die Reform der Notfallversorgung verbunden mit einer Reduktion und Zentralisierung von Notfallstandorten, eine sektorenübergreifende bedarfs-, leistungs- und qualitätsorientierte Bedarfsplanung, die Einführung einer pauschalen, sektorengleichen Vergütung für bestimmte Leistungen (SVR 2018) sowie die Etablierung regionaler Versorgungszentren als niederschwellige Alternative zu Krankenhäusern im herkömmlichen Sinne (SVR 2023). Bei all diesen Reformvorhaben kann nicht nur der Krankenhaussektor losgelöst in den Blick genommen werden. Es muss immer die gesamte Versorgung – darunter vertragsärztliche Versorgung, Rettungsdienst, ambulante sowie stationäre Pflege – einbezogen werden, denn in der Integration der Sektoren liegt der Schlüssel für erfolgreiche Reformen.

13.3.1 Reform der Notfallversorgung und Zentralisierung

In den letzten Jahren wurde durch verschiedene Analysen herausgearbeitet, dass die Notfallversorgung in Deutschland von zahlreichen Defiziten gekennzeichnet ist. Auf der einen Seite bestehen strukturelle Probleme, infolge derer die zur bedarfsgerechten Versorgung benötigten Mittel nicht zur Verfügung stehen. Auf der anderen Seite fehlt es an Information und Steuerung, wodurch auch die bestehenden Strukturen nicht bedarfsgerecht genutzt werden (Messerle et al. 2021).

Eine Reform der Notfallversorgung hat der SVR Gesundheit bereits in seinem im Jahr 2018 veröffentlichten Gutachten empfohlen (SVR 2018). Leitbild des Konzepts ist es, dass den Patientinnen und Patienten zukünftig sektorenübergreifend koordinierte, klar abgestufte Versorgungspfade zur Verfügung stehen. Hilfesuchenden soll durch die Versorgung „aus einer Hand" und die zentrale Beratung und Anleitung eine bedarfsgerechte und dabei effiziente Behandlung gewährleistet werden. Unter Rückgriff auf leitliniengestützte Notfallalgorithmen soll eine objektive Einschätzung der Dringlichkeit, die individuelle Auswahl des besten Versorgungspfads und eine (digitale) Begleitung des weiteren Behandlungsablaufs erfolgen. Um dies zu erreichen, sollen die ambulanten und stationären Strukturen eng verzahnt sowie neue Versorgungsangebote eingebunden werden. Der Rettungsdienst wird über die reine Transportleistung hinaus als präklinische Notfallmedizin in das Versorgungssystem integriert (Messerle et al. 2021). Zudem existieren derzeit wesentlich zu viele Krankenhausstandorte mit Notaufnahmen. Die Notfallversorgung sollte künftig nur noch in Integrierten Notfallzentren (INZ) verschiedener Abstufungen an weniger Standorten erfolgen. Das heißt, es existieren nur noch INZ und darüber hinaus keine Notfallambulanzen mehr (SVR 2018). Die Reform sollte mit der Schaffung von regionalen Gesundheitszentren einhergehen, sodass ein niederschwelliges Betreuungsangebot insbesondere für ältere Menschen geschaffen wird, das oftmals bedarfsgerechter ist als eine konventionelle Notfallversorgung (Gruhl 2022).

Eine Reform der Notfallversorgung im oben genannten Sinne hätte verschiedene Implikationen für die Reallokation von Personalressourcen.

Erstens würde eine Neuordnung der Notfallversorgung dazu beitragen, dass die Patientinnen und Patienten bereits durch die Leitstelle gesteuert werden. Das heißt, die Leitstelle entsendet nicht nur Rettungsmittel, sondern die Patientinnen und Patienten erhalten über die Leitstelle Termine in Hausarztpraxen oder INZ, der fahrende ärztliche Bereitschaftsdienst wird entsandt oder die Beratung der Leitstelle führt dazu, dass eine Inanspruchnahme von Leistungen nicht mehr notwendig ist. Im Falle einer Entsendung der Rettungsdienste würde durch die Reform der ökonomische Anreiz zu Transporten in Krankenhäuser entfallen. In der Folge würden erheblich weniger Patientinnen und Patienten in den INZ als *walk-ins* oder mit Transportmitteln ungeplant eintreffen. Diese Situation kann in Dänemark beobachtet werden, wo in Notaufnahmen nur noch wenige Menschen ungeplant eintreffen.

Diese veränderte Steuerung in die bedarfsgerechten Versorgungsangebote würde zunächst einmal das Personal in den INZ erheblich entlasten. Es würden potenziell deutlich weniger Menschen ankommen, die am zentralen Tresen eine Ersteinschätzung erhalten müssen. Dies legen auch Befragungen der Wartenden in Notaufnahmen nahe: Bei Somasundaram et al. (2018) antworteten 59 %, dass sie bereit wären, stattdessen niedergelassene Ärzte aufzusuchen. Scherer et al. (2017) fanden, dass 55 % der Wartenden die Dringlichkeit ihres eigenen Anliegens als gering bewerten. Demnach erscheint es sehr wahrscheinlich, dass eine verbesserte Steuerung über Leitstellen verbunden mit einer Aufnahme des Rettungsdienstes als eigenständige SGB-V-Leistung dazu führen könnte, die Zahl der ungeplanten INZ-Besuche zu reduzieren.

Zweitens: Sofern eine Reduktion von INZ-Besuchen durch die skizzierten Maßnahmen erreicht werden kann, wird sich die Zahl der stationären Aufnahmen ebenfalls erheblich reduzieren. In Deutschland wird bisher ca. jeder zweite Fall aus der Notaufnahme stationär aufgenommen (Geissler et al. 2017). Vor der Pandemie gelangten ca. 8,5 Mio. Fälle über die Notaufnahmen in die stationäre Versorgung; entsprechend wäre es durch eine Reform der Notfallversorgung denkbar, dass nur noch die Hälfte dieser Fälle stationär aufgenommen wird. Dabei ist noch nicht berücksichtigt, dass eine Reform der Notfallversorgung gemäß dem SVR-Modell auch den ökonomischen Fehlanreiz mindern würde, dass eine DRG ein Vielfaches der Vergütung im Vergleich zur derzeitigen Ambulanzpauschale beträgt. Dadurch wird die Aufnahmequote von derzeit 50 % auf den üblichen Anteil in anderen Ländern sinken. Die Niederlande oder Frankreich, die mit dem deutschen Gesundheitssystem strukturell Ähnlichkeiten haben, weisen Quoten von 32 und 22 % auf. Diese Eck- und Vergleichsdaten zeigen, dass eine Reduktion der stationären Notfälle auf die Hälfte oder weniger allein durch eine Reform der Notfallversorgung durchaus realistisch erscheint. Eine Reduktion der stationären Notfälle in dieser Größenordnung ginge mit einer Reduktion von ca. 30 Mio. Patientenpflegetagen einher, was insbesondere das Pflegepersonal in den Fachabteilungen erheblich entlasten würde.

Drittens ist eine Zentralisierung nicht nur im Sinne der Versorgungsqualität geboten. Eine Zentralisierung der Notfallstandorte bündelt Personal an den verbleibenden Standorten. Es entstehen somit Skaleneffekte, sodass die Personalressourcen der Notfallversorgung effektiver genutzt werden können. Die interdisziplinäre und -professionelle Behandlung in den INZ setzt die Verfügbarkeit von ärztlichem Personal unterschiedlicher Facharztrichtungen und eine adäquate Pflegepersonalausstattung voraus, wie sie auch für Notaufnahmen gefordert wird (Behringer et al. 2019). Die Rekrutierung dieses Personals wird eine besondere Herausforderung in der Reform der Notfallversorgung darstellen. Auch in diesem Sinne erscheint eine Konzentration auf weniger Notfallstandorte wichtig.

13.3.2 Sektorengleiche Vergütung

Patientinnen und Patienten sollen dort behandelt werden, wo sie die medizinisch sinnvollste Behandlung erfahren. Dies betrifft insbesondere sogenannte „sektorengleiche" Leistungen, die sowohl ambulant als auch stationär erbracht werden können. Beispiele sind u. a. Hernien-OPs oder Kniearthroskopien. Die aktuellen Vergütungsstrukturen im deutschen Gesundheitswesen stehen einer sektorengleichen Leistungserbringung jedoch entgegen. So bestehen in Deutschland starke finanzielle Anreize, sektorengleich behandelbare Fälle stationär aufzunehmen. Damit werden personelle Kapazitäten in der stationären Versorgung gebunden, die für komplexere Fälle dringend benötigt würden. Dies wurde spätestens während der SARS-CoV-2-Pandemie und den damit einhergehenden Versorgungsengpässen deutlich. Gleichzeitig bestehen für viele dieser Leistungen zu wenige ambulante Angebote, obwohl dies oftmals den Patientenpräferenzen entspricht.

Bereits im Gutachten aus dem Jahr 2018 hat der SVR Gesundheit die Entwicklung und Einführung eines Vergütungssystems für sektorengleiche Leistungen empfohlen (SVR 2018). International existieren hierzu sehr ähnliche Konzepte, die in erster Linie eine Ambulantisierung von Operationen vorsehen. Anhand eines Kataloges ambulanter Prozeduren, die sowohl stationär als auch ambulant erbracht werden können, werden diese Prozeduren in gleicher Höhe vergütet, unabhängig davon, ob sie stationär, ambulant im Krankenhaus oder in der ambulant-vertragsärztlichen Versorgung erbracht werden (Schreyögg und Milstein 2020, 2021). Anders als in der Reform der Notfallversorgung geht es hier nicht um Notfälle, sondern primär um elektive Leistungen. Folgt man dem Beispiel vieler anderer Länder Europas, erfolgt der Einstieg in die sektorengleiche Versorgung und Vergütung über ausgewählte elektive Eingriffe.

Ziel der Einführung einer sektorengleichen Vergütung wäre es, einen großen Anteil dieser sektorengleich behandelbaren Fälle aus der stationären Versorgung herauszulösen und stattdessen ambulant am Krankenhaus oder in der vertragsärztlichen Versorgung zu erbringen. Aus der Ambulantisierung von Fäl-

len resultieren wichtige Effekte für den Personalbedarf. Im ambulanten Bereich können die gleichen Leistungen mit weniger Personal erbracht werden als im stationären Bereich. Wenn ein Fall nicht mehr bis zu drei Tage auf einer Station versorgt werden muss, sondern nur noch einige Stunden, wird weniger Personal in den Tages- und Nachtschichten gebunden. Schreyögg und Milstein haben in einem Gutachten für das BMG ermittelt, dass die fallzahlstärksten Top-30-Kurzlieger mit einem geringen medizinischen Schweregrad ein Volumen von rund 2,9 Mio. Fällen pro Jahr aufweisen. Die Top-30-Kurzlieger sind alle gleichzeitig im AOP-Katalog enthalten (Schreyögg und Milstein 2021). Die Gesamtzahl der Kurzlieger, die ambulant behandelt werden könnten, dürfte deutlich über 5 Mio. Fällen liegen. Bei einer angenommenen durchschnittlichen Verweildauer von zwei Tagen für diese Fälle entspräche dies – konservativ geschätzt – einer Reduktion um mindestens 10 Mio. Patientenpflegetage. Da im Jahr 2021 in deutschen Krankenhäusern ca. 120 Mio. Patientenpflegetage erbracht wurden, entspräche dies einer Reduktion um ca. 8 %. Diese Reduktion hätte insbesondere für das Pflegepersonal in der stationären Versorgung unmittelbare Folgen und würde sich auch positiv in der Arbeitsplatzattraktivität niederschlagen. In einigen Fachabteilungen dürfte sich somit außerdem vermeiden lassen, dass Betten aufgrund der Unterschreitungen der Personalpflegeuntergrenzen gesperrt werden. Krankenhäuser könnten sich durch die freiwerdenden Ressourcen wiederum stärker auf die Erbringung von komplexeren Leistungen fokussieren, die ihrer technischen und personellen Ausstattung sowie spezifischer Kenntnisse tatsächlich bedürfen. Zwar wird auch durch ambulante Operationen während des Eingriffs sowie für die Nachsorge Personal – Ärztinnen und Ärzte, Pflegende sowie andere Berufsgruppen wie medizinische Fachangestellte – gebunden, jedoch jeweils nur für kurze Zeit.

Erfahrungen anderer Länder – insbesondere Dänemark, England, Frankreich und Norwegen – zeigen, dass das Instrument der sektorengleichen Vergütung auch kurzfristig effektiv ist. Dabei hängt die Geschwindigkeit der Ambulantisierung auch von dem Grad der ökonomischen Incentivierung ab. Eine stärkere Überdeckung von Leistungen erhöht die Geschwindigkeit. Diesen Hebel nutzt insbesondere England mit dem primären Ziel, weniger Personal zu binden (Milstein und Schreyögg 2021).

Die Einführung einer sektorengleichen Vergütung bewirkt nicht nur eine direkte Reduktion der Personalbindung, sie weist auch ein Potenzial für strukturelle Veränderungen auf, die somit indirekt eine Reallokation von Personalressourcen mit sich bringen können. Eine Fallzahlreduktion in der stationären Versorgung durch nicht bedarfsnotwendige Krankenhäuser könnte die Entscheidung zur Schließung oder Umwandlung dieser Krankenhäuser oder von Abteilungen befördern. Die Option zur Umwandlung eines Krankenhauses wird oftmals nicht zuletzt deshalb verworfen, weil die umliegende Bevölkerung eine wohnortnahe Versorgung von medizinisch wenig komplexen Fällen präferiert. Da diese besagten sektorengleichen Fälle jedoch ambulant oftmals nicht kostendeckend erbracht werden konnten, war man zur Erbringung dieser Fälle auf den Plankrankenhausstatus angewiesen. Die Einführung einer sektorengleichen Vergütung wird daher auch zu einer Flexibilisierung und Integration von Versorgungsstrukturen führen, die eine Reallokation von Personalressourcen ermöglicht. Analog zu der Entwicklung in anderen Ländern ist es zu erwarten, dass künftig eine substanzielle Anzahl an Krankenhäusern der Grundversorgung in regionale Versorgungszentren umgewandelt werden, die dann auch ein ambulantes OP-Zentrum umfassen könnten.

13.3.3 Regionale Versorgungszentren

Ein Kernproblem der Debatte um die Strukturveränderungen der Krankenhauslandschaft ist die undifferenzierte Verwendung des Krankenhausbegriffs. Dabei wird häufig von einem Krankenhaus ausgegangen, so wie wir es seit Jahrzehnten kannten, das im Grunde alle Leistungen anbietet, die in seinem Einzugsgebiet nachgefragt werden. Spätestens durch die Pandemie ist aber deutlich geworden, dass Krankenhäuser ganz unterschiedliche Leistungen erbringen und es de facto verschiedene Versorgungsstufen gibt. Dabei wissen wir seit langem aus wissenschaftlichen Studien – auch der Sachverständigenrat Gesundheit hat dies in seinem Gutachten 2018 aufgezeigt –, dass bei Notfällen wie Herzinfarkt oder Schlaganfall längere Fahrten zu großen, gut ausgestatteten Krankenhäusern die Überlebenschancen erhöhen, teils sogar deutlich (SVR 2018). Auch für viele terminierbare Krankenhausleistungen, z. B. Hüftersatz, sind die Ergebnisse in der Regel deutlich besser in großen Krankenhäusern, die diese Leistungen sehr oft erbringen. Es gibt aber andere Leistungen, die wohnortnah erbracht werden können, was die Versorgungssituation der Menschen auf dem Land verbessern würde. Dazu zählt die kurzstationäre Aufnahme von primär älteren Menschen mit unkomplizierten Indikationen, u. a. Harnwegsinfekt, die zu einer Zustandsverschlechterung führen. Dazu gehören außerdem einfachere ambulante Eingriffe sowie Kurzzeitpflege im Anschluss an komplexere Eingriffe in spezialisierten Krankenhäusern. Diese Leistungen werden von der Bevölkerung oft als wohnortnahe Leistungen gewünscht und sind nicht selten ein Hinderungsgrund für die Schließung eines Krankenhauses und mithin die Reduktion stationärer Kapazitäten (Schreyögg und Milstein 2022).

Nicht jeder Standort muss und sollte in ein regionales Gesundheitszentrum umgewandelt werden. Der Aufbau regionaler Versorgungszentren auf der Primärversorgungsebene kann allerdings als elementarer Baustein hin zu einer bedarfsgerechten und humanressourcenschonenden Gesundheitsversorgung dienen. Darunter sind Organisationseinheiten zu verstehen, die einen Hybridstatus zwischen stationärer und ambulanter Versorgung einnehmen können. In England ist diese Form der Versorgung bereits seit vielen Jahren etabliert und wird *Community Health Centre* oder *Community Hospital* genannt. Auch in skandinavischen Ländern existiert dieses Modell. Frankreich möchte ebenfalls dieses Modell implementieren (zur Funktionsweise sowie der multiprofessionellen Zusammenarbeit dieser Zentren in anderen Ländern siehe SVR 2023). Die multiprofessionellen Teams in solchen regionalen Versorgungszentren sind näher an der Lebenswelt der Patientinnen und Patienten und stärker mit kooperierenden Leistungserbringern vernetzt. Dadurch besteht das Potenzial, nicht bedarfsnotwendige Strukturen abzubauen und damit auch den Personalbedarf zu verringern.

Im Rahmen des Konzentrations- und Strukturveränderungsprozesses stationärer Kapazitäten könnten Krankenhäuser der Grundversorgung als integrierte regionale Gesundheitszentren für ambulante ärztliche Versorgung umgebaut werden. Diese neue Form der Daseinsvorsorge erlaubt regional individuelle Lösungsmöglichkeiten. So können regionale Gesundheitszentren modular aufgebaut sein und je nach lokalem Bedarf verschiedene Elemente beinhalten. Diese können u. a. ambulante Operationszentren und Kurzliegestationen (auch als allgemeinmedizinische Beobachtungsstationen bezeichnet) integrieren und somit Leistungen bzw. Fälle aus dem personalintensiven stationären Versorgungsbereich übernehmen. Auf den Kurzliegestationen können verschiedene Gruppen von Patientinnen und Patienten behandelt werden: Neben allgemeinmedizinisch zu behandelnden geriatrischen Patienten, die zur Prävention akuter, schwerer Krankheitsverläufe beobachtet werden müssen (eine geriatrische fachärztliche Versorgung kann und sollte in regionalen Gesundheitszentren nicht geleistet werden), sowie Patienten, die vor Ort in einem ambulanten Operationszentrum operiert wurden und zur Nachbeobachtung aufgenommen werden auch solche, die in einem stationären Zentrum operiert wurden und postoperativ so früh wie möglich in ein wohnortnahes regionales Gesundheitszentrum verlegt werden. Auch eine telemedizinische Anbindung an ein Krankenhaus der Regel- oder Maximalversorgung kann so erfolgen (SVR 2023).

Als ein Beispiel für die Ausgestaltung von regionalen Gesundheitszentren kann das Förderprogramm „Patientenorientierte Zentren zur Primär- und Langzeitversorgung" (PORT) der Robert Bosch Stiftung herangezogen werden. Die PORT-Zentren sind auf unterschiedliche Zielgruppen ausgerichtet und jeweils multiprofessionell ausgerichtet. Teilweise werden alle PORT-Leistungen an einem Standort erbracht, bei anderen Zentren sind die kooperierenden Leistungserbringer an unterschiedlichen Orten tätig (Nolting und Ochmann 2021). Bisher existieren in den PORTs keine allgemeinmedizinischen Beobachtungsstationen, die allerdings im Rahmen der Stadtteilklinik Hamburg aufgebaut wurden. Ab 01.07.2023 startet auch ein Innovationsfondsprojekt „Stata-Med", das die Umwandlung von konventionellen Krankenhäusern in Standorte mit unter anderem allgemeinmedizinischen Beobachtungsstationen erprobt und evaluiert.

Um den Aufbau regionaler Versorgungszentren in der Regelversorgung zu ermöglichen, sind eine Reihe gesetzlicher Änderungen notwendig. Der SVR empfiehlt, die bestehenden Strukturfonds zu flexibilisieren, sodass regionale Gesundheitszentren mit integrierten Versorgungsstrukturen optimal gefördert werden können. Neben der Einführung der bereits erwähnten sektorengleichen Vergütung zum Aufbau ambulanter OP-Zentren wäre eine Gesetzesänderung zur Einrichtung von allgemeinmedizinischen Beobachtungsstationen ohne den Status eines Plankrankenhauses notwendig. Zudem werden Pauschalen für kurzstationäre Beobachtung benötigt, da die Indikationsstellung bei diesen Patienten oftmals nicht adäquat durch Diagnosen im Rahmen des DRG-Systems abgebildet werden kann.

Durch den Aufbau regionaler Versorgungszentren werden künftig dort auch maßgeblich Leistungen erbracht, die bisher in Krankenhäusern der Grundversorgung erbracht wurden. Diese Krankenhäuser haben bisher typischerweise mindestens Fachabteilungen für

Innere und Chirurgie, häufig aber weitere Fachabteilungen vorgehalten. Jede dieser Fachabteilungen muss gemäß Pflegeuntergrenzen – seit 2022 sind 90 % aller Fachabteilungen durch Personalpflegeuntergrenzen qualitätsgesichert – einen Mindestumfang an Pflegepersonal vorhalten. Hinzu kommen Ärztinnen und Ärzte sowie andere Berufsgruppen. Gleichzeitig haben Grundversorger nicht selten eine deutlich unterdurchschnittliche Kapazitätsauslastung. Regionale Gesundheitszentren gewährleisten dabei ein niedrigschwelligeres und ressourcenschonenderes Setting. Allein durch die Reduktion von Betten werden Personalressourcen frei, darüber hinaus werden durch die Integration von ambulanten und „semi-stationären" Strukturen redundante Personalvorhaltungen abgebaut. Auch wenn der konkrete Personalbedarf der jeweiligen regionalen Gesundheitszentren sehr individuell sein wird, ist auch auf der Basis der Erfahrungen anderer Länder zu erwarten, dass diese Form der Versorgung weniger Personal binden wird. Ein Teil des bisherigen Personals kann dann in anderen bestehenden Krankenhäusern tätig werden. Dieses Modell dürfte – folgt man der Erfahrung anderer Länder – insbesondere für eine Umwandlung vieler der 428 Krankenhäuser mit unter 50 Betten (2020), aber auch für viele der 230 Krankenhäuser mit 50 bis 99 Betten (2020) oder Standorte mit mehr als 100 Betten in Frage kommen. Allein in den Krankenhäusern mit bis zu 99 Betten sind im Pflegedienst 20.000 Personen beschäftigt. Diese Zahlen verdeutlichen, dass eine Gesetzesänderung zur Förderung regionaler Gesundheitszentren das Potenzial für eine ressourcenschonendere Nutzung sowie die Möglichkeit zur Reallokation vorhandener Personalressourcen aufweist.

Weitere zu berücksichtigende Aspekte sind, dass diese Strukturveränderung auch eine Reallokation der vorhandenen Investitionsfördermittel auf weniger Krankenhäuser mit sich brächte, was auch den Investitionsstau mindern würde. Der reduzierte finanzielle Druck würde auch die Anzahl der Pflegetage in konventionellen Krankenhäusern reduzieren und

das Pflegepersonal könnte anders verteilt werden. Zudem könnte eine multiprofessionelle Zusammenarbeit in Teams in den regionalen Gesundheitszentren zu einer Verbesserung der Arbeitsplatzattraktivität beitragen, was wiederum die Rekrutierungsmöglichkeit von Personal verbessert. Zuletzt sei darauf verwiesen, dass regionale Gesundheitszentren als Anlaufstelle für ambulante Primärversorgung das Potenzial aufweisen, ambulant-sensitive Krankenhausfälle (ASK) zu vermeiden, beispielsweise durch eine leitliniengerechte Behandlung und Überwachung chronischer Erkrankungen (SVR 2018).

13.3.4 Sektorenübergreifende Bedarfsplanung

Seit langem ist bekannt, dass die Sektoren des deutschen Gesundheitswesens über nicht bedarfsnotwendige Redundanzen verfügen, die auch aufgrund einer fehlenden sektorenübergreifenden Planung existieren. Mit Blick auf eine resiliente und ressourcenschonende Organisation der Akutversorgung muss die Bedarfsplanung zukünftig unter Berücksichtigung unterschiedlicher Versorgungsstufen und Zielgrößen wie Personal- und Geräteausstattung erfolgen. Bereits in seinem Gutachten aus dem Jahr 2018 hat der Rat eine sektorenübergreifende, leistungs- und qualitätsorientierte Bedarfsplanung empfohlen. Die Planung sollte demnach auf Prognosen der Bevölkerungsstruktur und -morbidität sowie auf dem zu erwartenden medizinischen Leistungsbedarf – anstatt wie bisher inputorientiert auf Basis von Bettenkapazitäten und Arztsitzen – basieren.

Dabei könnte bereits in der Planung berücksichtigt werden, dass Leistungen verstärkt sektorenübergreifend beispielsweise in regionalen Gesundheitszentren erbracht werden. Es könnte verstärkt Teamverantwortung geplant und wahrgenommen werden, um die Potenziale einer interprofessionellen Zusammenarbeit auszuschöpfen. Zur Sicherstellung der Qualität sollte bei der leistungsorientierten Planung zudem bestimmt werden, welche personelle und technische Ausstattung zur Erbringung spezifischer Leistungskomplexe erforderlich ist. Die Analyse des bestehenden und die Prognose des zukünftigen Bedarfs an Versorgungsstrukturen würden dadurch vereinfacht. In einer solchen sektorenübergreifenden, leistungs- und qualitätsorientierten Bedarfsplanung sollten das Minimum und das Maximum der bedarfsnotwendigen Leistungserbringer für die wirtschaftliche Erbringung der verschiedenen Leistungskomplexe in der gewünschten Qualität festgelegt werden. Für sektorengleich erbringbare Leistungen, d. h. Leistungen, die entweder stationär oder ambulant erbracht werden können, könnten auf Basis einer solchen Planung zukünftig konkrete Leistungsaufträge regional und zeitlich begrenzt ausgeschrieben werden, um deren Erbringung die klassischen ambulanten und stationären Leistungserbringer sowie neue hybride Organisationsformen konkurrieren würden. Die sektoralen Grenzen für diese Leistungen würden dadurch langfristig aufgelöst (SVR 2018; Messerle und Schreyögg 2021; SVR 2023).

Wünschenswert wären aus Sicht des Rates auch ein Monitoring der Zielerreichungsgrade und kürzere Planungsintervalle einer leistungsorientierten Bedarfsplanung, die sowohl Qualitätskriterien als auch den medizinisch-technischen und pflegerischen Fortschritt berücksichtigen (SVR 2018). In diesem Zusammenhang sollten die personellen und technischen Anforderungen an die Erbringung spezifischer Leistungskomplexe sowie die minimale und maximale Anzahl an Leistungserbringern, mit denen für die Erbringung der verschiedenen Leistungskomplexe ein Versorgungsvertrag abzuschließen ist, nicht nur für den Normalzustand festgelegt werden. Auch für Pandemie- und andere Krisenfälle sollte definiert werden, welche und wie viele Kapazitäten (Betten bestimmter Fachabteilungen, Beatmungsplätze, Intensivplätze, Personal) vorgehalten werden sollten. Dabei sollten intensivmedizinische Kapazitäten nur von Krankenhäusern vorgehalten werden, die dafür entsprechend qualifiziert, also spezialisiert und

personell ausgestattet sind (Augurzky et al. 2020; SVR 2023).

Im Idealfall sollte eine sektorenübergreifende Planung die Kapazitäten in der Akutversorgung für das jeweilige Bundesland planen, historisch-basierte nicht bedarfsnotwendige Redundanzen in den Kapazitäten identifizieren und entsprechend beheben. Dabei sollten die Verfügbarkeit und optimale Allokation von Personalressourcen eine zentrale Rolle spielen. Dies würde fast zwangsläufig zu einer stärkeren Zentralisierung von Kapazitäten führen. Leider zeigte sich in den letzten Jahren trotz der Änderungen im Rahmen des Krankenhausstrukturgesetzes (KHSG), dass ein Bundesland rechtlich kaum in der Lage ist, ein Krankenhaus oder eine Fachabteilung gegen den Willen des Krankenhausträgers umzuwandeln oder zu schließen. Selbst bei einer guten Begründung über die mangelnde Versorgungsqualität für die Bevölkerung klagen sich Krankenhausträger mit guten Chancen wieder ein (Gruhl 2021; Schreyögg 2022). Solange die Bundesländer nicht gesetzlich ermächtigt werden, rechtssicher die Versorgungslandschaft zu gestalten, wird die Krankenhausplanung eher eine moderierende Rolle einnehmen müssen. Das heißt aber gleichzeitig, dass dem Bundesgesetzgeber über die Ermöglichung von neuen Strukturen sowie über Vergütungsanreize im oben dargestellten Sinne eine noch wichtigere Rolle als in anderen Staaten zukommt. Eine begleitende sektorenübergreifende Bedarfsplanung ist dennoch als Orientierung für Leistungserbringer, Kommunen, Landkreise und andere Beteiligte wichtig.

Eine sektorenübergreifende Bedarfsplanung, die auf Prognosen der Bevölkerungsstruktur und -morbidität sowie dem zu erwartenden medizinischen Leistungsbedarf – anstatt auf dem Status quo an Bettenkapazitäten und Arztsitzen – basiert, hätte das Potenzial, entweder selbst gemeinsam mit den Leistungserbringern eine Reallokation von Personalressourcen zu bewirken und/oder die bereits genannten drei Instrumente durch planerische Begleitung zu implementieren. Selbst wenn die Bundesländer weiterhin auf eine moderierende Rolle beschränkt sind, erscheint es realistisch, dass durch eine sektorenübergreifende Planung die Zahl der stationären Patientenpflegetage reduziert wird und sich dem in vergleichbaren Ländern, z. B. Frankreich und Niederlande, üblichen Maße annähert. Eine sektorenübergreifende Planung wird über die Pflege hinaus auch eine wichtige Reallokation von Ärztinnen und Ärzten bewirken, da Krankenhausärztinnen und -ärzte künftig in regionalen Gesundheitszentren oder der vertragsärztlichen Versorgung tätig werden könnten.

13.4 Fazit

Der Beitrag zeigt exemplarisch für ausgewählte, besonders vielversprechende Reformoptionen das Potenzial für eine Reallokation von Personalressourcen durch Strukturveränderungen. Es wurde auch deutlich, dass die Reformvorhaben ineinandergreifen sollten und somit ihre Wirkung noch verstärkt werden kann. Weitere Reformoptionen wie die Reform der Krankenhausvergütung wurden hier nicht beleuchtet, könnten aber ebenfalls eine Verbesserung der Personalallokation bewirken. Die oben quantifizierten Effekten können selbstverständlich nur grobe Schätzungen darstellen, schon allein deshalb, weil die Effekte maßgeblich von der Ausgestaltung und Implementierung künftiger Gesetze abhängen. Dennoch wird deutlich, dass ein Strukturwandel der Versorgungslandschaft die Personalallokation im deutschen Gesundheitswesen erheblich verbessern kann. Es ist nicht unwahrscheinlich, dass ein Strukturwandel sogar unter Berücksichtigung der bereits initiierten Maßnahmen wie der Ausbildungsoffensive und einer Verbesserung der Arbeitsplatzattraktivität Fachkräfteengpässe in der Versorgungslandschaft auflösen kann.

Literatur

Ahlers E, Erol S, Schleicher S (2020) Fachkräftemangel oder schlechte Personalplanung: Stellenbesetzungsprobleme in den Betrieben aus Sicht der Betriebsräte. WSI Policy Brief. Nr, Bd. 41. Hans-Böckler-Stiftung, Wirtschafts- und Sozialwissenschaftliches Institut. Düsseldorf

Augurzky B, Busse R, Gerlach F, Meyer G (2020) Richtungspapier zu mittel- und langfristigen Lehren. Zwischenbilanz nach der ersten Welle der Corona. Krise, Bd. 2020. Barmer Institut für Gesundheitssystemforschung, Robert Bosch Stiftung und Bertelsmann Stiftung. Berlin, Gütersloh, Stuttgart

Behringer W, Graeff I, Dietz-Wittstock M, Wrede CE, Mersmann J, Pin M, Kumle B, Möckel M, Gries A, Eisenburger P, Exadaktylos A, Dodt C (2019) Empfehlungen der notfallmedizinischen Gesellschaften DGINA, AAEM, SGNOR, DIVI, DGAI und DGIIN zur pflegerischen Besetzung von Klinischen Notfallzentren. Notfall Rettungsmed 22:330–333. https://doi.org/10.1007/s10049-019-0585-1. Zugegriffen: 17. Januar 2023

Blum K, Löffert S, Offermanns M, Steffen P (2017) Krankenhaus Barometer. Umfrage, Bd. 2017. Deutsches Krankenhausinstitut, Düsseldorf

Blume KS, Dietermann K, Kirchner-Heklau U, Winter V, Fleischer S, Kreidl LM et al (2021) Staffing levels and nursing-sensitive patient outcomes: Umbrella review and qualitative study. Health Serv Res 56(5):885–907

Bonin H (2019) Fachkräftemangel in der Gesamtperspektive. In: Jacobs K, Kuhlmey A, Greß S, Klauber J, Schwinger A (Hrsg) Pflege-Report 2019. Mehr Personal in der Langzeitpflege – aber woher? Springer, Berlin, S 61–69

Bundesagentur für Arbeit (2022) Arbeitsmarktsituation im Pflegebereich. Statistik der Bundesagentur für Arbeit. Berichte: Blickpunkt Arbeitsmarkt, Mai 2022. Nürnberg

Cacace M (2020) Krankenhausstrukturen und Steuerung der Kapazitäten in der Corona-Pandemie. Ein Ländervergleich. Bertelsmann Stiftung, Gütersloh

Dietermann K, Winter V, Schneider U, Schreyögg J (2021) The impact of nurse staffing levels on nursing-sensitive patient outcomes: a multilevel regression approach. Eur J Health Econ 22(5):833–846

DKG – Deutsche Krankenhausgesellschaft (2021) Bestandsaufnahme zur Krankenhausplanung und Investitionsfinanzierung in den Bundesländern 2020. DKG, Berlin

Fischer-Fels J (2020) Gesundheitspersonal und COVID-19: Infektionszahlen nehmen zu. Dtsch Arztebl 117(31–32):A 1484

Geissler A, Quentin W, Busse R (2017) Umgestaltung der Notfallversorgung. In: Klauber J, Geraedts M, Friedrich J, Wasem J (Hrsg) Krankenhaus-Report 2017. Schwerpunkt: Zukunft gestalten. Schattauer Verlag, Stuttgart, S 41–59

Gruhl M (2021) Die versteckten Hürden für Krankenhausstrukturreformen. Observer Gesundheit. https://observer-gesundheit.de/die-versteckten-huerden-fuer-krankenhausstrukturreformen/. Zugegriffen: 16. Jan. 2023

Gruhl M (2022) Kurzstationäre Grund- und Übergangsversorgung (kGÜv) in Deutschland. Bertelsmann Stiftung, Gütersloh

Hermann C, Mussa N (2020) Investitionsfinanzierung und ineffiziente Krankenhausstrukturen. In: Klauber J, Geraedts M, Friedrich J, Wasem J, Beivers A (Hrsg) Krankenhaus-Report 2020. Finanzierung und Vergütung am Scheideweg. Springer, Berlin, S 231–242

Janssens U, Hermes C, Karagiannidis C (2021) Mitten in der dritten Welle der Corona-Pandemie: Mitarbeitende auf den Intensivstationen, Notaufnahmen und im Rettungsdienst sind erschöpft. Deutsche Gesellschaft für Internistische Intensivmedizin und Notfallmedizin, Eschweiler Bonn Köln

Messerle R, Schreyögg J (2021) (2021) Sektorenübergreifende Versorgungssteuerung. In: Klauber J, Wasem J, Beivers A, Mostert C (Hrsg) Krankenhaus-Report. Springer, Berlin, S 185–201

Messerle R, Schreyögg J, Gerlach F (2021) (2021) Patientenorientierte Notfallsteuerung. In: Klauber J, Wasem J, Beivers A, Mostert C (Hrsg) Krankenhaus-Report. Springer, Berlin, S 43–67

Morawa E, Schug C, Geiser F, Beschoner P, Jerg-Bretzk L, Albus C et al (2021) Psychosocial burden and working conditions during the COVID-19 pandemic in Germany: The VOICE survey among 3678 health care workers in hospitals. J Psychosom Res 144:110415

Nolting H-D, Ochmann R (2021) Gesundheitszentren für Deutschland. Wie ein Neustart in der Primärversorgung gelingen kann. Robert Bosch Stiftung GmbH, Stuttgart. https://www.bosch-stiftung.de/sites/default/files/publications/pdf/2021-05/Studie_Primaervorsorgung_Gesundheitszentren-fuer-Deutschland.pdf. Zugegriffen: 16. Januar 2023

Scherer M, Lühmann D, Kazek A, Hansen H, Schäfer I (2017) Patients attending emergency departments. Dtsch Arztebl Int 114:645–652

Schreyögg J (2020) Corona-Krise trifft auf Strukturprobleme im Gesundheitswesen. Wirtschaftsdienst 100(4):226–227

Schreyögg J (2022) Plädoyer für eine differenziertere Diskussion zur Modernisierung der Krankenhausstrukturen. Ifo Schnelld 75(3):16–19

Schreyögg J, Milstein R (2016) Expertise zur Quantifizierung der Pflegezahlen in Deutschland sowie zum Überblick über die normative Bestimmung des Pflegebedarfes in ausgewählten. OECD, Ländern. Gutachten im Auftrag der Expertenkommission „Pflegepersonal im Krankenhaus" im Bundesministerium für Gesundheit. Bundesministerium für Gesundheit, Bonn

Schreyögg J, Milstein R (2020) Bedarfsgerechte Gestaltung der Krankenhausvergütung –Reformvorschläge unter der Berücksichtigung von Ansätzen anderer Staaten. Gutachten im Auftrag der Techniker Krankenkasse. Hamburg. https://www.hche.uni-hamburg.de/en/aktuelles/2020-09-10-gutachten-tk/expertise-hche-gesamt-20200825.pdf. Zugegriffen: 16. Jan. 2023

Schreyögg J, Milstein R (2021) Identifizierung einer initialen Auswahl von Leistungsbereichen für eine sektorengleiche Vergütung. Gutachten im Auftrag des Bundesministeriums für Gesundheit. Bundesministerium für Gesundheit, Bonn https://www.bundesgesundheitsministerium.de/service/publikationen/details/identifizierung-einer-initialen-auswahl-von-leistungsbereichen-fuer-eine-sektorengleiche-verguetung.html. Zugegriffen: 16. Januar 2023

Somasundaram R, Geissler A, Leidel BA, Wrede CE (2018) Beweggründe für die Inanspruchnahme von Notaufnahmen – Ergebnisse einer Patientenbefragung. Gesundheitswesen 80:621–627

SVR – Sachverständigenrates zur Begutachtung der Entwicklung im Gesundheitswesen (2018) Bedarfsgerechte Steuerung der Gesundheitsversorgung. Gutachten des Sachverständigenrates zur Begutachtung der Entwicklung im Gesundheitswesen 2018. Medizinisch Wissenschaftliche Verlagsgesellschaft, Berlin

SVR – Sachverständigenrates zur Begutachtung der Entwicklung im Gesundheitswesen (2023) Resilienz im Gesundheitswesen – Wege zur Bewältigung künftiger Krisen. Gutachten des Sachverständigenrates zur Begutachtung der Entwicklung im Gesundheitswesen 2023. Medizinisch Wissenschaftliche Verlagsgesellschaft, Berlin

Winter V, Schreyögg J, Thiel A (2020) Hospital staff shortages: Environmental and organizational determinants and implications for patient satisfaction. Health Policy 124(4):380–388

13

Pflegepersonalvorgaben im Krankenhaus

Mechtild Schmedders, Christina Trewendt und Johannes Egerer

Inhaltsverzeichnis

© Der/die Autor(en) 2023
J. Klauber et al. (Hrsg.), *Krankenhaus-Report 2023*, https://doi.org/10.1007/978-3-662-66881-8_14

∎∎ **Zusammenfassung**

In den letzten dreißig Jahren wurden zahlreiche ordnungspolitische Maßnahmen angestoßen, die die pflegerische Versorgung im Krankenhaus steuern und verbessern sollen. Diese Maßnahmen lassen sich in verschiedene Kategorien gruppieren: Bei einigen wird über Finanzierungsmechanismen gesteuert, andere setzen bei der Patientensicherheit und Qualitätssicherung an. Zunächst wird in diesem Beitrag chronologisch die Abfolge der jeweils gesetzlich verankerten Steuerungsansätze dargestellt und die jeweiligen Intentionen und Effekte beleuchtet. Er kulminiert schließlich in dem in der vorangegangenen und dieser Legislaturperiode vehement geführten Streit über die Alternativen einer Pflegepersonalbedarfsermittlung in den Krankenhäusern. Abschließend werden Kriterien formuliert, die erfüllt sein müssen, wenn man die Situation der Pflege und der Pflegekräfte in den Kliniken nachhaltig stärken möchte.

In the last thirty years, numerous regulatory measures have been initiated to control and improve nursing care in German hospitals. These measures can be grouped into different categories: Some are steered by financing mechanisms, others focus on patient safety and quality assurance. This article presents the chronological sequence of the different legally anchored approaches and illuminates the respective intentions and effects. It culminates in a description of the vehement dispute that took place in the previous and present legislative period about what the alternatives of determining the need for nursing staff in hospitals might be. Finally, the authors formulate criteria that must be fulfilled if the situation of nursing and the nursing staff in hospitals is to be strengthened in the long run.

14.1 Pflegepolitik im Krankenhausbereich

Die Diskussion über eine ausreichende Pflegepersonalausstattung in den Krankenhäusern in Deutschland ist nicht neu und reicht bis in die 1980er Jahre zurück. Die Politik hat in den letzten Jahrzehnten keineswegs tatenlos zugesehen, sondern eine Reihe von Maßnahmen ergriffen, um auf eine ausreichende und zweckmäßige pflegerische Versorgung in den Kliniken hinzuwirken. Dieser Beitrag fokussiert auf die konkreten ordnungspolitischen Maßnahmen zur gezielten Förderung der pflegerischen Versorgung in den Kliniken und klammert übergeordnete Fragen nach einer bedarfsgerechten Krankenhausstruktur oder einem Ambulantisierungspotenzial aus. Veränderungen in diesen Bereichen würden sich zweifelsohne entlastend auf das Pflegepersonal auswirken.

Wären die angesprochenen Interventionen erfolgreich gewesen, bräuchte man im Jahr 2023 nicht mehr darüber zu schreiben. Doch auch in der 20. Legislaturperiode wird immer noch darum gerungen, wie eine nachhaltige Lösung des „Pflegeproblems" aussehen könnte. Ziel dieses Beitrages ist es, die Instrumente, die bereits auf den Weg gebracht wurden und die aktuell diskutiert werden, darzustellen und ihre Auswirkungen zu beleuchten. Schließlich wird analysiert, was man aus den bisherigen und zum Teil enttäuschenden Erfahrungen für zukünftige politische Eingriffe lernen kann.

14.2 Ordnungspolitische Instrumente

14.2.1 Pflegepersonalregelung in den 1990er Jahren

Zum 01.01.1993 wurde mit dem Gesetz zur Sicherung und Strukturverbesserung der gesetzlichen Krankenversicherung (Gesundheitsstruktur-Gesetz) die Pflegepersonalregelung

(PPR) in allen Krankenhäusern eingeführt. Ziel des Personalbemessungsinstruments war es, eine ausreichende, zweckmäßige und wirtschaftliche sowie an einem ganzheitlichen Pflegekonzept orientierte Pflege der Patientinnen und Patienten zu gewährleisten. Die Personalanhaltszahl sollte sich nicht mehr an der Zahl der durchschnittlich belegten Betten, sondern am tatsächlichen Pflegebedarf der Patienten orientieren. Die PPR wurde im Auftrag der Bundesregierung durch ein Expertengremium erarbeitet und in 84 Krankenhäusern erprobt, parallel wurde das Konzept für die Kinderkrankenpflege entworfen. Vorausgegangen waren langjährige erfolglose Verhandlungen der Selbstverwaltungspartner, die mit dem Krankenhaus-Kostendämpfungsgesetz 1981 den Auftrag erhalten hatten (Fraktion der CDU/CSU, SPD und F.D.P. 1992).

Die PPR ordnet Patientinnen und Patienten in eine von neun Schweregradgruppen (Kombination aus allgemeiner Pflege A1–A3 und spezieller Pflege S1–S3) ein. Bei Kindern und Jugendlichen erfolgt zusätzlich die Einstufung in drei Alterskategorien (Früh- und Neugeborene, Kleinkind, Schulkind/Jugendlicher). Jeder Schweregradgruppe wird eine Zeit in Minuten für die Pflege zugeordnet. Aus der Summe der Pflegezeiten kann der dafür notwendige Personalbedarf berechnet werden. Der Nachtdienst und die pflegerische Versorgung auf der Intensivstation sind durch die PPR nicht abbildbar. Die PPR von 1993 sah einen Ganzhausansatz vor, der Pflegepersonalbedarf nach PPR wird über alle Stationen summiert und der sich so ergebende Personalpool dann in Verantwortung des Krankenhauses auf die Stationen verteilt. Die Einstufung der Patienten musste den Kostenträgern unterjährig zur Überprüfung transparent gemacht werden.

Mit der PPR sollte ermittelt werden, wie viel Pflegepersonal durch die Kostenträger refinanziert werden muss. Aus dem Vorjahreswert wurde der Personalbedarf prognostiziert, der über die Pflegesatzvereinbarung zu vereinbaren war. Eine stufenweise Anhebung des refinanzierten Personals bis auf das durch PPR vorgegebene Niveau zwischen 1993 und 1996

sollte den Kostenträgern die Möglichkeit geben, die Kostensteigerungen einzuplanen.

Der Personalaufbau durch die Krankenhäuser sollte also durch gesicherte Refinanzierung der Stellen erreicht werden. Eine Verpflichtung, den Personalbedarf aus PPR zu erfüllen, bestand für die Krankenhäuser aber nicht. Geringere Kosten aufgrund von Unterbesetzung im Vergleich zur budgetär vereinbarten Personalausstattung wurden mit dem Budget des Folgejahres ausgeglichen.

Per Rechtsverordnung vom 17. April wurde die PPR rückwirkend zum 1. Januar 1996 ausgesetzt und mit dem 2. GKV-Neuordnungsgesetz am 23. Juni 1997 ganz aufgehoben. Begründet wurde dieser Schritt damit, dass der angestrebte Aufbau von rund 13.000 zusätzlichen Pflegestellen bereits 1995 mit 21.000 neuen Pflegestellen erfüllt worden sei. Darüber hinaus wurde die PPR als nur bedingt kompatibel mit dem in Einführung befindlichen leistungsorientierten Fallpauschalenprinzip und der angestrebten Abschaffung der Selbstkostendeckung angesehen (Fraktion der CDU/CSU und F.D.P. 1996). Darüber hinaus wurden Zweifel geäußert, ob die einheitliche Festlegung einer Personalbemessung die Situation in den individuellen Krankenhäusern sachgerecht abbilden könne. Die PPR überlebte als Instrument in den Kalkulationshäusern des Instituts für das Entgeltsystem im Krankenhaus (InEK) zur Ermittlung der Pflegekostenanteile in den Diagnosis Related Groups (DRGs).

14.2.2 Personalvorgaben in den Operationen- und Prozedurenschlüsseln

Im DRG-System bestimmen maßgeblich die konkreten Leistungen des Krankenhauses den Erlös je Fall. Die Leistungen werden über den Operationen- und Prozedurenschlüssel (OPS) kodiert, der jährlich vom Bundesinstitut für Arzneimittel und Medizinprodukte (BfArM) veröffentlicht wird. Im OPS-Katalog finden sich auch Strukturanforderungen im Hinblick auf den Einsatz von Pflegepersonal. Möchten Krankenhäuser die im OPS aufgeführten Leistungen gegenüber den Krankenkassen abrechnen, so sind sie verpflichtet, die dort aufgeführten Strukturmerkmale einzuhalten. Im OPS 8-550 zur geriatrischen komplexen Frührehabilitation findet sich beispielsweise die Anforderung: „Vorhandensein von besonders geschultem Pflegepersonal für aktivierend-therapeutische Pflege. Hierfür muss mindestens eine Pflegefachkraft des multiprofessionellen Teams eine strukturierte curriculare geriatriespezifische Zusatzqualifikation im Umfang von mindestens 180 h sowie eine mindestens 6-monatige Erfahrung in einer geriatrischen Einrichtung nachweisen". Ähnliche, im Detail jedoch unterschiedlich ausformulierte Strukturmerkmale finden sich auch bei anderen der im OPS beschriebenen Leistungen. Manchmal beschränken sich die Ausführungen zur Pflege darauf, dass eine Pflegekraft an wöchentlichen Teambesprechungen beteiligt sein muss.

Erst mit dem am 01.01.2020 in Kraft getretenen MDK-Reformgesetz wurde in § 275d SGB V geregelt, dass die OPS-Strukturmerkmale systematisch zu prüfen sind. Ob die wenigen auf die Pflege bezogenen Anforderungen zuvor irgendeine abrechnungstechnische oder qualitätssichernde Wirkung entfalteten, ist nicht bekannt, da sie höchstens in von den Krankenkassen angestrengten Einzelfallprüfungen in einem Krankenhaus begutachtet werden konnten. Grundlage der Überprüfung ist nun die Richtlinie des Medizinischen Dienstes des Spitzenverbandes Bund der Krankenkassen nach § 283 Absatz 2 Satz 1 Nr. 3 SGB V. Bevor Krankenhäuser die entsprechenden Leistungen mit den Krankenkassen vereinbaren und abrechnen können, müssen sie sich gemäß der Richtlinie prüfen lassen. Nach Aussagen des Medizinischen Dienstes Nordrhein erfüllen die meisten Krankenhäuser in ihrer Region die Strukturprüfungen im Jahr 2021 und somit auch die wenigen in den OPS formulierten pflegerischen Voraussetzungen (Medizinischer Dienst Nordrhein 2021).

Allerdings scheint im BfArM mittlerweile ein Prozess in Gang gekommen zu sein, die Anforderungen an die pflegerische Versorgung in den OPS herunterzufahren. So findet sich inzwischen im OPS 8-980 zur intensivmedizinischen und im 8-98f zur aufwendigen intensivmedizinischen Komplexbehandlung nicht mehr das Mindestmerkmal, dass das Pflegepersonal in der Intensivmedizin erfahren sein muss. Begründet wird dies damit, dass die Pflegekräfte nun über das Pflegebudget finanziert werden und nicht mehr über das DRG-System, dessen Leistungen über die Prozedurenkodes beschrieben werden. Ähnliche Signale, die Qualitätsanforderungen an das Pflegepersonal herunterzuschrauben, gibt es inzwischen auch bezüglich des Kodes 8-98d „Intensivmedizinische Komplexbehandlung im Kindesalter".

Hier wurde bewusst entschieden, die generalistischen Berufsabschlüsse, die ein niedrigeres fachspezifisches Ausbildungsniveau haben, gleichrangig zu den spezialisierten oder erfahrenen Fachkräften zu akzeptieren und damit die Pflegestandards auszuhöhlen.

14.2.3 Personalvorgaben in den Qualitätssicherungs-Richtlinien

Vorgaben zur Pflegepersonalausstattung finden sich darüber hinaus in einigen Strukturrichtlinien des Gemeinsamen Bundesausschusses (G-BA). Diese gehen deutlich über die im OPS verankerten Anforderungen hinaus und sind für alle Krankenhäuser, die in dem jeweiligen Leistungssegment aktiv sind, verpflichtend. In der Qualitätssicherungs-Richtlinie zum Bauchaortenaneurysma (QBAA-RL) ist beispielsweise geregelt, dass mindestens 50 % des Pflegedienstes auf der Intensivstation über eine Fachweiterbildung im Bereich der Intensivpflege und Anästhesie verfügen müssen (G-BA 2022a). In jeder Schicht muss mindestens eine Pflegekraft mit einer solchen Fachweiterbildung eingesetzt werden. Ob diese seit 2008 geltenden Anforderungen von den Kliniken eingehalten werden, war lange nicht bekannt und wurde höchstens im Rahmen von Einzelfallprüfungen offenbar. Dies ändert sich nun durch die Überprüfungen des Medizinischen Dienstes auf Grundlage der MD-Qualitätskontroll-Richtlinie des G-BA (G-BA 2022b). Im Bericht des Medizinischen Dienstes Bund an den G-BA (Medizinischer Dienst Bund 2022) wird über die ersten Prüfungsergebnisse auf Grundlage der MD-Qualitätskontroll-Richtlinie des G-BA berichtet. Von den 32 geprüften Krankenhäusern erfüllten 21,9 % die Vorgaben der QBAA-RL nicht, „überwiegend im Bereich der Zusatzweiterbildung beim Intensivpflegepersonal", so der MDB-Bericht.

Seit 2006 normiert die Richtlinie zur Kinderonkologie Anforderungen an das Pflegepersonal (G-BA 2022c). Auch hier werden Vorgaben zur Qualifikation des eingesetzten Pflegepersonals gemacht: Der Pflegedienst besteht in der Regel aus Gesundheits- und Kinderkrankenpflegenden und pro Schicht aus mindestens zwei Gesundheits- und Kinderkrankenpflegenden. Mit Beschluss vom 15.09.2022 wurden die Anforderungen der Richtlinie auf die neuen Berufsabschlüsse im Rahmen des Pflegeberufegesetzes (PflBG) aktualisiert. Der Pflegedienst eines pädiatrisch-hämato-onkologischen Zentrums muss nun aus Gesundheits- und Kinderkrankenpflegerinnen und -pflegern (nach dem Krankenpflegegesetz sowie PflBG) sowie Pflegefachfrauen und -männern (PflBG) bestehen. Personen mit den Berufsabschlüssen nach dem PflBG müssen 1.260 h in der direkten neonatologischen bzw. pädiatrischen Akutversorgung während oder nach der Ausbildung nachweisen können. Die Pflegefachfrauen und -männer müssen zudem den Vertiefungseinsatz „pädiatrische Versorgung" absolviert haben, können aber auch ohne relevanten Vertiefungseinsatz und ausreichend Praxisstunden eingesetzt werden, wenn sie eine Weiterbildung „Pädiatrische Intensiv- und Anästhesiepflege" gemäß der „DKG-Empfehlung zur pflegerischen Weiterbildung" abgeschlossen haben. Es sind zudem auch maximal 15 % Erwachsenenpflegekräfte im Pflegedienst zulässig (gemessen an Vollzeitäquivalenten), wenn sie zum 01.01.2022 eine gewisse Berufserfahrung vorweisen können. Es ist geplant, diese Vorgaben an die Qualifikation der neuen Berufsabschlüsse gemäß PflBG auch in anderen relevanten G-BA-Richtlinien (KiHe-RL, QFR-RL) entsprechend zu übernehmen.

Die dezidiertesten und am intensivsten diskutierten Vorgaben finden sich in der Qualitätssicherungs-Richtlinie Früh- und Reifgeborene des G-BA (G-BA 2022d). Sie legt ein Stufenkonzept für die perinatologische Versorgung fest. Für jede Versorgungsstufe sind seit 2005 Vorgaben an die Struktur-, Prozess- und Ergebnisqualität definiert, darunter auch Anforderungen an die Qualifikation und Anzahl des eingesetzten Pflegepersonals. Die Vorgaben stellen als verbindliche Festlegungen des G-BA gemäß § 136a Abs. 2 Satz 2 SGB V Mindestanforderungen dar, die von den Krankenhäusern erfüllt werden müssen. In Perinatalzentren ist für die Versorgung von Frühgeborenen unter 1.500 g Geburtsgewicht jederzeit ein Pflegepersonalschlüssel vorgeschrieben: für intensivtherapiepflichtige Frühgeborene von „1:1" und für intensivüberwachungspflichtige Frühgeborene von „1:2". Auch eine Weiterbildungsquote wird durch die Richtlinie vorgegeben: 40 % für Perinatalzentren Level I und 30 % für Perinatalzentren Level II. Darüber hinaus macht der G-BA Vorgaben zum Qualifikationsniveau der Pflegekräfte. Über den sogenannten „Klärenden Dialog" mit den Perinatalzentren sowie über eine „Strukturabfrage" erhebt der G-BA Daten, um den Umsetzungsgrad der Richtlinie und die Probleme bei der Erfüllung der Personalanforderungen zu analysieren (G-BA 2021, 2022e, 2022f). Dabei zeigten sich in den letzten Jahren Umsetzungsprobleme insbesondere bei den Pflegeschlüsseln. Konsequenzen im Rahmen der Richtlinie blieben bislang aus und sind nach wie vor Gegenstand der Diskussionen im G-BA.

14.2.4 Pflegestellenförder-programme

Mit den Pflegestellenförderprogrammen, die im Jahr 2009 mit dem Krankenhausfinanzierungsreformgesetz und im Jahr 2016 mit dem Krankenhausstrukturgesetz ins Leben gerufen wurden, sollte die Neueinstellung oder Aufstockung vorhandener Teilzeitstellen von ausgebildetem Pflegepersonal in der unmittelbaren Patientenversorgung auf bettenführenden Stationen gezielt über Zeiträume von jeweils drei Jahren gefördert werden. 90 % der so entstandenen zusätzlichen Personalkosten wurden durch die Krankenkassen gefördert, die Krankenhäuser hatten einen Eigenanteil von 10 % aufzubringen. Diese Stellenaufbauprogramme waren gesetzlich an Vereinbarungen mit den Arbeitnehmervertretungen in den Kliniken über den tatsächlichen Stellenaufbau gekoppelt.

Der Abschlussbericht des GKV-Spitzenverbandes zum ersten Pflegestellenförderprogramm weist aus, dass im Zeitraum 2009 bis 2011 ca. 1,1 Mrd. € für ca. 15.300 zusätzlich vereinbarte Pflegestellen von den Krankenkassen gezahlt wurden (GKV-Spitzenverband 2013). Laut letztem Zwischenbericht zum zweiten Pflegestellenförderprogramm, das mit dem Pflegepersonal-Stärkungsgesetz noch um ein Jahr (2019) verlängert wurde, haben Kliniken und Krankenkassen ein Gesamtvolumen von 1,1 Mrd. € vereinbart (GKV-Spitzenverband 2021a). Verlässliche Angaben zum tatsächlichen Umfang des Pflegestellenaufbaus liegen für die zweite Förderphase nicht vor. Hierzu fehlte im Gesetz die Legitimation zur weiteren Datenzusammenführung und -analyse nach Abschluss der Förderphase. Ferner hat der Gesetzgeber darauf verzichtet, konkrete Wirkungsanalysen der milliardenschweren Förderpakete auf die konkrete pflegerische Versorgung in den Kliniken vorzusehen.

Der Ansatz der Pflegestellenförderprorarme betrachtet das Problem der nicht bedarfsgerechten Pflege in den Krankenhäusern unter finanziellen Gesichtspunkten. Mo-netäre Anreize sollten zu einer angemessenen Personalausstattung beitragen. Während das Gesetz zum ersten Pflegestellenförderprogramm vorsah, dass die Selbstverwaltungspartner auf Bundesebene Kriterien entwickeln, nach denen die zusätzlichen Finanzmittel im Rahmen des DRG-Vergütungssystems zielgerichtet den Krankenhausbereichen zugeordnet werden, die einen erhöhten pflegerischen Aufwand aufweisen (vgl. ▶ Abschn. 14.2.5), hat der Gesetzgeber die Auswertung des zweiten Förderprogramms nicht einmal mehr abgewartet. Es wurde entschieden, das Pflegepersonal für die unmittelbare Patientenversorgung auf bettenführenden Stationen aus dem DRG-System auszugliedern und über das Pflegebudget zu finanzieren (§ 17b Abs. 4 KHG; vgl. ▶ Abschn. 14.2.6).

14.2.5 Pflegekomplexmaßnahmen-Score für hochaufwendige Pflege

In Folge des ersten Pflegestellenförderprogramms wurden auch nach der dreijährigen Pflegepersonal-Aufbauphase entsprechend dem oben genannten gesetzlichen Auftrag (vgl. ▶ Abschn. 14.2.4) ab dem Jahr 2012 weiterhin erhebliche zusätzliche Finanzmittel von den Krankenkassen für die Pflege bezahlt. Grundlage wurde der vom InEK und dem Deutschen Pflegerat entwickelte Pflegekomplexmaßnahmen-Score (PKMS). Hierüber galt es, Patientinnen und Patienten mit hochaufwendigem Pflegebedarf zu identifizieren und die besonderen Pflegepersonalkosten und erhöhten Sachkosten über ein Zusatzentgelt zu bezahlen. Der PKMS erfasste sowohl die Pflegegründe als auch die notwendigen Pflegemaßnahmen, die schließlich als Aufwandspunktesystem über den OPS 9-20 kodiert wurden.

Während die medizinischen Diagnosen und die ärztlichen Leistungen das Herzstück des Fallpauschalensystems sind und die ärztliche Leistung schließlich die DRG-Vergütung auslöst, waren die Pflegekosten in das DRG-System zwar eingepreist, die Bezahlung aber nicht an die Pflegemaßnahmen gebunden. Über den OPS 9-20 und die daran gekoppelten Zusatzentgelte ZE 130 und ZE 131 erwirtschafteten die Pflegenden in den Krankenhäusern im Jahr 2019 durch ihre Pflegeinterventionen bei gut 360.000 pflegerisch hochaufwendigen Fällen insgesamt knapp 460 Mio. € (GKV-Spitzenverband 2022a).

Der PKMS war aber nicht unumstritten: Nachgewiesen sind positive Effekte auf die Pflegequalität unter den PKMS-Bedingungen (Wieteck 2012; AGKAMED AG OPS 9-20 2013) und über den PKMS war auch ein Teil der Vergütung mit den Leistungen der Pflege verbunden. Kritisiert wurden vor allem der Dokumentationsaufwand und die Abrechnungsprüfungen. Die Kritiker wurden schließlich im politischen Raum gehört. Mit der Einführung des Pflegebudgets im Jahr 2020 verlor der PKMS zunächst an Bedeutung und wurde ab dem Jahr 2021 schließlich vom Bundesministerium für Gesundheit (BMG) gänzlich aufgehoben. Damit ging ein die Pflege stärkendes Instrument verloren, das in einem Teilsegment über das pflegerische Leistungsgeschehen und ihren Wert für Transparenz sorgte.

14.2.6 Pflegebudget ab dem Jahr 2020

Die Große Koalition hat in der 19. Legislaturperiode die Pflegepersonalfinanzierung in den Krankenhäusern neu geregelt. Im Pflegepersonal-Stärkungs-Gesetz wurde im Jahr 2018 beschlossen, die Pflegepersonalkosten aus den DRG auszugliedern und in ein nach dem Selbstkostendeckungsprinzip funktionierendes Pflegebudget zu überführen. Ab dem Jahr 2020 wurde so auf eine neue, von den Fallpauschalen unabhängige, krankenhausindividuelle Vergütung der Pflegepersonalkosten umgestellt. Damit fielen schließlich nicht nur die ZE 130 und ZE 131 weg (vgl. ▶ Abschn. 14.2.5), son-

dern auch die Zusatzentgelte, die für die Pflege von Patientinnen und Patienten mit einem Pflegegrad gezahlt wurden.

Handlungsleitend für den DRG-Pflege-Split war die Überzeugung, dass die über die DRGs anteilig erwirtschaften Erlöse für das Pflegepersonal in vielen Krankenhäusern nicht in ausreichendem Maße für die Pflege eingesetzt wurden. Über die Pflegebudgets sollen nun die Pflegepersonalkosten für die unmittelbare Patientenversorgung auf bettenführenden Stationen finanziert werden. Abrechnungstechnisch werden die Pflegebudgets über einen Katalog mit bundeseinheitlichen Bewertungsrelationen je voll- oder teilstationären Belegungstag und einem krankenhausindividuellen Pflegebudget ausgezahlt. Das Pflegebudget ist zweckgebunden und muss von den Krankenhäusern zur Finanzierung der Pflegepersonalkosten eingesetzt werden. Die Besonderheit dieser Regelung ist, dass die Wirtschaftlichkeit der dem einzelnen Krankenhaus entstehenden Pflegepersonalkosten nicht geprüft wird und zusätzliche Mittel für die sogenannten pflegeentlastenden Maßnahmen von den Krankenkassen pauschal zu tragen sind.

Die Umsetzung des Pflegebudgets ist jedoch anhaltend anspruchsvoll: Die Selbstverwaltungspartner auf Bundesebene hatten miteinander zu klären, welche Kosten als Pflegepersonalkosten für die unmittelbare Patientenversorgung auf bettenführenden Stationen anrechnungsfähig sind. Und dies ist dann zwischen Krankenhäusern und Krankenkassen auf Ortsebene konkret zu verhandeln. Die konkrete Definition des Pflegebudgets wirkt sich schließlich auf das Volumen aus, um das das weiterhin leistungsorientierte aG-DRG-System zu vermindern ist. Hierüber gehen die Meinungen der Selbstverwaltungspartner weit auseinander, sodass das BMG wiederholt per Verordnung die Entgeltkataloge für DRG-Krankenhäuser in Kraft setzen musste. Die vielen Konflikte zwischen Krankenhäusern und Krankenkassen offenbaren letztlich einen politischen Handlungsbedarf. Dies hat der Deutsche Bundestag erkannt und im GKV-Finanzstabilisierungsgesetz klargestellt, dass nur Pflegefach- und Pflegehilfskräfte über das Pflegebudget zu finanzieren sind und keine sonstigen Berufe. Mit dem Krankenhauspflegeentlastungsgesetz (KHPflEG) wurde zudem festgelegt, dass auch die Finanzierung der Hebammen aus dem DRG-System vollständig herausgelöst und in die Selbstkostendeckung überführt werden soll. Auf Grundlage der Daten nach § 21 KHEntgG hat sich der Pflegepersonalbestand „am Bett" zwischen dem Jahr 2019 und 2021 um gut 32.500 auf 315.791 Kräfte erhöht. Diese Daten bedürfen jedoch noch einer weitergehenden Validierung.

14.2.7 Pflegepersonaluntergrenzen

Mit Inkrafttreten des Gesetzes zur Modernisierung der epidemiologischen Überwachung übertragbarer Krankheiten im Juli 2017 wurden die Pflegepersonaluntergrenzen gesetzlich verankert (§ 137i SGB V). Seit 2019 sind Pflegepersonaluntergrenzen in sogenannten pflegesensitiven Krankenhausbereichen verpflichtend umzusetzen. Untergrenzen sind als maximale Anzahl von Patientinnen und Patienten pro Pflegekraft je Tag- und Nachtschicht auf Stationsebene definiert. Wird diese „rote Linie" der Mindestvorgabe unterschritten, kommt es nach dem Verständnis des Gesetzgebers mit erhöhter Wahrscheinlichkeit zur Patientengefährdung und Pflegekräfte können überlastet werden. Ziel der Pflegepersonaluntergrenzen ist es, im Sinne des Patientenschutzes und der Pflegekräfte ein Mindestversorgungsniveau auf den pflegesensitiven Stationen sicherzustellen.

Die Idee hinter den Pflegepersonaluntergrenzen ist, das Versorgungsniveau der Krankenhäuser mit dem schlechtesten Pflegepersonalschlüssel auf das Mindestniveau der Untergrenze anzuheben. Da sich die Deutsche Krankenhausgesellschaft (DKG) und der GKV-Spitzenverband nicht auf die konkreten Untergrenzenniveaus einigen können, wurden diese bislang alle durch das BMG festgelegt. Die

Normierung beruht auf Krankenhausdaten, die vom InEK erhoben und analysiert werden. Je pflegesensitiven Bereich müssen schätzungsweise 10 bis 25 % der Krankenhäuser Maßnahmen ergreifen, um die Pflegepersonaluntergrenzen zu erfüllen. Dies kann erreicht werden, indem Pflegepersonal aufgestockt oder Fallzahlen reduziert werden. Wird die Untergrenze im Monatsdurchschnitt unterschritten, werden zwischen dem Krankenhaus und den Krankenkassen Vergütungsabschläge oder eine Fallzahlreduktion vereinbart.

Waren für das Jahr 2019 zunächst für vier pflegesensitive Bereiche Pflegepersonaluntergrenzen festgelegt worden, so wurden diese sukzessive bis hin zu derzeit 19 pflegesensitiven Bereichen ausgeweitet (Stand November 2022, siehe ◘ Tab. 14.1). Erklärtes Ziel der Großen Koalition in der 19. Legislaturperiode war es, die Untergrenzen auf alle bettenführenden Stationen der Krankenhäuser auszuweiten. Die Ampelkoalition scheint an diesem Vorhaben festzuhalten, sodass erreicht werden kann, in allen Krankenhausbereichen gleichermaßen für ein pflegerisches Mindestversorgungsniveau zu sorgen.

Krankenhäuser weisen quartalsweise nach, ob sie die Pflegepersonaluntergrenzen eingehalten haben. Damit wird der Blick auf die tatsächliche pflegerische Versorgungssituation gelenkt und bundesweit Transparenz geschaffen. Dies stärkt die Rolle der Pflegenden in den Kliniken, da das Klinikmanagement gemeinsam mit dem Pflegemanagement verpflichtet ist, diese Mindestvorgaben einzuhalten.

Die Nachweise des dritten Quartals 2022 von rund 1.400 Krankenhäusern zeigen, dass rund 16 % der einzelnen rund 2,4 Mio. Tag- und Nachtschichten unterbesetzt waren. Dabei sind in den erstmals ab dem Jahr 2022 geregelten Bereichen Spezielle Pädiatrie, Orthopädie, Neonatologische Pädiatrie, Gynäkologie und Geburtshilfe sowie in der Neurologischen Schlaganfalleinheit und Neurologischen Frührehabilitation die höchsten Defizite zu verzeichnen (◘ Abb. 14.1). Diese Ergebnisse offenbaren den Handlungsbedarf, den es in vielen Kliniken nach wie vor gibt, um das vor-

14

◘ **Tab. 14.1** Pflegepersonaluntergrenzen ab 01.01.2023, Stand Dezember 2022. (PpUGV 2020, 2021, 2022a, 2022b)

	Intensivmedizin, pädiatrische Intensivmedizin		Geriatrie		Allgemeine Chirurgie, Unfallchirurgie, Orthopädie		Innere Medizin, Kardiologie		Herzchirurgie		Neurologie		Neurologische Schlaganfalleinheit	
	Tag	Nacht	Tag	Nacht	Tag	Nacht	Tag	Nacht	Tag	Nacht	Tag	Nacht	Tag	Nacht
Pat./Pflegekraft	2	3	10	20	10	20	10	22	7	15	10	20	3	5
Anteil Hilfskräfte	5 %	5 %	15 %	20 %	10 %	10 %	10 %	10 %	5 %	0 %	8 %	8 %	0 %	0 %

	Neurologische Frührehabilitation		Allgemeine Pädiatrie		Spezielle Pädiatrie		Neonatologische Pädiatrie		Gynäkologie und Geburtshilfe[a]		Hals-Nasen-Ohrenheilkunde, Urologie		Rheumatologie	
	Tag	Nacht	Tag	Nacht	Tag	Nacht	Tag	Nacht	Tag	Nacht	Tag	Nacht	Tag	Nacht
Pat./Pflegekraft	5	12	6	10	6	14	3,5	5	7,5	15	10	22	13	30
Anteil Hilfskräfte	10 %	10 %	5 %	5 %	5 %	5 %	5 %	5 %	5 %	0 %	10 %	5 %	10 %	5 %

a Zur Einhaltung der Pflegepersonaluntergrenzen im Bereich Gynäkologie und Geburtshilfe dürfen auch Hebammen berücksichtigt werden.

Krankenhaus-Report 2023

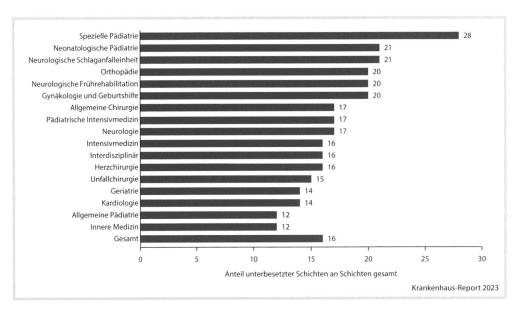

◘ Abb. 14.1 Nichteinhaltung der Pflegepersonaluntergrenzen im 3. Quartal 2022 – unterbesetzte Schichten, in %

geschriebene Mindestversorgungsniveau, geschweige eine am Pflegebedarf der Patientinnen und Patienten orientierte Personalbesetzung zu erreichen.

Ein Manko der Pflegepersonaluntergrenzen ist, dass sie den heterogenen Pflegebedarf der Patientinnen und Patienten auf einer Station bislang nicht berücksichtigen. Dies wäre anhand des Pflegelastkatalogs des InEK zumindest für einige pflegesensitive Bereiche prinzipiell möglich, jedoch hat das BMG als Verordnungsgeber bislang davon Abstand genommen. Eine entsprechende Risikoadjustierung der Pflegepersonaluntergrenzen wäre aber nach wie vor sinnvoll (Trewendt und Doumit 2020; Leber und Vogt 2020).

14.2.8 Pflegepersonalquotient

Über das Pflegepersonal-Stärkungsgesetz wurde im Januar 2019 der Pflegepersonalquotient (PpQ) in § 137j SGB V gesetzlich verankert. Beim PpQ wird die Anzahl der Pflegevollkräfte ins Verhältnis zu dem an Krankenhausstand-

ort erbrachten Pflegeaufwand gesetzt. Ergänzend zu den stationsbezogenen Pflegepersonaluntergrenzen soll mit dem PpQ die Pflegepersonalbesetzung des gesamten Krankenhauses mit einer Untergrenze belegt und transparent gemacht werden (Ganzhausansatz). Auch hierüber sollte ein Impuls in Richtung Patientenschutz gesetzt werden. Die Rechtsverordnung zur Definition einer Untergrenze des PpQ steht jedoch bislang aus. Zum einen liegt dies an der Corona-Pandemie, die sowohl einen großen Einfluss auf die Patienten- und Personalzahlen und damit auf die PpQ-Datengrundlage hatte als auch eine weitere Untergrenzennormierung als politisch wenig zielführend erscheinen ließ. Zum anderen würde diese mit den stations- und schichtgenauen Pflegepersonaluntergrenzen in zurzeit 19 pflegesensitiven Bereichen, die etwa 90 % der Krankenhausfälle umfassen, konkurrieren. Eine Untergrenze mittels PpQ ist weniger genau, weshalb der PpQ eher als Transparenzinstrument genutzt wird. Dafür wird einmal jährlich, erstmals im Jahr 2020, vom InEK eine Verteilung des PpQ der Krankenhausstandorte ermittelt und veröffentlicht. Allerdings ist die Aussagekraft des

PpQ im Benchmark schwer zu interpretieren. Ohne definierte Untergrenze sind lediglich der Bundesdurchschnitt und die Perzentile der Verteilung ein Orientierungsmaß.

14.3 Pflegepersonalbemessung im Krankenhaus

Die Zeit scheint inzwischen überreif für die regelhafte Einführung eines wissenschaftlich validierten Pflegepersonalbedarfsbemessungsinstruments in den deutschen Krankenhäusern. Bereits in der ausgehenden 19. Legislaturperiode hat der Deutsche Bundestag mit dem § 137k SGB V einen entsprechenden Entwicklungsauftrag formuliert. Bislang fehlt ein einheitliches und stimmiges Verfahren zur Ermittlung des Pflegebedarfs und des darauf basierenden erforderlichen Pflegepersonalbedarfs in Deutschland.

Aktuell werden im gesundheitspolitischen Raum insbesondere zwei Ansätze diskutiert, die im Folgenden vorgestellt werden. Der eine beruht auf dem gesetzlichen Auftrag nach § 137k SGB V (Stand bis Dezember 2022) zur Personalermittlung in der Pflege im Krankenhaus (PePiK) und der andere rekurriert auf die PPR aus den 1990er Jahren. Mit dem KHPflEG soll nun eine kurzfristige Pflegepersonalbemessung nach dem Konzept der PPR 2.0 und der Kinder-PPR 2.0 umgesetzt werden.

14.3.1 Pflegepersonalbemessung gemäß § 137k SGB V (Stand bis Dezember 2022)

Seit dem Gesundheitsversorgungsweiterentwicklungsgesetz vom Juli 2021 gibt es einen § 137k im Sozialgesetzbuch V, der mit dem KHPflEG im Dezember 2022 neu gefasst wurde. Im Folgenden wird auf die Bemühungen der Umsetzung einer Pflegepersonalbemessung bis zum Inkrafttreten des KHPflEG eingegangen. DKG, der GKV-Spitzenverband und der Verband der Privaten Krankenversicherung (PKV) hatten im Laufe des Jahres 2022 ein wissenschaftlich fundiertes Verfahren zur Pflegepersonalbedarfsbemessung in Krankenhäusern – im Einvernehmen mit dem BMG – auf den Weg zu bringen. Bis zum 30.06.2022 sollten fachlich unabhängige wissenschaftliche Einrichtungen oder Sachverständige damit beauftragt werden, ein Verfahren zur Pflegepersonalbedarfsbemessung bis Ende 2024 zu entwickeln und zu erproben. Wie schon bei der Entwicklung der Pflegepersonaluntergrenzen sollen laut Gesetz der Beauftragte der Bundesregierung für die Belange der Patientinnen und Patienten, der Bevollmächtigte der Bundesregierung für Pflege, der Deutsche Pflegerat e. V. (DPR), Vertreter der für Personalfragen der Krankenhäuser maßgeblichen Gewerkschaften und Arbeitgeberverbände, die für die Wahrnehmung der Interessen der Patientinnen und Patienten und der Selbsthilfe chronisch kranker und behinderter Menschen maßgeblichen Organisationen auf Bundesebene sowie die Arbeitsgemeinschaft der Wissenschaftlichen Medizinischen Fachgesellschaften e. V. beteiligt werden. Zwar haben sich die Selbstverwaltungspartner auf eine Leistungsbeschreibung und einen Zeitplan zur Beauftragung verständigt und diese dem BMG im Dezember 2021 fristgerecht vorgelegt, jedoch wurde das offizielle Einvernehmen des BMG nicht erteilt, um den Vergabeprozess für die wissenschaftliche Entwicklung des Instruments in Gang zu setzen.

Laut § 137k SGB V (Stand bis Dezember 2022) hat das zu entwickelnde Verfahren für die Pflegepersonalbedarfsbemessung standardisiert, aufwandsarm, transparent, digital anwendbar, zukunftsfähig und – die berechnete Pflegepersonalausstattung im Ergebnis – bedarfsgerecht zu sein. Dabei soll das Instrument bundeseinheitlich angewendet werden und garantieren, dass es keine unterschiedlichen Interpretationsmöglichkeiten beispielsweise bei der Einordnung des Pflegebedarfs gibt. Um dies auf den Weg zu bringen, haben sich DKG, GKV-Spitzenverband und PKV-Verband in einer Leistungsbeschreibung darüber verständigt, dass sich der erforderliche Pflegeperso-

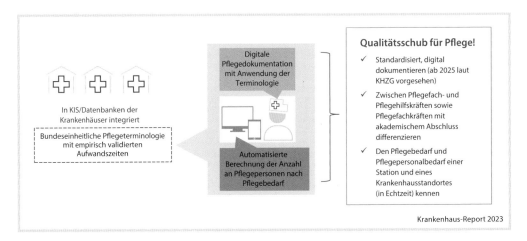

Qualitätsschub für Pflege!

✓ Standardisiert, digital dokumentieren (ab 2025 laut KHZG vorgesehen)

✓ Zwischen Pflegefach- und Pflegehilfskräften sowie Pflegefachkräften mit akademischem Abschluss differenzieren

✓ Den Pflegebedarf und Pflegepersonalbedarf einer Station und eines Krankenhausstandortes (in Echtzeit) kennen

Krankenhaus-Report 2023

■ Abb. 14.2 Lösungsansatz Pflegepersonalbedarfsermittlung nach PePiK-Verfahren

nalbedarf anhand der digitalen Dokumentation von Pflegediagnosen und maßgeblichen Pflegetätigkeiten (einheitliche Terminologie) ableiten lassen soll. Eine bundeseinheitliche Pflegeterminologie zur Dokumentation in den Krankenhäusern gibt es bislang nicht. Deshalb umfasst der Entwicklungsauftrag neben einem wissenschaftlich-analytischen Ansatz auch eine praktische Erprobungsphase. Kern des PePiK-Ansatzes ist es, ausgehend vom Pflegeassessment und einer Pflegeprozessplanung bei jedem Patienten zu Pflegediagnosen und maßgeblichen Pflegetätigkeiten zu kommen, aus der dann der Pflegepersonalbedarf automatisch abgeleitet werden kann. Damit ist die Chance verbunden, die Pflege in den Krankenhäusern auch qualitativ zu fördern und – entsprechend dem gesetzlichen Auftrag – transparent zu machen (siehe ■ Abb. 14.2; GKV-Spitzenverband 2021b, 2022b).

Der Pflegebedarf variiert sowohl zwischen einzelnen Patientinnen und Patienten als auch im Zeitverlauf des Krankenhausaufenthalts. Durch das skizzierte Verfahren würde sichergestellt, dass ein Instrument in allen bettenführenden Bereichen im Krankenhaus zu jeder Zeit (tagsüber und nachts) angewendet werden kann. Zudem soll das Verfahren den Qualifikationsmix der Pflegekräfte pflegebedarfsgerecht berücksichtigen. Für eine gute

pflegerische Versorgung der Patientinnen und Patienten ist der Qualifikationsmix im Pflegeteam aus Pflegefachkräften, Pflegehilfskräften und Personen der akademischen Pflegeberufe ein zentraler Aspekt.

Im Ergebnis soll das PePiK-Verfahren den Pflegepersonalbedarf auf einer Station und an einem Krankenhausstandort im Abgleich mit dem jeweils tatsächlich eingesetzten Pflegepersonal abbilden können. Dem Pflegemanagement im Krankenhaus wäre dadurch ein Monitoring des Personaleinsatzes entsprechend dem ermittelten Bedarf in Echtzeit möglich. Das schafft einerseits eine fundierte Planungsgrundlage für den Personalaufbau und -einsatz differenziert nach den unterschiedlichen Qualifikationen und andererseits kann bei kurzfristigen Personalausfällen umgehend gehandelt werden. Für die Patientinnen und Patienten würde sich dadurch die pflegerische Versorgung und für die Pflegekräfte die Arbeitssituation verbessern.

Pflegebedarf und Pflegeleistungen werden in den Krankenhäusern bislang nicht einheitlich dokumentiert. Das Verfahren zur Pflegepersonalbemessung gemäß dem ursprünglichen § 137k SGB V bringt eine digitale und standardisierte Pflegedokumentation mit sich. Dadurch könnte die Doppeldokumentation, die es in der Krankenhauspflege aufgrund unterschiedlicher Erfordernisse gibt, endgültig abgeschafft werden. Die Informationen sowohl für die Personalbemessung als auch für Qualitätssicherungsprozesse wären aus der standardisierten digitalen Pflegedokumentation ableitbar. Die Pflegepersonalbemessung an sich wäre frei von bürokratischem Aufwand und stünde im Einklang mit den Digitalisierungsvorhaben in Krankenhäusern. Die Förderkriterien zur Digitalisierung der Kliniken mit den Mitteln des Krankenhauszukunftsfonds sehen hohe Standards in der digitalen Pflegedokumentation vor. Damit würden beide Prozesse Hand in Hand gehen.

Mit dem PePiK-Ansatz wird auch das Ziel verfolgt, den Pflegekräften ein Dokumentationsinstrument an die Hand zu geben, das sich an einer Pflege orientiert, wie sie in der Ausbildung vermittelt wird. Das Instrument soll konform zur Ausbildungs- und Prüfungsverordnung für die Pflegeberufe sein, wonach das Planen, Organisieren, Gestalten, Durchführen, Steuern und Evaluieren von Pflegeprozessen zu den Kernkompetenzen zählt. Die Einführung einer bundeseinheitlichen Terminologie und einer darauf basierten Pflegepersonalbemessung könnte somit ein Quantensprung für die Qualität der Pflegedokumentation in Deutschland und damit verbunden für die Pflegequalität im Krankenhaus sein. Dabei ist auch eine regelmäßige Weiterentwicklung des Verfahrens im Sinne eines lernenden Systems vorzusehen.

14.3.2 PPR 2.0

Im Rahmen der Konzertierten Aktion Pflege des Jahres 2019 verpflichteten sich die DKG, die Gewerkschaft ver.di, und der DPR dazu, gemeinsam einen Interims-Vorschlag für ein Pflegepersonalbemessungsinstrument für das Krankenhaus vorzulegen (BMG 2019). Anfang 2020 wurde von den drei Partnern die PPR 2.0 als eine aktualisierte Pflegepersonalregelung PPR aus dem Jahr 1993 und Eckpunkte zur Umsetzung präsentiert (DKG et al. 2020). Die Protagonisten dieses Ansatzes versprechen sich eine qualitativ hochwertige Pa-

tientenversorgung, eine hohe Patientensicherheit und die Entlastung des Pflegepersonals.

Im Vergleich zur ursprünglichen PPR mit neun Schweregradgruppen (vgl. ▶ Abschn. 14.2.1) wurde die PPR 2.0 auf 16 Schweregradgruppen der allgemeinen und speziellen Pflege erweitert. Prinzipiell beibehalten wurde die individuelle tägliche Einstufung der Patientinnen und Patienten durch die Pflegekräfte. Die neuen Gruppen A4 und S4 erlauben die Einstufung von Patientinnen und Patienten mit hochkomplexem Pflegebedarf (PKMS). Durch eine Erhebung und Berücksichtigung des Barthel-Index sind auch vulnerable Patientengruppen abgebildet. Außerdem wurden die Tag- und Nachtschicht analog zur Pflegepersonaluntergrenzen-Verordnung und die Minutenwerte auf Basis pflegerischer Entwicklungen angepasst (Gaß 2020).

Nach den Eckpunkten von DKG, DPR und ver.di vom Juni 2022 ist für die Kinder- und Jugendmedizin die von der Gesellschaft der Kinderkrankenhäuser und Kinderabteilungen in Deutschland e. V. entwickelte „Kinder-PPR 2.0 2021" vorgesehen und für Intensivstationen das Instrument „INPULS®" (DKG et al. 2022). Die Nachtschicht soll weiterhin über die Pflegepersonaluntergrenzen nach § 137i SGB V reguliert werden. Die PPR 2.0 soll als Ganzhausansatz und retrospektiv erfasst werden. Das bedeutet, der Pflegebedarf wird über einen Zeitraum erhoben und daraus ein Personalbedarf in Vollkräften abgeleitet. Springerpools, Ausfallzeiten und vorhersehbare Änderungen in den Patientenzahlen werden einberechnet und der so summierte Pflegebedarf des gesamten Krankenhauses im Folgejahr auf die Stellenpläne der einzelnen Abteilungen verteilt (DKG et al. o.J.).

Als Personal anrechenbar sind laut dem Eckpunktepapier Pflegefachkräfte mit dreijähriger Ausbildung und Pflegehilfskräfte. Medizinische Fachangestellte, Anästhesietechnische Assistenzen und Notfallsanitäter sowie weitere Gesundheitsfachberufe können entsprechend der Regelungen im Pflegebudget als Pflegehilfskräfte eingesetzt werden. Refinanziert werden sollen die examinierten Pflegefachkräfte bis zum durch PPR 2.0 ermittelten Personalbedarf. Auch Pflegehilfskräfte sollen bis zu 5 % oberhalb des Wertes refinanziert werden (DKG et al. 2022).

DKG, DPR und ver.di haben sich für die PPR 2.0 als Interimslösung starkgemacht, um die Pflege zukünftig besser am Pflegebedarf auszurichten. Sie ist aber in ihrer jetzigen Form auch limitiert. Ihre Systematik erlaubt keine ausreichenden Weiterentwicklungsmöglichkeiten für zukünftige Bedarfe und sie bietet keine Möglichkeiten für Qualitätsanreize für die pflegerische Versorgung. Die PPR 2.0 sieht derzeit noch keinen bedarfsgerechten Qualifikationsmix vor. Aus dem Pflegebedarf wird lediglich eine Pflegezeit abgeleitet, nicht aber, welche Kompetenzen es für die qualifizierte Versorgung der Patientinnen und Patienten braucht. Um dies zu erreichen, müsste die PPR 2.0 weiterentwickelt werden, damit ermittelt werden kann, wie das Pflegeteam aus Pflegeassistenz, Pflegefachkraft und akademischer Pflegekraft abhängig vom Patientenbedarf zusammengesetzt sein muss. Für die Pflegekräfte bedeutet diese Art des Qualifikationsmix, dass sie entsprechend ihren Fähigkeiten eingesetzt werden. Für sie könnte damit Über- oder Unterforderung vermieden werden. Auf Organisationsebene sind damit Konzepte für Fort- und Weiterbildung, Karrierewege, Personal- und Kompetenzentwicklung ableitbar. Mit der Karriereperspektive könnte die Berufstätigkeit in der Pflege attraktiver werden.

Limitationen der PPR 2.0 bestehen auch darin, dass die Nachtschicht als wichtige Phase der pflegerischen Versorgung nicht abbildbar ist. Gleiches gilt für die Intensivversorgung: „INPULS®" ist ein zusätzliches Instrument und müsste neben der PPR 2.0 und Kinder-PPR 2.0 eingeführt werden. Bereits die Anwendung von PPR 2.0 und Kinder-PPR 2.0 muss aber flächendeckend geschult werden, um eine einheitliche Einstufung der Patientinnen und Patienten zu erreichen. Die ursprüngliche PPR wird nur in einem Teil der Krankenhäuser angewendet, die unmittelbare Umsetzung ist also nicht flächendeckend voraussetzbar. Reproduzierbarkeit und Nach-

vollziehbarkeit sind für ein Instrument mit sanktionsbewehrten Personalvorgaben Grundvoraussetzung.

Es wird erwartet, dass die Anwendung der PPR 2.0 aufzeigt, dass rund 40.000 Pflegekräfte fehlen (Gaß 2020). Diese sind auf dem Arbeitsmarkt aktuell nicht vorhanden. Allerdings stellt eine Studie der Hans-Böckler-Stiftung (Auffenberg et al. 2022) fest, dass durch bessere Arbeitsbedingungen die Rückkehr von bis zu 300.000 Vollkräften möglich wäre. Diese kehren entweder in den Beruf zurück oder stocken ihre Teilzeitbeschäftigung auf. Insbesondere hält die Studie fest, dass „bedarfsgerechte Instrumente der Personalbemessung einer der stärksten Motivationsfaktoren sowohl für die Rückkehr in den Pflegeberuf als auch für eine Stundenerhöhung sind." (Auffenberg et al. 2022, S. 82) Eine systematische Pflegepersonalbedarfsbemessung nach PPR 2.0 bedeutet aber nur, dass der Personalbedarf auf Basis des tatsächlichen Pflegebedarfs geschätzt werden kann. Dadurch werden die Arbeitsbedingungen noch nicht verbessert. Dies müsste nachlaufend erfolgen, wenn die durch PPR 2.0 ermittelten stationsbezogenen Ergebnisse als Steuerungsgrundlage für die Personalplanung verbindlich herangezogen werden.

Der Bundesgesundheitsminister der vergangenen Legislaturperiode war von dem Anfang 2020 vorgelegten Konzept der drei Partner zu PPR 2.0 nicht überzeugt und bewertete es als nicht ausgereift. Die Ampelkoalitionäre der 20. Legislaturperiode verankerten allerdings im Koalitionsvertrag vom 07.12.2021 die Einführung der PPR 2.0 als Übergangsinstrument mit dem Ziel eines bedarfsgerechten Qualifikationsmix (SPD, Bündnis 90/Die Grünen, FDP 2021).

14.3.3 Krankenhauspflegeentlastungsgesetz

Mit dem KHPflEG wird der bestehende § 137k SGB V ab 2023 neu gefasst, wonach anstelle der Entwicklung und Erprobung eines wissenschaftlich fundierten Verfahrens (PePiK-Ansatz) eine Pflegepersonalbemessung nach PPR 2.0 und Kinder-PPR 2.0 eingeführt wird. Ziel ist, auf Grundlage der PPR 2.0 zu einem Pflegepersonalaufbau zu kommen. Zudem wird in dem neuen § 137l SGB V ein Weiterentwicklungsauftrag der Pflegepersonalbemessung nach PPR 2.0 und Kinder-PPR 2.0 an die Selbstverwaltungspartner auf Bundesebene gesetzlich verankert.

Zugelassene Krankenhäuser sollen nun verpflichtet werden, eine angemessene Personalausstattung auf PPR 2.0-Niveau vorzuhalten und das erforderliche Personal für eine bedarfsgerechte Pflege sicherzustellen. Dafür haben Krankenhäuser folgende Angaben zu bettenführenden Stationen der somatischen Versorgung von Erwachsenen und Kindern an das InEK zu übermitteln:

- die Anzahl der eingesetzten Pflegekräfte,
- den Pflegebedarf der Patientinnen und Patienten sowie
- die Anzahl der auf Grundlage des Pflegebedarfs einzusetzenden Pflegekräfte.

Die Krankenhäuser haben die Anzahl der eingesetzten Pflegekräfte schrittweise an die Anzahl der einzusetzenden Pflegekräfte anzupassen.

Auch für die intensivmedizinische Versorgung von Erwachsenen soll es Vorgaben geben, die sich an dem Instrument INPULS® orientieren. Die Konzepte PPR 2.0 und Kinder PPR 2.0 sollen im Vorfeld der Umsetzung mindestens drei Monate in einer repräsentativen Anzahl an Krankenhäusern im Auftrag des BMG im Zeitraum von Ende Januar bis Ende August 2023 erprobt werden. Unter Berücksichtigung der Ergebnisse der Erprobungsphase kann das BMG mit Zustimmung des Bundesrates und im Einvernehmen mit dem Bundesministerium der Finanzen durch Rechtsverordnung bis zum 30.11.2023 konkrete Vorgaben zur Umsetzung bestimmen. Neben den zu ermittelnden Kennzahlen zum Pflegebedarf und Personaleinsatz soll unter anderem auch die bedarfsgerechte personelle Zusammensetzung des Pflegepersonals basierend auf dessen

Qualifikationen geregelt werden. Zudem soll im Zeitraum von Ende Oktober 2023 bis Ende August 2024 das Verfahren für die intensivmedizinische Versorgung von Erwachsenen (INPULS®) entwickelt und modellhaft erprobt werden. Nachdem erstmals Daten über die Anzahl der eingesetzten und der nach Pflegebedarf erforderlichen Pflegekräfte vorliegen, hat das BMG einen konkreten Erfüllungsgrad festzulegen, um die Ist-Personalbesetzung schrittweise auf die gemessene Soll-Personalbesetzung anzuheben. Erfüllen Krankenhäuser die Vorgaben nicht, soll es zu Sanktionen kommen.

Mit dem neuen § 137l SGB V soll die Pflegepersonalbemessung nach PPR 2.0 und Kinder-PPR 2.0 bis Ende 2024 wissenschaftlich weiterentwickelt werden. Hierfür haben der GKV-Spitzenverband, der Verband der Privaten Krankenversicherung und die Deutsche Krankenhausgesellschaft analog dem ursprünglichen § 137k SGB V (Fassung bis Dezember 2022) eine wissenschaftliche Einrichtung oder Sachverständige zu beauftragen. Insbesondere sollen dabei der Qualifikationsmix und die standardisierte und digitale Anwendung berücksichtigt sowie Vorschläge zur Personalbemessung in Notaufnahmen vorgelegt werden.

Ob ein Pflegepersonalaufbau mit dem umstrittenen Konzept der PPR 2.0 erreicht werden kann, ist fraglich und bleibt abzuwarten. Zunächst wird auf die Pflegekräfte ein zusätzlicher Dokumentationsaufwand zukommen: Sie müssen täglich den Pflegebedarf aller Patientinnen und Patienten erfassen und für diese Aufgabe auch geschult werden.

14.4 Ausblick

Die in diesem Beitrag dargestellten gesundheitspolitischen Maßnahmen offenbaren, dass in Deutschland in den letzten dreißig Jahren schon viel versucht wurde, um zu einer zufriedenstellenden pflegerischen Versorgung in den Krankenhäusern zu kommen. Ein Instrument folgt dem anderen, ohne dass bislang nachhalti-

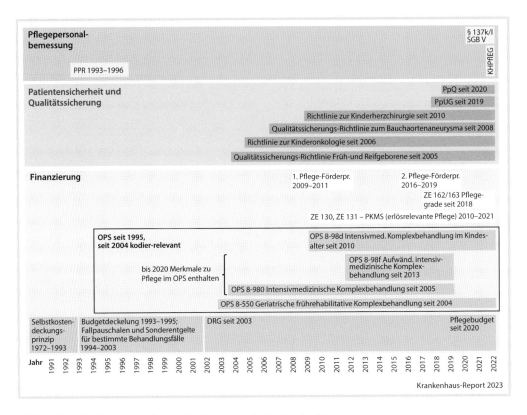

◘ Abb. 14.3 Regelungen zur pflegerischen Versorgung in den Krankenhäusern

ge positive Effekte in allen Bereichen der Pflege festgestellt werden könnten (vgl. ◘ Abb. 14.3 und 14.4). Seit dem Ende der 18. Legislaturperiode, als der Deutsche Bundestag die Pflegepersonaluntergrenzen auf den Weg brachte, scheint sich der Prozess der Gesetzesnovellierungen sogar noch zu beschleunigen. Das Nebeneinander der Maßnahmen von Personal- und Qualitätsvorgaben einerseits und Vergütungsmechanismen andererseits lässt ein stimmiges Gesamtkonzept für die pflegerische Versorgung und die Pflegekräfte in den Kliniken vermissen. Hinzu kommen die mittlerweile an allen Orten spürbaren Auswirkungen der demographischen Entwicklung in Deutschland: Weniger Arbeitskräften wegen der geburtenschwachen Jahrgänge ab den 1970er Jahren stehen mehr und mehr hochbetagte, multimorbide Patientinnen und Patienten gegenüber. Ob

die starken Migrationsbewegungen hier abmildernd wirken, ist derzeit offen.

Bemerkenswert ist, dass trotz dieser „Dauerkrise" bislang keine ordnungspolitischen Maßnahmen auf den Weg gebracht wurden, aus denen die Pflege und die Pflegekräfte gestärkt hervorgegangen wären. Die meisten der in den ► Abschn. 14.2 und 14.3 vorgestellten Instrumente lassen sich in zwei Kategorien bündeln: Bei den Instrumenten PPR/PPR 2.0, den Pflegestellenförderprogrammen und dem Pflegebudget geht es maßgeblich um die Finanzierung der Pflegestellen und einen Personalaufbau. Die Maßstäbe zur Bemessung unterscheiden sich lediglich:

— Bei der PPR/PPR 2.0 ist es der Pflegebedarf der zu versorgenden Patienten,

— bei den Förderprogrammen das normativ festgesetzte finanzielle Fördervolumen als

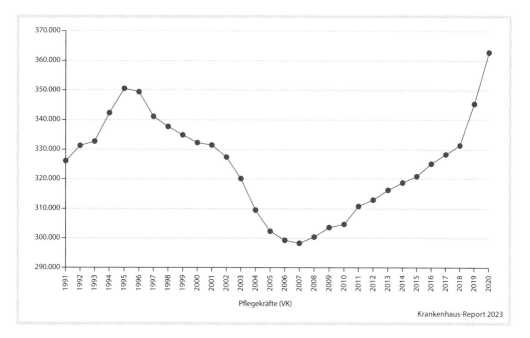

◘ Abb. 14.4 Pflegepersonalentwicklung in den Krankenhäusern seit den 1990er Jahren (Quelle: Destatis Krankenhausstatistik – Grunddaten der Krankenhäuser, Pflege- dienst Krankenhaus – Krankenhäuser Personal Vollkräfte u. a. nach Einrichtungsmerkmalen (gbe-bund.de))

Add-on zur Finanzierung über das Fallpauschalensystem und

– beim Pflegebudget die frei von Wirtschaftlichkeitskriterien geregelte Finanzierung; dessen Effekt wird jedoch durch die angespannte Arbeitsmarktsituation limitiert.

Dem Pflegepersonal selbst kommt in diesen ordnungspolitischen Konstrukten die Rolle eines Kostenfaktors im Krankenhaus zu.

Die zweite Kategorie umfasst normative Vorgaben, die auf ein bestimmtes (qualitatives) Versorgungsniveau zielen. Hierzu können die Vorschriften im OPS, in den Richtlinien des G-BA oder in der Pflegepersonaluntergrenzen-Verordnung gezählt werden. Auch der bislang nicht in Gänze umgesetzte Pflegequotient kann dieser Kategorie zugeordnet werden. Der Blick auf das pflegerische Geschehen ist hier eher defizitorientiert: Man beobachtet Versorgungsmängel und möchte diese über Mindestvorgaben korrigieren. Eine Sonderstellung nimmt lediglich die an den Pflege-

gekomplexmaßnahmen-Score gebundene Zusatzvergütung für hochaufwendige Pflege ein. Hier wurde mit Pflegediagnosen und Pflegeleistungen das eigentliche pflegerische Geschehen durch die Pflegefachkräfte in den Mittelpunkt gerückt und über Zusatzentgelte entlohnt. Das ist bislang die einzige Regelung, die die Pflege als Teil der Wertschöpfung eines Krankenhauses in einer ordnungspolitischen Maßnahme sichtbar machte.

Der Auftrag des Deutschen Bundestags aus der 19. Legislaturperiode, über den § 137k SGB V eine moderne Pflegepersonalbedarfsermittlung auf den Weg zu bringen, bot erstmals die Chance, die Pflegekräfte mit ihrem unverzichtbaren Beitrag in der Patientenversorgung und ihren maßgeblichen Pflegetätigkeiten in den Mittelpunkt zu rücken. Diesem Auftrag hatten sich die Selbstverwaltungspartner auf Bundesebene unter Beteiligung von Fachexperten aus der Pflegepraxis gestellt. Ausgehend von einer digitalen Pflegedokumentation mit bundeseinheitlich festgelegten Katalogen von Pflegediagnosen und maßgeblichen Pflegetätigkeiten sollten unter Berücksichtigung nicht nur der Pflegefachkräfte und Pflegehilfskräfte, sondern erstmals auch der akademischen Pflegeberufe die Pflege qualitativ gestärkt und eine bürokratiearme Pflegepersonalbedarfsermittlung entwickelt werden. Hierbei war auch der Gedanke leitend, eine Grundlage zu schaffen, über die die unterschiedlichen ordnungspolitischen Ansätze in den Bereichen Qualitätssicherung und Vergütung eines Tages integriert werden können. Dieser vielversprechende Ansatz wurde jedoch schon im Vorfeld der Auftragsvergabe an die Wissenschaft durch ministerielles Agieren in der laufenden Wahlperiode jäh abgebrochen und schließlich über das KHPflEG abgeschafft.

Bleibt abschließend die Frage, was man aus den letzten drei Jahrzehnten lernen kann. Welche Kriterien müssen erfüllt werden, wenn es einmal zur Trendumkehr für die Pflegekräfte in den Kliniken und zu einer nachhaltig bedarfsgerechten und qualitativ hochwertigen pflegerischen Versorgung in den Kliniken kommen soll? Ordnungspolitische Mechanismen müssen darauf abzielen, dass der Pflegeberuf attraktiv wird, indem den Pflegekräften in den Krankenhäusern ausreichend Zeit und Raum gegeben wird, ihrem pflegefachlichen Standard gerecht zu werden und diesen weiter voranzubringen. Das schließt attraktive Ausbildungs- und Weiterqualifizierungsmöglichkeiten und damit Karrierechancen mit ein. Auch die akademischen Pflegeberufe dürfen aus dem Krankenhaus der Zukunft nicht mehr wegdenkbar sein. Mit einem solchen Professionalisierungsschritt geht die vollständige digitale Pflegedokumentation einher, ergänzt um kluge qualitätssichernde Funktionen. Und zwei weitere wesentliche Aspekte, die für die ärztlichen Leistungen in den Kliniken seit langem und unangefochten bestehen, müssen berücksichtigt werden: Das eine ist die Transparenz des pflegerischen Geschehens gegenüber den Patientinnen und Patienten beziehungsweise Bürgerinnen und Bürgern. Das andere ist das Sichtbarwerden der Pflege auf der Einnahmeseite der Kliniken, sodass die verant-

wortlichen Klinikgeschäftsführenden ein Interesse und einen Anreiz haben, sich dauerhaft für eine gute und qualifizierte Pflege einzusetzen. Erst wenn all diese Kriterien berücksichtigt werden, erhält die Pflege den Stellenwert, den sie verdient.

Literatur

AGKAMED AG OPS 9-20 (2013) PKMS-Dokumentation. Dokumentationsverhalten und Dokumentations-MEHR-aufwand, Umfrageergebnisse zum Dokumentationsaufwand und dem Dokumentationsverhalten in Krankenhäusern. http://www.pro-pflege.eu/files/inhalte/stellungnahmen/Pelchen-et-al-Dokumentationsaufwand-2013.pdf (Erstellt: 1. Mai 2013). Zugegriffen: 20. Sept. 2022

Auffenberg J, Becka D, Evans M, Kokott N, Schleicher S, Braun E (2022) „Ich pflege wieder, wenn …" Potenzialanalyse zur Berufsrückkehr und Arbeitszeitaufstockung von Pflegefachkräften. https://www.arbeitnehmerkammer.de/fileadmin/user_upload/Downloads/Politik/Rente_Gesundheit_Pflege/Bundesweite_Studie_Ich_pflege_wieder_wenn_Langfassung.pdf. Zugegriffen: 21. Sept. 2022

Bundesministerium für Gesundheit (2019) Konzentrierte Aktion Pflege Vereinbarungen der Arbeitsgruppen 1 bis 5. https://www.bundesgesundheitsministerium.de/fileadmin/Dateien/3_Downloads/K/Konzertierte_Aktion_Pflege/191129_KAP_Gesamttext__Stand_11.2019_3._Auflage.pdf. Zugegriffen: 20. Sept. 2022

Deutsche Krankenhausgesellschaft Deutscher Pflegerat, ver.di (2020) Pressemitteilung. DKG, DPR und ver.di verständigen sich auf Pflegepersonalbedarfsbemessungsinstrument. Neue Vorgaben sollen bedarfsgerechte Pflege sichern. https://www.dkgev.de/fileadmin/default/Mediapool/2_Themen/2.5._Personal_und_Weiterbildung/2.5.0._PPR_2.0/Gemeinsame_Pressemitteilung_Vorstellung_Pflegepersonalbedarfsbemessungsinstrument.pdf. Zugegriffen: 21. Sept. 2022

Deutsche Krankenhausgesellschaft, Deutscher Pflegerat, ver.di (2022) Anwendungsvorschriften für die Pflege-Personalregelung 2.0. Eckpunkte Gesetzesauftrag Umsetzung PPR 2.0. https://www.dkgev.de/fileadmin/default/Mediapool/2_Themen/2.5._Personal_und_Weiterbildung/2.5.0._PPR_2.0/20220623_Eckpunkte_Gesetzesauftrag_Umsetzung_PPR_2.0.pdf. Zugegriffen: 21. Sept. 2022

Deutsche Krankenhausgesellschaft, Deutscher Pflegerat, ver.di Anwendungsvorschriften für die Pflege-Personalregelung 2.0. https://www.dkgev.de/fileadmin/default/Mediapool/2_Themen/2.5._Personal_und_Weiterbildung/2.5.0._PPR_2.0/

14

RS297-21_Anlage_1_Nutzungshinweise_PPR_2.0. pdf. Zugegriffen: 21. Sept. 2022

Fraktion der CDU/CSU, SPD und F.D.P. (1992) Entwurf eines Gesetzes zur Sicherung und Strukturverbesserung der gesetzlichen Krankenversicherung (Gesundheits-Strukturgesetz) vom 05.11.1992, Bundesdrucksache 12/3608, S 143–146

Fraktion der CDU/CSU und F.D.P. (1996) Entwurf eines Zweiten Gesetzes zur Neuordnung von Selbstverwaltung und Eigenverantwortung in der gesetzlichen Krankenversicherung (2. GKV-Neuordnungsgesetz – 2. GKV NOG) vom 12.11.1996, Bundesdrucksache 13/6087, S 36

Gaß G (2020) PPR 2.0: Ablösung für die Pflegepersonaluntergrenzen. Das Krankenhaus 2:114–117. https://www.dkgev.de/fileadmin/default/Mediapool/2_Themen/2.5._Personal_und_Weiterbildung/2.5.0._PPR_2.0/Politik-PPR-Gass_gedruckt.pdf. Zugegriffen: 21. Sept. 2020

Gemeinsamer Bundesausschuss (2021) Beschluss des Gemeinsamen Bundesausschusses über die Veröffentlichung der übergreifenden Berichtsteile der Berichte zum Klärenden Dialog der Lenkungsgremien 2020 nach § 8 Absatz 11 der Qualitätssicherungs-Richtlinie Früh- und Reifgeborene/QFR-RL sowie einer Kommentierung vom 15. Apr. 2021. https://www.g-ba.de/downloads/39-261-4796/2021-04-15_QFR-RL_Berichte-klaerender-Dialog.pdf. Zugegriffen: 19. September 2022

Gemeinsamer Bundesausschuss (2022a) Richtlinie des Gemeinsamen Bundesausschusses über Maßnahmen zur Qualitätssicherung für die stationäre Versorgung bei der Indikation Bauchaortenaneurysma (Qualitätssicherungs-Richtlinie zum Bauchaortenaneurysma, QBAA-RL) in der Fassung vom 13. März 2008 zuletzt geändert am 21.04.2022, veröffentlicht im Bundesanzeiger (BAnz AT 23. Juni 2022 B3). https://www.g-ba.de/downloads/62-492-2853/QBAA-RL_2022-04-21_iK-2022-04-01.pdf. Zugegriffen: 19. September 2022

Gemeinsamer Bundesausschuss (2022b) Richtlinie des Gemeinsamen Bundesausschusses nach § 137 Abs. 3 SGB V zu Kontrollen des Medizinischen Dienstes nach § 275a SGB V (MD-Qualitätskontroll-Richtlinie, MD-QK-RL) in der Fassung vom 21. Dez. 2017 zuletzt geändert am 20. Jan. 2022 und 19. Mai 2022 veröffentlicht im Bundesanzeiger (BAnz AT 16. Aug. 2022 B3). https://www.g-ba.de/downloads/62-492-2906/MD-QK-RL_2022-01-20_iK-2022-08-17.pdf. Zugegriffen: 19. September 2022

Gemeinsamer Bundesausschuss (2022c) Richtlinie des Gemeinsamen Bundesausschusses über Maßnahmen zur Qualitätssicherung für die stationäre Versorgung von Kindern und Jugendlichen mit hämatoonkologischen Krankheiten gemäß § 108 SGB V zugelassene Krankenhäuser (Richtlinie zur Kinderonkologie, KiOn-RL) in der Fassung vom 16. Mai 2006 zu-

letzt geändert am 21. Apr. 2022 veröffentlicht im Bundesanzeiger (BAnz AT 23. Juni 2022 B3). https://www.g-ba.de/downloads/62-492-2851/KiOn-RL_2022-04-21_iK-2022-04-01.pdf. Zugegriffen am 20. September 2022

Gemeinsamer Bundesausschuss (2022d) Richtlinie des Gemeinsamen Bundesausschusses über Maßnahmen zur Qualitätssicherung der Versorgung von Früh- und Reifgeborenen gemäß § 136 Abs. 1 Nr 2 SGB V in Verbindung mit § 92 Abs. 1 Satz 2 Nummer 13 SGB V (Qualitätssicherungs-Richtlinie Früh- und Reifgeborene/QFR-RL) in der Fassung vom 20. September 2005 zuletzt geändert am 21. Apr. 2022 veröffentlicht im Bundesanzeiger (BAnz AT 23. Juni 2022 B3). https://www.g-ba.de/downloads/62-492-2849/QFR-RL_2022-04-21_iK-2022-04-01.pdf. Zugegriffen: 19. September 2022

Gemeinsamer Bundesausschuss (2022e) Beschluss des Gemeinsamen Bundesausschusses über die Freigabe des Berichts zum Umsetzungsgrad der Qualitätssicherungs-Richtlinie Früh- und Reifgeborene (QFR-RL): Ergebnisse für die Erfassungsjahre 2019 und 2020 zur Veröffentlichung vom 16.06.2022. https://www.g-ba.de/downloads/39-261-5478/2022-06-16_QFR-RL_Freigabe_IQTIG-Bericht-Umsetzungsgrad-EJ2019-2020.pdf. Zugegriffen: 19. Sept. 2022

Gemeinsamer Bundesausschuss (2022f) Beschluss des Gemeinsamen Bundesausschusses über die Freigabe des Berichts zum Umsetzungsgrad der Qualitätssicherung-Richtlinie Früh- und Reifgeborene (QFR-RL): Ergebnisse für die Erfassungsjahre 2017 und 2018 zur Veröffentlichung vom 16.06.2022. https://www.g-ba.de/downloads/39-261-5476/2022-06-16_QFR-RL_Freigabe_IQTIG-Bericht-Umsetzungsgrad-EJ2017-2018.pdf. Zugegriffen: 19. Sept. 2022

GKV-Spitzenverband (2013) Abschlussbericht des GKV-Spitzenverbandes zum Pflegesonderprogramm gemäß § 4 Abs. 10 Satz 12 KHEntgG (Förderjahre 2009 bis 2011) vom 30.06.2013. https://gkv-spitzenverband.de/media/dokumente/krankenversicherung_1/krankenhaeuser/budgetverhandlungen/pflegesonderprogramm/KH_Pflegesonderprogramm_Abschlussbericht_2013_06_30.pdf. Zugegriffen: 19. Sept. 2022

GKV-Spitzenverband (2021a) Zwischenbericht des GKV-Spitzenverbandes zum Pflegestellen-Förderprogramm in den Förderjahren 2016 bis 2019 vom 31.08.2021. https://gkv-spitzenverband.de/media/dokumente/krankenversicherung_1/krankenhaeuser/budgetverhandlungen/pflegesonderprogramm/20210831_KH_Bericht_Pflegestellen-Foerderprogramm_2016-2019.pdf. Zugegriffen: 19. Sept. 2022

GKV-Spitzenverband (2021b) Drei Säulen für gute Pflege im Krankenhaus. Pressekonferenz, Berlin 26.08.2021.

https://gkv-spitzenverband.de/gkv_spitzenverband/presse/pressekonferenzen_gespraeche/2021/20210826_pk_kh_pflege.jsp. Zugegriffen: 20. Sept. 2022

GKV-Spitzenverband (2022a) Auswertung der Daten nach § 21 KHEntgG. GKV-Spitzenverband, Berlin

GKV-Spitzenverband (2022b) Ermittlung des Pflegepersonalbedarfs – Qualitätsschub für die Krankenhauspflege. 90 Prozent, Februar 2022. https://www.gkv-90prozent.de/ausgabe/26/meldungen/26_pflegepersonalbedarfsermittlung.html. Zugegriffen: 20. Sept. 2022

Leber W-D, Vogt C (2020) Reformschwerpunkt Pflege: Pflegepersonaluntergrenzen und DRG-Pflege-Split. In: Klauber J, Geraedts M, Friedrich J, Wasem J, Beivers A (Hrsg) Krankenhaus-Report 2020. Springer, Berlin, S 111–144

Medizinischer Dienst Bund (2022) Bericht über die im Jahr 2021 durchgeführten Qualitätskontrollen vom 17.06.2022. https://www.g-ba.de/downloads/17-98-5368/2022-06-17-MD-Bund-Bericht-2021_MD-QK-RL.pdf. Zugegriffen: 30. Nov. 2022

Medizinischer Dienst Nordrhein (2021) Report Strukturprüfungen in Krankenhäusern 2021. Report_Strukturpruefungen_2021.pdf. Zugegriffen: 09.2022

PpUGV (2020) Verordnung zur Festlegung von Pflegepersonaluntergrenzen in pflegesensitiven Bereichen in Krankenhäusern für das Jahr 2021 (Pflegepersonaluntergrenzen-Verordnung – PpUGV) vom 09.11.2020. BGBl. I, S 2357–2385

PpUGV (2021) Erste Verordnung zur Änderung der Pflegepersonaluntergrenzen-Verordnung vom 08.11.2021. BGBl. I, S 4792–4829

PpUGV (2022a) Zweite Verordnung zur Änderung der Pflegepersonaluntergrenzen-Verordnung vom 09.11.2022. BAnz AT 09.11.2022 V1

PpUGV (2022b) Dritte Verordnung zur Änderung der Pflegepersonaluntergrenzen-Verordnung vom 15.12.2022. BAnz AT 16.12.2022 V2

SPD, Bündnis 90/Die Grünen, FDP (2021) Mehr Fortschritt wagen. Bündnis für Freiheit, Gerechtigkeit und Nachhaltigkeit. Koalitionsvertrag 2021–2025 zwischen SPD, Bündnis90/Die Grünen. https://www.bundesregierung.de/resource/blob/974430/1990812/04221173eef9a6720059cc353d759a2b/2021-12-10-koav2021-data.pdf?download=1. Zugegriffen: 21. Sept. 2022

Trewendt C, Doumit A (2020) Pflegepersonaluntergrenzen: ein Instrument mit Reformbedarf? GuS 74:85–92

Wieteck P (2012) Nur keine Angst. F W Führen Wirtsch Krankenh 1:60–62

14

Vergütung der Pflege im Krankenhaus: neue Ansätze

Boris Augurzky und Sabine Finke

Inhaltsverzeichnis

© Der/die Autor(en) 2023
J. Klauber et al. (Hrsg.), *Krankenhaus-Report 2023*, https://doi.org/10.1007/978-3-662-66881-8_15

■ ■ **Zusammenfassung**

Die Vergütung der Pflege im Krankenhaus steht seit vielen Jahren auf dem Prüfstand. Durch Maßnahmen wie beispielsweise die Pflegekomplexmaßnahmen-Scores gelang es nicht, eine angemessene Vergütung der Pflege herbeizuführen. Idealerweise sollte sich die Vergütung der Pflege an der erbrachten Pflegequalität orientieren. Allerdings ist die Pflegequalität derzeit nicht in ausreichendem Maße messbar. Wenn davon auszugehen ist, dass die tatsächlich geleisteten Pflegeminuten mit der erbrachten Pflegequalität positiv korrelieren, können leistungsorientierte Modelle wie zum Beispiel die LEP eine Vergütungsoption sein. Wir schlagen indessen einen anderen pragmatischen Ansatz zur Vergütung der „Pflege am Bett" vor: die am Patienten erbrachten Pflegeminuten – differenziert nach Qualifikationsniveau. Sie könnten direkt mit den Krankenkassen abgerechnet werden. Damit würde die Pflege stärker erlösrelevant und einen deutlich höheren Stellenwert im Krankenhaus erhalten. Eine aufwandsarme Messung der Pflegeminuten ist über die Nutzung digitaler Techniken realisierbar. Pflegeleistungen, die nicht direkt am Patienten erbracht werden, würden pauschal im Rahmen der DRG vergütet. Dieses Modell kann je nach Verfügbarkeit von Qualitätsmessinstrumenten in der Pflege mit der Zeit erweitert werden, um damit auch die Pflegequalität zu vergüten.

The payment of nursing care in hospitals has been under scrutiny for many years. Instruments such as the "nursing complex measure scores" have not succeeded in bringing about appropriate remuneration for nursing care. Ideally, the payment of nursing care should be based on the quality of care provided. However, quality of care is currently not sufficiently measurable. If we assume that the minutes of care provided correlate positively with the quality of care, performance-based models such as LEP could be an option for remuneration. We propose a different pragmatic approach to the remuneration of "bedside care": the number of minutes of care provided to the patient – differentiated by the level of qualification. They could be billed directly to the health insurers. This would make nursing care more relevant to revenues, thus giving it a much higher status within the hospital. The use of digital technologies makes it easy to measure nursing minutes. Nursing services that are not provided directly to the patient would be reimbursed as part of the DRG. Depending on the availability of quality measurement instruments in nursing, this model can be expanded over time, so that the quality of nursing care can also be remunerated.

15.1 Bestandsaufnahme

In Deutschland wurde die Vergütung der Krankenhausleistungen im Jahr 2004 auf diagnosebezogene Fallpauschalen umgestellt (DRG[1]-System). Seitdem erhalten Krankenhäuser je DRG eine pauschale Vergütung, die sich an den durchschnittlichen Kosten zur Erbringung der Leistung orientiert. Das Krankenhaus entscheidet dabei selbst, welche Ressourcen es zur Erbringung der Leistung einsetzt. Damit wird ein starker Anreiz zur effizienten Leistungserbringung innerhalb des Krankenhauses gesetzt und bei gegebener Leistungsmenge erfolgt ein sparsamer Umgang mit den Ressourcen.

Gleichzeitig setzt das DRG-System für das einzelne Krankenhaus auch einen Anreiz zur Erlösmaximierung. Da sich die DRG-Fallpauschalen in erster Linie an Prozeduren orientiert haben, wird die Erlösmaximierung vor allem über den ärztlichen Dienst erreicht. Der Pflegebedarf eines Patienten oder einer Patientin findet in den DRG dagegen bis 2012 keine explizite Berücksichtigung. Die Pflege ist im DRG-System damit wenig erlösrelevant (Leber und Vogt 2020). Dies schafft einen Anreiz, den Personalmix im Krankenhaus zugunsten des ärztlichen und zu Lasten des Pflegediensts auszurichten.

---

1   Diagnosis related group.

Da die Investitionsfördermittel der Länder den Investitionsbedarf der Krankenhäuser zum Erhalt und zur Modernisierung ihrer Unternehmenssubstanz seit vielen Jahren nicht decken, muss ein Krankenhaus ausreichend hohe Überschüsse erwirtschaften, um investitionsfähig zu bleiben und am Markt bestehen zu können (Augurzky et al. 2021). Dies verstärkt den Anreiz, den Personalmix im Krankenhaus zugunsten des ärztlichen Dienstes auszurichten.

Während im Jahr 2003 – vor der Einführung der DRG – auf eine Vollkraft im ärztlichen Dienst 2,81 Vollkräfte im Pflegedienst kamen, waren es im Jahr 2018 nur 2,01 (Destatis 2022). Zwar ist im Jahr 2019 die Relation auf 2,06 und 2020 auf 2,12 gestiegen, was aber zu einem relevanten Teil auf Umbuchungseffekte im Vorfeld und während der Einführung des weiter unten erläuterten Pflegebudgets zurückzuführen sein dürfte (◨ Tab. 15.1). Die gesamte Zahl der Vollkräfte im Pflegedienst sank bis 2007, stieg 2008 leicht und 2009 stärker an, was auf das erste Pflegestellenförderprogramm 2009 zurückzuführen sein könnte. Das zweite Pflegestellenförderprogramm von 2016 könnte den überdurchschnittlichen Zuwachs der Zahl der Vollkräfte im Pflegedienst im Jahr 2016 erklären. Allerdings lag auch der Anstieg der Fallzahl in ähnlicher Größenordnung, sodass die Relation von Pflegedienst zu Fallzahl unverändert blieb.

Die Zahl der Vollkräfte je Fall ist im Pflegedienst seit Einführung des DRG-Systems bis etwa 2016 gesunken, was sich auf die Attraktivität des Pflegeberufs negativ auswirken kann. Im Jahr 2016 lag sie 10,1 % unter dem Niveau von 2003. Seitdem nimmt sie erstmals in relevanter Größenordnung zu, sodass sie 2018 noch 7,7 % unter dem Niveau von 2003 lag. In Bezug auf die Belegungstage blieb die Zahl der Vollkräfte im Pflegedienst bis etwa 2008 weitgehend konstant und ist seitdem deutlich gestiegen. 2018 war sie um 13,3 % höher als 2003. Anders im ärztlichen Dienst: Hier ist die Zahl der Vollkräfte je Fall seit 2003 deutlich

gestiegen – im Jahr 2020 lag sie um 55 % höher als 2003.[2]

Neben den erwähnten Pflegestellenförderprogrammen 2009 und 2016 wurde zur besseren Berücksichtigung der Pflege im DRG-System 2010 der Pflegekomplexmaßnahmenscore (PKMS) eingeführt. Er wurde zur Abbildung hochaufwendiger Pflegeleistungen unabhängig von der medizinischen Diagnose entwickelt. Damit ergab sich im DRG-System zum ersten Mal die Möglichkeit, Pflegeleistungen über ein Zusatzentgelt direkt zu vergüten. Allerdings betraf der PKMS lediglich circa 5 % der Krankenhausfälle und ist mit einem hohen bürokratischen Aufwand auf Seiten der Krankenhäuser verbunden. Seine Komplexität führt bei den Kostenträgern ebenfalls zu einem hohen Aufwand bei der Abrechnungsprüfung (Leber und Vogt 2020). In den Jahren 2017 bis 2019 wurde ein Pflegezuschlag in Höhe von 500 Mio. € jährlich gewährt.[3] 2018 fand eine Erweiterung der Möglichkeiten zur Abbildung des Pflegeaufwands innerhalb des DRG-Systems statt. Für festgelegte Gruppen von DRG wurde eine bürokratiearme Möglichkeit geschaffen, den Pflegeaufwand für bestimmte Pflegegrade, die in der Pflegeversicherung Anwendung finden, ab einer Verweildauer von fünf Tagen über ein Zusatzentgelt abzurechnen.

Die weiter anhaltende Kritik an der Belastung der Pflege in Krankenhäusern und die zunehmende Zahl an offenen Stellen, die nicht ohne Weiteres besetzt werden konnten, führte schließlich im Jahr 2018 zum Pflegepersonal-Stärkungsgesetz (PpSG) und der konzertierten Aktion Pflege. Mit dem PpSG wurden weitreichende Schritte zur Behebung des Fachkräftemangels in der Kranken- und Altenpflege eingeleitet. Neben Sofortmaßnahmen zur Ver-

---

2 Da es mit der Einführung des DRG-Systems zu einer veränderten Erfassung der Fallzahlen gekommen ist, sollte zusätzlich auch das Jahr 2005 als Ankerjahr für die zeitlichen Vergleiche in Betracht gezogen werden. Die im Text getroffenen qualitativen Aussagen würde in diesem Fall jedoch erhalten bleiben.

3 Er wurde über die Pflegepersonalkosten der Krankenhäuser verteilt.

Tab. 15.1 Veränderung der Zahl der Vollkräfte im ärztlichen und Pflegedienst 2003 bis 2020. (Quelle: Destatis: Grunddaten 2005 bis 2022, eigene Berechnungen)

Jahr	Fälle		Beleg.tage in Tsd.		VK PD		Je Tsd. Fälle		Je Tsd. Beleg.tage		VK ÄD		Je Tsd. Fälle		PD:ÄD
2003	**17.295.910**	**100,0**	**153.518**	**100,0**	**320.158**	**100,0**	**18,5**	**100,0**	**2.085**	**100,0**	**114.105**	**100,0**	**6,6**	**100,0**	**2,81**
2004	16.801.649	97,1	146.746	95,6	309.510	96,7	18,4	99,5	2.109	101,1	117.681	103,1	7,0	106,2	2,63
2005	16.539.398	95,6	143.244	93,3	302.346	94,4	18,3	98,8	2.111	101,2	121.610	106,6	7,4	111,5	2,49
2006	16.832.883	97,3	142.251	92,7	299.328	93,5	17,8	96,1	2.104	100,9	123.715	108,4	7,3	111,4	2,42
2007	17.178.573	99,3	142.893	93,1	298.325	93,2	17,4	93,8	2.088	100,1	126.000	110,4	7,3	111,2	2,37
2008	17.519.579	101,3	142.535	92,8	300.417	93,8	17,1	92,6	2.108	101,1	128.117	112,3	7,3	110,8	2,34
2009	17.817.180	103,0	142.414	92,8	303.656	94,8	17,0	92,1	2.132	102,2	131.227	115,0	7,4	111,6	2,31
2010	18.032.903	104,3	141.942	92,5	304.708	95,2	16,9	91,3	2.147	102,9	134.079	117,5	7,4	112,7	2,27
2011	18.344.156	106,1	141.676	92,3	310.817	97,1	16,9	91,5	2.194	105,2	138.955	121,8	7,6	114,8	2,24
2012	18.620.442	107,7	142.024	92,5	313.478	97,9	16,8	90,9	2.207	105,8	142.874	125,2	7,7	116,3	2,19
2013	18.787.168	108,6	141.340	92,1	316.275	98,8	16,8	90,9	2.238	107,3	146.988	128,8	7,8	118,6	2,15
2014	19.148.626	110,7	141.534	92,2	318.558	99,5	16,6	89,9	2.251	107,9	150.660	132,0	7,9	119,3	2,11
2015	19.239.574	111,2	141.281	92,0	320.905	100,2	16,7	90,1	2.271	108,9	154.364	135,3	8,0	121,6	2,08
2016	19.532.779	112,9	142.170	92,6	325.119	101,5	16,6	89,9	2.287	109,7	158.148	138,6	8,1	122,7	2,06
2017	19.442.810	112,4	141.152	91,9	328.327	102,6	16,9	91,2	2.326	111,5	161.208	141,3	8,3	125,7	2,04
2018	**19.392.466**	**112,1**	**140.225**	**91,3**	**331.370**	**103,5**	**17,1**	**92,3**	**2.363**	**113,3**	**164.636**	**144,3**	**8,5**	**128,7**	**2,01**
2019	19.415.555	112,3	139.268	90,7	345.407	107,9	17,8	96,1	2.480	118,9	167.952	147,2	8,7	131,1	2,06
2020	16.793.962	97,1	120.202	78,3	362.844	113,3	21,6	116,7	3.019	144,7	171.367	150,2	10,2	154,7	2,12

Krankenhaus-Report 2023

15

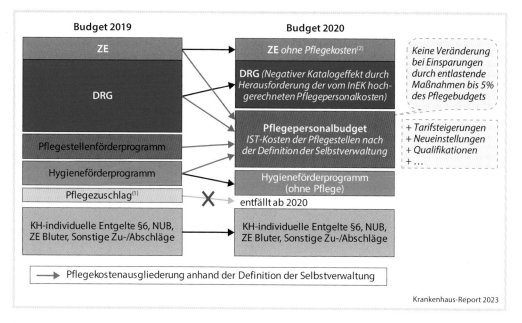

Abb. 15.1 Ausgliederung der Pflegepersonalkosten aus der DRG-Vergütung. (*1*) Bis 2016 Versorgungszuschlag, (*2*) z. B. PKMS, Pflegegrade. (Quelle: Schaffert (2018))

besserung der pflegerischen Versorgung sowie für eine bessere Personalausstattung und Arbeitsbedingungen wurden Pflegepersonaluntergrenzen (PpUG) eingeführt. Die Pflegepersonaluntergrenzen-Verordnung (PpUGV) soll den bedarfsgerechten Einsatz des Pflegepersonals unterstützen und eine sichere Pflege gewährleisten (Stoff-Ahnis und Leber 2021). Sie regelt die Festlegung von Personaluntergrenzen in so genannten pflegesensitiven Krankenhausbereichen. Für 2019 wurden zunächst vier Bereiche festgelegt: Intensivmedizin, Geriatrie, Unfallchirurgie und Kardiologie. Im Jahr 2020 kamen vier weitere Bereiche hinzu: Neurologie, neurologischer Schlaganfall, neurologische Frührehabilitation und Herzchirurgie. Nach einer ausführlichen Evaluation wurden für 2021 mit der Inneren Medizin, der Allgemeinen Chirurgie, der Pädiatrie und der pädiatrischen Intensivmedizin vier weitere pflegesensitive Bereiche festgelegt. Im Jahr 2022 ergänzen der Bereich Pädiatrie unterteilt in allgemeine, spezielle und neonatologische Pädiatrie und die Orthopädie, Gynäkologie und

Geburtshilfe die schon bestehenden pflegesensitiven Bereiche.

Das Institut für das Entgeltsystem im Krankenhaus (InEK) ermittelt die pflegesensitiven Bereiche im Krankenhaus auf Grundlage des nach § 21 des Krankenhausentgeltgesetzes (KHG) übermittelten Datensatzes sowie anhand von Indikatoren-DRG. Die Einhaltung der PpUG wird von jedem Krankenhaus anhand von monatlichen Durchschnittswerten ermittelt und dokumentiert. Für die Nichteinhaltung der PpUG sind zwei Sanktionsformen vorgesehen: Vergütungsabschläge und die externe Regulierung der Fallzahl. Die Art der Sanktionen wird zwischen den Krankenhäusern und den Krankenkassen vereinbart (Stoff-Ahnis und Leber 2021).

Außerdem wurde im PpSG die Ausgliederung der Pflegepersonalkosten aus dem DRG-System beschlossen (■ Abb. 15.1). Seit 2020 werden die Pflegepersonalkosten eines Krankenhauses nach dem Selbstkostendeckungsprinzip von den Krankenkassen vergütet (Wasem 2020). Es wird hier auch vom „Pflegebudget" gesprochen. Im Gegenzug wurden die DRG-Fallpauschalen entsprechend abgesenkt. Das Pflegebudget soll alle Pflegepersonalkosten finanzieren, die für patientennahe Tätigkeiten in bettenführenden Bereichen anfallen. Die Pflegepersonalkostenabgrenzungsvereinbarung regelt, welche Pflegepersonalkosten für das Pflegebudget angesetzt werden dürfen, was sich in einigen Bereichen sehr kompliziert gestaltet, beispielsweise im Bereich von Aufnahmestationen.

Zur unterjährigen Liquiditätssicherung der Krankenhäuser hat das InEK auf Basis der fallspezifischen Pflegekosten tagesbezogene Bewertungsrelationen je DRG ermittelt. Die Summe dieser Bewertungsrelationen wird mit dem krankenhausindividuellen Pflegeentgeltwert multipliziert. Daraus ergibt sich das krankenhausbezogene Pflegebudget. Der individuelle Pflegeentgeltwert wird mit den Krankenkassen auf Basis der abgegrenzten Pflegepersonalkosten verhandelt. Bis zur Verhandlung des Pflegeentgeltwerts mit den Kostenträgern rechnet das Krankenhaus seine Leistungen auf Basis des vorläufigen gesetzlich festgelegten Pflegeentgeltwerts ab (Leber und Vogt 2020). Ein fehlender Abschluss in der Budgetverhandlung führt daher zu einer Vorfinanzierung, die die Liquidität eines Krankenhauses maßgeblich beeinflussen kann.

Weiterführend legt ein Änderungsantrag zum Gesundheitsversorgungsweiterentwicklungsgesetz (GVWG) fest, dass der GKV-Spitzenverband und die Deutsche Krankenhausgesellschaft (DKG) ein Personalbemessungsinstrument für die Pflege schaffen müssen, das ab Januar 2025 einsatzbereit ist. Die Basis hierzu soll ein wissenschaftliches Institut oder ein Sachverständiger auf analytischer Basis unter Einbeziehung empirischer Daten entwickeln. Die Verwendung des zu schaffenden Bemessungsinstruments und dessen Einfluss auf die Vergütung der Pflege wird im Gesetz nicht näher geregelt.

Veränderungen an der Regulierung und an den Vergütungssystemen führen zur Behebung oder Linderung von bestehenden Missständen, bringen aber stets auch unerwünschte Nebeneffekte mit sich. Beispielsweise schränken personaldirigistische Maßnahmen auf Bundesebene wie die PpUGV die unternehmerische Gestaltungsfreiheit ein. Damit kann lokalen Besonderheiten nicht mehr betriebsindividuell begegnet werden. Eine passgenaue Reaktion ist nicht mehr möglich und es kann zu Effizienzverlusten kommen, d. h. knappe Ressourcen werden zum Teil nicht mehr optimal eingesetzt. Darüber hinaus sind Pflegepersonaluntergrenzen ungenau, manipulationsanfällig und aufwändig in der Dokumentation. Ob sie einen Beitrag zu einer besseren Pflegequalität leisten, darf bezweifelt werden.

Mit der Ausgliederung der Pflegepersonalkosten aus dem DRG-System ist zwar der Versuch erkennbar, Pflegeleistungen höhere Wertschätzung durch ein separates Vergütungssystem beizumessen. Sie ist jedoch mit erheblichen Fehlanreizen verbunden. Das grundsätzliche Problem von Selbstkostendeckung ist, dass die Entscheidung über die Inanspruchnahme von Ressourcen und die Finanzierung der eingesetzten Ressourcen auseinanderfallen. Der Entscheidende hat damit keinerlei Anreiz, mit den Ressourcen sparsam umzugehen, was zur Folge hat, dass der Financier – in diesem Fall die Solidargemeinschaft der Versicherten – übermäßig belastet wird. Dies ist keine überraschende Erkenntnis und es bedarf dazu auch keines Grundkurses in Ökonomie. Hinzu kommt, dass die Definition der Kostenstellen für das eingesetzte Krankenpflegepersonal in der Krankenhaus-Buchführungsverordnung (KHBV) nicht trennscharf ausgestaltet ist. Einzig die Knappheit von Pflegekräften am Arbeitsmarkt setzt derzeit dem unbeschränkten Aufwuchs eine Grenze. Hinzu kommt, dass die Höhe der Ausgaben auf dem Konto „Pflege" kein Maßstab für Pflegequalität ist.

Im Krankenhaus fehlt damit der Anreiz zur effizienten Leistungserbringung. Wenn der Pflegedienst im Krankenhaus vollständig durch Dritte finanziert wird, während das Krankenhaus alle anderen Dienste selbst vergüten muss, wird ein rational handelndes Haus sämtliche pflegenahen Tätigkeiten, die sich an

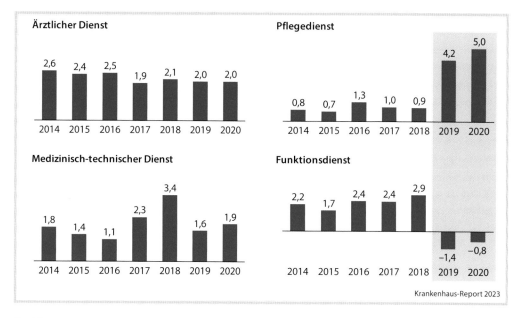

□ **Abb. 15.2** Veränderung der Zahl der Vollkräfte nach Dienstarten im Krankenhaus 2014–2020. (Quelle: Augurzky et al. 2022)

andere günstigere Dienstarten delegieren ließen, nicht delegieren. Denn mit der Delegation würde die Selbstkostendeckung entfallen und es würden dem Krankenhaus Kosten entstehen. Ebenso führt die Trennung des Pflegediensts von den anderen Dienstarten dazu, dass das Krankenhaus sehr genau prüfen muss, welcher Dienstart Personal zugeordnet wird. Das betrifft vor allem den Funktionsdienst, der je nach Interpretation auch in Teilen dem Pflegedienst zugeordnet werden kann. Bei der bisherigen pauschalen Vergütung nach DRG hatte diese Zuordnung für das Krankenhaus keine finanziellen Konsequenzen. Unter dem Pflegebudget sind die finanziellen Konsequenzen jedoch enorm. Es überrascht daher nicht, dass es bereits im Jahr vor der Einführung des Pflegebudgets zu entsprechenden Umschichtungen gekommen ist. Die Zahl der Vollkräfte in der Pflege stieg 2019 um außergewöhnliche 4,2 % (□ Abb. 15.2). Das sind rund 3 Prozentpunkte mehr als in früheren Jahren. Dagegen sank die Zahl im Funktionsdienst um 1,4 % und liegt damit um rund 4 Prozentpunkte niedriger als in früheren Jahren. Im Jahr 2020 setz-

te sich diese außergewöhnliche Entwicklung fort.

Wenn die Lage auf dem Arbeitsmarkt angespannt ist, ist ferner davon auszugehen, dass Krankenhäuser eine Sogwirkung auf das Personal in der Altenpflege und in Rehabilitationskliniken entfalten. Denn Pflegeheime und Rehakliniken müssen ihr Pflegepersonal selbst vergüten. Ein Krankenhaus kann dagegen so viele Pflegekräfte einstellen, wie es möchte, ohne dass sich die von ihm zu tragenden Personalkosten erhöhen. Während zwischen 2018 und 2020 die Zahl der Vollkräfte im Pflegedienst der Krankenhäuser um 9,5 % gestiegen ist (□ Abb. 15.2), hat die Zahl der im Krankenhaus beschäftigten Altenpflegerinnen und -pfleger um 61 % zugenommen (Destatis 2022). Zwar ist das derzeitige Niveau noch gering: 10.466 der 363.256 Vollkräfte im Pflegedienst stammen aus der Altenpflege. Das Pflegebudget dürfte seine Wirkung in der Altenpflege aber erst noch richtig entfalten. Es ist zu befürchten, dass der Sog von der Altenpflege in die Krankenhäuser anhalten wird, womit es gesamtgesellschaftlich zu einer ungünstigen Allokation der Personalressourcen kommen kann. Denn der Bedarf in der Altenpflege wird aufgrund der starken Alterung der Bevölkerung in den kommenden Jahren und Jahrzehnten stetig wachsen (Heger 2021). Gleichzeitig fehlt es an Nachwuchs. Rothgang et al. (2016) gehen bis 2030 von einer Versorgungslücke von rund 350.000 Vollzeitkräften in der Pflege aus. Damit dürften die Wartelisten in der Altenpflege länger werden.

Neben diesen Verwerfungen bei der Allokation knapper Personalressourcen schafft das Pflegebudget enormen bürokratischen Aufwand für Krankenhäuser und Krankenkassen. Die Verhandlung von Pflegebudgets nehmen äußerst viel Zeit in Anspruch. Während dieser Zeit besteht Planungsunsicherheit, was die Betriebsführung erschwert. Außerdem kann es bei manchen Krankenhäusern zu Liquiditätsengpässen kommen, wenn die Vorabzahlungen für die Pflegekosten unterhalb der tatsächlichen Kosten liegen. Zusätzlich bietet die Aufspaltung der Krankenhausrechnung in nunmehr zwei Komponenten durch ihre höhere Komplexität Raum für Manipulationsversuche. Dies führt zu einer Steigerung von Abrechnungsstreitigkeiten (Leber und Vogt 2020).

Die erwähnten Probleme, die sich aus dem Pflegebudget ergeben, waren vor seiner Einführung bekannt. Eine Diskussion findet sich zum Beispiel in Rüter (2018). Das Pflegebudget verstößt gegen grundlegende ökonomische Prinzipien und führt langfristig zu einer Verschwendung von wertvollen Ressourcen, die dringend benötigt werden, um eine stark alternde Gesellschaft qualitativ hochwertig versorgen zu können. Wir erachten daher das Pflegebudget als eine nicht nachhaltige Form der Pflegevergütung und aufgrund des mittelfristig angelegten ineffizienten Einsatzes knapper Ressourcen zudem als ethisch nicht vertretbar.

15.2 Ziele und Einordung von Vergütungsmodellen für die Pflege

Wie oben bereits angesprochen gibt es unterschiedliche Ziele bei der Vergütung von Pflegeleistungen, die mehr oder weniger explizit aufgeführt werden. Für die weitere Diskussion listen wir verschiedene Ziele auf, die unseres Erachtens wichtig und erstrebenswert sind. Im Zentrum stehen (1) die Erbringung einer hohen Versorgungsqualität für die Patienten und (2) die Gewährleistung der Finanzierbarkeit der Leistungen für die Solidargemeinschaft der Versicherten. Dabei sollte darauf geachtet werden, dass (3) Verteilungsgerechtigkeit bei der knappen Ressource Personal unter den Krankenhäusern, zwischen Regionen sowie zwischen den Gesundheitssektoren erreicht wird. Um genügend Personal für die Pflege zu gewinnen, muss (4) der Pflegeberuf attraktiv sein. Um ein günstiges Verhältnis zwischen Kosten und Versorgungsqualität zu erreichen, braucht es (5) unternehmerische Freiheit, damit vor Ort eine effiziente Allokation der Ressourcen erreicht werden kann und zudem die Bereitschaft besteht, Innovationen in das System zu bringen. Schließlich sollte ein Vergütungsmodell (6) ein zu hohes Maß an Bürokratie vermeiden und möglichst wenig Interpretationsspielraum bei den Vertragspartnern lassen („Eindeutigkeit"), um Streitigkeiten zu minimieren.

Vergütungsmodelle und Regulierungssysteme können unterschiedlich klassifiziert werden. Wir ordnen sie fünf Kategorien zu: (i) personaldirigistisch, (ii) selbstkostenorientiert, (iii) leistungsorientiert (im Hinblick auf Pflegeleistung), (iv) pauschalierend und (v) orientiert am geschätzten Pflegebedarf. Die Zuordnung zu den einzelnen Kategorien ist dabei nicht trennscharf. Die Kategorien erreichen außerdem die in ◘ Abb. 15.3 genannten Ziele in unterschiedlichem Ausmaß.

Beim DRG-System handelt sich um ein pauschalierendes und leistungsorientiertes Vergütungssystem. In pauschalierenden Ver-

		Spezielle Pflege		
		S1: Grundleistungen	**S2:** Erweiterte Leistungen	**S3:** Besondere Leistungen
Allgemeine Pflege	**A1:** Grundleistungen	52 Min.	62 Min.	88 Min.
	A2: Erweiterte Leistungen	98 Min.	108 Min.	134 Min.
	A3: Besondere Leistungen	179 Min.	189 Min.	215 Min.

Leistungen ohne direkten Bezug zum einzelnen Patienten
• **Täglicher Grundwert**: 30 Minuten   • **Fallwert**: 70 Minuten

Krankenhaus-Report 2023

Abb. 15.3 Pflegepersonal-Regelung. (Quelle: Augurzky et al. 2021)

gütungssystemen kann das Krankenhaus eigenständig entscheiden, wie es die Erlöse betriebsintern verwendet. Sie erreichen damit eine hohe innerbetriebliche Effizienz. Je nach Ausgestaltung begrenzen sie den bürokratischen Aufwand. Das Pflegebudget ist dagegen ein selbstkostenorientiertes Vergütungssystem[4], das die Attraktivität des Pflegeberufs steigern kann, wenn es nicht dazu führt, dass in zu großem Ausmaß die Delegation von einfacheren Tätigkeiten unterlassen wird. Hinsichtlich der anderen fünf Ziele schneidet es aber schlecht ab. Pflegepersonaluntergrenzen sind rein dirigistischer Natur, die nur indirekt mit der Vergütung zusammenhängen. Sie können jedoch die Attraktivität des Pflegeberufs erhöhen, wenn sich dadurch die Versorgung der Patientinnen und Patienten auf mehr Pflegekräfte verteilt und jede Pflegekraft mehr Zeit für ihre Patienten hat, wenn es nicht zu großen Verlagerungseffekten zwischen den Fachabteilungen führt. Sie können möglicherweise auch einen Beitrag zur Vermeidung von Pflegemängeln leisten. Hinsichtlich der anderen Ziele schneiden sie jedoch nicht gut ab.

Im Folgenden stellen wir weitere Vergütungs- und Regulierungsmodelle für die einzelnen Kategorien vor und bewerten sie hinsichtlich der Erreichung der Ziele. Die Pflegepersonal-Regelung (PPR) war ursprünglich zur Ermittlung des Pflegepersonalbedarfs konzipiert worden, wurde aber indirekt auch zur Vergütung von Pflegeleistungen eingesetzt. In der PPR werden Pflegeminutenwerte für bestimmte Kategorien der allgemeinen und speziellen Pflege festgelegt. Jeder Patient wird einer Kategorie zugeordnet. Zusätzlich gibt es für den administrativen Aufwand je Tag und je Fall festgelegte Minutenwerte, die sogenannten Grund- und Fallwerte (Abb. 15.3). Bei der PPR handelt es sich um ein am geschätzten Pflegebedarf orientiertes Modell. Die Einstufungskriterien bieten einen breiten Interpretationsspielraum und es bleibt unklar, inwieweit die PPR den tatsächlichen pflegerischen Aufwand erfasst (FPP 2019).

Gleiches gilt auch für die überarbeitete Fassung PPR 2.0 (Osterloh 2019). Insgesamt ergeben sich in der PPR 2.0 im Durchschnitt höhere Minutenwerte je Fall als in der ursprünglichen PPR (Fleischer 2020). Da schon die durch die PPR verursachten Mehrkosten für die Pflege im Krankenhaus nicht finanzierbar waren (Osterloh 2019), bleibt zu befürchten, dass sich die Problematik der Finanzierung durch die PPR 2.0 eher verschärfen wird. Babapirali et al. (2021) zitieren eine Untersuchung des Klinikums Karlsruhe, die von

---

4   Eine Ausnahme bildet die Leiharbeit, deren Kosten nur bis zur im Tarifvertrag festgeschriebenen Höhe übernommen werden.

einem Personalmehrbedarf von 25 bis 30 % ausgeht.

Manche Modelle zur Pflegevergütung verfolgen einen leistungsorientierten Ansatz, wie beispielsweise der Pflegekomplexmaßnahmenscore (PKMS), die belgischen Nursing Related Groups (NRG) und die schweizerische Leistungserfassungs- und Prozessdokumentation Pflege (LEP). Der PKMS wurde als Ergänzung zur PPR entwickelt, um hochaufwendige Pflege besser abbilden zu können (Blum et al. 2012). Er ist mit einem hohen Dokumentations- und Schulungsaufwand verbunden. Bis 2019 wurde der so dokumentierte Pflegeaufwand als Zusatzentgelt innerhalb des DRG-Systems vergütet. Die in Belgien angewandten NRG[5] (Stephani et al. 2018) ähneln dem PKMS. Auch sie bilden lediglich einen bestimmten Teil des Pflegebedarfs ab und das jeweilige Krankenhaus kann[6] eine zusätzliche Vergütung anhand des über die NRG ermittelten Pflegeprofils erhalten (Stephani et al. 2018).

NRG werden auch in Deutschland diskutiert. Die Überlegungen gehen dahin, ein Pflege-Fallgruppensystem zu entwickeln und die darin enthaltenen Fallgruppen über Pflegediagnosen und Pflegeinterventionen abzubilden. Neben den Pflegepersonalkosten müssten hierzu auch die Pflegesachkosten aus dem DRG-System ausgegliedert werden, weil Pflegepersonalbedarf und Pflegesachkosten korrelieren (Simon 2021).

Unter den betrachteten leistungsorientierten Vergütungssystemen bietet die schweizerische LEP die umfassendste Lösung (Thomas et al. 2014). Je Behandlungsfall werden alle Pflege-Einzelinterventionen erfasst. Für jede Intervention sind Zielwerte in Minuten festgelegt, die einrichtungsintern angepasst werden können. Es sind Interventionen sowohl mit als auch ohne Fallzuordnung vorgesehen. So werden auch patientenferne und administrative Tätigkeiten abgebildet. Auf Basis der Pflegeminuten werden in der Schweiz die Pflegekosten innerhalb der Swiss-DRG abgebildet. Die LEP bietet die Möglichkeit einer aufwandsgerechten Abrechnung von Pflegeleistungen sowie einer umfassenden Leistungstransparenz. In ◘ Abb. 15.4 zeigt ein Fallbeispiel zu einer Leistungsdokumentation über LEP mögliche Einzelinterventionen auf. Es beschränkt sich auf fallbezogene Interventionen.

Ergänzend zu den genannten Vergütungsmodellen gibt es dirigistische Regelsysteme, die den Einsatz des Pflegepersonals im Verhältnis zur Patientenzahl oder zu Pflegeminuten festlegen. Hierzu zählen die in ▶ Abschn. 15.2 beschriebenen Pflegepersonaluntergrenzen (PpUG) ebenso wie die in verschiedenen Ländern verwendeten Nurse-to-Patient Ratios. Diese werden unter anderem in Teilen der USA, Australien, Südkorea und Großbritannien angewendet. In diese Kategorie fällt außerdem der Pflegequotient, der das Verhältnis zwischen eingesetztem Personal und dem individuellen Pflegeaufwand auf Krankenhausebene festlegt (Babapirali et al. 2021).

Die Richtlinie zur Personalausstattung Psychiatrie und Psychosomatik (PPP-RL, G-BA 2022) ist eine Mischung aus einem am geschätzten Bedarf orientierten und einem dirigistischen Modell. Hier findet die Ermittlung der Vollkraftstunden je Behandlungsbereich anhand von festgelegten Minutenwerten je Patientin bzw. Patient statt. Der Umsetzungsgrad im Hinblick auf die einrichtungsindividuellen verbindlichen Mindestvorgaben wird anhand des Verhältnisses zwischen den tatsächlich erbrachten Vollkraftstunden zu den Vollkraftstunden gemäß der vorgegebenen Mindestbesetzung gemessen. Ab dem 01.01.2024 müssen die Mindestvorgaben eingehalten werden, bis dahin gilt eine Übergangsregelung. Bei Nichteinhaltung der Mindestanforderungen an die Personalausstattung entfällt der Vergütungsanspruch des Krankenhauses. Daneben gibt es auch Abschläge bei nicht fristgerechter Erfüllung der Mitwirkungspflicht, die seit dem 01.01.2022 wirksam sind.

---

5   Nursing Related Group: Jede NRG hat ein Gewicht, das auf der erforderlichen Personalstärke basiert.
6   Basierend auf dem Anteil von Patiententagen für die das NRG-Gewicht höher ist als das nationale mediane NRG-Gewicht.

Patient	weiblich, 50 Jahre		
Diagnose	Abszess der Gallenblase, keine Vorerkrankungen		
Aufnahmegrund	Entfernung des Abszesses und der Gallenblase		
LEP	**Anmerkung**	**Anzahl Interventionen**	**LEP-Minuten**
Aufnahmetag			**116**
Administration/Koordination einfach		2	5
Pflegegespräch/Instruktion kurz		2	10
Überwachen einfach		1	5
Blutentnahme einfach		1	10
Periphere Leitung legen aufwändig		1	15
Infusion richten/anschließen einfach	Antibiotikagabe intravenös wegen des Abszesses	3	10
Medikation oral einfach	orale Schmerzmittelgabe	2	3
Essen/Trinken einfach		2	5
Pflegedokumentation einfach		2	5
Operationstag			**213**
Administration/Koordination einfach		2	5
Pflegegespräch/Instruktion kurz		2	10
Patientenbegleitung/-transport intern		2	10
Infusion richten/anschließen einfach	Antibiotika und Schmerzmittelgabe intravenös	5	10
Medikation oral einfach	Prämedikation für Narkose	1	3
Injektion einfach	Thromboseprophylaxe	2	5
Pflegedokumentation einfach		3	5
Überwachen einfach		6	5
Mobilisation wenig aufwändig	Mobilisation nach der Operation und Begleitung Toilettengang	2	15
Köperpflege/Kleiden wenig aufwändig	Hilfestellung Körperpflege/Kleidungswechsel postoperativ	1	15
Essen/Trinken einfach		2	5
1. Tag post-OP			**122**
Administration/Koordination einfach		2	5
Pflegegespräch/Instruktion kurz		2	10
Besprechung mit ärztl. Dienst kurz		1	5
Arzt avisieren/Verordnung		1	3
Infusion richten/anschließen einfach	Antibiotikagabe intravenös wegen des Abszesses	3	10
Medikation oral einfach	Schmerzmedikation	3	3
Injektion einfach	Thromboseprophylaxe	2	5
Pflegedokumentation einfach		3	5
Verbandswechsel/Wundpflege einfach	Verbandswechsel Operationswunde	1	10
Essen/Trinken einfach		2	5
LEP-Minuten gesamt			**451**

Krankenhaus-Report 2023

◻ **Abb. 15.4**   Fallbeispiel Leistungsdokumentation über LEP. (Quelle: Augurzky et al. (2021); lep.ch)

◻ Abb. 15.5 verortet die einzelnen Modelle im Raum der fünf Kategorien. Alle Modelle besitzen Vor- und Nachteile. Personaldirigistische Modelle setzen auf nationale Vorgaben hinsichtlich des Einsatzes von Personal, ohne auf betriebliche Besonderheiten zu achten. Dadurch geht Flexibilität verloren, was im Einzelfall zu einer ungünstigen Allokation

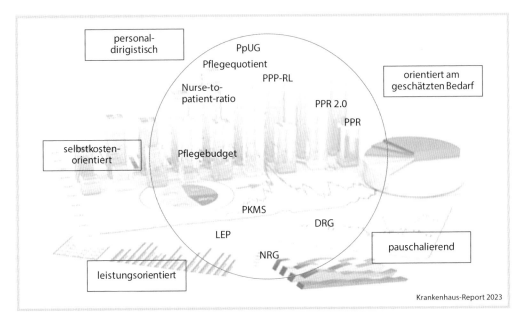

◘ Abb. 15.5 Einordnung verschiedener Vergütungs- und Regelsysteme für Pflegepersonal im Krankenhaus. (Quelle: Augurzky et al. 2021)

von Personalressourcen führt. Selbstkostenorientierung kann helfen, die Attraktivität des Pflegediensts zu erhöhen, wenn prinzipiell unbegrenzt viel Personal eingesetzt werden kann, um Pflegekräfte zu entlasten. Allerdings führt die Selbstkostenorientierung ohne eine Deckelung langfristig zu immer weiterwachsenden Kosten und der Grenznutzen der eingesetzten Personalressourcen hinsichtlich der Versorgungsqualität sinkt.

Die Orientierung am geschätzten Pflegebedarf würde hier Abhilfe schaffen, wenn nur die Pflegestellen finanziert würden, die sich aus dem geschätzten Pflegebedarf ergeben und zusätzlich sichergestellt ist, dass der Bedarf auch wirklich gedeckt wird. Ebenso würde er, wenn er auf der Hausebene ansetzte, eine größere unternehmerische Gestaltungsfreiheit erlauben, womit im Betrieb eine günstigere Allokation der Personalressourcen erreicht werden kann. Allerdings handelt es sich nur um eine Schätzung der Bedarfe. Erfahrungen mit der PPR haben gezeigt, dass die Schätzungen deutlich höher ausfielen als der Ist-

Bestand an Personal. Ob gerechtfertigt oder nicht würde dies den Ressourcenbedarf für die Krankenhausversorgung stark erhöhen. Es stellt sich dann die Frage nach der optimalen gesamtwirtschaftlichen Allokation von Personal, d. h. auch unter Berücksichtigung anderer Branchen. Ein Mehr im Gesundheitswesen bedeutet ein Weniger in anderen Branchen, was die Qualität von anderen Lebensbereichen verschlechtern kann. Offen ist auch, ob der Zusatznutzen hinsichtlich der Versorgungsqualität durch einen deutlichen Zuwachs an Personalressourcen in der Krankenhausversorgung groß genug ist, um die damit verbundene höhere Belastung der Versichertengemeinschaft zu rechtfertigen.

Pauschalierende Systeme wie die DRG erlauben ebenfalls große Gestaltungsfreiheit auf der betrieblichen Ebene, leiden aber unter den in ▶ Abschn. 15.1 erwähnten Nachteilen in der Pflege. NRG können diesbezüglich eine Verbesserung darstellen, weil sie anders als die DRG die pflegerischen Bedarfe und Leistungen in den Fokus rücken. Allerdings verspre-

15

chen sie auch nicht automatisch eine höhere Pflegequalität. Analog zum DRG-System müssten auch für ein NRG-System zahlreiche Vorgaben und Regelungen getroffen werden, um unerwünschte Nebeneffekte zu vermeiden. Entsprechend wird die Einführung eines NRG-Systems eine erhebliche Komplexitätssteigerung des bereits komplizierten Finanzierungssystems zur Folge haben.

Zudem gibt es eine Reihe weiterer Probleme im Zusammenhang mit der Einführung eines NRG-Systems. Es fehlt an einem bundesweit einheitlich angewendeten Pflegeklassifikationssystem analog zur Internationalen statistischen Klassifikation von Krankheiten und verwandter Gesundheitsprobleme (ICD) im DRG-System. Des Weiteren werden die Pflegesachkosten im DRG-System nicht separat abgebildet, was eine Ausgliederung kompliziert gestaltet. Auch im verbleibenden DRG-System werden bei Ausgliederung der Kosten für Pflegeleistungen Probleme entstehen. Beispielsweise sind bei Kostenvarianzen innerhalb der Pflegepersonalkosten die nach der Ausgliederung verbleibenden DRG nicht mehr kostenhomogen und es müsste ein großer Teil der DRG neu kalkuliert werden. All dies hätte weitere Konsequenzen in Hinblick auf die Verteilung des Gesamterlösvolumens. Es käme zu Umverteilungen zwischen DRG, Kliniken und Bundesländern (Simon 2021).

Unsere Bewertungen der einzelnen Modelle in Bezug auf ihre Zielerreichung fasst ◨ Abb. 15.7 zusammen.

15.3 Alternatives Vergütungsmodell

Am besten für die Patientenversorgung ist die Orientierung der Vergütung an der erbrachten Pflegequalität. Damit würde das Ziel einer hohen Versorgungsqualität unmittelbar erreicht. Gleichwohl müsste beachtet werden, dass Qualitätssteigerungen auch mit Kostensteigerungen verbunden sein können und es einen Punkt geben dürfte, ab dem weitere Qualitätssteigerungen so teuer würden, dass

sie die Finanzierbarkeit des Systems untergraben würden. Die direkte Vergütung der Pflegequalität würde außerdem maximale unternehmerische Freiheit erlauben und Kreativität freisetzen, auf welche Art und Weise Qualität erreicht werden kann. Die Attraktivität des Pflegeberufs könnte ebenfalls gewinnen, wenn eine höhere Vergütung von Qualität teilweise auch an die einzelne Pflegekraft weitergegeben werden könnte. Allerdings scheitert dieser Ansatz derzeit an der Messbarkeit der Pflegequalität. Die damit verbundene Komplexität und die Anforderungen an Daten würden überdies den bürokratischen Aufwand erhöhen.

Wenn davon auszugehen ist, dass die tatsächlich geleisteten Pflegeminuten mit der erbrachten Pflegequalität positiv korrelieren, können alternativ leistungsorientierte Modelle wie zum Beispiel die LEP eine kurzfristig realisierbare Option darstellen. Ein anderer pragmatischer Ansatz zur Vergütung der „Pflege am Bett" orientiert sich an Pflegeleistungen, die direkt am Patienten erbracht werden. Am einfachsten messbar sind die am Patienten erbrachten Pflegeminuten, die direkt in die Abrechnung mit den Krankenkassen einfließen können. Damit würde die Pflege erlösrelevant und im Krankenhausbetrieb einen deutlich höheren Stellenwert erhalten. Auch Patientinnen und Patienten würden von der pflegerischen Zuwendung profitieren, was sich positiv auf die Pflegequalität und die Patientenzufriedenheit auswirken dürfte.

Eine weitgehend aufwandsfreie Messung der Pflegeminuten ist über die Nutzung digitaler Techniken (Barcodes, RFID, Touchscreens, optimierte Erfassungsmasken) realisierbar. Sie kann zum Beispiel über ein Armband der Pflegekraft automatisiert erfolgen. Das Armband müsste so eingestellt sein, dass es die Zeiterfassung automatisch startet, wenn die Pflegekraft das Patientenzimmer betritt und sich ihrem Patienten widmet.[7] Die Zeiterfassung er-

---

7 Ein Patientenarmband mit korrelierendem Sensor wäre wahrscheinlich am besten umsetzbar. Es könnte eine Mischung aus Raum- und Patientensensor geben. Alles, was nicht direkt auf einen Patientensensor geschrieben wird, könnte gleichverteilt auf alle Pati-

folgt ohne Zuordnung zur Pflegekraft, sondern nur zum Patienten, um sie mit der Versicherung des Patienten abrechnen zu können. Eine Leistungsüberwachung der einzelnen Pflegekraft wird damit ausgeschlossen.

Außerdem müsste durch eine entsprechende Differenzierung des Armbands unterschieden werden, ob die Pflegeminuten durch eine examinierte Pflegekraft, eine Pflegehilfskraft oder eine ungelernte Pflegekraft[8] geleistet werden. Auf der Gesamthausebene kann der Medizinische Dienst prüfen, ob zum Beispiel die Zahl der Armbänder je Qualifikationsniveau mit der Zahl der Pflegekräfte je Qualifikationsniveau übereinstimmt. Die Erfassung der Pflegeminuten würde mit der digitalen Zeiterfassung aufwandsarm erfolgen und damit bürokratische Tätigkeiten in der Pflege reduzieren können. Die Attraktivität des Pflegeberufs würde dadurch steigen. Sie würde aber auch dadurch steigen, dass Zeit beim Patienten nicht mehr ein Kostenfaktor, sondern dann ein Erlösfaktor wäre.

Im Rahmen der Abrechnung von Pflegeleistungen würde sich auch eine einheitliche Pflegefachsprache anbieten, um Interoperabilität zwischen Leistungserbringern und Kostenträgern zu schaffen. Dies ließe sich sowohl über eine Pflegeklassifikation als auch über eine Pflegeterminologie abbilden. Steht allein die Abrechnung im Fokus, ist eine Pflegeklassifikation ausreichend. Im Hinblick auf eine Verringerung der Bürokratie bietet sich eine Pflegeterminologie als Basis für die Abrechnung an, da diese im Gegensatz zur Klassifikation eine möglichst genaue Abbildung des Gegenstandsbereichs versucht (bvitg 2017). So könnten die Daten zur Pflegedokumentation und Pflegeabrechnung in einem Schritt dokumentiert werden und es würde kein weiterer Aufwand entstehen. Mit der ICNP (International Classification of Nursing Practice) besteht bereits eine durch die World Health Organisa-

tion (WHO) anerkannte Referenzterminologie im Bereich Pflege, mit der die derzeit existierenden Modelle zusammengeführt werden könnten.

Das Tätigkeitsspektrum von Pflegekräften beinhaltet allerdings noch weitere Leistungen, die nicht direkt am Patienten erbracht werden. Auch sie müssen vergütet werden. Wir empfehlen, all diese patientenfernen Tätigkeiten pauschal im Rahmen der DRG zu vergüten. Darunter fallen zum Beispiel die Stationsübergabe, Visitenausarbeitung, Telefondienst, Dienstplanung, Hol- und Bringdienste, Dokumentation von Vitalwerten, Fort- und Weiterbildung. Durch die pauschale Vergütung in den DRG wird für diese Tätigkeiten ein Anreiz gesetzt, sie möglichst ressourcensparend zu erbringen.

Die Vergütungshöhe bzw. der Preis je Pflegeminute hängt vom Qualifikationsniveau der Pflegekraft ab. In dem vorgeschlagenen Modell gäbe es damit drei Minutenpreise. Die Preise je Minute sollten nicht bundesweit einheitlich festgelegt werden. Der Arbeitsmarkt für Pflegekräfte ist stärker lokal geprägt als der Arbeitsmarkt für Ärzte. Daher muss das lokale Lohnniveau der Pflegekräfte eine Rolle bei der Festlegung der Preise je Minute spielen. Der regionale Preis je Minute könnte aus der Personalstatistik der Krankenhäuser der Region bestimmt werden. Aus den Personalkosten je Qualifikationsniveau, der Zahl der Vollkräfte und der Arbeitszeit einer Vollkraft lässt sich ein Minutenpreis errechnen.

Der hier geschilderte Ansatz hat Vor- und Nachteile. Einige Vorteile wurden bereits genannt: (i) Die Pflege am Bett wird erlösrelevant, (ii) die Pflegekraft spürt keinen zeitlichen Druck, wenn sie sich den pflegebedürftigen Patentinnen und Patienten widmet, wodurch die Attraktivität des Pflegeberufs und vermutlich auch die Pflegequalität steigen, (iii) die Messung der Pflegeminuten erfolgt bürokratiearm, (iv) für patientenferne Tätigkeiten entsteht ein Anreiz, sie möglichst effizient zu erbringen.

Gleichwohl ergeben sich – wie bei jedem regulierten Vergütungssystem – auch Nachtei-

---

entinnen und Patienten, die sich im Raum befinden, zugerechnet werden.

8 Hierunter fallen beispielsweise Praktikantinnen und Praktikanten (auch freiwilliges soziales Jahr) und Hilfskräfte bei der Nahrungsaufnahme.

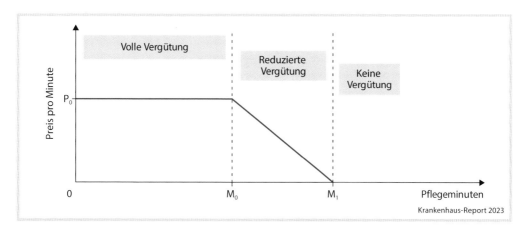

◘ Abb. 15.6 Die Abrechnung nach Pflegeminuten braucht eine Obergrenze. (Quelle: Augurzky et al. 2021)

le bzw. Probleme. Ein Problem ist das des Missbrauchs. Denkbar ist, dass Pflegeminuten in einem leeren Patientenzimmer erbracht werden, um leistungslos Erlöse zu generieren. Allerdings müssen diese Pflegeminuten stets einer Patientin oder einem Patienten zugeordnet werden, damit sie abgerechnet werden können. Dies könnte ein Patientensensor unterstützen. Statistische Analysen der Abrechnungsdaten können systematische Verzerrungen aufzeigen und entsprechende Fragen des Medizinischen Dienstes nach sich ziehen. Wichtig dafür ist, dass der Pflegegrad eines Patienten mit erhoben wird, um die Korrelation zwischen Pflegegrad und Pflegeminuten analysieren zu können. Ferner ist es möglich, dass eine Pflegekraft zwar durchaus Zeit mit einem Patienten verbringt, aber ohne pflegerische Maßnahmen durchzuführen, sondern nur um die „Zeit totzuschlagen". Wenn „Zeit totschlagen" in einem Krankenhaus gehäuft vorkäme, würden wiederum statistische Analysen entsprechende Auffälligkeiten zeigen. Der Medizinische Dienst kann daraufhin das Gespräch mit dem Krankenhaus suchen. Möglicherweise sind auch technische Lösungen denkbar, um die Erfassung der Pflegeminuten über das Armband der Pflegekraft vor Missbrauch zu schützen. So könnte die Erfassung im Patientenzimmer nur dann starten, wenn auch der richtige Patient im Zimmer anwesend ist.

Abgesehen von echtem Missbrauch entsteht aber auch der Anreiz für ein Krankenhaus, die Zahl der Pflegeminuten so weit wie möglich auszuweiten. Wenn die patientenfernen Tätigkeiten über die DRG bereits vergütet sind, entsteht mit jeder Pflegeminute ein gewisser positiver Deckungsbeitrag für das Krankenhaus. Dieser Anreiz ist zwar gewollt; er hat aber keine Grenze nach oben. Es braucht also zusätzlich eine „Bremse", um einen ungebremsten Mengenanreiz zu vermeiden. Wir schlagen dazu vor, eine Menge M_0 an Pflegeminuten festzulegen, oberhalb derer der Preis je Pflegeminute sinkt, und darüber hinaus eine Menge M_1, oberhalb derer keine Pflegeminuten mehr abgerechnet werden können (◘ Abb. 15.6). Zu diskutieren ist, ob M_0 und M_1 zusammenfallen sollen. Dann würde der Preis nicht erst langsam fallen, sondern abrupt auf null gehen. Wir empfehlen, die Mengengrenzen auf der Hausebene, nicht auf der Fallebene festzulegen, sodass das Krankenhaus auf unterschiedliche Pflegebedarfe von Patientinnen und Patienten reagieren kann.

Die Mengengrenzen M_0 und M_1 könnten zum Beispiel als Ergebnis aus einer Bedarfskalkulation nach § 137k SGB V hervorgehen. Die Kosten wären damit nach oben gedeckelt und es würden nur die beim Patienten erbrachten Pflegeminuten vergütet. Damit gäbe es – anders als im Pflegebudget – Grenzen, die das

Zieler-reichung:	Versorgungs-qualität	Finanzier-barkeit	Attraktivität Pflegeberuf	Unter-nehmerische Freiheit[1]	Wenig Bürokratie und Eindeutigkeit	Verteilungs-gerechtigkeit
Pflege in DRG	Unklar	Hoch	Gering	Hoch	Mittel	Hoch
Pflegebudget	Unklar	Gering	Hoch	Gering	Gering	Gering
PPR	Unklar	Gering	Hoch	Gering	Mittel	Mittel
PPR 2.0	Steigend	Gering	Hoch	Gering	Mittel	Mittel
Nursing related groups (NRG)	Unklar	Hoch	Mittel	Hoch	Mittel	Hoch
PKMS	Unklar	Hoch	Gering	Gering	Mittel	Hoch
LEP	Steigend	Mittel	Hoch	Hoch	Mittel	Hoch
Pflegequotient	Unklar	Hoch	Mittel	Gering	Gering	Mittel
PpUG	Unklar	Hoch	Mittel	Gering	Gering	Mittel
PPP-RL	Unklar	Hoch	Mittel	Gering	Gering	Mittel
Nurse-to-patient ratios	Unklar	Hoch	Mittel	Gering	Gering	Mittel
Vergütung Pflegequalität	Steigend	Hoch	Hoch	Hoch	Mittel	Hoch
Vergütung Pflegeminuten	Steigend	Hoch	Hoch	Hoch	Hoch	Hoch

Krankenhaus-Report 2023

◻ Abb. 15.7 Bewertung aller Modelle in Bezug auf Zielerreichung[1] zur Nutzung der dezentralen Managementkompetenz. (Quelle: Augurzky et al. 2021)

System stabilisieren. ◻ Abb. 15.7 zeigt die Bewertung der in ▶ Abschn. 15.2 und 15.3 genannten Modelle.

Das hier vorgeschlagene Modell der Vergütung von erbrachten Pflegeminuten kann im Laufe der Zeit erweitert werden, um sich dem oben genannten idealen Vergütungsmodell anzunähern. Je nach Verfügbarkeit von Qualitätsmessinstrumenten in der Pflege kann schrittweise auch die Pflegequalität vergütet werden. Manche pflegesensitiven Qualitätsindikatoren könnten schon heute genutzt werden, z. B. bei Stürzen, Dekubitus, nosokomialen Infektionen, Lob und Beschwerden. Zu- und Abschläge für die Pflegequalität können dabei auf der Hausebene, der Fallebene oder auf der Ebene der Pflegeminuten festgelegt werden. Welche Ebene hierfür sinnvoll ist, hängt vom Qualitätsmaß ab und muss diskutiert werden. Auch eine Kombination aller Ebenen kann eine Option sein. Zuschläge sind grundsätzlich motivierender als Abschläge. Jedoch braucht es einen Mechanismus, um ein Budget für die Vergütung von Qualitätszuschlägen aufzubringen. Es könnte über einen anteiligen Abschlag auf den Preis für eine Pflegeminute und/oder auf die fallbezogene DRG-Pauschale aufgebracht werden.

Literatur

Augurzky B, Finke S, Rothe C (2021) Fair und versorgungsrelevant – Pflege richtig vergüten (Impulspapier für die AOK Rheinland/Hamburg)

Augurzky B, Krolop S, Hollerbach J, Monsees D, Pilny A, Schmidt CM, Wuckel C (2022) Krankenhaus Rating Report 2022: Vom Krankenhaus zum Geisterhaus? Medhochzwei, Heidelberg

Babapirali J, Bunzemeier H, König A, Günther-Aschenbach A, Roeder N (2021) Pflege im Krankenhaus erfolgreich in die Zukunft führen. Krankenhaus 9:786–792

Blum K, Löffert S, Offermanns M, Steffen P (2012) Krankenhausbarometer – Umfrage 2012. Deutsches Krankenhaus-Institut, Düsseldorf

bvitg – Bundesverband Gesundheits-IT (2017) Terminologie-Systeme in der Medizin und Pflege – Status Quo und Perspektiven für Deutschland. https://www.bvitg.de/wp-content/uploads/bvitg_whitepaper_terminologien_2017.pdf. Zugegriffen: 5. Okt. 2021

Destatis (2022) Grunddaten der Krankenhäuser – Fachserie 12 Reihe 6.1.1 – 2020. Destatis, Wiesbaden

Fleischer S (2020) Pre-Test einer modernisierten Pflegepersonal-Regelung für Erwachsene – PPR 2.0. Gutachten im Auftrag der Deutschen Krankenhausgesellschaft e V. https://www.dkgev.de/fileadmin/default/Mediapool/2_Themen/2.5._Personal_und_Weiterbildung/2.5.0._PPR_2.0/Abschlussbericht_DKG_Pre-Test_PPR2.0_final.pdf. Zugegriffen: 16. Juli 2021

FPP – Fachgesellschaft Profession Pflege e V (2019) Konzept zur Pflegepersonalbedarfsmessung im Krankenhaus. http://www.pro-pflege.eu/files/inhalte/neuigkeiten/Pflegepersonalbemessungskonzept.pdf. Zugegriffen: 19. Juli 2021

G-BA – Gemeinsamer Bundesausschuss (2022) Richtlinie des Gemeinsamen Bundesausschusses über die Ausstattung der stationären Einrichtungen der Psychiatrie und Psychosomatik mit dem für die Behandlung erforderlichen therapeutischen Personal gemäß § 136a Absatz 2 Satz 1 des Fünften Buches Sozialgesetzbuch (SGB V) (Personalausstattung Psychiatrie und Psychosomatik-Richtlinie/PPP-RL). https://www.g-ba.de/richtlinien/113/. Zugegriffen: 26. August 2021

Heger D (2021) Wachstumsmarkt Pflege. In: Kuhlmey A, Greß S, Klauber J, Schwinger A (Hrsg) Pflege-Report 2021: Sicherstellung der Pflege: Bedarfslagen und Angebotsstrukturen. Springer, Berlin Heidelberg, S 145–156

Leber W-D, Vogt C (2020) Reformschwerpunkt Pflege: Pflegepersonaluntergrenzen und DRG-Pflege-Split. In: Klauber J, Geraedts M, Friedrich J, Wasem J, Beivers A (Hrsg) Krankenhaus-Report 2020: Finanzierung und Vergütung am Scheideweg. Springer, Berlin Heidelberg, S 111–144

Osterloh F (2019) Pflegekräfte: Den Personalbedarf messen. Dtsch Arztebl 116:35–36

Rothgang H, Kalwitzki T, Müller R, Runte R, Unger R (2016) BARMER GEK Pflegereport 2016. Schriftenreihe zur Gesundheitsanalyse, Bd. 42

Rüter G (2018) Standpunkt: Pflegepersonal-Stärkungsgesetz: zu Ende gedacht? Krankenhaus 12:1–5

Schaffert R (2018) Das zukünftige Pflegebudget im Krankenhaus – Ausgliederung der Pflegepersonalkosten aus der DRG-Vergütung durch das Pflegepersonal-Stärkungs-Gesetz (PpSG). https://www.mydrg.de/content/index.php?attachment/54-2018-08-das-pflegebudget-im-krankenhaus-internet-pdf/. Zugegriffen: 19. Juli 2021

Simon M (2021) Nursing related groups. Krankenhaus 9:794–802

Stephani V, Quentin W, van den Heede K, van de Voorde C, Geissler A (2018) Short report – payment methods for hospital stays with A large variability in the care process. Health services research (HSR). KCE Reports 302. D/2018/10.273/36. Belgian Health Care Knowledge Centre (KCE), Brüssel

Stoff-Ahnis S, Leber W-D (2021) Drei Säulen für gute Pflege im Krankenhaus. GKV Spitzenverband 2021, Pressekonferenz, 26. Aug. 2021

Thomas D, Reifferscheid A, Pomorin N, Wasem J (2014) Instrumente zur Personalbemessung und -finanzierung in der Krankenhauspflege in Deutschland. Essen. IBES-Diskussionsbeitrag Nr 204

Wasem J (2020) Systeme der Krankenhausfinanzierung. In: Klauber J, Geraedts M, Friedrich J, Wasem J, Beivers A (Hrsg) Krankenhaus-Report 2020: Finanzierung und Vergütung am Scheideweg. Springer, Berlin Heidelberg, S 41–51

15

Das Pflegebudget der Krankenhäuser im dritten Jahr der Umsetzung: Analysen und Entwicklungen

Corinna Hentschker, Gideon Goerdt
und David Scheller-Kreinsen

Inhaltsverzeichnis

© Der/die Autor(en) 2023
J. Klauber et al. (Hrsg.), *Krankenhaus-Report 2023*, https://doi.org/10.1007/978-3-662-66881-8_16

■■ **Zusammenfassung**

*Seit dem Jahr 2020 erfolgt die Kranken-
hausvergütung auf Basis von Fallpauschalen
und einer Pflegepersonalkostenvergütung nach
dem Selbstkostendeckungsprinzip. Der Beitrag
analysiert die Daten der vereinbarten Pflegebudgets der Jahre 2020 und 2021 sowie
die verfügbaren amtlichen Statistiken zur Pflegepersonalentwicklung in den Kliniken. Das
vereinbarte Pflegebudget in der vorliegenden
Strichprobe des Jahres 2021 steigt im Vergleich zum Vorjahr um 7 % und weist damit
weiterhin Steigerungsraten auf, die deutlich
oberhalb der allgemeinen Ausgabenentwicklung im Krankenhaus beziehungsweise oberhalb der Einnahmeentwicklung der GKV liegen. Der Personaleinsatz der Kliniken entwickelt sich unterschiedlich. Der Anteil des
Personals mit mindestens dreijähriger pflegerischer Berufsausbildung liegt nahezu unverändert bei 88 %. Allerdings zeigen sich Verschiebungen zwischen den einzelnen Berufsgruppen. Beispielsweise stieg die Anzahl der
Altenpfleger in den Kliniken deutlich. Gesetz-
geberisch wurden im Jahr 2022 erneut viele
Anpassungen vorgenommen. Zentrale Punkte
sind eine Neuausgliederung und die Wieder-
eingliederung von Personal ohne formale pflegerische Qualifikation („Sonstige Berufe") in
die Fallpauschalen mit dem Ziel, Doppelfinanzierung zu vermeiden. Beide Maßnahmen sollen für die Jahre ab 2025 Anwendung finden.
Des Weiteren wurden Fristen für die Budgetverhandlungen eingeführt.*

*Since 2020, hospital reimbursement is based
on DRGs and a nursing budget according
to the principle of cost coverage. The article
analyses the data of 546 agreed budgets for
nursing staff costs for the years 2020 and 2021
as well as available official statistics on nursing staff development in hospitals. The nursing
budget increased by 7 % in 2021 compared
to the previous year. This increase is larger
than the increase of overall hospital expendi-
tures. The proportion of staff with at least three
years of professional nursing training is almost unchanged at 88 %. However, there are
shifts between different occupational groups.
For example, the number of nurses for the
elderly increased significantly. Many adjust-
ments in legislation were made in 2022. The
major change is the reintegration of staff costs
for staff without nursing qualifications in the
DRGs to avoid double financing. It will apply
for the years from 2025 onwards. Furthermore,
deadlines for budget negotiations were intro-
duced.*

16.1 Einleitung

Mit dem Pflegepersonal-Stärkungsgesetz
(PpSG) wurde Ende des Jahres 2018 das
Pflegebudget als zweite wichtige Säule der
Betriebskostenfinanzierung neben den Fallpauschalen etabliert. Die Anwendung erfolgte
ab dem Budgetjahr 2020. Vehement wurde in der Folge über mögliche Vorzüge der
Selbstkostendeckung, aber auch über die
Fehlentwicklungen und -anreize diskutiert
(Slowik und Scheller-Kreinsen 2021). Gleichzeitig hat sich gezeigt, dass die Umsetzung
auf Ortsebene stockt und mit hohen Hürden verknüpft ist (Slowik und Hentschker
2022). Auch aus diesen Gründen wurden seit
der Einführung des Pflegebudgets viele gesetzliche Regelungen nachgeschärft sowie
diverse Vereinbarungen zur Konkretisierung
des Pflegebudgets definiert beziehungsweise weiterentwickelt. Im vorliegenden Beitrag
wird vor diesem Hintergrund zunächst der
Umsetzungsstand des Pflegebudgets analysiert. Dabei kann erstmals auf die Daten von
zwei Vereinbarungsjahren (2020, 2021) sowie
auf die inzwischen auswertbaren Bestätigungen der Jahresabschlussprüfer (Testate zum
Nachweis der Pflegepersonalkosten) zurückgegriffen werden. Auf dieser Basis werden der
Personaleinsatz, die Entwicklung der Personalkosten sowie des Personalmix beschrieben
und eingeordnet. Als ergänzende Quelle werden die verfügbaren amtlichen Statistiken
herangezogen, um die Ausgabenentwicklung

und den Personaleinsatz der Kliniken zu erörtern. Neben der empirischen Einordnung beschreibt der vorliegende Beitrag die wesentlichen Entwicklungen im Bereich der Normsetzung (Gesetzgebung und Ersatzvornahme auf Bundesebene) des Jahres 2022 und diskutiert deren Implikationen.

16.2 Analyse der Pflegebudgetdaten

16.2.1 Datengrundlage

Es liegen 911 Budgetvereinbarungen für das Jahr 2020 und 576 für das Jahr 2021 vor (Stand: 30. November 2022). Der Anteil bereits abgeschlossener Budgetverhandlungen liegt entsprechend für das Jahr 2020 bei 63 % und für das Jahr 2021 bei 41 % (◘ Abb. 16.1). Um die Entwicklung zwischen den Jahren betrachten zu können, werden nur jene Krankenhäuser in die Analysen einbezogen, für die sowohl eine Vereinbarung für das Jahr 2020 als auch für das Jahr 2021 vorliegt. Der zusätzliche Ausschluss von unvollständigen Vereinbarungen führt dazu, dass die Pflegebudgetdaten von 546 Krankenhäusern ausgewertet werden.[1] Somit repräsentieren die Daten rund ein Drittel der Krankenhäuser. Im Vergleich mit der Grundgesamtheit aller Krankenhäuser sind in der Stichprobe öffentlich-rechtliche Krankenhäuser etwas überrepräsentiert und private Krankenhäuser etwas unterrepräsentiert (◘ Tab. 16.1). Werden die Krankenhäuser nach Bettengröße untergliedert, so entspricht die Verteilung der Stichprobe in etwa der der Grundgesamtheit. Aufgrund der regional sehr unterschiedlichen Geschwindigkeit bei den Budgetverhandlungen sind baye-

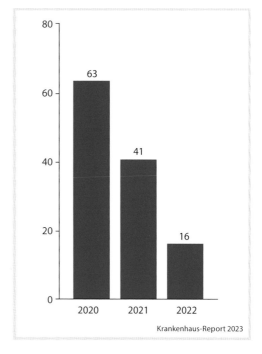

◘ **Abb. 16.1** Umsetzungsstand der Budgetverhandlungen, Anteil in %. Anmerkung: Stand: 30. November 2022

rische und sächsische Krankenhäuser in den Daten überrepräsentiert und Krankenhäuser in Nordrhein-Westfalen und Baden-Württemberg unterrepräsentiert.

Für die Herleitung des Pflegebudgets auf der Einzelhausebene wurden in der Pflegebudgetverhandlungsvereinbarung zwischen GKV-Spitzenverband und Deutscher Krankenhausgesellschaft standardisierte Formulare entwickelt (GKV-SV und DKG 2021). Im vorliegenden Beitrag wird sowohl auf die Ist-Daten (Aufbau entsprechend Anlage 4.2), die Vereinbarungsdaten (Aufbau entsprechend Anlage 4.4) als auch auf die Daten zu den Pflegekostentestaten (Aufbau entsprechend Anlage 5) zurückgegriffen. Des Weiteren werden die Grunddaten der Krankenhäuser des Statistischen Bundesamtes herangezogen, um die Personalentwicklung über einen längeren Zeitraum zu betrachten.

---

1 Für die zusätzliche Analyse der Ist-Nachweise reduziert sich die Zahl auf 510 Krankenhäuser, da nicht für alle Budgetvereinbarungen ein Ist-Nachweis vorliegt oder gegebenenfalls ein Ausschluss von Unplausibilitäten erfolgen musste.

◘ **Tab. 16.1** Verteilung der Krankenhäuser in der Grundgesamtheit und Stichprobe.
(Quelle: Statistisches Bundesamt 2021)

	Anzahl		Verteilung (in %)	
	Grundgesamtheit	Stichprobe	Grundgesamtheit	Stichprobe
Gesamt	1.409	546	100	100
Nach Trägerschaft				
Öffentlich-rechtlich	465	225	33	41
Freigemeinnützig	540	211	38	39
Privat	404	110	29	20
Nach Bettengröße				
Bis 199 Betten	649	236	46	43
200 bis 499 Betten	494	199	35	36
500 und mehr Betten	266	111	19	20

Krankenhaus-Report 2023

16.2.2 Ergebnisse

Vollkräfte im Pflegebudget nach Berufsgruppen
◘ Tab. 16.2 stellt die Vollkräfte im Pflegebudget im direkten Beschäftigungsverhältnis
nach Berufsgruppen dar. Im Vereinbarungsjahr 2021 waren demnach 75 % der Beschäftigten Gesundheits- und Krankenpfleger und
9 % Gesundheits- und Kinderkrankenpfleger.
Krankenpflegehelfer, Altenpfleger und (zahn-)
medizinische Fachangestellte weisen einen
Anteil von 3 bis 4 % auf. Altenpflegehelfer,
Personal mit akademischem Berufsabschluss,
anästhesietechnische Assistenten, Notfallsanitäter und Pflegeassistenten spielen eine untergeordnete Rolle (< 1 %). Des Weiteren sind
2,6 % der Beschäftigten den sonstigen Berufen
zuzuordnen und 2 % haben keinen Berufsabschluss. Zu den sonstigen Berufen gehören
u. a. Hebammen oder Physiotherapeuten beziehungsweise deren Tätigkeitsanteil, der der
„Pflege am Bett" zuzuordnen ist. Hauptsächlich werden diese Berufsgruppen jedoch bisher
über das aG-DRG-System finanziert.

Im Zeitverlauf ist auffallend, dass im Personalmix der Anteil der Gesundheits- und

Krankenpflegerinnen und -pfleger leicht abnimmt: von 77,0 % im Jahr 2019 auf 75,4 %
im Jahr 2021.[2] Im Gegensatz hierzu steigt der
Anteil der Altenpflege von 2,0 % auf 3,2 %
an. Insgesamt bleibt der Anteil zwar gering,
die absolute Anzahl hat sich jedoch innerhalb
von zwei Jahren fast verdoppelt. Der Anstieg
deutet darauf hin, dass es aufgrund der Selbstkostendeckung in der Pflege (finanziell) attraktiver für Altenpflegerinnen und -pfleger wird,
im Krankenhaus statt in angrenzenden Sektoren (z. B. in Pflegeheimen) zu arbeiten.

Betrachtet man nur das Personal mit einer
dreijährigen oder längeren pflegerischen Berufsausbildung[3], so zeigt sich im Zeitverlauf
ein leicht sinkender Anteil von 88,3 % im Jahr
2019 auf 87,7 % im Jahr 2021 (◘ Abb. 16.2).
Der Anteil des Personals mit dreijähriger Berufsausbildung liegt bei den privaten Trägern

---

2   In absoluten Zahlen steigt auch bei den Gesundheits-
und Krankenpflegern die Zahl der Vollkräfte an.
3   Zu dieser Gruppe zählen Gesundheits- und Krankenpflegerinnen und -pfleger, Gesundheits- und Kinderkrankenpflegerinnen und -pfleger, Altenpflegerinnen
und -pfleger und Personal mit akademischen Pflegeabschluss.

◘ Tab. 16.2 Berufsgruppen im direkten Beschäftigungsverhältnis, Anteil in %

	Ist 2019[a]	Ist 2020	Vereinbarung 2021
Gesundheits- und Krankenpflegerinnen und -pfleger	77,0	75,8	75,4
Gesundheits- und Kinderkrankenpflegerinnen und -pfleger	8,9	8,8	8,7
Krankenpflegehelferinnen und -helfer	3,9	4,1	4,2
Altenpflegerinnen und -pfleger	2,0	2,8	3,2
Altenpflegehelferinnen und -pfleger	0,1	0,2	0,3
Akademischer Pflegeabschluss	0,5	0,5	0,6
Sonstige Berufe	5,0	5,5	5,5
Medizinische und zahnmedizinische Fachangestellte	–	2,4	2,6
Anästhesietechnische Assistentinnen und Assistenten	–	0,0	0,0
Notfallsanitäter und Rettungsassistentinnen und -assistenten	–	0,1	0,1
Pflegeassistenten und Sozialassistentinnen und -assistenten	–	0,1	0,2
Sonstige Berufe	–	2,8	2,6
Ohne Berufsabschluss	2,6	2,4	2,3
Ohne Berufsabschluss	–	2,0	1,8
(Pflege-)Schülerinnen und -schüler	–	0,4	0,5
	100,0	100,0	100,0

[a] Bei einer Änderung der Pflegebudgetformulare während des Verhandlungsjahres 2020 wurden die Gruppen „Sonstige Berufe" und „Ohne Berufsabschluss" noch einmal in weitere Berufe unterteilt. Für das Jahr 2019 können nur die Obergruppen ausgewertet werden. Dargestellt wird die Verteilung der Vollkräfte im direkten Beschäftigungsverhältnis (Ist – lfd. Nr. 28 / Vereinbarung – lfd. Nr. 8). N = 510.
Krankenhaus-Report 2023

mit 84 % im Jahr 2021 trotz Anstieg im Zeitverlauf niedriger. Entsprechend sind bei den privaten Krankenhäusern die Anteile für Hilfspersonal sowie sonstige Berufe und ohne Berufsabschluss höher als bei den öffentlich-rechtlichen und freigemeinnützigen Krankenhäusern.

Neben dem direkten Beschäftigungsverhältnis weisen die Daten beschäftigte Leiharbeitnehmerinnen und -nehmer aus. Der Anteil der Leiharbeitenden an allen Beschäftigten beträgt 2021 3,1 %, im Jahr 2019 lag der Anteil noch bei 2,4 %. Wird die Verteilung des Anteils über die Krankenhäuser hinweg betrachtet, so weisen 10 % der Krankenhäuser in der Stichprobe einen Leiharbeitendenanteil von mehr als 7 % auf. Zu beachten ist, dass 38 % der Krankenhäuser keine Leiharbeitenden aufführen.

Entwicklung des Pflegebudgets ◘ Abb. 16.3 vergleicht die Vereinbarung 2021 mit der Vereinbarung 2020. Insgesamt steigt das Pflegebudget um 7,0 %. Diese Steigerungsrate liegt oberhalb der GKV-Ausgaben für die Somatik insgesamt, die im gleichen Zeitraum um 4,5 % gestiegen sind (KJ 1-Statistik). Die Pflegebudgetsteigerung setzt sich zusammen aus der Kostensteigerung der Vollkräfte aus 2020 (2,7 %), dem Kosteneffekt der neuen Vollkräfte (3,6 %) und dem Kosteneffekt der pfle-

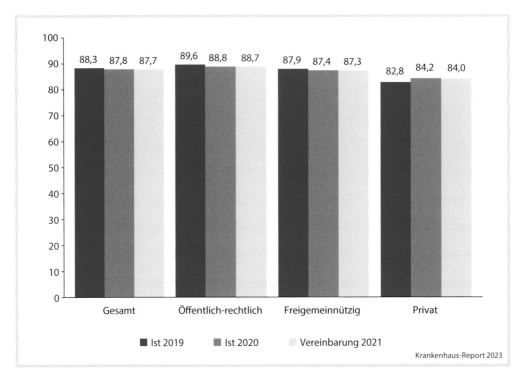

◨ **Abb. 16.2** Personal mit Pflege-Berufsausbildung von drei Jahren oder länger, Anteil in %. Anmerkung: Zum Personal mit dreijähriger oder längerer pflegerischer Berufsausbildung zählen Gesundheits- und Krankenpflegerinnen und -pfleger, Gesundheits- und Kinderkrankenpflegerinnen und -pfleger, Altenpflegerinnen und -pfleger und Personal mit akademischem Pflegeabschluss. Dargestellt werden Vollkräfte im direkten Beschäftigungsverhältnis (Ist – lfd. Nr. 28 / Vereinbarung – lfd. Nr. 8). N = 510

geentlastenden Maßnahmen (PEM) (0,6 %). Krankenhäuser von freigemeinnützigen und privaten Trägern weisen höhere Steigerungsraten auf (7,5 % beziehungsweise 7,8 %) als die der öffentlich-rechtlichen Träger (6,5 %). Des Weiteren ist die Kostensteigerung im Osten Deutschlands im Gegensatz zum Westen getrieben von der Kostensteigerung der Kosten je Vollkraft (4,2 % im Vergleich zu 2,3 %). Hingegen fällt die Steigerung des Pflegepersonals im Westen höher aus als im Osten (4,1 % im Vergleich zu 1,8 %).

Die Steigerungsraten des Pflegebudgets je Krankenhaus weisen eine hohe Streuung auf: Bei 25 % der Krankenhäuser steigt das Pflegebudget nur um bis zu 3 %. Dagegen weisen weitere 25 % der Krankenhäuser Steigerungsraten von mehr als 10 % auf.

Im Jahr 2021 werden im Vergleich zu 2020 mehr PEM vereinbart. Der Anteil der PEM an den Personalkosten stieg von 1,9 % auf 2,4 % an. Die Steigerung ist auf zwei Faktoren zurückzuführen: Zum einen steigt die Zahl der Krankenhäuser, die PEM vereinbaren: Im Jahr 2020 waren es 71 % der Krankenhäuser, im Jahr 2021 sind es bereits 83 %. Zum anderen steigt auch die Höhe der vereinbarten PEM bei den Krankenhäusern an, die sowohl im Jahr 2020 als auch im Jahr 2021 PEM vereinbart haben.

Abzahlung des Pflegebudgets Die Pflegepersonalkosten werden nach dem Selbstkostendeckungsprinzip finanziert. Die Abzahlung der Kosten erfolgt über einen krankenhausindividuellen Pflegeentgeltwert (§ 6a Abs. 4

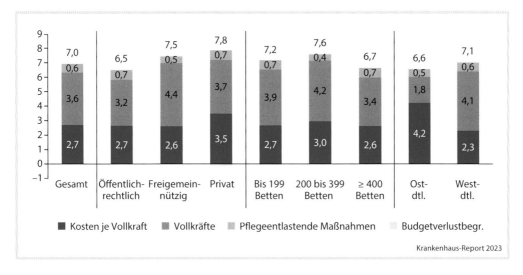

Abb. 16.3 Zusammensetzung der Kostensteigerung des Pflegebudgets Vereinbarung 2021 zu Vereinbarung 2020, in %. Anmerkung: N = 546

KHEntgG). Dieser ergibt sich aus dem vereinbarten Pflegebudget geteilt durch die Summe der vereinbarten Pflegebewertungsrelationen. Die Summe der Pflegebewertungsrelationen ermittelt sich aus der Multiplikation der Belegungstage und der im Pflegerlöskatalog auf DRG-Ebene ausgewiesenen Bewertungsrelation. Bis zur erstmaligen Vereinbarung des Pflegebudgets gilt ein bundesweit festgelegter vorläufiger Pflegeentgeltwert.

Eine Abzahlung der Pflegekosten des Krankenhauses funktioniert dann gut, wenn die Vereinbarung das tatsächliche Leistungsgeschehen und die tatsächlichen Pflegepersonalkosten gut abbildet. Kommt es zu Fehlschätzungen und folglich zu Über- oder Unterzahlungen, werden die Kosten mit der nächsten Budgetvereinbarung ausgeglichen. Im Jahr 2020 und in den darauffolgenden Jahren kam es zu unerwarteten Fallzahlrückgängen aufgrund der Covid-19-Pandemie. Entsprechend kann es vorkommen, dass die Pflegeerlöse aus den abgerechneten Krankenhausfällen unterhalb der vereinbarten Pflegekosten liegen. Hinzu kommen nur langsam voranschreitende Budgetverhandlungen, sodass viele Krankenhäuser aktuell immer

noch mit dem vorläufigen Pflegeentgeltwert abrechnen (siehe ◘ Abb. 16.1).

Aus den Pflegekostentestaten (§ 6a Abs. 3 Satz 4 KHEntgG) geht die Summe der Erlöse aus den tagesbezogenen Pflegeentgelten hervor. Diese werden dem vereinbarten Pflegebudget (Pflegepersonalkosten zuzüglich pflegeentlastende Maßnahmen) gegenübergestellt.[4] Für 519 Krankenhäuser liegt sowohl ein Pflegekostentestat als auch eine Vereinbarung für das Jahr 2020 vor. Die Erlöse dieser Krankenhäuser aus den Pflegeentgelten liegen um 14 % unterhalb des vereinbarten Pflegebudgets. In ◘ Abb. 16.4 werden die Krankenhäuser auf Basis der Höhe der Abweichung der Pflegeerlöse vom Pflegebudget in Gruppen eingeteilt. Bei 28 % der Krankenhäuser liegen

---

4   Die Pflegepersonalkosten werden auch im Testat ausgewiesen. Aufgrund der aktuellen Verzögerung der Budgetverhandlungen können die Pflegekostentestate bereits vorliegen, obwohl noch keine Budgetvereinbarung für das Jahr geschlossen worden ist. Entsprechend können sich die Pflegepersonalkosten der Krankenhäuser noch ändern. Aus diesem Grund wird das Pflegebudget aus den Vereinbarungen einschließlich der pflegeentlastenden Maßnahmen herangezogen.

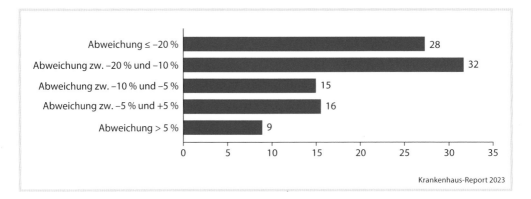

Abb. 16.4 Abweichung Pflegeerlöse vom Pflegebudget 2020, Anteil in %. Anmerkung: N = 519

die Erlöse aus den Pflegeentgelten um 20 % unterhalb des Pflegebudgets, bei weiteren 32 % unterschreiten die Erlöse um 20 bis 10 % des Budgets. Bei 16 % der Krankenhäuser wird das Budget durch die Erlöse gedeckt. Bei 9 % der Krankenhäuser übersteigen die Erlöse mehr als 5 % des Pflegebudgets.

Für 220 Krankenhäuser liegen sowohl Testate als auch Vereinbarungen für die Jahre 2020 und 2021 vor. Für diese Stichprobe liegen die Erlöse des Jahres 2020 um 13 % unterhalb des Pflegebudgets. Dies ist auch für das Jahr 2021 der Fall.[5] Für die Summe aus beiden Jahren ergibt sich ebenfalls eine Abweichung von 13 %. Entsprechend konnte die Lücke zwischen Erlösen und Kosten aus dem Jahr 2020 im Jahr 2021 noch nicht geschlossen werden. Es handelt sich dabei um Liquiditätseffekte, die im Rahmen der Budgetverhandlungen geschlossen werden können. Grundsätzlich können sowohl die Krankenhäuser als auch die Krankenkassen jederzeit zur Budgetverhandlung auffordern. Klar ist auf Basis der Analysen, dass in den kommenden Jahren mit Nachzahlungen an die Krankenhäuser zu rechnen ist, die auch in die Finanzplanung der Solidargemeinschaft der GKV einfließen müssen.

16.2.3 Personalentwicklung bis 2020 (Statistisches Bundesamt)

Die Pflegebudgetnachweise wurden von den Krankenhäusern erstmals für das Jahr 2019 vorgelegt. Beim Statistischen Bundesamt werden die Vollkräftezahlen für verschiedene Berufsgruppen dagegen schon über einen längeren Zeitraum erfasst. ▢ Abb. 16.5 stellt die Veränderung – jeweils zum Vorjahr – der Vollkräfte im Pflegedienst (ohne Vollkräfte in der Psychiatrie) und im Funktionsdienst nach Trägern dar. In den Jahren 2011 bis 2018 war über alle Träger hinweg ein durchschnittlicher Vollkräftezuwachs im Pflegedienst in Höhe von rund 1 % zu beobachten. Wird der Vollkräftezuwachs im Jahr 2019 betrachtet, so ist bei allen Krankenhäusern ein überproportionaler Anstieg zu verzeichnen: bei den öffentlich-rechtlichen um 3,9 %, bei den freigemeinnützigen um 2,3 % und bei den privaten um 10,8 %. Im Jahr 2020 setzte sich dieser Anstieg fort. Der Zuwachs ging einher mit einem gleichzeitigen Rückgang der Vollkräfte im Funktionsdienst. Diese Beobachtungen legen nahe, dass zwischen dem Pflegedienst und anderen Bereichen (insbesondere Funktionsdienst und beispielsweise Ambulanzen) Umbuchungen stattgefunden haben. Gründe hierfür sind u. a. die Förderung von Personalaufbau durch

---

5   Im Jahr 2021 können die Pflegeerlöse theoretisch bereits Ausgleiche für das Jahr 2020 enthalten.

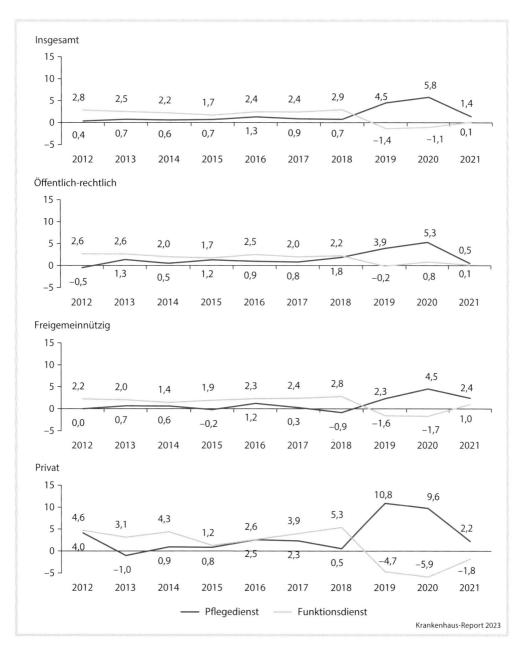

◼ **Abb. 16.5** Vollkräfte im Pflege- und Funktionsdienst im direkten Beschäftigungsverhältnis, Veränderung gegenüber dem Vorjahr in %. Anmerkung: Ohne Vollkräfte, die in der Psychiatrie arbeiten. (Quelle: Statistisches Bundesamt (2022) und eigene Berechnungen)

die Pflegesonderprogramme sowie die Entdeckelung der Pflegepersonalkosten durch das Pflegebudget. Im Jahr 2021 waren die Zuwächse nicht mehr so stark ausgeprägt.

◼ Tab. 16.3 schlüsselt die Vollkräfte im Pflegedienst laut Statistischem Bundesamt (ohne Vollkräfte auf psychiatrischen Fachabteilungen) nach den verschiedenen Berufen

◨ **Tab. 16.3** Vollkräfte im Pflegedienst von Krankenhäusern im direkten Beschäftigungsverhältnis nach Berufsbezeichnung. (Quelle: Statistisches Bundesamt 2022)

Berufsbezeichnung	Vollkräfte				Veränderung zum Vorjahr (in %)		
	2018	2019	2020	2021	2019	2020	2021
Gesundheits- und Krankenpflegerinnen und -pfleger	222.720	228.645	233.772	232.456	2,7	2,2	−0,6
Gesundheits- und Kinderkrankenpfleger-innen und -pfleger	24.149	25.407	26.213	26.329	5,2	3,2	0,4
Pflegefachleute	–	–	–	1.013	–	–	–
Krankenpflegehelferinnen und -helfer	11.034	12.249	12.573	13.158	11,0	2,7	4,7
Altenpflegerinnen und -pfleger	4.333	5.975	7.768	10.325	37,9	30,0	32,9
Altenpflegehelferinnen und -helfer	551	567	832	1.048	2,9	46,8	25,9
Akademischer Pflegeabschluss	2.101	1.920	2.815	2.556	−8,6	46,6	−9,2
Sonstiger Berufsabschluss	13.330	14.302	17.328	19.472	7,3	21,2	12,4
Ohne Berufsabschluss	6.160	7.802	11.622	12.448	26,6	49,0	7,1
Rest	−1	17	1.158	0	–	–	–
Pflegedienst insgesamt	284.377	296.884	314.081	318.805	4,4	5,8	1,5

Anmerkung: Ohne Vollkräfte in psychiatrischen Fachabteilungen.
Krankenhaus-Report 2023

auf. Im Jahr 2021 waren insgesamt 318.805 Vollkräfte im Pflegedienst tätig.[6] Auffallend ist der starke Zuwachs der Altenpfleger von 4.333 Vollkräften im Jahr 2018 auf 10.325 im Jahr 2021: Ihre Anzahl hat sich mehr als verdoppelt. Einen starken Zuwachs in Höhe von 46 % zwischen den Jahren 2018 und 2021 verzeichnet auch die Gruppe der Vollkräfte mit „sonstigem Berufsabschluss".

16.3 Gesetzgebung und Ersatzvornahme im Jahr 2022 sowie Implikationen

16.3.1 Ersatzvornahme für den Entgeltkatalog 2023

Das Bundesministerium für Gesundheit hat im Rahmen der Ersatzvornahme, die am 24.11.2022 im Bundesanzeiger veröffentlicht wurde, für den Entgeltkatalog 2023 im aG-DRG-Bereich das Casemix-Volumen um 105.000 Casemix-Punkte abgesenkt. Die Absenkung entspricht einem Betrag von rund 400 Mio. €.

Die Ersatzvornahme war notwendig, da sich die Vertragsparteien auf Bundesebene nicht über den Entgeltkatalog 2023 verständigen konnten. Wie bereits in den vergangen

---

6   Die Definition des Pflegedienstes beim Statistischen Bundesamt entspricht nicht genau der Definition des Personals, das in den Pflegebudgetnachweisen aufgeführt wird. Jedoch sollte sich die Entwicklung innerhalb der Berufe im Zeitverlauf ähnlich entwickeln, sodass auf die Zahlen der offiziellen Statistik zurückgegriffen wird.

Jahren wurde auch im Jahr 2022 im Vorfeld der Ersatzvornahme kontrovers über Verschiebungen zwischen Funktions- und Pflegedienst sowie über entstehende Finanzierungseffekte diskutiert. Im Hinblick auf die Abgrenzung der Pflegepersonalkosten von den aG-DRG-Kosten geht es bei der Normierung darum, eine korrekte Zuordnung auf die beiden Entgeltbereiche für den kommenden Entgeltkatalog sicherzustellen. Bei Verschiebungen von Kosten, beispielsweise aus den aG-DRG-Fallpauschalen in den über Selbstkostendeckung vergüteten Pflegebereich oder vom Pflegebudget in die Fallpauschalen, sind entsprechende Ein- und Ausgliederungen bei den Fallpauschalen vorzunehmen. Ansonsten besteht die Gefahr einer Doppelfinanzierung beziehungsweise können Kosten nicht adäquat abgebildet werden. Im Rahmen der Normierung für den Fallpauschalenkatalog 2023 konnte das Institut für das Entgeltsystem im Krankenhaus (InEK) nicht nur Kosten- und Leistungsverschiebungen auf Grundlage der Kalkulationsdaten des Jahres 2021 bestimmen, sondern auch erstmals auf die seit Juni 2022 vorliegenden Bestätigungen des Jahresabschlussprüfers nach § 6a Abs. 3 KHEntgG (Testate) zurückgreifen. Ursprünglich war vorgesehen, dass die Testate nach Abschluss der Budgetvereinbarungen an das InEK übermittelt werden. Aufgrund des Verhandlungsstaus wurde mit dem Pflegebonusgesetz jedoch festgelegt, dass auch Krankenhäuser ohne geschlossene Vereinbarung die Testate für die Jahre 2020 und 2021 zu Zwecken der Kalkulation an das InEK zu übermitteln haben. Es steht damit eine deutlich breitere Datenbasis zur Bewertung der Kostenentwicklung und -verschiebung zur Verfügung.

16.3.2 GKV-Finanzstabilisierungsgesetz

Mit dem GKV-Finanzstabilisierungsgesetz, das am 11.11.2022 im Bundesgesetzblatt Nr. 42 veröffentlicht worden ist, hat der Gesetzgeber zahlreiche Regelungen auf den Weg gebracht, die auf die Abgrenzung der im Pfle-

gebudget berücksichtigungsfähigen Pflegepersonalkosten und die jährliche Normierung zur Abgrenzung zwischen aG-DRG-Bereich und Pflegebudget abzielen.

Ab dem Jahr 2025 werden im Pflegebudget nur noch die Kosten für qualifizierte Pflegekräfte berücksichtigt, die in der unmittelbaren Patientenversorgung auf bettenführenden Stationen eingesetzt sind. Entsprechend werden die Berufsgruppen „sonstige Berufe" und „ohne Berufsabschluss" nicht mehr über das Pflegebudget, sondern über das aG-DRG-System finanziert. Der Gesetzgeber nimmt damit eine qualifikationsbezogene Zuordnung vor und gibt zumindest für diese Berufsgruppen die unklare tätigkeitsbezogene Abgrenzung der „Pflege am Bett" auf.

Entsprechend reduziert sich das Problem der Umbuchungen von Kosten aus dem aG-DRG-System in das Pflegebudget. Für die weiterhin im Pflegebudget zu finanzierenden Berufsgruppen bleibt die Problematik der mit dem Pflegepersonal-Stärkungsgesetz eingeführten tätigkeitsbezogenen (und damit nicht eindeutigen) Abgrenzung jedoch bestehen, da im Pflegebudget nur die Tätigkeit in der unmittelbaren Patientenversorgung auf bettenführenden Stationen zu finanzieren ist. Zu nennen ist insbesondere die Verlagerung und Umbuchung von examiniertem Personal aus dem Funktions- und Pflegedienst (◘ Abb. 16.5).

Das Problem einer Doppelfinanzierung zwischen aG-DRG-System und Pflegebudget wird daher auch zukünftig Bestand haben. Es bestehen zumindest Zweifel, inwiefern die vor der Vereinbarung der Vertragspartner an das InEK übermittelten Bestätigungen des Jahresabschlussprüfers (Testate) das tatsächliche Geschehen abbilden können. Hierzu hat der Gesetzgeber explizit klargestellt, dass die Bestätigungen des Jahresabschlussprüfers weder eine Vereinbarung oder zu erbringende Nachweise noch die in der Verhandlung vorzunehmende Zuordnung von Kosten von Pflegepersonal ersetzen können. Das Gesetz sieht zudem vor, dass für das Katalogjahr 2025 eine Neuausgliederung der Pflegepersonalkosten für die unmittelbare Patientenversorgung auf bettenführenden Stationen erfolgen soll, die u. a. die veränderte Zuordnung der sogenannten „Sonstigen Berufe" abbilden soll. Darüber hinaus umfasst die Neuausgliederung eine Überprüfung der bisherigen Kostenzuordnung zu aG-DRGs und dem Pflegebudget. Dieses Vorgehen ist sachgerecht und notwendig, um die bislang auf schmaler Datenbasis vorgenommen Aus- und Eingliederungen zur Abbildung von Verlagerungseffekten zwischen den Erlösbereichen in den inzwischen deutlich aussagekräftigeren Daten zu validieren und die Kalkulation auf eine solide Basis zu stellen. Die definitorischen Grundlagen für eine Neuausgliederung sind durch die Selbstverwaltungspartner auf Basis eines Konzepts des InEK zu entwickeln.

Darüber hinaus hat der Gesetzgeber vereinfachte Nachweispflichten für die Vereinbarung pflegeentlastender Maßnahmen eingeführt und Festlegungen für die Ermittlung von relevanten Referenzwerten getroffen. Diese Regelungen sind als Vorgriff des Gesetzgebers auf die Regelungen zu werten, die er im Rahmen des Krankenhauspflegeentlastungsgesetz (KHPflEG) getroffen hat, um annähernd prospektive Budgetverhandlungen ab dem Jahr 2026 zu erreichen und den bestehenden Verhandlungsstau abzubauen. Die Implikationen dieser Regelungen werden daher im Kontext der Änderungen des Krankenhauspflegeentlastungsgesetzes in ▶ Abschn. 16.3.3 diskutiert.

16.3.3 Krankenhauspflegeentlastungsgesetz

Der Gesetzgeber hat mit dem KHPflEG, das am 28.12.2022 im Bundesgesetzblatt Nr. 56 veröffentlicht worden ist, neue Verfahrensregelungen festgelegt, die annähernd prospektive Budgetverhandlungen ermöglichen sollen. Zudem soll der Verhandlungsstau der Jahre 2020 bis 2022 abgebaut werden (◘ Abb. 16.1). Darüber hinaus soll die Finanzierung der Hebammen ab dem Budgetjahr 2025 vollständig über das Pflegebudget und damit nach dem Selbst-

kostendeckungsprinzip erfolgen. Die Regelungen zur Budgetbeschleunigung sehen die Einführung gestaffelter Fristen für die Vorlage von Verhandlungsunterlagen für die Budgetjahre bis 2026 vor. Aufgrund der gestreckten Umsetzung bleibt abzuwarten, ob sich tatsächlich eine merkliche Beschleunigung der Budgetverhandlungen in den Jahren bis 2026 erreichen lässt. Unabhängig davon ist die Grundintention zu begrüßen, da die Budgetverhandlung als regulärer Finanzierungsmechanismus der Krankenhäuser vor Ort in den Jahren seit der Pflegeausgliederung nicht als flexibles Instrument zur Abfederung finanzieller Effekte von Krisen dienen konnte.

Die möglichen Gründe für den Verhandlungsstau sind vielfältig. Maßgeblich ist die zunehmende Komplexität der Budgetverhandlungen (insb. die unklare Abgrenzung des Pflegebudgets) sowie die fehlende Kontinuität hinsichtlich der Vorgaben, Bestimmungen und der entsprechenden Formulare (Slowik und Hentschker 2022). Darüber hinaus tragen strategische sowie verhandlungstaktische Aspekte, verschobene Verhandlungstermine aufgrund der Covid-19-Pandemie und lange Genehmigungszeiträume zur aktuellen Situation bei. Der Verhandlungsstau führt für Krankenkassen und Krankenhäuser zu erhöhter Unsicherheit in der Planung, Finanzierung und bei Fragen der Liquidität.

Insbesondere das streitbehaftete Thema, wie die Sonstigen Berufe berücksichtigt werden sollen, wird die Budgetverhandlungen weiter begleiten, bis für alle Krankenhäuser die Ausgangsbasis (d. h. der Referenzwert des Jahres 2018) vereinbart ist. Der Referenzwert des Jahres 2018 wird herangezogen, um die Berücksichtigung der Sonstigen Berufe im jeweiligen Budget zu begrenzen. Der Gesetzgeber hat hier mit seiner Konkretisierung zur Berücksichtigung der Meldung der Krankenhausträger an das Statistische Landesamt für das Jahr 2018 den gesetzlichen Rahmen für die Vereinbarung der Referenzwerte geschärft (vgl. ▶ Abschn. 16.3.2).

Die Diskussion über die Abgrenzung der im Pflegebudget zu finanzierenden Personalkosten, die Umbuchungs- und Verlagerungseffekte (vgl. ▶ Abschn. 16.3.1 und 16.3.2) sowie den bestehenden Verhandlungsstau sind nicht die einzigen Probleme, die auch nach den Änderungen des KHPflEG bestehen bleiben. Das Prinzip der Selbstkostendeckung führt dazu, dass für Krankenhäuser ein finanzieller Anreiz besteht, pflegenahe Tätigkeiten, die vor der Pflegeausgliederung im Sinne einer effizienten Allokation durch andere Berufsgruppen erbracht wurden, (wieder) auf den Pflegedienst zu übertragen. Der Intention, durch das Pflegebudget die „Pflege am Bett" zu stärken und damit die Qualität der Versorgung der Patientinnen und Patienten zu sichern sowie die Berufszufriedenheit von Pflegekräften zu verbessern, wird durch den Anreiz zur Tätigkeitsübertragung entgegengewirkt. Diese Effekte werden sich absehbar auch auf den Einsatz von Hebammen auswirken. Auch Auswirkungen auf angrenzende Versorgungsbereiche sind nicht auszuschließen: Analog zur Altenpflege (vgl. ◻ Tab. 16.3) ist auch für Hebammen von einer Sogwirkung auszugehen, wenn die Vergütungs- und Verdienstmöglichkeiten aufgrund der Selbstkostendeckung im Krankenhausbereich steigen.

16.4 Zusammenfassung und Fazit

Bei der Einführung des Pflegepersonal-Stärkungsgesetzes wurde davon ausgegangen, dass ab dem Budgetjahr 2020 die Krankenhausvergütung auf eine Kombination von Fallpauschalen und einer Pflegepersonalkostenvergütung nach dem Selbstkostendeckungsprinzip umgestellt ist. Es zeigt sich, dass auch Ende 2022 noch Kliniken für das Jahr 2020 kein Pflegebudget vereinbart hatten und für das Vereinbarungsjahr 2021 der Anteil der Kliniken ohne vereinbartes Pflegebudget oberhalb des Anteils der Kliniken mit einem vereinbarten Pflegebudget liegt (Stand Ende November 2022). Dabei spielen die Herausforderungen im Kontext der Covid-19-Pandemie eine Rolle. Ganz wesentlich haben jedoch auch unbestimmte

und strittige Regelungen des Pflegebudgets zum Verhandlungsstau beigetragen (Scheller-Kreinsen und Goerdt 2022). Trotz fehlender Vereinbarungen hat sich die Datengrundlage für die Analyse des Pflegebudgets deutlich verbessert. Erstmals konnte im vorliegenden Beitrag ein Vereinbarungspanel (Datenjahre 2020 und 2021) auf der Klinikebene ausgewertet werden.

Inhaltlich zeigen die Analysen des Pflegebudgets unterschiedliche Entwicklungen auf: Die Ergebnisse weisen in einigen Dimensionen auf kaum veränderte Personalstrategien der Kliniken hin. So hat sich der Anteil des Pflegepersonals mit mindestens dreijähriger Berufsausbildung zwischen den Datenjahren für das Budget 2020 und 2021 nicht verändert und liegt weiterhin bei rund 88 %. Unverändert ist auch der weiterhin sehr heterogene Einsatz von Leiharbeit in der Pflege. Viele Kliniken kommen fast ohne den Einsatz von Leiharbeit aus, während ein relevanter Anteil der Kliniken weiterhin einen Leiharbeitendenanteil von bis zu 10 % aufweist.

Auffällig ist, dass der Anteil der Altenpflegerinnen und -pfleger, die in den Kliniken über das Pflegebudget abgerechnet werden, gewachsen ist, während der Anteil der Gesundheits- und Krankenpflege sank. Deutliche Steigerungsraten sind ebenfalls im Bereich des Personals mit nicht-pflegerischem Berufsabschluss (die sogenannten „Sonstigen Berufe") zu verzeichnen. Näher zu untersuchen ist, inwieweit diese Verschiebungen auf den Fachkräftemangel, veränderte Prozessorganisation und Tätigkeitsprofile beziehungsweise eine Sogwirkung aufgrund attraktiver Vergütungsmöglichkeiten und eine Abwanderung aus angrenzenden Sektoren (u. a. aus der Altenpflege) zurückzuführen sind.

Auf der Ausgaben- und Erlösseite zeigen sich deutlich die Verwerfungen durch die Covid-19-Pandemie: Kliniken, die aufgrund retrospektiver Budgetverhandlungen nicht auf die Fallzahlrückgänge reagieren konnten, erfuhren im Jahr 2021 relevante Liquiditätsnachteile. Die vom Gesetzgeber initiierte Budgetbeschleunigung ist daher dringend angezeigt, um die Resilienz der Krankenhausfinanzierung zu erhöhen.

Unabhängig davon lagen die Ausgabensteigerungen für das Pflegebudget deutlich oberhalb der allgemeinen Steigerungsrate im Krankenhausbereich. Diese Entwicklung ist erneut ein deutlicher Hinweis auf die dynamische Ausgabenentwicklung unter den Bedingungen der Selbstkostendeckung – trotz der bestehenden Restriktionen, die sich aus dem Fachkräftemangel im Pflegebereich ergeben. Schreibt man die beobachtete Ausgabendynamik für die Folgejahre fort, ergibt sich, dass eine Re-Finanzierung ohne Beitragssatzerhöhungen oder eine deutliche höhere Beteiligung des Bundes aus Steuermitteln nicht darstellbar sein wird.

Weiterhin gut empirisch nachvollziehbar sind die Verschiebungen zwischen Funktions- und Pflegedienst. Diese ziehen aufwändige Bereinigungsbemühungen auf der Bundesebene nach sich, um eine Doppelfinanzierung von Pflegekosten zu vermeiden. Ausweislich der Begründung zur Ersatzvornahme für den Fallpauschalenkatalog 2023 ist ersichtlich, dass die bisherigen Korrekturen zur Vermeidung von Doppelfinanzierung nicht ausreichend waren. Demnach muss die Neujustierung des Pflegebudgets für das Jahr 2025 eine „Neuausgliederung" der Pflegepersonalkosten umfassen, die bisherige Fehlentwicklungen korrigiert. Mittelfristig ist eine grundsätzliche Reform der Pflegekostenfinanzierung auf den Weg zu bringen, die eine Orientierung an Pflegeleistungen (statt an Pflegekosten) sowie einen effektiven Einsatz des knappen Pflegefachpersonals und eine bürokratieärmere Umsetzung ermöglicht.

Literatur

GKV-SV/DKG – GKV-Spitzenverband, Deutsche Krankenhausgesellschaft (2021) Vereinbarung nach § 9 Abs 1 Nr 8 des Krankenhausentgeltgesetzes (KHEntgG) über die näheren Einzelheiten zur Verhandlung des Pflegebudgets (Pflegebudgetverhandlungsvereinbarung). https://www.gkv-spitzenverband.de/media/dokumente/krankenversicherung_1/krankenhaeuser/kh_pflegebudget/2021_11_09_Pflegebudgetverhandlungs-Vb_Lesefassung_mit_Anlagen_1_bis_7.pdf. Zugegriffen: 2. Dez. 2022

Scheller-Kreinsen D, Goerdt G (2022) Reformvorschläge für eine Budgetbeschleunigung. FW Führen Wirtsch Krankenh 8:712–715

Slowik M, Hentschker C (2022) Pflegeausgliederung – Herausforderungen und erste Analysen der Pflegebudgets. In: Klauber J, Wasem J, Beivers A, Mostert C (Hrsg) Krankenhaus-Report 2022: Patientenversorgung während der Pandemie. Springer, Berlin, S 291–317 https://doi.org/10.1007/978-3-662-64685-4_17

Slowik M, Scheller-Kreinsen D (2021) Pflegekosten: Teurer Reformunfall bei der Vergütung. G+G Gesundheit und Gesellschaft 12/2021. https://gg-digital.de/2021/12/teurer-reformunfall-bei-der-verguetung/index.html. Zugegriffen: 25. Jan. 2023

Statistisches Bundesamt (2021) Verzeichnis der Krankenhäuser und Vorsorge- oder Rehabilitationseinrichtungen 2019. Statistisches Bundesamt, Wiesbaden

Statistisches Bundesamt (2022) Grunddaten der Krankenhäuser 2011 bis 2021. Fachserie 12 Reihe 6.1. Statistisches Bundesamt, Wiesbaden

16

Zur Diskussion

Inhaltsverzeichnis

Der Vorschlag der Regierungskommission für eine grundlegende Reform der Krankenhausvergütung

Reinhard Busse, Christian Karagiannidis, Boris Augurzky, Jochen Schmitt und Tom Bschor

Inhaltsverzeichnis

Die Autoren verfassten dieses Kapitel für die Regierungskommission für eine moderne und bedarfsgerechte Krankenhausversorgung.
Mitglieder der Regierungskommission (alphabetisch): Prof. Dr. Boris Augurzky, Prof. Dr. Tom Bschor, Prof. Dr. Reinhard Busse, Prof. Dr. Jörg Dötsch, Michaela Evans, Prof. Dr. Dagmar Felix, Irmtraud Gürkan, Dr. Heidemarie Haeske-Seeberg, Prof. Dr. Martina Hasseler, Prof. Dr. Stefan Huster, Prof. Dr. Christian Karagiannidis, Prof. Dr. Thorsten Kingreen, Prof. Dr. Heyo Kroemer, Prof. Dr. Laura Münkler, Prof. Dr. Jochen Schmitt, Prof. Dr. Rajan Somasundaram, Prof. Dr. Leonie Sundmacher.

▪▪ Zusammenfassung

Die Regierungskommission für eine moderne und bedarfsgerechte Krankenhausversorgung hat im Dezember 2022 ihren Reformvorschlag vorgelegt, der aus drei Kernelementen besteht: (1) Krankenhäuser werden in drei einheitlich definierte Krankenhaus-Versorgungsstufen (Level) eingeteilt. (2) Das Leistungsspektrum der einzelnen Krankenhäuser wird durch ein System von Leistungsgruppen definiert, die passgenauer als DRGs (wegen sehr hoher Granularität) oder Fachabteilungen (wegen zu niedriger Spezifität) den Leveln zugeordnet und dem Bevölkerungsbedarf angepasst werden können. (3) Die derzeit fast ausschließlich mengenbezogene DRG-basierte Vergütung wird zugunsten eines Zwei-Säulen-Modells durch Hinzufügen einer Vorhaltefinanzierung – bei gleichzeitiger Reduktion der DRG-Komponente – verändert. Der Beitrag gibt einen Überblick über die Vorschläge, auch zur Anzahl von geeigneten Krankenhausstandorten für ausgewählte Leistungsgruppen.

In December 2022, the Government Commission for Modern and Needs-Based Hospital Care presented its reform proposal which consists of three core elements: (1) Hospitals are divided into three uniformly defined hospital care levels. (2) The range of services of the individual hospitals is defined by a system of service groups which can be assigned to the levels more precisely than DRGs (due to very high granularity) or specialist departments (due to too low specificity) and adapted to the population requirements. (3) The currently almost exclusively volume-related DRG-based remuneration will be changed in favour of a two-pillar model by adding a budget component to financing – while at the same time reducing the DRG component. The chapter provides an overview about the proposal, including the number of suitable hospital locations for selected service groups.

17.1 Ausgangslage

Die Probleme der deutschen Krankenhauslandschaft sind seit langem hinreichend bekannt und schon häufig Gegenstand von Beiträgen im Krankenhaus-Report gewesen. In Kurzform: Die deutsche Krankenhauslandschaft ist gekennzeichnet durch eine im internationalen Vergleich hohe Zahl von kleinen und wenig spezialisierten Krankenhäusern, vielen Betten (ca. 50 % mehr als im EU-Durchschnitt (Geissler et al. 2010; OECD 2022)), vielen stationären Fällen (ebenfalls ca. 50 % mehr als im EU-Durchschnitt (Busse und Berger 2018; OECD 2022)) und dementsprechend einem hohen Personalbedarf. Obwohl pro Kopf der Bevölkerung mehr Gesundheitspersonal als in den meisten Nachbarländern existiert, ist insbesondere das Patienten-Pflegepersonal-Verhältnis pro stationären Fall oder belegtes Bett deutlich niedriger (Zander et al. 2017).

Dass dies so ist, wird zumeist darauf zurückgeführt, dass die Krankenhausstrukturen historisch gewachsen und regional zum Teil sehr unterschiedlich sind – auch da Krankenhausplanung Länderkompetenz ist und die Länder unterschiedliche Kriterien und Vorgehensweisen anwenden, etwa ob sie explizite Versorgungsstufen vorsehen oder nicht. So nutzen nur acht der 16 Bundesländer Stufen, um ihre Krankenhäuser einzugruppieren, wobei Bayern seine „Versorgungsstufen" nur mit 1 bis 3 nummeriert, Niedersachsen seine „Anforderungsstufen" mit 1 bis 4. Lediglich sechs Bundesländer nutzen Begriffe wie „Regelversorgung" oder „Schwerpunktversorgung", wobei die drei bis vier Stufen sich auch terminologisch überall unterscheiden. Es gibt also weder eine einheitliche Definition von „Maximalversorgung", „Schwerpunktversorgung", „Regelversorgung" oder „Grundversorgung" noch gibt es den „typischen" Maximalversorger oder den typischen Grundversorger.

Es bestehen daher keine bundesweit einheitlichen Definitionen von Versorgungsstufen und kaum Strukturvoraussetzungen, d. h. Voraussetzungen, welches Krankenhaus welche Leistungen erbringen darf (und welche nicht). So behandeln über 1.000 Krankenhäuser Patientinnen und Patienten mit transmuralem Herzinfarkt; davon haben aber nur 578 einen Linksherzkatheter (siehe zum Beispiel AOK-Qualitätsmonitor). Über 1.100 Krankenhäuser behandeln Patienten mit Schlaganfall; davon haben nur 475 eine Stroke Unit. Und fast 50 % aller Krebspatienten werden außerhalb von Krebszentren behandelt; beim Pankreaskarzinom sind es sogar über 70 % (Stand 2019; Deutsche Krebsgesellschaft 2020).

Die fehlende Steuerung von Patienten ist problematisch, weil sie zu nachweislich schlechteren Behandlungsergebnissen führt: So ist die Sterblichkeit in Krankenhäusern mit kleinen Fallzahlen bei vielen Indikationen höher (Nimptsch und Mansky 2017); das WiZen-Projekt konnte zeigen, dass die Sterblichkeit von Krebspatienten, die nicht in Krebszentren behandelt werden, höher ist als wenn sie in Krebszentren behandelt werden (Schoffer et al. 2022); gleiches gilt für Krankenhäuser ohne Stroke Unit im Vergleich zu solchen mit Stroke Unit (Pross et al. 2018); und in Deutschland versterben mit 8,3 % der stationär behandelten Herzinfarktpatienten deutlich mehr als etwa in den Niederlanden mit 2,9 % oder in Schweden mit 3,5 % (OECD 2022).

Der Gemeinsame Bundesausschuss (G-BA) hat 2018 erstmals Mindeststrukturvoraussetzungen für die Notfallversorgung in drei Stufen definiert. Dies war ein wichtiger erster Schritt hin zu einer bundesweit einheitlichen Definition von Versorgungsstrukturen und Schaffung von Transparenz. So ist seitdem klar, dass die 1.433 nach DRGs abrechnenden Krankenhäuser (2020) über rund 1.700 Standorte verfügen. Genau gelistet sind 1.731 (von denen einige allerdings nicht mehr aktiv sind); von diesen sind 164 (9 %) der Stufe 3 („Umfassende Notfallversorgung") zugeordnet, 261 (15 %) der Stufe 2 („Erweiterte Notfallversorgung"), 649 (37 %) der Stufe 1 („Basis-Notfallversorgung") und 657 (38 %) keiner Stufe. Somit gibt es mit 425 Standorten auf den Stu-

fen 2 und 3 im Bundeschnitt 5,1 pro eine Million Einwohner. Dieser Wert differiert zwischen 2,9 in Bremen und 3,4 in Sachsen bis zu 6,7 in Thüringen und 7,7 in Sachsen-Anhalt (◘ Tab. 17.1).

Das eine Viertel der 1.731 Standorte – nämlich die 425 auf den besser ausgestatteten Stufen 2 und 3 – versorgt fast 60 % aller stationären Fälle (9,25 der 16,18 Mio. im Jahr 2021). Die Anzahl der anderen drei Viertel der Standorte, zu einem großen Teil häufig als „Grundversorgung" charakterisiert, wird häufig mit Sicherstellung der wohnortnahen Versorgung auch für Notfälle begründet. Dabei befinden sich die meisten dieser Standorte in Nähe von Standorten der Stufe 2 bzw. 3 – und sind zudem für die Versorgung von Notfällen wie Herzinfarkten, Schlaganfällen oder komplexeren Verletzungen gar nicht ausgestattet.

Mit seiner Fallzahl pro Kopf der Bevölkerung liegt Deutschland rund 50 % höher als der Durchschnitt seiner Nachbarländer, was Fragen nach der Angemessenheit vieler stationären Behandlungen aufwirft. In internationalen Vergleichen wird dies deutlich durch die hohen Zahlen sog. „ambulant-sensitiver Krankenhausfälle" und ambulantisierbarer Operationen (OECD 2022).

Deutschland unterscheidet sich auch im Trend der Fallzahlen von seinen Nachbarn: Während die Fallzahlen in unseren Nachbarländern im Durchschnitt bis zum pandemiebedingten Einbruch im Jahr 2020 stabil waren, stiegen sie bei uns zwischen 1991 und 2016 um 30 % an – und allein zwischen 2005 und 2016 um 18 %. Das wurde, fast allgemein akzeptiert, auf demographische Veränderungen zurückgeführt, obwohl die Bevölkerung in Italien schneller gealtert ist und stationäre Fallzahlen dort gesunken sind. Im Jahr 2019 wurde die Anzahl der Prüfungen des Medizinischen Dienstes auf Fehlbelegungen (d. h. unnötige Fälle) ab 2020 sogar gesetzlich begrenzt.

Neben der großen Kapazität an Betten lagen die Haupttreiber für hohe und steigende Fallzahlen im Vergütungssystem und in der Sektorentrennung; kein anderes Land hat so ausschließlich auf Fallpauschalen gesetzt und

◘ Tab. 17.1 Krankenhausstandorte nach Bundesländern 2020; insgesamt und nach Notfallstufen – absolut, prozentual und pro Mio. Einwohner

	Bund	BW	BY	B	BB	HB	HH	HE	MV	NS	NRW	RP	SL	SN	ST	SH	TH
Summe	1.731	192	299	60	66	12	35	132	39	150	365	94	23	92	53	67	52
Einwohner	83,2	11,1	13,1	3,7	2,5	0,7	1,9	6,3	1,6	8,0	17,9	4,1	1,0	4,1	2,2	2,9	2,1
Pro Mio. Einw.	20,8	17,3	22,8	16,2	26,4	17,1	18,4	20,9	24,4	18,8	20,4	22,9	23,0	22,4	24,1	23,1	24,8
Davon:																	
Ohne Stufe	657/38 %	90/47 %	141/47 %	22/37 %	25/38 %	4/33 %	18/51 %	62/47 %	10/26 %	45/33 %	95/26 %	29/31 %	8/35 %	31/34 %	19/36 %	37/55 %	21/40 %
Stufe 1	649/37 %	55/29 %	96/32 %	19/32 %	29/44 %	6/50 %	5/14 %	45/34 %	19/49 %	58/39 %	166/45 %	44/47 %	11/48 %	47/51 %	17/32 %	15/22 %	17/33 %
Stufen 2+3	425/25 %	47/24 %	62/21 %	19/32 %	12/18 %	2/17 %	12/34 %	25/19 %	10/26 %	47/31 %	104/28 %	21/22 %	4/17 %	14/15 %	17/32 %	15/22 %	14/27 %
Davon Stufe 2	261/15 %	25/13 %	31/10 %	9/15 %	5/8 %	1/8 %	5/14 %	11/8 %	6/15 %	35/23 %	80/22 %	16/17 %	2/9 %	5/5 %	14/26 %	10/15 %	6/12 %
Davon Stufe 3	164/9 %	22/11 %	31/10 %	10/17 %	7/11 %	1/8 %	7/20 %	14/11 %	4/10 %	12/8 %	24/7 %	5/5 %	2/9 %	9/10 %	3/6 %	5/7 %	8/15 %
Stufe 2+3 pro Mio. Einw.	5,1	4,2	4,7	5,1	4,8	2,9	6,3	4,0	6,3	5,9	5,8	5,1	4,0	3,4	7,7	5,2	6,7

Krankenhaus-Report 2023

17

begrenzt Krankenhäuser so weitgehend auf stationäre Behandlungen. Andere Länder haben DRGs mit vorab definierten Budgets kombiniert und/oder die ausgelösten Effizienzgewinne ins Gesamtsystem zurückgeführt. Messerle und Schreyögg (2022) beziffern in ihrer Studie diese DRG-induzierten Effizienzgewinne für Deutschland auf 2 % pro Jahr, d. h. über den betrachteten Zeitraum auf 20 %. Während bei uns die Kosten pro Fall seit Einführung der DRGs gemessen am Bruttoinlandsprodukt (BIP) zwar stabil geblieben sind, sind jedoch die Gesamtkosten der stationären Versorgung durch die steigenden Fallzahlen gestiegen, von 3,0 % des BIP im Jahr 2010 auf 3,4 % des BIP im Jahr 2020 (OECD.Stat 2022). Auch dies ist eine international außergewöhnliche Entwicklung (in Dänemark sind sie in diesem Zeitraum etwa von 3,2 % auf 2,8 % gesunken) und ein hohes Niveau – genau wie die Gesamt-Gesundheitsausgaben mit 12,8 % des BIP (2020), womit Deutschland EU-weiter Spitzenreiter ist (OECD.Stat 2022).

17.2 Das Grundprinzip des Reformvorschlags

Der im Dezember 2022 vorgelegte Vorschlag der Regierungskommission für eine moderne und bedarfsgerechte Krankenhausversorgung zielt darauf ab, die oben beschriebenen Probleme zu reduzieren oder gar zu beseitigen, also die nicht immer überzeugende Behandlungsqualität, die mangelnden strukturellen Voraussetzungen (Strukturqualität und Steuerung), den erheblichen Mengenanreiz mit der daraus resultierenden Übertherapie, die damit verbundenen Personalprobleme und nicht zuletzt die von der Solidargemeinschaft zu tragenden Kosten. Im Kern ist der Vorschlag eigentlich banal: Krankenhäuser und ihre Leistungen werden einheitlich kategorisiert – und jedes Krankenhaus darf nur noch die Leistungen erbringen und vergütet bekommen, für die es personell und technisch ausgestattet ist. Im Gegenzug wird die Vergütung so umgestellt, dass Krankenhäuser ihre bedarfsgerechten und qua-

litativ angemessenen Leistungen auch wirtschaftlich erbringen können, ohne nur auf die Fallmenge zu schielen.

Ein Kernelement der Reform ist daher, die derzeit fast ausschließlich mengenbezogene DRG-basierte Vergütung zugunsten eines Zwei-Säulen-Modells durch Hinzufügen einer **Vorhaltefinanzierung** – bei gleichzeitiger Reduktion der DRG-Komponente – zu verändern.

Zur Verbesserung der Qualität der medizinischen Versorgung und der bestmöglichen Patientenallokation werden Krankenhäuser zudem in drei einheitlich definierte **Krankenhaus-Versorgungsstufen (Level)** eingeteilt, die es ermöglichen, lokale, regionale und überregionale Versorgungsaufträge mit unterschiedlichem Bedarf an personeller und technischer Ausstattung abzugrenzen.

Um die Mindestqualität auch auf Ebene der bisher kaum nach Leistungsspektrum definierten Fachabteilungen sicherstellen zu können, wird die **Einführung eines Systems von Leistungsgruppen** empfohlen, die passgenauer als DRGs (wegen sehr hoher Granularität) oder Fachabteilungen (wegen zu niedriger Spezifität) den Leveln zugeordnet und dem Bevölkerungsbedarf angepasst werden können. Jede Leistungsgruppe wird einer Versorgungsstu-

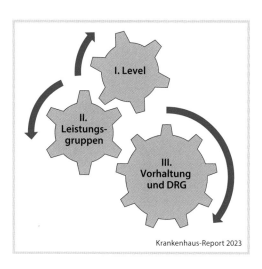

Krankenhaus-Report 2023

☐ **Abb. 17.1** Die drei Dimensionen des Reformvorschlags

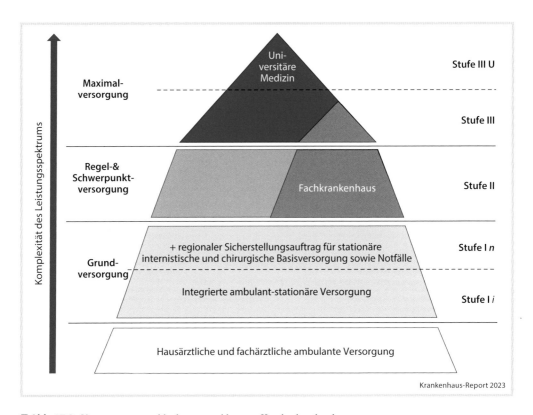

Abb. 17.2 Versorgungspyramide der vorgeschlagenen Krankenhauslevel

fe zugeordnet, die Mindestvoraussetzung für die Leistungsgruppen-unabhängige Strukturqualität ist; zugleich werden jeweils Leistungsgruppen-spezifische personelle und technische Strukturvorgaben gemacht.

Alle drei Dimensionen sind unabdingbar miteinander verknüpft (■ Abb. 17.1)

17.2.1 Einführung einheitlicher Krankenhauslevel

Im Gegensatz zur derzeitigen Situation erfolgt in dem Modell der Regierungskommission erstmals eine feste Definition der Strukturvoraussetzungen im Sinne einer mindestens erforderlichen krankenhausweiten Strukturqualität – unter aber deutlich erweiterter Nutzung – der G-BA-Notfallstufen-Voraussetzungen. ■ Abb. 17.2 zeigt die Level in einer Pyramide der Versorgung.

Die Regierungskommission hat für die drei (mit Sub-Unterteilungen: fünf) Versorgungsstufen (Level) Vorgaben für das Leistungsspektrum, die verpflichtende Ausstattung und die ärztliche Anwesenheit außerhalb der Kernarbeitszeiten erarbeitet (vgl. ■ Tab. 17.2):

a) Level I – Grundversorgung; unterteilt in i (integrierte ambulant/stationäre Versorgung) und n (mit Notfallversorgung analog zur derzeitigen Stufe 1),

b) Level II – Regel- und Schwerpunktversorgung (mit Notfallversorgung analog zur derzeitigen Stufe 2) und

c) Level III – Maximalversorgung (mit Level III U = Universitätsmedizin) (mit Notfallversorgung analog zur derzeitigen Stufe 3).

Ein wesentliches Merkmal des Reformvorschlags ist die Zweiteilung der Grundversorgung in Level I *i* und I *n*. Dies trägt dem Um-

◩ Tab. 17.2 Synopsis wesentlicher Charakteristika der jeweiligen Stufen

	Leistungsspektrum				Verpflichtende weitere Ausstattung	Ärztl. Anwesenheit außerhalb Kernarbeits- zeiten
	Innere Medizin/ Chirurgie	Andere Fächer (Leistungs- bereiche)	Notauf- nahme	Intensivmedizin		
I i	Mind. 1; *keine* eigenen Betten; allg. Akutpflege- betten	Ggf. Allge- meinmedizin, allgemein- fachärztliche Versorgung	Keine	Keine	Labor, Ultra- schall, Röntgen	Mindestens fachärztliche Rufbereitschaft
I n	Basisbehandlung Innere UND Chirurgie, eigene Betten	Ggf. weitere, auch Geriatrie oder Palliativme- dizin	Basis	≥ 6 Betten	+ CT, telemed. Anbindung, Hubschrauber- landeplatz	Bereitschaft; FÄ Rufbereitschaft
II	Mind. je 3 Leis- tungsgruppen, darunter immer Kardiologie	Mind. 5 wei- tere, darunter Gynäkologie	Erweitert	≥ 10 Low-care- & ≥ 10 High- care Betten	+ MRT, An- giographie, Endoskopie, Stroke Unit	Innere/Chirurgie/ Notaufnahme/In- tensiv 24/7; FÄ Rufbereitschaft
III	Mind. je 5 Leis- tungsgruppen	Mind. 8 weitere	Umfassend	≥ 20 Low-care- & ≥ 20 High- care Betten	+ Studienzen- tren ...	Innere/Chirurgie/ Notaufnahme/ Intensiv FÄ 24/7, andere Fächer Bereitschaft

Krankenhaus-Report 2023

stand Rechnung, dass viele medizinische Leistungen auf diesem Level ambulant erbracht werden können, es in ländlichen Räumen aber auch einer umfassenden Vorhaltung medizinischer Leistungen bedarf. Der grundsätzliche Unterschied zwischen den beiden Sub-Leveln ist das Betreiben einer Notaufnahme auf Stufe 1 nach G-BA ("Basisnotfallversorgung") bei Level I *n*. Level I-*i*-Häuser haben hingegen keine Notaufnahme und sind als integrierte ambulant/stationäre Krankenhäuser mit ärztlicher Rufbereitschaft außerhalb der Kernarbeitszeiten ausgestaltet. Level I-*i*-Kliniken erhalten die Möglichkeit der echten integrierten Zusammenarbeit unabhängig von momentanen Sektorengrenzen, da sowohl niedergelassene Ärztinnen und Ärzte als auch an der Level I-*i*-Klinik angestellte Klinikärztinnen und -ärzte die dortigen Akutpflegebetten belegen können. Die Bettenstationen dieser Kliniken

sollen durch gut ausgebildete Pflegefachpersonen geleitet werden können und außerhalb des übrigen Vergütungssystems (s. u.) durch sachgerecht kalkulierte, degressive Tagespauschalen vergütet werden (d. h. keine DRG-Komponente mehr). Die ärztliche Leistung kann durch einen entsprechenden Aufschlag auf die Tagespauschalen für am Krankenhaus angestellte Ärzte oder über das EBM-System vergütet werden.

Level-II-Krankenhäuser sollen nicht nur die Anforderungen der "erweiterten Notfallversorgung" erfüllen, d. h. sie verfügen u. a. über einen Linksherzkatheter und zehn Beatmungs-Intensivbetten, sondern auch eine Stroke Unit betreiben. Das ärztliche Personal in der Inneren Medizin, Chirurgie, Intensivmedizin und der Notaufnahme arbeitet im Schichtdienst. Level-III-Krankenhäuser erfüllen die Anforderungen der "umfassenden

Notfallversorgung"; in den genannten Abteilungen ist auch die fachärztliche Anwesenheit 24/7 sicherzustellen. Die Universitätsmedizin erhält auf dem Level III eine Sonderrolle, die in ihrer regional koordinierenden Funktion, in der Vorhaltung einer Pandemic-Preparedness-Infrastruktur und in weiteren übergreifenden Systemaufgaben liegt.

Wichtig ist in diesem Zusammenhang, sicherzustellen, dass die erbrachten Leistungen auch tatsächlich von gleicher, angemessener Qualität sind. Dazu schlägt die Regierungskommission ein auf versorgungsnahen Daten basierendes regionales Versorgungsmonitoring vor, das Prozess- und Strukturqualität abbilden soll und so eine Transparenz über die Gesundheitsversorgung schafft. Die Regierungskommission regt darüber hinaus an, dass die Vernetzung von Level-I- und III-Krankenhäusern bis hin zu Partnerkliniken so eng wird, dass Teile der ärztlichen Weiterbildung im Rahmen der Kooperation an unterschiedlichen Standorten erbracht werden können. Eine telemedizinische Vernetzung ist aufzubauen.

17.2.2 Leistungsgruppen mit definierten Anforderungen

Eine einheitliche Definition von Versorgungsstufen und die Festlegung von Mindestanforderungen pro Stufe allein würde einen entscheidenden Schwachpunkt der derzeitigen deutschen Krankenhausversorgung noch nicht beseitigen: Krankenhäuser behandeln zu häufig auch ohne passende personelle und technische Ausstattung etwa Herzinfarkte ohne Linksherzkatheter, Schlaganfälle ohne Stroke Unit oder onkologische Erkrankungen ohne zertifiziertes Krebszentrum. Grund dafür ist, dass sich in der Regel die Fachabteilungen lediglich an den ärztlichen Fachgebieten orientieren. Dagegen wird zu Vergütungszwecken ein erheblich detaillierteres System von DRGs genutzt, das sich an Diagnosen und durchgeführten Prozeduren orientiert.

Aus der Vielzahl der knapp 1.300 aDRGs (bzw. rund 650 Basis-DRGs) ergäbe sich allerdings eine kaum zu bewältigende und auch nicht zu durchschauende Anzahl von Qualitätsanforderungen. Daher ist es sinnvoll, das Behandlungsspektrum zwar gröber als die DRGs, aber feiner als in zuständige Fachabteilungen zu gliedern und erstmals genau und bundeseinheitlich zu definieren. Dabei sind die Leistungsgruppen so gegliedert, dass die Behandlung innerhalb einer Gruppe ähnliche Qualifikationen, Kompetenzen und Erfahrungen sowie eine gleichartige technische Ausstattung benötigt.

Ein Diskussionspunkt ist die Zahl der Leistungsgruppen, d. h. der Grad an Differenzierung. Im Schweizer Modell[1] gibt es über 100 Leistungsgruppen und damit einen hohen Grad an Differenzierung. Die neue Krankenhausplanung Nordrhein-Westfalens sieht 60 Leistungsgruppen für die somatische Medizin vor, was einem mittleren Grad an Differenzierung entspricht. Die Regierungskommission hat in ihrer Stellungnahme ein System von 128 Leistungsgruppen vorgeschlagen, die jeweils über ICD- und OPS-Codes definiert werden. Für die Erarbeitung von Strukturvoraussetzungen regen wir die aktive Beteiligung von medizinischen Fachgesellschaften und weiteren Verbänden an, die aufgerufen sind, in den kommenden Monaten Vorschläge zu erarbeiten.

Alle Leistungsgruppen werden einem Mindestlevel zugeordnet. Level I-n-Kliniken dürfen entsprechend nur Leistungen aus Leistungsgruppen des Level I abrechnen, Level-II-Kliniken die der Level I und II, während Level-III-Kliniken alle abrechnen dürfen (sofern jeweils die leistungsgruppenspezifischen Anforderungen erfüllt sind und ein entsprechender Versorgungsauftrag vorliegt). Grundsätzlich werden die meisten medizinischen Leistungen auf Ebene von Level I n und II erbracht, während spezialisierte Behandlungen wie z. B. eine ECMO-Therapie oder sehr komplexe chirurgische Eingriffe dem Level III zugeordnet werden. Fachkliniken erhalten eine Sonderrolle und dürfen bestimmte Leistungen

---

1 ▶ www.gdk-cds.ch/de/gesundheitsversorgung/spitaeler/planung/splg.

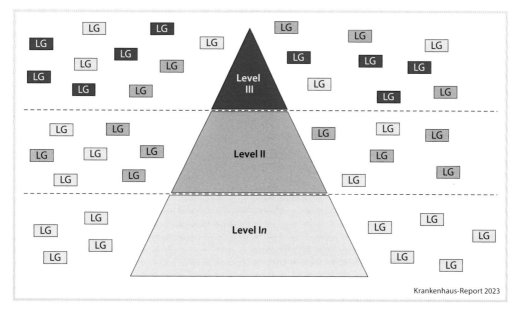

Abb. 17.3 Das Grundprinzip der Leistungsvergütung. LG = Leistungsgruppe

Tab. 17.3 Ausgewählte Leistungsgruppen innerhalb der Leistungsbereiche Innere Medizin und Chirurgie zur Illustration

Leistungsgruppe (LG)	Mindestlevel erbringendes Kh.	Maximales Leistungsspektrum		
		Level-I-Kh.	Level-II-Kh.	Level-III-Kh.
Innere Medizin				
1.0 LG Basisbehandlung Innere Medizin	I	X	X	X
1.4 LG Hämatologie und Onkologie	II		X	X
1.4.3 LG Stammzelltransplantation	III			X
Chirurgie				
2.0 LG Basisbehandung Allgemeine Chirurgie	I	X	X	X
2.7 LG Viszeralchirurgie	II		X	X
2.7.4 LG Große Pankreaseingriffe	III			X

Krankenhaus-Report 2023

ihres Fachgebiets in den Leveln II und III erbringen (wiederum sofern sie die spezifischen Anforderungen erfüllen). Querschnittsbereiche wie Radiologie, Anästhesie, Labormedizin, Hygiene oder Virologie sind Teil der Mindeststrukturvoraussetzungen.

Abb. 17.3 stellt das Grundprinzip der Vergütung der Leistungserbringung dar; Tab. 17.3 illustriert dies für ausgewählte Leistungsgruppen.

17.2.3 Vergütung über zwei Säulen: Vorhaltung und DRGs

Die Vergütung von Krankenhausleistungen soll neben der reduzierten, fallmengenabhängigen Vergütung nach DRG-Fallpauschalen eine zweite Säule bekommen – nämlich eine Vergütung von Vorhalteleistungen, also für jederzeit verfügbare Leistungen (im Sinne der staatlichen Daseinsvorsorge). Dieser essenzielle Bestandteil der Vergütungsreform mindert den finanziellen Druck auf die Krankenhäuser, da sie ihre Vergütung nicht mehr ausschließlich durch behandelte Fälle erhalten, wodurch derzeit ein Anreiz besteht, ggf. auch unnötig stationär zu behandeln. Demgegenüber sorgt der weiter bestehende fallmengenbezogene DRG-Anteil dafür, dass Krankenhäuser ihre Leistungsbereitschaft nicht verlieren, wie dies bei rein Budget-basierten Vergütungssystemen der Fall wäre.

Eine erste wichtige Festlegung im Zwei-Säulen-Modell ist die Höhe der DRG-Absenkung. Die Kommission schlägt vor, dass diese initial normativ festgelegt werden sollte, um komplexe Kalkulationen und den damit verbundenen (Zeit-)Aufwand sowie mögliche neue Fehlanreize zu vermeiden. Dafür sind i. d. R. 40 % der Gesamtvergütung vorgesehen. Eine Ausnahme bilden die Leistungsgruppen der Intensiv- und Notfallmedizin, der Geburtshilfe und der Neonatologie. Hier sollte der Vorhalteanteil auf 60 % gesetzt werden, um den finanziellen Druck in diesen Bereichen stark zu reduzieren, weil sie besonders hohe Fixkosten haben und ihr Charakter denen der Daseinsvorsorge wie bei der Feuerwehr besonders nahekommt. Der Prozentsatz bezieht sich dabei auf den Anteil an der derzeitigen Gesamtvergütung, also der Summe aus aDRGs und Pflegebudgets. Letztere machen etwa 20 % der Gesamtvergütung aus, sodass sich die nicht-mengenabhängige Komponente verdoppeln würde. Diese Umstellung soll in einer Konvergenzphase über fünf Jahre stufenweise erfolgen.

Die Vorhaltevergütung wird pro Leistungsgruppe ausgehend vom derzeitigen bundesweiten Leistungsvolumen berechnet und auf die Krankenhäuser verteilt, die die Strukturvoraussetzungen erfüllen und von den Bundesländern Versorgungsaufträge für die jeweilige Leistungsgruppe erhalten. Die Vorhaltebudgets werden zu Beginn der Konvergenzphase noch überwiegend durch die bisherigen Leistungsmengen des Krankenhauses in der jeweiligen Leistungsgruppe bestimmt. Für den Zielzustand *nach* Ende der Konvergenzphase hingegen empfiehlt die Regierungskommission, die Zuteilung des Vorhaltebudgets von drei Komponenten abhängig zu machen: neben der Fallmenge die zu versorgende Bevölkerung und die erreichte Prozess- und Ergebnisqualität. Krankenhäuser, die in dünn besiedelten Gebieten nur eine geringe Bevölkerungszahl versorgen, aber für die Sicherstellung der Versorgung notwendig sind, weil es in einer akzeptablen Distanz kein alternatives Krankenhaus gibt, benötigen ein erhöhtes Vorhaltebudget.

Dieses Zwei-Säulen-Konzept bezieht sich auf die Vergütung der Kliniken der Level I *n*, II und III, also derjenigen, die Versorgungsaufträge für Leistungsgruppen erhalten. Im Gegensatz dazu erfolgt bei den Level I-*i*-Kliniken die Vergütung ausschließlich durch sachgerecht kalkulierte, degressive Tagespauschalen für die Akutpflege einschließlich anderer allgemeiner Personal- und Sachkosten. Die Vergütung der ärztlichen Leistungen erfolgt (a) nach EBM für Ärztinnen und Ärzte mit eigener KV-Zulassung und (b) durch die um den ärztlichen Kostenanteil erhöhte Tagespauschale für fest am Krankenhaus angestelltes ärztliches Personal. Wie bereits erwähnt können die Bettenstationen der Level I-*i*-Kliniken durch gesondert ausgebildete Pflegefachpersonen (wie etwa Advanced Nurse Practitioners) geleitet werden. Hierzu ist sind entsprechende rechtliche Rahmenbedingungen notwendig.

17

17.3 Umsetzbarkeit

Am 5. Januar 2023 haben die Diskussionen zwischen BMG, Bundestags-Regierungsfraktionen und Landesgesundheitsministerien zur vorgeschlagenen Reform begonnen. Ein wesentlicher Faktor dürfte dabei die Frage sein, wie die Vorschläge der Regierungskommission sich in den 16 Ländern angesichts der heterogenen Krankenhauslandschaft umsetzen lassen sowie wie groß der Umbaubedarf und damit zusammenhängend der Investitionsbedarf sein wird. Um den Investitionsbedarf zu decken, empfiehlt die Regierungskommission die Neuauflage eines Krankenhausstrukturfonds. Dieser sollte für die Zentralisierung von Kapazitäten, die Verlagerung von Leistungsgruppen zur Schwerpunktbildung, die Umwandlung von Krankenhäusern der Grundversorgung in sektorübergreifend agierende Level I-*i*-Kliniken, die telemedizinische Vernetzung aller in einer Region tätigen Kliniken unterschiedlicher Level sowie für ökologische und nachhaltige Neubauten eingesetzt werden. Letztere sollten einerseits den ökologischen Fußabdruck reduzieren, andererseits auch die teils enorme Hitze in Patientenzimmern in den Sommermonaten senken helfen.

Um zu prüfen, inwiefern ausgewählte Strukturvorgaben durch die derzeitige Krankenhauslandschaft erfüllt werden können, stellt ◘ Tab. 17.4 einige Parameter zu bestimmten Leistungsgruppen jeweils für das Bundesgebiet und die 16 Bundesländer dar (wobei diese z. T. nicht standortbezogen, sondern nur IK-bezogen vorliegen), und zwar für:

- Leistungen, die von allen Standorten der Level II und III vorzuhalten sind, d. h. Linksherzkatheter (LHK) und Stroke Unit: Hierbei wird davon ausgegangen, dass die derzeit 425 Standorte der Notfallstufen 2 und 3 den Kern der Krankenhäuser auf den neuen Leveln II und III bilden. Für den LHK, der ja Voraussetzung für die Einstufung ab Notfallstufe 2 ist, zeigt sich, dass es rund 140 zusätzliche Standorte mit LHK

gibt (d. h., dass auch Häuser der Notfallstufe 1 solche haben, insb. in Bayern, NRW und Hessen). Hinsichtlich Stoke Units ergibt sich, dass es nur wenige von ihnen über die Anzahl der Level II- bzw. III-Standorte hinaus gibt, wobei anders als beim LHK nicht sicher ist, wie viele der Stroke Units in Stufe 2- bzw. Stufe-3-Häusern (und nicht etwa in neurologischen Fachkliniken) etabliert sind.

- Leistungen, die ab Level II vorgehalten werden können (bzw. für die Level II Voraussetzung ist) – Brustkrebs, Pädiatrie und Neurochirurgie: Diese sind als Prozent in Beziehung zu allen (derzeitigen) Standorten der Notfallstufen 2 und 3 gesetzt, wodurch sich bundesweite Werte von 76, 70 und 53 % ergeben, jeweils mit breiter Variation zwischen den Ländern (50–200 % bei Brustkrebs-Zentren, 37–207 % bei Pädiatrie und 36–150 % bei Neurochirurgie; bei den Stadtstaaten sollte die Mitversorgungsfunktion für das Umland berücksichtigt werden).

- Leistungen, die ab Level III vorgehalten werden können (d. h. für die Level III Voraussetzung ist) – Frühgeborene < 1.250 g, Bauchspeicheldrüsenkrebs, Polytrauma (= überregionales Traumazentrum) und Kinderonkologie: Hier zeigt sich, dass die Zahlen – bei bundesweit 165 Notfallstufe-3-Standorten – gut hinkommen, um ein Angebot in praktisch allen Bundesländern zu gewährleisten, d. h. nur wenige Lücken geschlossen werden müssten.

Zusammenfassend kann festgehalten werden, dass nunmehr ein kohärenter Vorschlag auf dem Tisch liegt, um das historisch gewachsene unabgestimmte Nebeneinander von Planung, Steuerung und Vergütung zu beenden und tatsächlich eine „qualitativ hochwertige, patienten- und bedarfsgerechte Versorgung der Bevölkerung" (§ 1 KHG) zu erreichen.

Tab. 17.4 Krankenhäuser nach Leistungsgruppen-spezifischer Ausstattung, zumeist 2020

	Bund	BW	BY	B	BB	HB	HH	HE	MV	NS	NRW	RP	SL	SN	ST	SH	TH
Mindestanforderung Level II																	
Verpflichtend für alle Standorte																	
Herzkatheter 24/7[a]	566	59	96	24	19	4	11	44	16	52	128	28	5	20	21	21	18
Pro Mio. Einw.	6,8	5,3	7,3	6,5	7,6	5,7	5,8	7,0	10,0	6,5	7,2	6,8	5,0	4,9	9,5	7,2	8,6
Rechnerischer Unterschied zu derzeitiger Anzahl Stufe 2/3-Standorte	+141	+12	+34	+5	+7	+2	−1	+19	+6	+5	+24	+7	+1	+6	+4	+6	+4
Stroke Unit[b]	454	47	81	14	20	3	10	32	11	41	85	23	10	26	17	17	17
Pro Mio. Einw.	5,5	4,2	6,2	3,8	8,0	4,3	5,3	5,1	6,9	5,1	4,7	5,6	10,0	6,3	7,7	5,9	8,1
Rechnerischer Unterschied zu derzeitiger Anzahl Stufe 2/3-Standorte	+29	0	+19	−5	+8	+1	−2	+7	+1	−6	−19	+2	+6	+12	0	+2	+3
Fakultativ																	
Brust-Ca-Zentrum[a]	323	51	45	12	6	4	6	21	5	29	78	15	4	20	8	10	9
Pro Mio. Einw.	3,9	4,6	3,4	3,2	2,4	5,7	3,2	3,3	3,1	3,6	4,4	3,7	4,0	4,9	3,6	3,4	4,3
Rechnerische Vorhaltung (in % der derzeitigen Stufe 2/3-Standorte)	76 %	109 %	73 %	63 %	50 %	200 %	50 %	84 %	50 %	62 %	75 %	71 %	100 %	143 %	47 %	67 %	64 %
Pädiatrie[c]	299	30	37	7	16	4	5	16	10	28	57	16	2	29	20	8	14
Pro Mio. Einw.	3,6	2,7	2,8	1,9	6,4	5,7	2,6	2,5	6,3	3,5	3,2	3,9	2,0	7,1	9,1	2,8	6,7
Rechnerische Vorhaltung (in % der derzeitigen Stufe 2/3-Standorte)	70 %	64 %	60 %	37 %	133 %	200 %	42 %	64 %	100 %	60 %	55 %	77 %	50 %	207 %	118 %	53 %	100 %
Neurochirurgie[c]	226	19	40	9	8	3	11	16	6	28	40	12	3	9	8	9	5
Pro Mio. Einw.	2,7	1,7	3,1	2,4	3,2	4,3	5,8	2,5	3,8	3,5	2,2	2,9	3,0	2,2	3,6	3,1	2,4
Rechnerische Vorhaltung (in % der derzeitigen Stufe 2/3-Standorte)	53 %	40 %	65 %	47 %	67 %	150 %	92 %	64 %	60 %	60 %	38 %	57 %	75 %	64 %	47 %	60 %	36 %

17

Tab. 17.4 (Fortsetzung)

Mindestanforderung Level III

	Bund	BW	BY	B	BB	HB	HH	HE	MV	NS	NRW	RP	SL	SN	ST	SH	TH
Frühgeborene <1.250 g[d]	157	21	28	8	3	1	4	11	3	13	39	9	2	4	3	5	3
Pro Mio. Einw.	1,9	1,9	2,1	2,2	1,2	1,4	2,1	1,7	1,9	1,6	2,2	2,2	2,0	1,0	1,4	1,7	1,4
Pankreas-Ca-Zentrum[e]	133	17	23	7	2	1	3	13	5	15	22	5	0	7	3	5	5
Pro Mio. Einw.	1,6	1,5	1,8	1,9	0,8	1,4	1,6	2,1	3,1	1,9	1,2	1,2	0,0	1,7	1,4	1,7	2,4
Überregionales Traumazentrum[f]	116	15	22	5	3	1	4	10	3	12	17	5	2	6	5	5	3
Pro Mio. Einw.	1,4	1,4	1,7	1,4	1,2	1,4	2,1	1,6	1,9	1,5	0,9	1,2	2,0	1,5	2,3	1,7	1,4
Kinderonkologisches Zentrum[e]	33	5	5	1	0	1	1	3	1	3	7	1	0	2	1	1	1
Pro Mio. Einw.	0,4	0,5	0,4	0,3	0,0	1,4	0,5	0,5	0,6	0,4	0,4	0,2	0,0	0,5	0,5	0,3	0,5

[a] ▶ qualitaetsmonitor.de;
[b] Stroke Unit, Komplexbehandlung Schlaganfall, Stroke-Unit-Behandlung, intensive Schlaganfallbehandlung, Schlaganfalleinheit, Komplexbehandlung des akuten Schlaganfalls im Qualitätsbericht (▶ klinikradar.de/stroke-unit/kliniken/); laut DSG nur 342 zertifizierte Stroke Units (▶ www.dsg-info.de/stroke-units-neurovaskulaere-netzwerke/);
[c] ▶ klinikradar.de/kinderheilkunde/kliniken/
[d] Mindestmengen-Transparenzkarte 2023 (▶ www.aok-bv.de/engagement/mindestmengen/#6/51.329/10.454);
[e] ▶ www.oncomap.de/centers;
[f] ▶ de.wikipedia.org/wiki/Liste_überregionaler_Traumazentren_in_Deutschland (Stand 2019)
Krankenhaus-Report 2023

Literatur

Busse R, Berger E (2018) Vom planerischen Bestandsschutz zum bedarfsorientierten Krankenhausangebot. In: Klauber J, Geraedts M, Friedrich J, Wasem J (Hrsg) Krankenhaus-Report 2018: Schwerpunkt Bedarf und Bedarfsgerechtigkeit. Schattauer, Stuttgart, S 149–170

Deutsche Krebsgesellschaft (2020) Jahresbericht 2020 der zertifizierten onkologischen Zentren. https://www.krebsgesellschaft.de/jahresberichte. Zugegriffen: 13. Jan. 2023

Geissler A, Wörz M, Busse R (2010) Deutsche Krankenhauskapazitäten im internationalen Vergleich. In: Klauber J, Geraedts M, Friedrich J (Hrsg) Krankenhaus-Report 2010. Schattauer, Stuttgart, S 25–40

Messerle R, Schreyögg J (2022) System-wide Effects of Hospital Payment Scheme Reforms: The German Introduction of Diagnosis-Related Groups. Hamburg Center for Health Economics. https://epub.sub.uni-hamburg.de/epub/volltexte/2022/134444/pdf/rp_26_messerle_schreyoegg_2022_drg.pdf. Zugegriffen: 13. Jan. 2023

Nimptsch U, Mansky T (2017) Hospital volume and mortality for 25 types of inpatient treatment in German hospitals: observational study using complete national data from 2009 to 2014. BMJ Open 7(9):e16184

OECD (2022) Health at a Glance: Europe 2022. OECD, Paris

Stat OECD (2022) Health expenditure and financing. https://stats.oecd.org/Index.aspx?ThemeTreeId=9. Zugegriffen: 13. Jan. 2023

Pross C, Berger E, Siegel M, Geissler A, Busse R (2018) Stroke units, certification, and outcomes in German hospitals: a longitudinal study of patient-based 30-day mortality for 2006–2014. BMC Health Serv Res 18:880

Schoffer O, Rößler M, Bierbaum V, Bobeth C, Gerken M, Kleihues-van Tol K, Dröge P, Ruhnke T, Hasselberg A, Günster C, Klinkhammer-Schalke M, Schmitt J (2022) Ergebnisbericht „Wirksamkeit der Versorgung in onkologischen Zentren". https://innovationsfonds.g-ba.de/downloads/beschluss-dokumente/268/2022-10-17_WiZen_Ergebnisbericht.pdf. Zugegriffen: 13. Jan. 2023

Zander B, Köppen J, Busse R (2017) Personalsituation in deutschen Krankenhäusern in internationaler Perspektive. In: Klauber J, Geraedts M, Friedrich J, Wasem J (Hrsg) Krankenhaus-Report 2017: Schwerpunkt Zukunft gestalten. Schattauer, Stuttgart, S 61–78

Vorhaltekostenfinanzierung: Vorschläge zur zielführenden Ausgestaltung

Simon Loeser, David Scheller-Kreinsen, Dörte Jäckel und Carina Mostert

Inhaltsverzeichnis

© Der/die Autor(en) 2023
J. Klauber et al. (Hrsg.), *Krankenhaus-Report 2023*, https://doi.org/10.1007/978-3-662-66881-8_18

▪▪ **Zusammenfassung**

Am 06. Dezember 2022 hat die „Regierungskommission für eine moderne und bedarfsgerechte Krankenhausversorgung" Empfehlungen für eine Reform der Krankenhausvergütung vorgelegt. In diesen liegt im Falle einer gelungenen Umsetzung die große Chance, die Krankenhauslandschaft zu modernisieren und wirtschaftlich zu stärken, den Effekt des Fachkräftemangels abzumildern und die Versorgungsqualität zu verbessern. Dieser Beitrag stellt dar, welche Aspekte im Hinblick auf die Umsetzung der Reform erfolgskritisch sind. Dabei stehen ein eindeutiger Bevölkerungsbezug von Versorgungsaufträgen und Vorhaltefinanzierung, ein sanfter Übergang in die neue Finanzierung, eine sorgfältige Vermeidung neuer Fehlanreize, eine ausreichend differenzierte Krankenhausplanung auf der Basis von Leistungsgruppen und -bereichen und der Vorschlag, eine Mindestpopulationsgröße zu etablieren, im Vordergrund. Um mögliche Auswirkungen der Reform zu verdeutlichen, wird ein Umsetzungsszenario skizziert, das aufbauend auf der Systematik der Leistungsbereiche aus Nordrhein-Westfalen exemplarisch die Vorhaltepauschalen pro Kopf und Leistungsbereich quantifiziert.

On 6 December 2022, the "Government commission for modern and needs-based hospital care" presented recommendations for a reform of hospital remuneration in Germany. If successfully implemented, they offer a great opportunity to modernise the hospital landscape and to strengthen it economically, to mitigate the effect of the shortage of skilled workers and to improve the quality of care. This paper describes which aspects might endanger the success of the reform. Its focus is on a clear population reference of health care mandates and on advance financing, a smooth transition to the new financing system, a careful avoidance of new false incentives, sufficiently differentiated hospital planning based on service groups and areas, and the proposal to establish a minimum population size for health care mandates. In order to illustrate the possible effects of the reform, the authors outline an implementation scenario which – based on the system of service areas from North Rhine-Westphalia – quantifies the retention flat rates per capita and per service area as an example.

18.1 Einführung

In der dritten Stellungnahme der Regierungskommission mit dem Titel „Grundlegende Reform der Krankenhausvergütung" vom 06. Dezember 2022 konkretisierte sich die Ankündigung der Neugestaltung von Krankenhausplanung und -finanzierung aus dem fast genau ein Jahr zuvor unterzeichneten Koalitionsvertrag von SPD, BÜNDNIS 90/DIE GRÜNEN und FDP. Darin wurde bereits angekündigt, dass eine einzusetzende Regierungskommission Leitplanken für eine auf Leistungsgruppen und Versorgungsstufen basierende Krankenhausplanung erarbeiten wird. Weiterhin fand sich bereits die Vorgabe einer Ergänzung der Krankenhausfinanzierung um ein nach Versorgungsstufen differenziertes System erlösunabhängiger Vorhaltepauschalen. An diesen Vorgaben aus dem Koalitionsvertrag hat sich die Regierungskommission eng orientiert und definierte in ihrer Stellungnahme

- eine bundesweit einheitliche Definition von Versorgungsstufen,
- die Einführung von definierten Leistungsgruppen und
- ein Zwei-Säulen-Modell aus Vorhaltung und DRG-Fallpauschale

als „die drei Kernbestandteile der Vergütungsreform".

Für die Ausgestaltung dieser Kernbestandteile finden sich in der Stellungnahme der Regierungskommission bereits einige Empfehlungen. Aufgrund der hohen Komplexität der Thematik sind aber auf dem Weg bis zur Verabschiedung des entsprechenden Gesetzes weitere Regelungsdetails zu klären. Beispiele sind die Operationalisierung der Leistungsgruppen und die Berechnungsvorschrift für das Vorhaltebudget.

Aus der Gesundheitsgesetzgebung der letzten Jahre wird überdeutlich, dass eine gute Absicht lediglich eine notwendige, aber keine hinreichende Voraussetzung für ein tragfähiges Gesetz darstellt. Man erinnere sich an die ambitionierten Qualitätsregelungen aus dem KHSG (2015), den Fixkostendegressionsabschlag (PsychVVG 2016) oder das Pflegebudget (PpSG 2018), die bei vergleichsweise hoher Bürokratie und unter zahllosen Konflikten keinen wesentlichen positiven Beitrag für die solidarisch finanzierte Krankenhausversorgung zu leisten vermochten. Mahnende Beispiele sollten diese Gesetze auch deshalb sein, weil die zu lösenden Probleme (Mengenwachstum, Sicherung der Strukturqualität, Überforderung der Mitarbeitenden, Personalmangel) schon die gleichen waren wie heute. Es kommt also nun maßgeblich auf eine gelungene gesetzliche Umsetzung der Ideen der Regierungskommission an, damit sich diesmal ein für die Patientinnen und Patienten, die Solidargemeinschaft und die Beschäftigten im Gesundheitswesen spürbarer Erfolg einstellt.

Ausgehend von den Vorschlägen der Regierungskommission sollen in diesem Beitrag unter Berücksichtigung eines konkretisierten Zielbildes die Voraussetzungen erarbeitet werden, unter denen diese Krankenhausreform erfolgreich sein kann.

Dazu werden im Folgenden zunächst die Ausgangssituation und Zielstellungen konkretisiert. Im Anschluss werden die zentralen Reformbausteine dargestellt. Darüber hinaus wird skizziert, wie die unterschiedlichen Reformbausteine im Rahmen einer Umsetzung konkret ineinandergreifen sollten und welche zentralen Parameter eines Umsetzungsszenarios auf Basis von Datenanalysen approximiert werden können. Neben den zentralen Gestaltungsfragen werden auch besondere Regelungsbedarfe skizziert, die bislang eher eine untergeordnete Rolle in der öffentlichen Debatte gespielt haben, aber wichtig für eine erfolgreiche Umsetzung sein werden.

18.2 Ausgangslage und Zielstellung

18.2.1 Ausgangslage

Mit Einführung der DRG-Vergütung seit dem Jahr 2003 konnte die Verteilungsgerechtigkeit auf der Fallebene und die Einzelfalleffizienz der Kliniken gesteigert werden. Gleichzeitig werden durch den Fallbezug aber auch Anreize für eine Ausweitung der Leistungsmenge gesetzt. Bis zur Pflegeausgliederung mit Wirkung auf das Krankenhausbudget des Jahres 2020 lag der fallabhängige Teil der Betriebskostenfinanzierung bei 95 % (Somatik). Auch nach der Pflegeausgliederung liegt der Anteil bei ca. 75 % und ist damit im internationalen Vergleich weiterhin hoch. Hinzu kommt eine geringe Regelungstiefe der Landeskrankenhausplanung. Anstatt den Bedarf der Bevölkerung bei der Planung in den Vordergrund zu stellen, wurden die bestehenden Strukturen im Wesentlichen fortgeschrieben. In Verbindung mit der linearen Mengenabhängigkeit der Vergütung hat dies in den letzten 15 Jahren zu einem auf die Bevölkerung bezogen sehr hohen Mengenniveau geführt. So liegt Deutschland bezüglich der Krankenhausentlassungen pro 100.000 Einwohner mit fast 22.000 im internationalen Vergleich deutlich an der Spitze (OECD 2022a). Die Marke von 20.000 erreicht ansonsten nur noch Österreich. Auch bezüglich der Bettenzahl liegt Deutschland mit 7,9 je 1.000 Einwohnern auf Platz 1 im europäischen Vergleich und im internationalen unter den TOP 5 (OECD 2022b).

Die Kliniken in Deutschland haben teilweise ihr Leistungsportfolio nach ökonomischen Kriterien ausgeweitet und wichtige Ressourcen sowie knappe Fachkräfte in Leistungsbereichen gebunden, die einen hohen Deckungsbeitrag versprechen (Petzold 2018).

Das hohe Mengenniveau und eine zu geringe Konzentration komplexer Versorgungsleistungen führen dazu, dass in Deutschland bei hohem Mitteleinsatz die „Gelegenheitsversorgung" noch immer weit verbreitet ist, obwohl sie zu keiner signifikanten Verbesserung der Erreichbarkeit führt. Mit anderen Worten: Die Qualitätspotenziale, die in einem Land mit einer hohen Bevölkerungsdichte durch eine Zentralisierung vieler Behandlungen gehoben werden könnten, ohne lange Fahrzeiten für die Menschen zu verursachen, liegen brach.

Der Zusammenhang zwischen Konzentration und besserer Versorgungsqualität wurde erst kürzlich erneut durch die WiZen-Studie belegt. Für alle in der Studie betrachteten Krebsarten wurden statistisch signifikante Überlebensvorteile von in zertifizierten Krebszentren behandelten Patienten festgestellt. Nach Analyse der Krebsregisterdaten zeigen sich besonders große Überlebensvorteile bei Gebärmutterhalskrebs (minus 25,9 % Sterblichkeit), neuroonkologischen Tumoren (minus 15,8 %), Lungenkrebs (minus 15,0 %) und Brustkrebs (minus 11,7 %) (Schoffer et al. 2022a). Die Ergebnisse sind in Zusammenschau mit der Anzahl der Patientinnen und Patienten, die nicht in von der Deutschen Krebsgesellschaft zertifizierten Zentren behandelt werden, alarmierend. Trotz der eindeutigen Zusammenhänge zwischen Überlebenschance und Behandlung in zertifizierten Zentren wurden 2017 in fast allen von der WiZen-Studie untersuchten Krebsentitäten über 50 % der Patienten in nicht zertifizierten Krankenhäusern behandelt. Ausnahmen sind nur Mamma- und Rektumkarzinome. Der größte Anteil von Behandlungen in Zentren findet sich bei Brustkrebspatientinnen. Doch auch hier ist mit 68 % noch viel Luft nach oben (Schoffer et al. 2022b). Die in der Studie festgestellte mehrheitliche Behandlung in nicht zertifizierten Zentren traf 2019 auch auf Lungenkrebspatienten zu, von denen nur 49 % in Zentren versorgt wurden (WIdO 2022). Die Ergebnisse zeigen deutlich, wie wichtig eine entsprechende Konzentration der Versorgung für die Patientensicherheit ist.

Auch aus wirtschaftlicher Sicht und im Hinblick auf die knappen Personalressourcen sind größere Einheiten je Leistungsbereich sinnvoll. So gibt es beispielsweise eine personelle Mindestausstattung für einzelne Fachabteilungen in der Nacht zur Versorgung von Notfällen. In kleineren Fachabteilungen bzw. Krankenhäusern kann es häufiger dazu kommen, dass komplette OP-Teams aus dem ärztlichen Dienst und Funktionsdienst bereitgehalten werden, aber nur sehr selten zum Einsatz kommen. Das gleiche gilt für Pflegekräfte im Nachtdienst auf den Stationen. In größeren Einheiten sind die Vorhaltekosten umgerechnet auf den einzelnen Fall daher tendenziell niedriger. Angesichts des fortschreitenden fachärztlichen Mangels wird es auch umso schwieriger, alle Fachabteilungen rund um die Uhr zu besetzen, desto mehr Fachabteilungen es gibt. Dass dieses Qualitätsmerkmal bereits 2016 in zahlreichen Standorten und Abteilungen nicht sichergestellt wurde, haben diverse Untersuchungen aufgezeigt (Loos et al. 2019). Darüber hinaus können größere Einheiten flexibler mit ihren Kostenkalkulationen umgehen, wenn es zwischen den Leistungsbereichen zu Fallzahlschwankungen kommt. Auch ist eine bessere Abfederung von kurzfristigen personellen Engpässen auf bestimmten Stationen durch eine zeitweilige Umverteilung von Personal möglich.

18.2.2 Zielstellungen der Reform

Vor dem skizzierten Hintergrund muss die Reform der Vorhaltefinanzierung zwei Ziele verfolgen:
1. Sicherung der Finanzierung bedarfsgerechter Leistungsmengen bei gleichzeitiger Reduktion der Anreize für ökonomisch motivierte Behandlungen
2. Modernisierung der Versorgungsstrukturen mit dem Fokus auf Versorgungsqualität und Bedarfsgerechtigkeit

Kein primäres Ziel der Reform kann hingegen eine kalkulatorisch und betriebswirtschaftlich korrekte Ausgliederung von Vorhaltekosten sein. Stattdessen ist eine pauschale, normative Festlegung des Vorhaltekostenanteils vorzusehen, die für die oberhalb skizzierten Zielstellungen richtig dimensioniert ist und gleichzeitig eine möglichst konfliktarme Abgrenzung von Vorhaltefinanzierung, DRGs und Pflegebudget ermöglicht.

Der wohnortnahe Zugang zu Leistungen der Krankenhausgrundversorgung im ländlichen Raum bleibt im Rahmen der Daseinsvorsorge Aufgabe der Länder und ist von diesen zu gewährleisten.

Zur Daseinsvorsorge gehört zudem die Investitionskostenfinanzierung, die weiterhin durch die Länder zu gewährleisten ist. Vorhaltepauschalen dürfen somit nicht die unzureichende Investitionsfinanzierung kompensieren, sondern sind von dieser als Teil der Betriebskostenfinanzierung klar abzugrenzen. Sollten die Länder ihrer Verpflichtung zur Finanzierung der Investitionskosten auch in Zukunft nicht ausreichend nachkommen, müssen Bund und Länder gemeinsam die erforderliche Finanzierung aus Steuermitteln sicherstellen.

Vorhaltepauschalen dienen ferner weder der Finanzierung einer pandemischen Reservekapazität, deren Finanzierung in die Verantwortung der öffentlichen Hand fällt, noch stellen sie eine pandemiebedingte Leerstandsfinanzierung dar.

18.2.3 Die Verknüpfung von Vorhaltekostenfinanzierung und Planung

Notwendige Bedingung für eine Reform, mit der die oben beschriebenen Ziele erreicht werden, ist eine Verknüpfung der Vorhaltekostenfinanzierung mit einer reformierten Krankenhausplanung.

Nur durch eine von Bund und Ländern gemeinsam getragene Reform ist eine Korrektur der gravierenden Fehleinschätzung möglich, die bei der Einführung der Fallpauschalen erfolgte: So findet sich in der Bundestagsdrucksache 14/6893 aus dem Jahr 2001 die Erläuterung, dass die Fallpauschalen zu einer „stärker am tatsächlichen Bedarf orientierten Entwicklung der Leistungsstrukturen und Leistungskapazitäten führen" werden (Deutscher Bundestag 2001). Der Nutzen eines freien Wettbewerbs hinsichtlich der Bedarfsgerechtigkeit der Versorgungsstrukturen wurde auch unter den gegebenen Voraussetzungen des Sachleistungsprinzips unterstellt.

Entgegen diesen Erwartungen hat sich aber gezeigt, dass die letzten 20 Jahre nicht zu bedarfsgerechteren Strukturen geführt haben. Das ist jedoch nicht dem DRG-System an sich geschuldet, sondern den ansonsten bestehenden Rahmenbedingungen. Zu nennen sind hier bspw. eine mangelnde Krankenhausplanung, Defizite in der Qualitätstransparenz und zahlreiche Gesetzesreformen, mit denen die Finanzmittel via Gießkannenprinzip an alle Krankenhäuser verteilt wurden. Es braucht daher bedarfsorientierte und qualitätsrelevante Leitplanken und eine zielgerichtete Krankenhausplanung und -finanzierung. Die Definition von Leistungsgruppen kann hierfür eine geeignete Systematik bieten.

Das heißt nicht, dass man auf wettbewerbliche Aspekte verzichten kann. Die Wettbewerbsbedingungen müssen aber an den Kontext angepasst werden. Ein echter Qualitätswettbewerb kann sich z. B. erst ergeben, wenn sich die Nachfrage (Menge) bei qualitativ unterlegenen Konkurrenten auch tatsächlich reduziert. Hier bietet eine an der Bevölkerung bemessene Vorhaltefinanzierung einen wertvollen Beitrag, da sie nicht beliebig steigerbar ist. Eine sich daran orientierende Landeskrankenhausplanung ist übrigens keine Planwirtschaft, weil der Impuls für die Beantragung der Leistung weiterhin von den Kliniken ausgeht, ebenso wie die Ressourcenallokation im Regelfall der Managementkompetenz der Kliniken überlassen ist.

18.3 Von Leistungsgruppen und Versorgungsstufen

Der Vorschlag der Regierungskommission, die Vorhaltepauschalen an bundeseinheitlich definierte Leistungsbereiche und -gruppen zu koppeln, bietet viele Vorteile. Die Leistungsgruppen sollten dabei mit Vorgaben verknüpft werden – insbesondere mit einer Mindestbetriebsgröße und Strukturanforderungen. Nur auf diese Weise kann neben der Dämpfung des Mengenanreizes auch eine Modernisierung der Krankenhausstrukturen erreicht werden.

Bei der Erarbeitung eines Leistungsgruppenmodells sollte sorgfältig geprüft werden, wie detailliert die Planung wirklich ausgestaltet werden muss, um die gesteckten Ziele in einem überschaubaren Zeithorizont zu erreichen. Beispielsweise erscheint eine einfache Übernahme der ca. 140 Leistungsgruppen aus der Schweiz (SPLG) wenig sinnvoll, da in Deutschland auf der Basis von § 8 Abs. 1 und § 11 Abs. 1 KHEntgG in Abrechnungs- und Budgetfragen eine möglichst scharfe und dennoch konfliktarme Definition des Versorgungsauftrags benötigt wird. Wenn die Finanzierung der Vorhaltung an diese Definition geknüpft wird, muss sie überdies auch disjunkt sein, darf also keine größeren Überschneidungen enthalten. Denn ist eine eindeutige Zuordnung von Fallkonstellationen zu Leistungsgruppen nicht gegeben, ist weder eine eindeutige Ausgliederung aus den Bewertungsrelationen der Fallpauschalen möglich noch eine gerechte Verteilung der Vorhaltepauschalen zwischen den Kliniken gewährleistet.

Mit zunehmender Zahl von Leistungsgruppen lassen sich diese Voraussetzungen immer schwerer einhalten. In der Schweiz gibt es keine Budgetverhandlungen und auch keine wettbewerblich gefärbte Rechnungsprüfung. Unter diesen Rahmenbedingungen ergeben sich deutlich weniger Interessenskonflikte, was eine sehr differenzierte Planung ermöglicht, weil Grenzfälle effizient geklärt werden können. Als Einstiegsmodell für das aktuell überregulierte und an allen Fronten extrem kompetitive deutsche System erscheint daher ein Modell, das im Gegensatz zu dem in der Schweiz weniger Detailtiefe enthält, einfacher umsetzbar.

Da in Nordrhein-Westfalen nach zweijähriger Entwicklungszeit bereits unter breiter Beteiligung wissenschaftlicher Fachgesellschaften ein Verfahren mit 60 somatischen Leistungsgruppen unter allen Beteiligten konsen-

tiert werden konnte, bietet es sich an, sich an der Granularität des NRW-Ansatzes als Maßstab zu orientieren. Ein großer Vorteil des NRW-Modells liegt auch darin, dass die 60 Leistungsgruppen wiederum 30 verschiedenen Leistungsbereichen zugeordnet wurden (MAGS 2022), sodass je nach Anforderung eine der beiden Aggregationsebenen verwendet werden kann.

Insgesamt muss die Komplexität der neuen Planungs- und Finanzierungssystematik einen guten Kompromiss zwischen medizinischer bzw. versorgungspolitischer Sachgerechtigkeit und einer politischen/operativen Umsetzbarkeit sicherstellen. Letzteres dürfte aufgrund der Mitbestimmungspflicht der Bundesländer umso größer sein, desto weniger bereits laufende Reformprozesse konterkariert werden.

Um die notwendige Balance herzustellen, kann ein schrittweises Vorgehen gewählt werden. Denkbar wäre z. B. ein Einstieg auf Basis der schon explorierten Herangehensweise in NRW und eine schrittweise evaluationsgetriebene Weiterentwicklung.

Unabdingbar ist es, dass die Leistungsbereiche den Ländern als absolutes Minimalset einer einheitlichen Planungssprache vorgegeben werden, um eine bundesrechtliche Finanzierung der Vorhaltung darauf aufbauen zu können. Auf dieser Basis könnte dann das InEK jeweils die Vorhaltefinanzierung aus dem Casemix-Volumen der Länder ausgliedern, sodass insgesamt eine Erlösneutralität für die Kliniken des jeweiligen Bundeslandes im Startjahr gewährleistet ist. Erlösneutralität zu Beginn ist wichtig, um eine breite politische Akzeptanz für die Reform zu gewinnen und einen beherrschbaren Transformationsprozess einzuleiten. Inhaltlich bliebe die Planung vollständig in der Hoheit der Länder. Verpflichtend ist lediglich die Anforderung, dass den Feststellungsbescheiden auf der Basis einer bundeseinheitlichen Definition zu entnehmen ist, für wie viele Menschen und für welchen Leistungsbereich der Versorgungsauftrag erteilt wurde.

Die Leistungsbereiche und -gruppen sollten vom G-BA definiert werden. Zwar hat die Regierungskommission die Erarbeitung durch eine am InEK angesiedelte Expertenkommission vorgeschlagen. Am InEK müssten jedoch die notwendigen Prozesse anders als beim G-BA erst aufgebaut werden. Die Erarbeitung müsste mit einer gesetzlich definierten Frist verbunden werden, um zu lange Beratungszeiträume zu vermeiden. Dafür wird eine hohe Transparenz und Legitimität der Normsetzung erreicht und eine Beteiligung der Selbstverwaltung (mit der notwendigen technischen Expertise) sichergestellt.

18.3.1 Bundeseinheitliche Elemente

Die vorgesehene Reform führt zu einer gesteigerten Bedeutung der Krankenhausplanung. Die Entscheidung, welche Klinik welchen Versorgungsauftrag erhält, bleibt wie bislang eine Entscheidung der Planungsbehörden auf der Landesebene. Die Planungsentscheidungen werden nun jedoch mit der Zuweisung von Vorhaltepauschalen verknüpft sein. Die Definition der Leistungsbereiche und -gruppen, für die dann im Rahmen der Planung Versorgungsaufträge vergeben werden sollen, sollte bundeseinheitlich getroffen werden. Der Aufsatzpunkt ist dabei die zu versorgende Bevölkerung und nicht eine aus der Perspektive des Krankenhauses definierte Fallmenge.

Dazu gehört A) eine bundeseinheitliche Planungssystematik auf Basis von Leistungsbereichen und -gruppen, B) Mindestpopulationsgrößen, die als Untergrenzen von Versorgungsaufträgen dienen, sowie C) Strukturqualitätsanforderungen im Sinne von Mindestkriterien, soweit diese sinnvoll definiert werden können. Mittelfristig muss der G-BA ergänzend die benötigte Bedarfsbemessungssystematik entwickeln.

▪ ▪ A) Einheitliche Planungssprache

Grundlage für eine bundeseinheitliche Vorhaltefinanzierung ist eine bundeseinheitliche Planungssprache. Ohne einheitliche Planungssprache und damit einen einheitlichen Maßstab

für die Allokation von Vorhaltepauschalen würde es zu finanziellen Verwerfungen zwischen der Bundes-, Landes- und Ortsebene kommen, die schon im Kontext von diversen Reformen (vgl. Pflegebudget, Krankenhausstrukturgesetz (KHSG)) zu massiven Fehlentwicklungen bzw. Umsetzungsdefiziten geführt haben.

Zu einer einheitlichen Planungssprache gehören unter anderem folgende Aspekte:

- Planungssystematik (Leistungsbereiche, denen eine oder mehrere Leistungsgruppen zugeordnet werden),
- quantitative Dimensionierung des jeweiligen Leistungsauftrags (Fallzahl je Leistungsgruppe, besser aber die Anzahl der zu versorgenden Bürgerinnen und Bürger je Leistungsgruppe),
- mögliche Planungsebenen (z. B. Landesteil, Regierungsbezirk, Versorgungsgebiet, Kreis etc.).

Im Ergebnis werden räumliche und inhaltliche Planungskriterien deutschlandweit vergleichbar. Darüber sind mittelfristig spezialisierte Leistungen festzulegen, deren Planung und Bedarfsermittlung auch bundesländübergreifend erfolgen kann.

▪ ▪ B) Mindestpopulationsgrößen

Die Vorhaltefinanzierung erfolgt nach Umsetzung der Reform unabhängig von den erbrachten Leistungen. Gleichwohl muss eine wirtschaftliche Mittelverwendung sichergestellt werden, die auch qualitativen Mindestanforderungen genügt. Aus diesem Grund sollte die Vorhaltefinanzierung an Bedingungen geknüpft werden, die als Voraussetzung für eine leistungsunabhängige Vergütung zu erfüllen sind. Voraussetzung ist zunächst eine Bedarfsorientierung, die Höhe der leistungsunabhängigen Finanzierung der Vorhaltung sollte sich also streng am Bedarf in einer Region orientieren. Aus pragmatischen Gründen sollte zunächst die historische Inanspruchnahme auf der Landesebene als Anker für die Bedarfsbemessung genutzt werden. Genau das durch die Ausgliederung aus den DRGs für die Vorhaltefinanzierung zur Verfügung stehende Finanzierungsvolumen wird also zu Beginn innerhalb eines Bundeslandes als Vorhaltefinanzierung, gekoppelt an Versorgungsaufträge, wieder ausgeschüttet.

Neben der Bedarfsorientierung ist auch sicherzustellen, dass die Vorhaltung von Krankenhausstrukturen so finanziert wird, dass wirtschaftliche Mindestkriterien eingehalten werden, d. h. ein relevanter Bevölkerungsanteil versorgt wird. Um dies zu erreichen, ist durch den G-BA je Leistungsbereich eine Mindestpopulationsgröße zu definieren, die im Rahmen der Krankenhausplanung durch die Länder zu berücksichtigen ist. Die Mindestpopulationsgröße stellt das Pendant des „geringen Versorgungsbedarfs" der Sicherstellungszuschläge dar und bildet damit eine Grenze, oberhalb derer die Länder die Dimensionierung der vorhaltepauschalenrelevanten Versorgungsaufträge festlegen können. Bei Versorgungsaufträgen, die unterhalb dieser Grenze liegen, kann eine Vorhaltefinanzierung dagegen nicht erfolgen. Die Mindestpopulationsgröße stellt sicher, dass die Versorgungsbedarfe innerhalb der Bundesländer durch Kliniken gedeckt werden, die hinreichend große Bevölkerungsgruppen in Abteilungen mit einer tragfähigen Größe versorgen.

Die Mindestpopulationsgröße sollte empirisch abgeleitet werden, um eine zügige Umsetzung zu gewährleisten. Ausgangslage ist die leistungsbereichsbezogene Hospitalisierungsrate der Bevölkerung, anhand derer sich erwartbare Krankenhausfallzahlen ermitteln lassen. Als Mindestpopulation, die ein Versorgungsauftrag einer Klinik umfassen sollte, wird die Bevölkerungszahl definiert, die auf Basis der bekannten Hospitalisierungsinzidenz erwartbar mindestens den Fallzahlwert des 25 %-Perzentils der bundesweiten Fallverteilung nach Standorten eines Leistungsbereichs erreicht. Die daraus resultierende Bevölkerungszahl stellt die Mindestpopulationsgröße für den entsprechenden Leistungsbereich dar. Sie zeigt an, wie groß der Bevölkerungsanteil ist, für dessen Versorgung das Krankenhaus nach Erhalt eines Versorgungsauftrags mindestens zuständig sein muss. Auf Basis

von Auswertungen des InEK legt der G-BA entsprechende Mindestpopulationen fest, die sich in Versorgungsaufträge für eine definierte Mindestgröße überleiten lassen.

Die Mindestpopulationen sollten durch den G-BA unter Beachtung der ebenfalls vom G-BA definierten Mindestmengen festgelegt werden. Dabei handelt es sich um einen Katalog planbarer Leistungen, bei denen die Qualität des Behandlungsergebnisses nachweislich von der Menge der erbrachten Leistungen abhängig ist. Die jeweiligen Leistungen dürfen nur bei Erreichung der entsprechenden Mindestmenge erbracht werden. Zu den Leistungen gehören z. B. Leber- und Nierentransplantationen oder die Versorgung von Früh- und Reifgeborenen mit einem Aufnahmegewicht von weniger als 1.250 g (G-BA 2022). Unabhängig von der vom InEK berechneten Mindestpopulationsgröße je Leistungsbereich oder -gruppe gelten die bereits gesetzlich geregelten Mindestmengen für einzelne ggf. darunter fallende Leistungen weiter. Der G-BA stellt ein Kalkulationstool zur Verfügung, in das die Länder die erforderlichen demographischen Informationen einpflegen können, sodass unter Berücksichtigung der Mindestpopulation die mindestens zu vergebenden Versorgungsaufträge berechnet werden können.

Das skizzierte Verfahren ermöglicht ein einheitliches Vorgehen zwischen den Leistungsbereichen sowie den Bundesländern und gewährleistet, dass die festgelegten Grenzen nachvollziehbar sind.

Auf diese Weise werden ausgehend von der Demographie Versorgungsaufträge und daran gekoppelte Vorhaltepauschalen hinreichend konzentriert vergeben sowie die Planungssicherheit für alle Beteiligten erhöht. Kliniken und Krankenkassen wissen bereits im Vorfeld, dass bestimmte Kliniken aufgrund zu geringer Nachfrage keine Vorhaltepauschalen für die Erbringung bestimmter Leistungen erhalten werden. Klar abzugrenzen sind die Mindestgrößen von den Kriterien zum Erhalt von Sicherstellungszuschlägen: Diese gelten weiterhin zur Sicherstellung einer flächendeckenden Versorgung.

▪▪ C) Strukturqualitätsanforderungen

Bei der Festlegung der Strukturqualitätsanforderungen sollte der Fokus zu Beginn auf Leistungsbereichen und -gruppen liegen, für die schon klare Kriterien vorliegen und die sich in der Vergangenheit als besonders mengenanfällig oder nicht hinreichend konzentriert erwiesen haben, obwohl Vorteile bezogen auf die Versorgungsqualität und Patientensicherheit belegt sind. Beispielsweise wäre sicherzustellen, dass Krebspatientinnen und -patienten nur noch in dafür zertifizierten Zentren behandelt werden. Bei den vom G-BA festzulegenden Strukturanforderungen handelt es sich um Mindestanforderungen, die für den Patientenschutz unbedingt erforderlich sind. Der Beschluss entsprechender Regelungen durch den G-BA hat – unabhängig von den weiteren Schritten der Reform – gemäß § 137 Abs. 1 Nr. 2 SGB V zur Folge, dass die Nichteinhaltung der Mindestanforderungen dazu führt, dass die Vergütung für die jeweiligen Leistungen wegfällt. Ein Aussetzen der Mindestanforderungen durch die Länder ist auszuschließen. Ergänzende Anforderungen auf der Landesebene können definiert werden, um die Versorgungsqualität zu steigern.

18.3.2 Bedarfsbemessungssystematik

Mittelfristig entwickelt der G-BA ein Instrument zur Bemessung des Bevölkerungsbedarfs sowie einen Korridor, innerhalb dessen vom ermittelten Bedarf abgewichen werden kann. Dieses Instrument wäre in einer zweiten Stufe der reformierten Krankenhausplanung von den Ländern bei der Vergabe der Versorgungsaufträge zu berücksichtigen. Langfristiges Ziel muss sein, dass sich das Volumen der Versorgungsaufträge ausgehend von der historischen Inanspruchnahme an den tatsächlichen Bevölkerungsbedarf für stationäre Versorgung annähert.

Angesichts der personellen, finanziellen und strukturellen Herausforderungen des Gesundheitswesens müssen parallel die Grundlagen dafür erarbeitet werden, dass langfristig ambulante (selbstverständlich inkl. der Vertragsärzte) und stationäre Kapazitäten zusammen betrachtet und geplant werden können.

18.3.3 Versorgungslevel und ihre Rolle in der anstehenden Reform

Neben Leitungsbereichen und -gruppen sind Versorgungsstufen bzw. -level zentraler Gegenstand der Vorschläge der Regierungskommission und der öffentlichen Debatte.

Die Regierungskommission schlägt eine unmittelbare Verknüpfung der Vorhaltepauschalen an globale Versorgungsstufen bzw. -level vor, aus denen sich Leistungsbereiche und -gruppen ableiten. Diese starre Herangehensweise würde eine massive Intervention und gleichzeitig eine starke Einschränkung der Planungssouveränität der Länder bedeuten. Die Umsetzung dieses Vorschlags in der von der Kommission skizzierten Planungstiefe, begleitet von einer sich logisch ableitenden algorithmischen Zuordnung der Krankenhäuser, würde unmittelbar zu einer zentralistischen Krankenhausplanung führen, die kompetenzrechtlich nicht umsetzbar erscheint und auch nur auf Basis massiver Investitionen im hohen zweistelligen Milliardenbereich leistbar wäre.

Würden Vorhaltepauschalen wiederum auf Basis „zu grober bzw. beliebiger" Vorhaltestufen(-level) ausgeschüttet, bestünde ein hohes Risiko, dass lediglich der Status quo zementiert würde und keinerlei Modernisierung der Strukturen erreicht werden kann. Eine exakte Berechnung des landesweiten Vorhaltevolumens wäre nicht möglich, was zwangsläufig Konflikte mit sich brächte.

Versorgungslevel können in die Reform der Vorhaltekostenfinanzierung integriert werden, wenn sie am Ende und nicht am Anfang des Prozesses stehen. So könnten, nachdem die Höhe der Vorhaltepauschale für jede einzelne Klinik ermittelt wurde, zum Beispiel die Kliniken in Abhängigkeit von dem ihnen über alle Leistungsbereiche hinweg zustehenden Betrag den verschiedenen Versorgungsstufen zugeordnet werden. Die Kliniken mit dem höchsten Volumen und dem größten Leistungsspektrum bzgl. der Vorhaltepauschalen würden als Maximalversorger definiert, da sie bedarfsorientiert die größten Anteile an der Versorgung übernehmen. Die Kliniken mit den geringsten Vorhaltepauschalen würden in die Kategorie der Primärversorger fallen.

18.4 Die Finanzierung der Vorhaltepauschalen

18.4.1 Aktuelle Finanzierung von Vorhaltekosten

Vorhaltekosten von Krankenhäusern werden bislang als Teil der Betriebskostenfinanzierung in den DRGs abgebildet (bzw. seit der Pflegeausgliederung teilweise durch das Pflegebudget). Explizit adressiert werden Vorhaltekosten im Rahmen der gesetzlich vorgegebenen Mehr- bzw. Mindererlöse, die allerdings während der Pandemie durch den coronabedingten Erlösausgleich pausiert wurden. Bei Mindererlösen aufgrund rückläufiger Fallzahlen werden Anteile der Vorhaltekosten über den Mindererlösausgleich refinanziert und die Krankenkassen zahlen den Krankenhäusern grundsätzlich 20 % des Differenzbetrages aus. Bei Mehrerlösen aufgrund gestiegener Fallzahlen erhalten die Krankenkassen für sehr kostenintensive Behandlungen 25 % und für sonstige Mehrerlöse 65 % des Differenzbetrags vom Krankenhaus zurück, während 35 % der Mehrerlöse vom Krankenhaus einbehalten werden. Zu berücksichtigen ist, dass Minder- und Mehrerlöse nur bei einer prospektiven Budgetverhandlung Wirkung entfalten können. Prospektivität konnte in den letzten Jahren jedoch selten erreicht werden.

Auch der Fixkostendegressionsabschlag dient dazu, mengenbezogene Kostenvorteile von Mehrleistungen zu berücksichtigen, die u. a. mit der Abbildung von Vorhaltekosten verknüpft sind. Er ist jedoch aufgrund seiner aktuellen Ausgestaltung nicht dazu geeignet, in relevantem Umfang eine Steuerungswirkung zu entfalten.

18.4.2 Finanzneutrale Umsetzung der reformierten Vorhaltekostenfinanzierung

Nach Umsetzung der Reform sollen die Vorhaltekosten über Pauschalen finanziert werden. Die Einführung der Vorhaltepauschalen muss in Bezug auf die Betriebskosten finanzneutral erfolgen. Eine zusätzliche Finanzierung neben den derzeitigen Fallpauschalen würde zu einer Doppelfinanzierung der Vorhaltekosten führen. Zum anderen würde eine Doppelfinanzierung die Anreize für medizinisch nicht notwendige Behandlungen aus ökonomischen Gründen sogar noch steigern und damit der eigentlich mit der Reform intendierten Mengendämpfung entgegenwirken. Eine Konzentration der Versorgung wird nur erreicht, indem eine Umverteilung der bereits über die Betriebskosten gezahlten Vorhaltekostenfinanzierung im Rahmen der Krankenhausplanung erfolgt. Bei einem entsprechenden Bevölkerungsbedarf (bzw. Versorgungsauftrag) steigt für manche Kliniken die Finanzierung für Vorhaltung im Gegensatz zum Status quo, während sie sich für einige Kliniken in einzelnen Leistungsbereichen reduzieren wird. Auf diese Weise kann die intendierte Modernisierung der Krankenhauslandschaft erreicht werden. Vor diesem Hintergrund sind die finanziellen Mittel durch Ausgliederung eines prozentualen Anteils aus den DRGs zu generieren.

Unabhängig davon besteht seit Jahrzehnten ein Investitionsstau in den Kliniken, da die Investitionen der Länder seit vielen Jahren hinter den notwendigen Bedarfen für eine moderne Krankenhausstruktur zurückbleiben (Daten der Arbeitsgemeinschaft der obersten Landesgesundheitsbehörden (AOLG) nach DKG 2021). Hier müssen sich die Bundesländer ihrer Verpflichtung stellen und die Investitionskostenfinanzierung nach § 6 Abs. 1 KHG deutlich erhöhen. Gleichzeitig scheint es unausweichlich, dass der Bund die notwendige Modernisierung der Krankenhausstrukturen finanziell unterstützt. Dabei muss die Zielstellung der Reform handlungsleitend sein: Wird der Ausschluss von Gelegenheitsversorgung als Ziel formuliert, werden überschaubare Mittel notwendig sein. Ein grundlegender Umbau der Krankenhausstrukturen, der mit weitreichenden Umbau- oder Neubauplänen verbunden ist, wird hingegen mit Investitionen im hohen zweistelligen Milliardenbereich einhergehen müssen (Berger et al. 2022).

18.4.3 Vorschlag zur Ausgliederung der Vorhaltekosten aus den DRGs

Damit die Reform die gewünschte Wirkung entfaltet und einen signifikanten Modernisierungseffekt erzielt, muss der auszugliedernde Anteil ein relevantes Volumen der Betriebskostenfinanzierung umfassen. Klar ist dabei, dass – entgegen der Kommissionsvorgehensweise – das Pflegebudget analytisch von einer Vorhaltefinanzierung zu trennen ist. Das Pflegebudget funktioniert nach dem Prinzip der hausindividuellen Selbstkostendeckung und kann daher nicht einer pauschalierten Vorhaltekostenfinanzierung zugeordnet werden. De facto schlägt die Kommission daher statt 40 % einen Vorhalteanteil von 20 % vor, der zielführend erscheint, um relevante Modernisierungseffekte zu erzielen.

Die von manchen Akteuren diskutierte Begrenzung der Vorhaltefinanzierung auf ein geringes Volumen bzw. schmales Leistungsportfolio (z. B. sicherstellungsrelevante Leistungsbereiche) ist hingegen abzulehnen. Bei einer Umsetzung würde die Reform ausschließlich auf Sicherstellungsfragen fokussiert und grundlegende Modernisierungsimpulse würden nicht erzielt.

Zur raschen und pragmatischen Umsetzung ist bei der Ausgliederung aus den DRGs ein pauschaler Ansatz zu wählen. Durch die pauschale und einheitliche Ausgliederung über alle Leistungsbereiche hinweg können Verlagerungsprobleme und Inkonsistenzen (vgl. Erfahrungen mit dem Pflegebudget) zwischen der Ausgliederung auf der Bundesebene und der Finanzierung auf der Klinikebene ausgeschlossen werden. Strategische Verschiebungen von Leistungen auf Ortsebene produzieren somit keine Verwerfungen.

18.4.4 Ausgabentransparenz und PKV-Beteiligung

Bereits breit auf der Kostenträgerseite diskutiert wurde die Frage, ob eine Auszahlung von Vorhaltepauschalen über das Bundesamt für Soziale Sicherheit (BAS) erfolgen sollte, wie es die Kommission vorgeschlagen hat. Zentral für die Systemtransparenz wird jedoch weniger die Frage sein, welche Institution am Ende die Auszahlung von Pauschalen übernimmt. Vielmehr ist es von zentraler Bedeutung, dass auch nach Einführung von Vorhaltepauschalen weiterhin Transparenz über die Ausgaben der GKV für die Krankenhausbetriebskosten erhalten bleibt. Das bedeutet: Die finanziellen Mittel für die Vorhaltepauschalen müssen weiterhin vom Gesundheitsfonds an die Krankenkassen zugewiesen werden. Die Krankenkassen übermitteln diesen Anteil der Krankenhausfinanzierung dann an einen Sonderfonds, z. B. beim BAS, über den dann die Abzahlung der Pauschalen an die Kliniken abgewickelt wird.

Würden die finanziellen Mittel direkt vom Gesundheitsfonds in einen Sonderfonds und damit an den Konten der Krankenkassen vorbeifließen, würde die Transparenz über die gesamten Krankenhausausgaben für die Krankenkassen trotz fortbestehender Zahlungsverpflichtung der Versicherten verloren gehen.

Um eine faire Lastenverteilung zu erreichen ist es darüber hinaus essentiell, dass die PKV weiterhin ihrer Finanzierungsverantwortung für die stationäre Versorgung nachkommt. Die Beteiligung der PKV insgesamt sollte nach dem Marktanteil der PKV im Referenzjahr bestimmt werden. Für eine derartige Beteiligung gibt es historische Vorbilder, die für die Ausgestaltung herangezogen werden können: So beteiligt sich die PKV z. B. an der Erstattung der Beschaffung von Antigen-Tests pauschal mit 7 % (§ 150 Abs. 4 SGB XI) oder mit einem Betrag von 10 % an den Kosten der Qualitätsprüfungen der ambulanten und stationären Pflegeeinrichtungen (§ 114a Abs. 5 SGB XI). Innerhalb der PKV kann die Lastenverteilung zwischen den Krankenversicherungen analog zur GKV nach Versicherten erfolgen, um dem Charakter der fallunabhängigen Vorhaltung Rechnung zu tragen.

18.5 Ein Umsetzungsszenario für die Krankenhausreform

Die angestrebte Krankenhausreform berührt eine Vielzahl von regulatorischen und finanziellen Regelwerken, die sinnvoll ineinandergreifen müssen, wenn die Reform einen wirksamen Beitrag zur Modernisierung der Krankenhauslandschaft leisten soll. Zentral ist es daher, dass frühzeitig das Zusammenwirken der unterschiedlichen Reformbausteine im Sinne einer Umsetzungsplanung erörtert wird.

Im Folgenden wird daher ein konkretes Umsetzungsszenario vorgestellt, das u. a. die Verzahnung der künftigen Vorhaltekostenfinanzierung mit einer reformierten Krankenhausplanung beschreibt (s. ☐ Abb. 18.1).

Zunächst muss der Gesetzgeber den erforderlichen gesetzlichen Rahmen für die G-BA-Beauftragung sowie die Finanzierung der Vorhaltepauschalen schaffen und den pauschal aus den DRGs auszugliedernden Anteil festlegen (1).

Anschließend definiert der G-BA die Leistungsbereiche und -gruppen, welche die Grundlage für die reformierte Krankenhausplanung darstellen. Der G-BA legt leistungsbereichs- bzw. gruppenbezogene Mindestpopu-

lationsgrößen, eine einheitliche Planungssprache und teils Strukturmerkmale fest (2).

Sobald das InEK die notwendigen G-BA-Leitplanken für die Leistungsbereiche erhalten hat, nimmt dieses die pauschale Ausgliederung der Vorhaltekosten aus den DRGs vor. Darüber hinaus ermittelt es das Vorhaltevolumen je Bundesland und den Vorhaltekostenschlüssel für Versorgungsaufträge. Das InEK teilt dem BAS anschließend das Fondsvolumen mit (3).

Das InEK informiert zudem die Länder über die Vorhaltevolumina je Bundesland. Die Länder verteilen das Vorhaltevolumen im Rahmen der reformierten Krankenhausplanung über Versorgungsaufträge (unter Berücksichtigung der Vorgaben des G-BA) an die einzelnen Kliniken und informieren diese über die Anzahl und den Umfang der Versorgungsaufträge (4).

Die Kliniken rufen, nach Information über die Versorgungsaufträge durch die Länder, die ihnen zustehenden Vorhaltepauschalen bei einem Sonderfonds des BAS ab (5). Es ist damit keine Verhandlung der Vorhaltepauschalen auf der Ortsebene erforderlich. Dies wäre ansonsten mit einer weiteren Verkomplizierung und Verzögerung der Budgetverhandlungen und einem Auseinanderfallen zwischen Bundes- und Ortsebene sowie Liquiditätsunwuchten verbunden. Die Budgetverhandlungen werden durch die Herausnahme der Vorhaltefinanzierung sogar entlastet und die Komplexität wird reduziert, was dringend erforderlich ist (vgl. auch ▶ Abschn. 18.7 „Vorhaltung und Komplexitätsreduktion").

Das BAS zahlt schließlich die Vorhaltepauschalen an die Kliniken aus (6). Der Sonderfonds sollte beim BAS angesiedelt werden, da es eine neutrale Auszahlungsstelle für die Vorhaltepauschalen braucht. Die Abfinanzierung der Leerstandspauschalen in den Pandemiejahren 2020 bis 2022 hat gezeigt, dass das BAS als effektive Auszahlungsstelle fungieren kann. Das BAS übernimmt lediglich die Funktion als Auszahlungsstelle auf Basis definierter Zuweisungen für die Vorhaltefinanzierung, die sich aus den Versorgungsaufträgen der Länder sowie den Berechnungen des InEK ergeben.

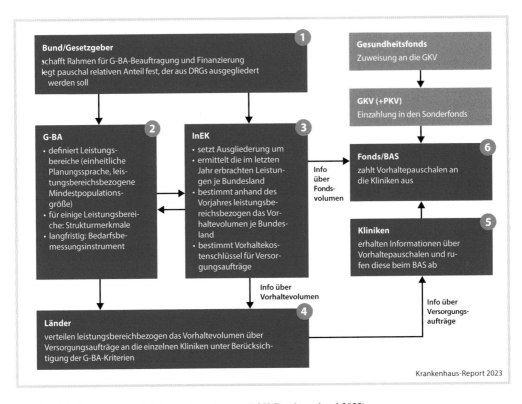

◻ Abb. 18.1 Prozess der Vorhaltekostenfinanzierung. (AOK-Bundesverband 2022)

Das BAS trifft keinesfalls Auswahlentscheidungen dazu, wer Vorhaltepauschalen erhält und wer nicht und bestimmt auch nicht die Höhe der Pauschale. Die Refinanzierung der Vorhaltekosten erfolgt über Zuweisungen aus dem Gesundheitsfonds an die Krankenkassen. Die erhaltenen Zuweisungen werden von den Krankenkassen in den Sonderfonds beim BAS eingezahlt.

18.5.1 Umsetzungsszenario: Zentrale Parameter des Reformvorschlags

Legt man die nordrhein-westfälischen Leistungsbereiche und -gruppen zugrunde, lassen sich die zentralen Parameter des skizzierten Reformvorschlags darstellen. Datenbasis für die Analyse sind die bundesweiten Abrechnungsdaten aller Krankenhausstandorte des Jahres 2019. Die vollstationären DRG-Fälle wurden entsprechend den Vorgaben aus dem Landeskrankenhausplan von NRW den dort definierten Leistungsbereichen zugeordnet.[1]

---

1   Unberücksichtigt blieben ca. 3 % aller vollstationären somatischen Fälle, die tagesbezogen oder mit einer unbewerteten DRG abgerechnet wurden, bei denen sich aus sonstigen Gründen keine abgerechnete DRG ermitteln ließ, die aufgrund ihres Fachabteilungsschlüssels keinem Leistungsbereich zugeordnet werden konnten oder die in Standorten mit einer Fallzahl unter fünf Fällen je Leistungsbereich behandelt wurden. Für die Leistungsgruppe „28. Intensivmedizin" sind keine Fälle zugewiesen, da sich die Zuordnung ausschließlich an der Weiterbildungsordnung der Ärztekammern orientiert. In den Daten nach § 21 KHEntgG sind hierzu keine Informationen vorhanden. Näheres zu der Definition der Leistungsbereiche bzw. der jeweiligen OPS-, ICD- und FachabteilungsCodes siehe Krankenhausplan Nordrhein-Westfalen (MAGS 2022).

◨ Tab. 18.1 zeigt für das Jahr 2019 je somatischen Leistungsbereich u. a. die Anzahl der beteiligten Standorte sowie die Gesamtfallzahl und DRG-Kosten inkl. Pflege. Auf Basis des 25 %-Fallzahlquartils und der Gesamtbevölkerung werden die Hospitalisierungsinzidenz und die Mindestpopulationsgröße abgeleitet. Zudem wird u. a. simuliert, wie hoch die Vorhaltekosten gewesen wären, wenn diese 20 % der Gesamtkosten betragen hätten und sich nur noch Standorte mit einer Fallzahl oberhalb des 25 % Quartils bzw. eines Versorgungsauftrags oberhalb der Mindestpopulationsgröße an der Versorgung beteiligt hätten.[2]

Mit jeweils über 1.200 Standorten sind an den Leistungsbereichen „1. Allgemeine Innere Medizin" „9. Allgemeine Chirurgie" und „14. Orthopädie und Unfallchirurgie" die meisten Standorte beteiligt. Hingegen gibt es in den Leistungsbereichen „6. Rheumatologie", „30. Transplantation solider Organe" und „2. Endokrinologie und Diabetologie" mit bis zu 60 die wenigsten Leistungserbringer. Deutliche Unterschiede zeigen sich auch im Fallzahlvolumen und in der daraus ableitbaren Hospitalisierungsinzidenz. Auch das 25 %-Fallzahlquartil und entsprechend die festzulegende Mindestpopulationsgröße variieren zwischen den Leistungsbereichen[3]: Während letztere im Leistungsbereich „8. Kardiologie mit nur 4.270 Einwohnern anzusetzen wäre, würde der Versorgungsauftrag im Bereich „2. Endokrinologie und Diabetologie" für mindestens 804.484 Einwohner vergeben. Die 25 % der Standorte mit den wenigsten Fällen erbringen je nach Leistungsbereich nur rund 0,5 %

(8. Kardiologie) bis 9,9 % (29. Palliativmedizin) der Fälle.

Diese Kennzahlen zeigen auf, dass die Herausforderungen für die Krankenhausplanung in den Bundesländern je nach Leistungsbereich unterschiedlich sein werden. Gerade bei den kleinen Leistungsbereichen und in ländlichen Regionen sind gute Planungskonzepte – ggf. über Bundeslandgrenzen hinweg – erforderlich, damit zum einen ausreichend große Versorgungsaufträge vergeben werden können, und zum anderen, um die Versorgung durch qualitativ hochwertige Leistungserbringer für die gesamte Bevölkerung zu gewährleisten.

Würden auf Basis von 2019 20 % der fallbezogenen Vergütung über Vorhaltekosten finanziert, ergäbe sich ein bundesweites Volumen von rund 14,2 Mrd. €. Je Einwohner entspricht dies einem Betrag von rund 170 €. Der mit rund 37 € höchste Betrag je Einwohner lässt sich aufgrund des hohen Fallvolumens bei zugleich unterdurchschnittlichen Fallkosten im Leistungsbereich „9. Allgemeine Chirurgie" ermitteln. Wenn die Versorgungsaufträge nur an Standorte gingen, die im Jahr 2019 schon die Mindestpopulationsgröße erreichten, würden in diesem Leistungsbereich mit knapp über 3 Mio. € auch die zweithöchsten Vorhaltekosten je Standort verteilt. Spitzenreiter wäre hier aufgrund der hohen durchschnittlichen Fallkosten der Leistungsbereich „13. Herzchirurgie" (4,8 Mio Euro). Insgesamt ergäben sich in mehr als der Hälfte der Leistungsbereiche durchschnittliche Vorhaltekosten von über einer Mio. Euro und durchschnittliche Fallzahlen von über 1.000 je Standort. Für die Thoraxchirurgie (Nr. 15) würden mit rund 263.000 € die geringsten Vorhaltekosten je Standorte ausgeschüttet. Die kleinsten durchschnittlichen Versorgungsaufträge würden für den Leistungsbereich „16. Viszeralchirurgie" vergeben (81 Fälle).

---

2   Das Pflegebudget wird hier nicht in die Vorhaltekosten eingerechnet, da es sich um eine Finanzierung nach dem Selbstkostenprinzip handelt.

3   Wie in ▶ Abschn. 18.3 dargestellt, gelten die gesetzlich normierten Mindestmengen für bestimmte Leistungen auch bei der Einführung von Mindestpopulationsgrößen weiter. Dies ist derzeit bei den Leistungsbereichen 7, 21, 22 und 30 relevant, die Leistungen umfassen, für die Mindestmengen gelten.

◨ Tab. 18.1 Leistungskennzahlen 2019 je Leistungsbereich und Simulation der Implementierung von Vorhaltekosten und Mindestpopulationsgröße. (Quelle: Abrechnungsdaten der Kliniken des Jahres 2019, Auswertung durch den GKV-Spitzenverband)

Leistungsbereich	Anzahl Standorte	Summe Fälle	Hospitalisierungsinzidenz (in %)	25 %-Fallzahlquartil	Mindestpopulationsgröße (in Einwohnern)	Fallzahlanteil in Standorten unterhalb des 25 %-Fallzahlquartils (in %)	Gesamtkosten inkl. Pflege (in Mio. €)	Gesamtkosten je Fall (in €)	Simulation bei Umsetzung der Reform			
									Vorhaltekosten (in Mio. €)	Vorhaltekosten je Einwohner (in €)	Vorhaltekosten je Standort (in Tsd. €)	Durchschnittliche Fallzahl je Standort
1. Allgemeine Innere Medizin	1.346	4.717.800	5,67	2.096	36.964	7,6	13.299	2.800	2.660	31,97	2.636	4.676
2. Endokrinologie und Diabetologie	41	42.900	0,05	415	804.848	5,5	146	3.400	29	0,35	942	1.384
3. Gastroenterologie	244	575.200	0,69	1.489	215.377	6,6	1.636	2.800	327	3,93	1.788	3.143
4. Nephrologie	135	202.500	0,24	628	258.023	6,0	802	4.000	160	1,93	1.588	2.005
5. Pneumologie	91	222.700	0,27	1.242	464.007	6,1	834	3.700	167	2,00	2.453	3.275
6. Rheumatologie	60	76.100	0,09	378	413.267	3,4	231	3.000	46	0,56	1.027	1.691
7. Hämatologie und Onkologie	329	32.900	0,04	15	37.933	2,4	537	16.300	107	1,29	444	136
8. Kardiologie	977	935.300	1,12	48	4.270	0,5	5.510	5.900	1.102	13,25	1.503	1.276
9. Allgemeine Chirurgie	1.333	3.805.600	4,57	1.685	36.838	8,2	15.269	4.000	3.054	36,70	3.057	3.809
10. Kinder- und Jugendchirurgie	84	113.300	0,14	619	454.553	6,7	335	3.000	67	0,81	1.063	1.798
11. Plastische und Rekonstruktive Chirurgie	111	77.600	0,09	306	328.082	3,9	399	5.100	80	0,96	961	935
12. Gefäßmedizin	639	104.400	0,13	50	39.847	3,5	1.310	12.500	262	3,15	547	218
13. Herzchirurgie	100	74.300	0,09	341	381.847	3,3	1.804	24.300	361	4,34	4.811	991
14. Orthopädie und Unfallchirurgie	1.203	618.400	0,74	180	24.217	3,9	5.006	8.100	1.001	12,03	1.110	686
15. Thoraxchirurgie	265	16.100	0,02	15	77.516	4,0	262	16.300	52	0,63	263	81
16. Viszeralchirurgie	823	55.100	0,07	12	18.120	3,1	971	17.600	194	2,33	315	89

18

◻ Tab. 18.1 (Fortsetzung)

Leistungsbereich	Anzahl Standorte	Summe Fälle	Hospitalisierungsinzidenz (in %)	25 %-Fallzahlquartil	Mindestpopulationsgröße (in Einwohnern)	Fallzahlanteil in Standorten unterhalb des 25 %-Fallzahlquartils (in %)	Gesamtkosten inkl. Pflege (in Mio. €)	Gesamtkosten je Fall (in €)	Simulation bei Umsetzung der Reform			
									Vorhaltekosten (in Mio. €)	Vorhaltekosten je Einwohner (in €)	Vorhaltekosten je Standort (in Tsd. €)	Durchschnittliche Fallzahl je Standort
17. Augenheilkunde	234	345.200	0,41	117	28.199	0,8	763	2.200	153	1,83	872	1.973
18. Haut- und Geschlechtskrankheiten	108	233.000	0,28	1.156	412.786	9,0	617	2.600	123	1,48	1.523	2.877
19. Mund-Kiefer-Gesichtschirurgie (MKG)	153	107.900	0,13	84	64.771	1,1	459	4.300	92	1,10	805	946
20. Urologie	499	829.100	1,00	729	73.155	4,0	2.686	3.200	537	6,46	1.440	2.223
21. Frauenheilkunde und Geburtshilfe	852	2.245.900	2,70	1.087	40.268	2,8	4.956	2.200	991	11,91	1.551	3.515
22. Neonatologie	308	20.200	0,02	17	70.020	3,8	799	39.600	160	1,92	695	88
23. Kinder- und Jugendmedizin	375	878.900	1,06	1.203	113.881	6,9	2.363	2.700	473	5,68	1.682	3.128
24. Hals-Nasen-Ohrenheilkunde (HNO)	574	536.400	0,64	77	11.943	1,0	1.538	2.900	308	3,70	715	1.247
25. Neurochirurgie	177	143.300	0,17	424	246.174	5,2	1.198	8.400	240	2,88	1.802	1.077
26. Neurologie	516	905.600	1,09	373	34.269	1,4	3.931	4.300	786	9,45	2.032	2.340
27. Geriatrie	696	359.000	0,43	182	42.179	3,3	2.849	7.900	570	6,85	1.092	688
29. Palliativmedizin	205	40.800	0,05	138	281.412	9,9	251	6.200	50	0,60	328	267
30. Transplantation solider Organe	48	3.600	0,00	32	739.556	6,3	207	57.500	41	0,50	1.150	100

Krankenhaus-Report 2023

18.5.2 Fortschreibung und Aktualisierung

Die definierten Leistungsbereiche und ihre Strukturanforderungen sollten vom G-BA analog zu anderen G-BA-Verfahren nicht regelhaft, sondern anlassbezogen geprüft und ggf. angepasst werden. Regelhaft zu aktualisierende Informationen, wie zum Beispiel ICD-10- und OPS-Kodes, sollten in Anlagen zu den jeweiligen G-BA-Richtlinien gefasst werden. Diese Anlagen können dann mit möglichst geringem bürokratischem Aufwand im jährlichen Turnus – unter Berücksichtigung von Aktualisierungen in den ICD-/OPS-Listen, Weiterbildungsordnungen, ggf. DRGs etc. – fortgeschrieben werden. Dieses Verfahren ist auch in anderen G-BA-Verfahren üblich, wie beispielsweise bei den Mindestmengenregelungen oder den Qualitätssicherungsrichtlinien.

Das Vorhaltevolumen und damit auch die Vorhaltepauschalen werden vom InEK jährlich auf Basis der Landesbasisfallwertveränderung und Änderungen im DRG-Katalog fortgeschrieben. Das bedeutet, dass das InEK die Ausgliederung des pauschalen Anteils aus den DRGs jährlich vornimmt, um jährliche Veränderungen berücksichtigen zu können. Die Vergabe von Versorgungsaufträgen im Rahmen der Krankenhausplanung sollte mindestens alle fünf Jahre überprüft werden, um ausreichend Planungssicherheit für die Krankenhäuser zu gewährleisten und gleichzeitig demographische Entwicklungen hinreichend zu berücksichtigen. Darüber hinaus sollte jährlich automatisiert ein Vergleich zwischen den Versorgungsaufträgen und den tatsächlichen Leistungen vorgenommen werden, damit bei zu großen Abweichungen bereits unterhalb der fünf Jahre Anpassungen vorgenommen werden können. Soll im Ergebnis einem Krankenhaus ein höherer Versorgungsauftrag zugeschrieben werden, müssen andere entsprechend reduziert werden.

18.6 Besonderer Regelungsbedarf

Eine Veränderung von Vergütungsanreizen birgt immer die Gefahr, neue Fehlanreize zu setzen. So ist es auch bei der Reduktion der fallabhängigen Vergütung zugunsten einer leistungsunabhängigen Vorhaltefinanzierung. Im optimalen Fall sollten diese Gefahren im Vorfeld der Einführung erkannt und negative Effekte vor allem auf die Versorgung verhindert werden.

Besondere Aufmerksamkeit sollte man zwei Konstellationen widmen, bei denen die Effekte auf die Deckungsbeiträge bei der Einführung einer Vorhaltefinanzierung vermutlich extremer ausfallen könnten als aus Anreizaspekten sinnvoll ist. Dabei handelt es sich einerseits um ungeplante Behandlungen und andererseits um besonders sachkostenintensive Leistungen. Ferner ist über den Umgang mit Zusatzentgelten und anderen ergänzenden Entgelten zu entscheiden.

18.6.1 Ungeplante Behandlungen

Nach der Einführung einer Vorhaltefinanzierung ändert sich am Deckungsbeitrag einer Fachabteilung im Krankenhaus mit einem gegebenen Notfallanteil nichts. Was sich aber ändert, ist der Deckungsbeitrag, den jeder einzelne Fall zum Ergebnis dieser Fachabteilung beisteuert. Während unter einer Vollkosten-Fallpauschale (DRG) auch die meisten Notfälle zur Deckung fixer Betriebskosten beitragen, wird dies nach der Zahlung einer Vorhaltefinanzierung und unter einer dann reduzierten Fallvergütung nicht mehr generell der Fall sein.

Keinesfalls Ziel der hier vorgeschlagenen Vergütungsreform ist aber die Vermeidung von Notfallbehandlungen durch Kliniken aus monetären Gründen. Daher sind Korrekturen an der Vorhaltefinanzierung in Abhängigkeit von der Versorgungsbereitschaft im Notfall empfehlenswert. Infrage kommen drei Alternativen, die jeweils auf Landesebene kostenneutral ausgestaltet werden sollten und zu einer Umverteilung des Vorhaltefinanzierungsvolumens von Fachabteilungen mit unterdurchschnittlichem Notfallanteil zugunsten von solchen mit einem überdurchschnittlichen Notfallanteil führen.

a) Vorhaltebonus für erbrachte Notfälle: Über einen Vorwegabzug aus dem Landesvorhaltevolumen wird eine Anhebung der Vorhaltefinanzierung in Abhängigkeit vom jeweiligen Notfallanteil finanziert.

b) Malusregelung für Leistungserbringung bei einem Notfallanteil unterhalb der Versorgungsverpflichtung und dem Erwartungswert. Die Mittel fließen zurück in das Landesvorhaltevolumen und werden an alle Kliniken ausgeschüttet.

c) Vermeidung von Notfallbehandlungen führt zu planerischen Konsequenzen mit einer konsekutiven Umverteilung der Versorgungsaufträge und entsprechend der Vorhaltefinanzierung in Richtung der aufnahmebereiten Kliniken.

18.6.2 Sachkostenintensive Leistungen

Die Erbringung von sachkostenintensiven Leistungen ist durch eine besondere Anfälligkeit für ökonomische Fehlanreize gekennzeichnet, die durch die seit 2017 durchgeführte Sachkostenkorrektur in den DRGs nur teilweise gebannt ist. Neben der Option, über eine Optimierung der Einkaufskonditionen einen hohen Deckungsbeitrag pro Fall zu erzielen, ist die Grauzone der Indikationsstellung z. B. bei der Implantation von Devices wie Neurostimulatoren besonders breit und bietet Spielraum für Fallzahlsteigerungen. Dennoch sollte die Einführung einer Vorhaltefinanzierung nicht dazu führen, dass die variablen Betriebskosten bei diesen Fällen regelhaft nicht vollständig gedeckt sind.

Ein extremes Beispiel für eine solche sachkostenintensive Leistung ist die DRG D01B

„Kochleaimplantation, unilateral" mit einem Sachkostenanteil von 84 %. Die durchschnittliche Fallvergütung beträgt rund 27.100 €. Über ein Vorhaltevolumen von beispielsweise 20 % wären demnach schon 5.400 € abgedeckt. Bei Leistungserbringung müsste das Krankenhaus 22.800 € allein in Sachkosten investieren, würde über die Fallpauschale aber nur 22.700 € bekommen. Es bestünde also ein hoher finanzieller Anreiz, einen Patienten nicht zu behandeln, wenn die Vorhaltekosten unabhängig von der Fallzahl gesichert wären.

Als Lösung wäre zu diskutieren, dass analog der Vereinbarung nach § 9 Abs. 1 Nummer 6 KHEntgG auf Bundesebene zur Umsetzung des Fixkostendegressionsabschlags weiterhin eine Liste der besonders sachkostenintensiven Leistungen vereinbart wird, bei denen als Ausnahme ein geringerer Anteil für die Vorhaltung ausgegliedert wird. Die Finanzneutralität wird durch eine entsprechende Minderung des Landesvorhaltevolumens sichergestellt.

18.6.3 Zusatzentgelte und Sonstige Entgelte

Neben den DRG-Fallpauschalen und den Zu- und Abschlagstatbeständen besteht das aktuelle Finanzierungssystem aus weiteren Vergütungskomponenten. Dazu gehören die bundeseinheitlichen Zusatzentgelte sowie die sonstigen Entgelte nach § 6 KHEntgG, worunter die hausindividuell zu vereinbarenden Zusatzentgelte und fall- und tagesbezogene Entgelte fallen. Bei beiden Varianten der Zusatzentgelte handelt es sich überwiegend um Medikamentengaben mit einem relativ geringen Anteil an Fix- bzw. Vorhaltekosten. Entsprechend wäre es nicht zielführend, hier analog zu den DRG-Fallpauschalen 20 % Vorhaltekosten auszugliedern. Anders sieht es bei den fall- und tagesbezogenen Entgelten aus, bei denen die Preise für den gesamten Fall hausindividuell zu vereinbaren sind. Dennoch bietet es sich der Einfachheit halber an, auf eine Ausgliederung der Vorhaltekosten (zunächst) zu verzichten, da die Preise erst mit der Budgetvereinbarung feststehen. Eine Teilausschüttung über das BAS würde das gesamte Verfahren verkomplizieren. Ziel sollte jedoch mittelfristig sein, diese Leistungen mit in die Leistungsgruppen aufzunehmen und somit analog zu den DRG-Leistungen zu planen. Nach Auflösung des Verhandlungsstaus und der Rückkehr zu prospektiven Verhandlungen ab 2026 ist eine Etablierung von Vorhaltekostenfinanzierung auch bei diesen Leistungen zu prüfen.

18.7 Vorhaltung und Komplexitätsreduktion

Die Defizite des aktuellen Vergütungssystems wie der Anreiz zur Leistungssteigerung, fehlende Qualitätsorientierung oder eine inadäquate Finanzierung von Vorhalteaufwendungen wurden vor allem seit dem Koalitionsvertrag der 18. Wahlperiode (2013) intensiver diskutiert. Der Gesetzgeber wurde in der Folge immer wieder aktiv, um Verbesserungen umzusetzen. Dabei wurde im Kern an der auf Vollkosten basierenden Fallpauschalenfinanzierung nichts geändert. Stattdessen wurden Zuschläge und Modifikationen ergänzt, die die Komplexität des Systems immer weiter erhöhten.

Die Implementierung einer Vorhaltefinanzierung in der hier vorgestellten Konzeption bietet die Chance, das Vergütungssystem zu „entrümpeln" und damit Steuerbarkeit und Transparenz wieder zu verbessern. Viele der ergänzenden Instrumente könnten obsolet werden, weil sie sich ebenfalls auf eine Abschwächung des Mengenanreizes oder die Gewährleistung von Vorhaltung bezogen, aber jeweils ein relativ geringes Finanzierungsvolumen bewegten.

1. Der Fixkostendegressionsabschlag wurde vor dem Hintergrund des starken Mengenwachstums als Ersatz für die entfallende Mengendegression in den Landesbasisfallwerten ab 2016 eingeführt, um eine krankenhausspezifische Anwendung zu erzielen statt einer kollektiven Wirkung jeweils im ganzen Bundesland. Da nach einer Ausgliederung der Vorhaltefinanzierung aus den Bewertungsrelationen die fixen Betriebskosten nicht mehr in relevantem Umfang über die Fallpauschalen vergütet werden, ist eine entsprechende Berücksichtigung einer Vergütungsdegression in den Budgets vor Ort nicht mehr sinnvoll.

2. Im Jahr 2017 wurde eine Sachkostenkorrektur in den DRGs eingeführt, um die hohen Anreize zur Erbringung sachkostenintensiver Leistungen zu reduzieren. Hintergrund war unter anderem die damals sehr große Divergenz zwischen der Bezugsgröße (Kosten) und den Basisfallwerten (Erlöse). Da mit der Einführung einer normativ gesetzten Vorhaltefinanzierung in einer einheitlichen Höhe die Attraktivität der Vergütung sachkostenintensiver Leistungen sinkt, kann das Instrument der Sachkostenkorrektur entfallen.

3. Ebenfalls seit 2017 erfolgt eine Absenkung der Bewertungsrelationen für Leistungen, bei denen in erhöhtem Maße wirtschaftlich begründete Fallzahlsteigerungen eingetreten oder zu erwarten sind (§ 17b Abs. 1 S. 5 KHG). Der dieser Maßnahme zugrundeliegende Fehlanreiz wird durch die Ausgliederung der Vorhaltefinanzierung aus den Bewertungsrelationen beseitigt, sodass eine weitere Absenkung entfallen kann.

4. Auch die Zentrumszuschläge, die in der Umsetzung zu einem hohen Arbeitsaufwand bei länderübergreifend völlig unterschiedlichen Effekten und einem gewaltigen Streitpotenzial führen, können in die Vorhaltefinanzierung einfließen. Neben dem aus dem Casemix-Volumen auf Landesebene ausgegliederten Volumen würden auch die Zentrumszuschläge in dem Vorhaltefinanzierungsvolumen des jeweiligen Landes berücksichtigt. In den Planungsentscheidungen der Länder ist dann neben der Ausweisung der besonderen Aufgaben auch die Größe der Bevölkerung vorzusehen, für die diese Aufgaben zu erfüllen sind. Im Effekt ergäbe sich eine konfliktfreie Zentrumsfinanzierung über die Vorhaltung.

5. Ob die Finanzierung der Notfallstufen mit der Einführung einer einheitlichen Vorhaltefinanzierung ersatzlos entfallen kann, hängt davon ab, wie umfassend neuen Fehlanreizen bei ungeplanten Behandlungen entgegengesteuert wird (vgl. ▶ Abschn. 18.6 „Besonderer Regelungsbedarf"). Durch eine modulare Ergänzung zur einheitlichen Vorhaltung ist aber eine Vereinfachung der Notfallstufenfinanzierung denkbar und anzustreben.

Zu prüfen und zu erörtern ist, inwieweit die zuletzt im Jahr 2020 vom G-BA neu geregelten Sicherstellungszuschläge angepasst werden müssen oder ggf. sogar obsolet werden. Diese sollen die regionale Basisversorgung der Bevölkerung durch Kliniken sichern, die aufgrund der geringen Fallzahlen ihre relevanten Fachabteilungen nicht kostendeckend betreiben können. Ob dies der Fall sein wird, hängt stark von der Ausgestaltung der Vorhaltekostenfinanzierung ab.

Absehbar nicht in die Vorhaltefinanzierung eingegliedert werden kann das Pflegebudget. In den Empfehlungen der Regierungskommission wird es zwar der Vorhaltefinanzierung zugeordnet, jedoch ohne darin Abstand vom Prinzip der Selbstkostendeckung zu nehmen. Diese Zuordnung ist offensichtlich nicht korrekt. Es ist davon auszugehen, dass die Bundesregierung das Selbstkostenprinzip aus politischen Gründen in dieser Legislaturperiode nicht aufgeben wird. Es wird daher zunächst neben der Fallpauschale und den Vorhaltepauschalen das Pflegebudget als dritte Finanzierungssäule geben. Mittelfristig ist jedoch eine Reform der Pflegekostenfinanzierung unabdingbar, da das aktuelle Finanzierungssystem mit Selbstkostendeckungsprinzip manipulationsanfällig, äußerst bürokratisch und mittelfristig nicht finanzierbar ist.[4]

---

4   Nähere Erläuterungen zu den Auswirkungen des sogenannten Pflegebudgets finden sich in ▶ Kap. 16 (Hentschker et al.) in diesem Band.

18.8 Fazit

Die dritte Stellungnahme der Regierungskommission vom 06. Dezember 2022 trägt zwar den Titel „Grundlegende Reform der Krankenhausvergütung", im Kern geht es aber um eine Harmonisierung der durch Bundesrecht geregelten Krankenhausfinanzierung mit der in der Hoheit der Länder verorteten Krankenhausplanung. Vorgeschlagen wird die Einführung von Versorgungsstufen sowie eine differenzierte und qualitätsorientierte Leistungsplanung durch die Länder, an die eine fallunabhängige Finanzierung der fixen Betriebskosten, also eine Finanzierung der Vorhaltung geknüpft wird.

Der Grundgedanke weist genau in die richtige Richtung. Durch eine Absenkung der Fallpauschalen zugunsten einer fallunabhängigen Vergütungskomponente wird der ökonomische Impuls zur Überschreitung bedarfsgerechter Behandlungszahlen minimiert. Durch die Verknüpfung dieser Finanzierung mit differenzierten Planungsentscheidungen der Länder wird der Mengenwettbewerb der Kliniken reduziert und stattdessen der Qualitätswettbewerb gefördert. So wird eine Modernisierung der Versorgungsstrukturen erreicht.

Diese Ziele können aber nur erreicht werden, wenn bei der Formulierung der gesetzlichen Regelungen die Weichen richtig gestellt werden. Dabei muss ein stringentes und gleichzeitig pragmatisches Vorgehen gewählt werden, das eine rasche Umsetzung und damit einen zeitnahen Modernisierungsschub für die Krankenhauslandschaft ermöglicht und sich nicht in starren und überkomplexen Regelungen verliert. Zentral für eine erfolgreiche Umsetzung werden eine verbindliche Umsetzung der Vorhaltefinanzierung durch einen eindeutigen Populationsbezug, klare und transparente Prozesse zur Berechnung und Bezahlung der Vorhaltefinanzierung, eine starke und auf Leistungsgruppen basierende qualitätsorientierte Landeskrankenhausplanung sowie die Antizipation drohender neuer Fehlanreize mit den entsprechenden Gegenmaßnahmen sein. Der Ansatz gewährleistet durch eine vollständige Erlösneutralität der Betriebskosten auf Landesebene einen schonenden Übergang in die neue Finanzierungsform. In Abhängigkeit von dem angestrebten Modernisierungsgrad der Reform müssen die notwendigen investiven Mittel für den Strukturumbau von der öffentlichen Hand im Zuge der Daseinsvorsorge zur Verfügung gestellt werden. Hat diese Reformidee Erfolg, so profitieren Patientinnen und Patienten, die Solidargemeinschaft, die Kliniken und deren Mitarbeitende gleichermaßen.

Literatur

AOK-Bundesverband (2022) Krankenhaus-Vorhaltekosten: AOK legt Reformvorschläge vor. https://www.aok-bv.de/presse/pressemitteilungen/2022/index_25873.html Zugegriffen: 4. Jan. 2023

Berger E, Reichebner C, Eriksen A, Busse R, Kretzler R, Krause C, Schulz M, von Stillfried D, Heber R, Offermanns M (2022) Krankenhaus: Impulse für Deutschland aus Dänemark (K:iDD). Ergebnisbericht zum Innovationsfondsprojekt mit dem Förderkennzeichen 01VSF18044. https://innovationsfonds.g-ba.de/downloads/beschluss-dokumente/161/2022-04-01_KIDD_Ergebnisbericht.pdf. Zugegriffen: 23. Jan. 2023

Deutscher Bundestag (2001) Gesetzentwurf der Fraktionen SPD und BÜNDNIS 90/DIE GRÜNEN zur Einführung des diagnose-orientierten Fallpauschalensystems für Krankenhäuser (Fallpauschalengesetz-FPG), 11. 09. 2001, Drucksache 14/6893. https://dserver.bundestag.de/btd/14/068/1406893.pdf. Zugegriffen: 6. Jan. 2023

DKG – Deutsche Krankenhausgesellschaft (2021) Bestandsaufnahme zur Krankenhausplanung und Investitionsfinanzierung in den Bundesländern 2020. DKG, Berlin

G-BA – Gemeinsamer Bundesausschuss (2022) Regelungen des Gemeinsamen Bundesausschusses gemäß § 136b Abs. 1 Satz 1 Nummer 2 SGB V für nach § 108 SGB V zugelassene Krankenhäuser (Mindestmengenregelung, Mm-R), in der Fassung vom 20. Dezember 2005, zuletzt geändert am 16. Juni 2022. https://www.g-ba.de/downloads/62-492-2882/Mm-R_2022-06-16_iK-2022-07-16-2022-01-01.pdf. Zugegriffen: 11. Januar 2023

Loos S, Albrecht M, Zich K (2019) Zukunftsfähige Krankenhausversorgung. Simulation und Analyse einer Neustrukturierung der Krankenhausversorgung am Beispiel einer Versorgungsregion in Nordrhein-Westfalen. Bertelsmann-Stifung, Gütersloh. https://www.bertelsmann-stiftung.de/fileadmin/files/BSt/Publikationen/GrauePublikationen/VV_Bericht_KH-Landschaft_final.pdf. Zugegriffen: 6. Jan. 2023

MAGS – Ministerium für Arbeit, Gesundheit und Soziales des Landes Nordrhein-Westfalen (2022) Krankenhausplan Nordrhein-Westfalen 2022. Die Strukturen müssen für die Menschen da sein, nicht die Menschen für die Strukturen! https://www.mags.nrw/sites/default/files/asset/document/krankenhausplan_nrw_2022.pdf. Zugegriffen: 11. Jan. 2023

OECD (2022a) Hospital discharge rates. https://data.oecd.org/healthcare/hospital-discharge-rates.htm. Zugegriffen: 6. Jan. 2023

OECD (2022b) Krankenhausbetten. https://www.oecd.org/berlin/statistiken/krankenhausbetten.htm. Zugegriffen: 6. Jan. 2023

Petzold T (2018) 10-Jahres-Entwicklung operativer Eingriffe an der Wirbelsäule in Deutschland. https://www.thieme-connect.de/products/ejournals/abstract/10.1055/s-0043-124768. Zugegriffen: 6. Jan. 2023

Schoffer O et al. (2022a) Wirksamkeit der Versorgung in onkologischen Zentren. Ergebnisbericht. https://innovationsfonds.g-ba.de/downloads/beschluss-dokumente/268/2022-10-17_WiZen_Ergebnisbericht.pdf. Zugegriffen: 5. Jan. 2023

Schoffer O, Klinkhammer-Schalke M, Schmitt J (2022b) WiZen-Studie: Überlebensvorteile bei Behandlung in zertifizierten Krebszentren, in G+G Wissenschaft 22(4):7–15. https://www.gg-digital.de/imperia/md/gug/assets/gg-wissenschaft/pdf/ggw_0422.pdf. Zugegriffen: 23. Jan. 2023

Wissenschaftliches Institut der AOK (WIdO) (2022) Qualitätsmonitor. Lungenkrebs. https://qualitaetsmonitor.de/lungenkrebs?year=2019&qid=4&data=1. Zugegriffen: 4. Jan. 2023

Auswirkungen der Covid-19-Pandemie im Krankenhaus: Fallzahlentwicklung und Charakteristika der Covid-19-Patienten

Corinna Hentschker, Carina Mostert und Jürgen Klauber

Inhaltsverzeichnis

© Der/die Autor(en) 2023
J. Klauber et al. (Hrsg.), *Krankenhaus-Report 2023*, https://doi.org/10.1007/978-3-662-66881-8_19

■ ■ **Zusammenfassung**

*Die Covid-19-Pandemie hat zu großen Ver-
änderungen des medizinischen Versorgungsge-
schehens geführt. Der Beitrag beschreibt einmal mehr die Auswirkungen der Pandemie auf
das Leistungsgeschehen der Krankenhäuser.
Des Weiteren werden die Charakteristika der
Covid-19-Patienten in den ersten fünf Pandemiewellen miteinander verglichen und die Versorgungsstrukturen dargestellt. Es zeigen sich
deutliche Fallzahlrückgänge während der Pandemiejahre 2020 bis 2022 im Vergleich zum
Vorpandemiejahr 2019. Die Fallzahlrückgänge gehen einher mit einem durchschnittlichen
Anstieg der Fallschwere, einer Konzentration
auf operative Leistungen und einem Rückgang
der durchschnittlichen Verweildauer. Zudem
gibt es Unterschiede bei den Fallzahlrückgängen für die einzelnen Behandlungsanlässe. Die
Sterblichkeit der stationären Covid-19-Patien-
ten bleibt, insbesondere bei den beatmeten
Patienten, während des gesamten Pandemieverlaufs sehr hoch. Jedoch zeigen sich in der
fünften Pandemiewelle seltener schwere Verläufe.*

*The Covid-19 pandemic has led to major
changes in inpatient care. The article describes the effects of the pandemic on the performance of hospitals. Furthermore, it com-
pares the characteristics of the Covid-19 patients in the first five waves of the pandemic
and the care structures are presented. There
was a significant decrease in the number of inpatient cases during the pandemic years 2020
to 2022 compared to the pre-pandemic year
2019. The decrease in the number of cases is
associated with an average increase in case
severity, a decrease in the average length
of stay and a shift to surgical interventions.
There are also differences in the decline of
inpatient cases between different indications.
The mortality of Covid-19 inpatients remains
very high throughout the pandemic, especially
among patients with ventilation. However, se-
vere courses are less frequent in the fifth wave
of the pandemic.*

19.1 Einführung

Die Covid-19-Pandemie hat zu großen Veränderungen des medizinischen Versorgungsge-
schehens geführt. Anhand des wellenförmigen
Verlaufs der Pandemie kann sie aktuell in neun
Phasen eingeteilt werden (◘ Abb. 19.1). Jede Pandemiewelle führte dazu, dass sich die
Krankenhäuser wieder verstärkt auf die Versorgung der Covid-19-Patienten konzentrieren
mussten, mit Personalproblemen aufgrund von
Krankmeldungen zu kämpfen hatten und andere Behandlungen verschieben mussten. Insbesondere im Hinblick auf mögliche negative
medizinische Konsequenzen für die Patienten
sowie für das zu erwartende Leistungsspektrum nach der Pandemie, inklusive etwaiger
Nachholeffekte, ist die Transparenz über genaue Entwicklungen wichtig.

Der vorliegende Beitrag analysiert daher die Fallzahlentwicklung im Krankenhaus
während der Pandemie bis zum September
2022 und geht auf die Unterschiede bei verschiedenen Behandlungsanlässen ein. Dabei
wird sowohl die Entwicklung im Jahresverlauf analysiert als auch ein differenzierterer
Blick auf die einzelnen Pandemiewellen geworfen. Des Weiteren werden die Charakteristika der Covid-19-Patientinnen und -Patienten
beschrieben und es wird aufgezeigt, wie sich
die Covid-19-Fallzahlen auf die Krankenhäuser verteilen. Dieser Beitrag ist ein Update der
Analysen von Mostert et al. (2021) und Karagiannidis et al. (2022).

19.2 Datengrundlage

Für die Analyse zu den Auswirkungen der
Covid-19-Pandemie auf das stationäre Leistungsgeschehen werden die AOK-Abrech-
nungsdaten (§ 301 SGB V) genutzt. Rund
ein Drittel der deutschen Bevölkerung ist bei
der AOK versichert. Die Daten enthalten umfangreiche Informationen zum Krankenhaus-
fall, wie zum Beispiel, Alter, Geschlecht,
Aufnahme- und Entlassdatum, Diagnose- und
Prozedurenkodes sowie das Institutskennzei-

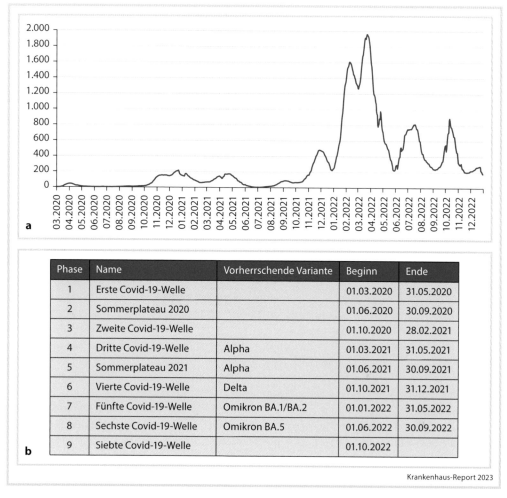

Phase	Name	Vorherrschende Variante	Beginn	Ende
1	Erste Covid-19-Welle		01.03.2020	31.05.2020
2	Sommerplateau 2020		01.06.2020	30.09.2020
3	Zweite Covid-19-Welle		01.10.2020	28.02.2021
4	Dritte Covid-19-Welle	Alpha	01.03.2021	31.05.2021
5	Sommerplateau 2021	Alpha	01.06.2021	30.09.2021
6	Vierte Covid-19-Welle	Delta	01.10.2021	31.12.2021
7	Fünfte Covid-19-Welle	Omikron BA.1/BA.2	01.01.2022	31.05.2022
8	Sechste Covid-19-Welle	Omikron BA.5	01.06.2022	30.09.2022
9	Siebte Covid-19-Welle		01.10.2022	

Krankenhaus-Report 2023

Abb. 19.1 Sieben-Tage-Inzidenz je 100.000 Einwohnerinnen und Einwohner und Phaseneinteilung der Pandemie. **a** 7-Tage-Inzidenz, **b** Phaseneinteilung der Pandemie. Anmerkung: Beginn und Ende der Pandemiephasen aus Vereinfachungsgründen immer auf Monatsanfang/-ende gesetzt. (Quelle: RKI 2022a, b und eigene Berechnungen)

chen (IK) des behandelnden Krankenhauses. Um die unterschiedlichen Entwicklungen in den Pandemiewellen abzubilden, werden die Patienten/Fälle anhand ihres Aufnahmedatums der entsprechenden Pandemiewelle zugeordnet (siehe hierzu ◘ Abb. 19.1b). Aufgrund der Aktualität der Daten kann zwischen offenen und abgeschlossenen Fällen unterschieden werden. Bei abgeschlossenen Fällen liegen bereits alle Informationen zum Krankenhausaufenthalt vor. Bei offenen Fällen sind die Informationen noch nicht vollständig, beispielswei-

se können noch die Diagnosen, das Entlassdatum oder weitere Informationen fehlen.

■ ■ **Aufbereitung für Analysen zur Entwicklung der Krankenhausfallzahlen**

Bei den Auswertungen zur Entwicklung der Neuaufnahmen können sowohl abgeschlossene als auch offene Fälle in die Auswertung einbezogen werden.[1] Der Vorteil ist, dass unter

---

1   Da erst mit Abschluss des Falles feststeht, ob die AOK der Rechnungsträger ist, werden in die Analysen

Einbezug der offenen Fälle die Entwicklung bis zu einem aktuelleren Zeitpunkt betrachtet werden kann (bis November 2022). Bei den Auswertungen zur Entwicklung der Fallzahlen nach Behandlungsanlass werden alle Fälle mit einbezogen, für die bereits Diagnosen und Prozeduren vorliegen. Eine Auswertung ist hier bis September 2022 möglich. Hingegen können bei den Auswertungen nach DRG-Partition, DRG-Hauptdiagnosegruppen und PEPP-Strukturkategorien nur abgeschlossene Fälle einbezogen werden, da die Information zur DRG beziehungsweise zu PEPP erst mit der Schlussrechnung vorliegt. Entsprechend ist die Auswertung nur bis Juni 2022 möglich. Beim Vergleich der Leistungsmengen unterschiedlicher Jahre sollten die Fälle eigentlich nach dem gleichen Katalog gruppiert werden, um sicherzustellen, dass katalogbedingte Veränderungen die Ergebnisse nicht beeinflussen. Jedoch ist eine Überleitung mittels zertifiziertem Grouper nur für maximal zwei Jahre möglich und somit nicht mehr für das Jahr 2019 auf das Jahr 2022. Entsprechend wurde auf die Umgruppierung verzichtet und der Casemix beziehungsweise Daymix wie abgerechnet verwendet.[2] Aufgrund der niedrigen Katalogeffekte und damit geringen Unterschiede zwischen den Katalogen ist der Einfluss auf die Ergebnisse insgesamt als gering einzustufen.

Dadurch, dass nur Krankenhausfälle von AOK-Versicherten betrachtet werden können, kann es vereinzelt zu Abweichungen von bundesweiten Entwicklungen kommen. Effekte durch einen Versichertenzuwachs (für die Jahre 2019 bis 2022 lag der Zuwachs je Jahr zwischen 0,1 bis 0,8 %) und eine geringfügig veränderte Alters- und Geschlechtszusammensetzung der AOK-Population in den Jahren 2019 bis 2022 werden in den Auswertungen nicht berücksichtigt.

▪▪ Aufbereitungen für Analysen zu den Covid-19-Patientinnen und -Patienten

Es werden alle Patientinnen und Patienten eingeschlossen, die im Zeitraum vom 1. Februar 2020 bis 31. Mai 2022 im Krankenhaus aufgenommen wurden und für die der ICD-Kode U07.1! (Covid-19, Virus nachgewiesen) kodiert wurde. Mit der Omikron-Welle (seit Januar 2022) sank der Anteil der Patienten, die wegen Covid-19 behandelt werden mussten, an allen Patienten mit kodierter Covid-19-Diagnose deutlich. Dies ging folglich einher mit einem Anstieg der Unterschiede zwischen den beiden Patientengruppen im Krankenhaus, die „mit" beziehungsweise „wegen" Covid-19 behandelt wurden. Daher werden im Gegensatz zu bisherigen Veröffentlichungen (Mostert et al. 2021; Karagiannidis et al. 2022) in diesem Beitrag nur Patienten betrachtet, die vermeintlich wegen Covid-19 im Krankenhaus gelegen haben. Da die U07.1-Diagnose nicht als Hauptdiagnose in den Daten kodiert wird, kann in den Daten grundsätzlich nicht unterschieden werden, ob der Patient mit oder wegen Covid-19 im Krankenhaus war. Jedoch kann sich dem Tatbestand „wegen Covid-19 im Krankenhaus" gut genähert werden, indem nur jene Patienten in die Analysen einbezogen werden, für die zusätzlich zur Covid-19-Diagnose eine für diese Erkrankung relevante Hauptdiagnose wie beispielsweise eine Viruspneumonie oder eine akute Infektion der Atemwege kodiert wurde.[3]

Des Weiteren werden in die Analysen nur Patienten eingeschlossen, die mindestens 18 Jahre alt sind. Patienten mit direkter interhospitaler Verlegung – hier entspricht das Entlassungsdatum des einen Krankenhauses dem Aufnahmedatum des anderen Krankenhauses – werden zu einem Fall zusammenge-

---

mit offenen Fällen auch so genannte Auftragsfälle mit einbezogen, bei denen die AOK nicht der Rechnungsträger ist (rund 2 % der Fälle), um die Vergleichbarkeit zwischen den Jahren zu gewährleisten.

2   Lediglich die DRG-Fälle aus dem Jahr 2019 werden nach dem aG-DRG-Katalog 2019 dargestellt, um die Pflegekostenanteile herauszurechnen, die in den Folgejahren auch nicht mehr im (aG-)Casemix enthalten sind.

3   Folgende Diagnosekodes wurden für die Covid-19-relevante Hauptdiagnose genutzt: A41, B34, I26, J06, J09, J10, J11, J12, J16, J17, J18, J20, J21, J22, J41, J80, J96, J98, N17, R05, R06, U04, J44.0.

führt. Patienten, die ein weiteres Mal mit einer Covid-19-Diagnose im Krankenhaus aufgenommen wurden, werden von der Analyse ausgeschlossen, da es sich hier um Wiederaufnahmen handeln kann.

Zusätzlich erfolgt eine Unterscheidung der Patienten ohne und mit Beatmung. Bei den Beatmungsverfahren wird zwischen einer invasiven Beatmung (OPS-Kodes 8-701, 8-704, 5-311, 5-312) und einer nicht-invasiven Beatmung (OPS-Kode 8-706) unterschieden. Wenn die Beatmung länger als sechs Stunden erfolgte, werden die Patienten entsprechend in drei Gruppen eingeteilt: (i) Patienten mit ausschließlich invasiver Beatmung[4], (ii) Patienten mit ausschließlich nicht-invasiver Beatmung und (iii) Patienten, die zunächst eine nicht-invasive, gefolgt von einer invasiven Beatmung erhalten haben.

Anders als in den Analysen für die Patientencharakteristika werden für die Analysen der beteiligten Krankenhäuser an der Covid-19-Versorgung alle Covid-19-Fälle einzeln betrachtet, um das Gesamtversorgungsgeschehen abzubilden. Fälle mit Verlegungen werden nicht zusammengefasst.

19.3 Entwicklung der Krankenhausfallzahlen

19.3.1 Fallzahlentwicklung insgesamt

Um die Auswirkungen der Covid-19-Pandemie auf die Fallzahlen im Krankenhaus zu betrachten, werden die Fallzahlen der Pan-

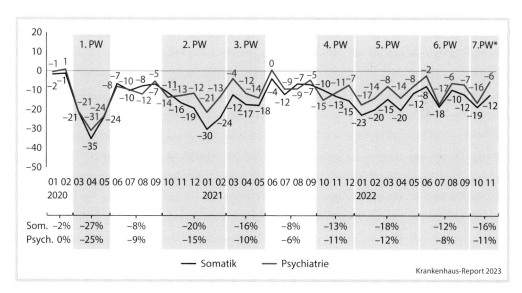

☐ **Abb. 19.2** Vergleich der Fallzahlen nach Aufnahmemonat von 2020 bis 2022 mit 2019, Veränderung in %. Anmerkung: * 7. PW noch nicht vollständig. Aufgrund unterschiedlicher Anzahl von Wochenenden oder Feiertagen können einige Monate etwas fallzahlschwächer/-stärker sein als der Vergleichsmonat. Offene und abgeschlossene vollstationäre Krankenhausfälle nach Somatik und Psychiatrie. Vergleich Fälle im Aufnahmemonat 2020 bis 2022 mit entsprechendem Monat 2019. Dargestellt wird Veränderung in %. *PW* Pandemiewelle

---

4 Liegt eine Kodierung der OPS-Kodes für invasive Beatmung und nicht-invasive Beatmung für den gleichen Tag vor, wird der Patient der Gruppe der ausschließlich invasiven Beatmung zugeordnet.

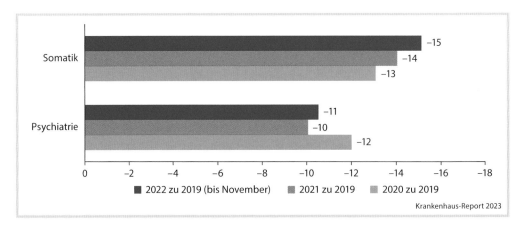

◼ Abb. 19.3 Vergleich der Fallzahlen von 2020 bis 2022 mit 2019, Veränderung in %. Anmerkung: Offene und abgeschlossene vollstationäre Krankenhausfälle nach Somatik und Psychiatrie nach Aufnahmejahr

demiejahre 2020 bis 2022 denen des Jahres 2019 nach Aufnahmemonat gegenübergestellt (◼ Abb. 19.2). In den beiden Monaten vor Pandemieausbruch – Januar und Februar 2020 – sind nur leichte Rückgänge bei den Fallzahlen im Vergleich zu 2019 zu verzeichnen. In der ersten Pandemiewelle kam es zu den stärksten Einbrüchen der Fallzahlen während der ganzen Pandemie. Im April 2020 lag der Rückgang bei −35 % in der Somatik. In den folgenden Pandemiewellen waren die Fallzahlrückgänge trotz höherer Infektionszahlen nicht mehr ganz so hoch. Bei den psychiatrischen Behandlungen war der Fallzahlrückgang immer etwas weniger stark ausgeprägt als bei den somatischen Behandlungen.

In den Sommermonaten 2020 und 2021 lagen die Fallzahlrückgänge in der Somatik jeweils nur bei −8 %. Entsprechend führten die niedrigeren Infektionszahlen auch zu einer Normalisierung der Lage in den Krankenhäusern. Jedoch wurde auch hier nie das Niveau der Fallzahlen des Jahres 2019 erreicht. Im Sommer 2022 herrschte gerade die sechste Pandemiewelle; entsprechend lag der Fallzahlrückgang höher als in den Sommern zuvor (−12 %).

In der Gesamtjahresbetrachtung zeigen sich in der Somatik und in der Psychiatrie ähnliche Fallzahlrückgänge für die Jahre 2020 und 2021 (◼ Abb. 19.3). In der Somatik ist der

Fallzahlrückgang 2021 nur leicht höher. Jedoch gab es im Jahr 2020 auch noch zwei pandemiefreie Monate. Im Jahr 2022 scheint sich der Fallzahlrückgang gegenüber 2019 noch einmal verstärkt zu haben.

19.3.2 Fallzahlentwicklung nach DRG-Partitionen, DRG-Hauptdiagnosegruppen (MDC) und PEPP-Strukturkategorien

Die sinkenden Fallzahlen in den Pandemiejahren ziehen Verschiebungen im Leistungsspektrum nach sich. ◼ Tab. 19.1 stellt die Veränderungen der DRG-Fallzahlen, des aG-DRG-Casemixindex (durchschnittliche Fallschwere, CMI) und der Belegungstage für die nach DRG abgerechneten Fälle insgesamt, nach DRG-Partition und nach Hauptdiagnosegruppe (MDC) während der Pandemiejahre im Vergleich mit 2019 dar. So sank die DRG-Fallzahl im Jahr 2020 im Vergleich zum Jahr 2019 um 13 %. Jedoch sank die Summe der abgerechneten aG-DRG-Casemixpunkte nicht ganz so stark; entsprechend stieg der CMI um 3 %. Es wurden folglich schwerere Fälle im Krankenhaus behandelt. Diese Entwicklung zeigte sich

19

Tab. 19.1 Fallzahlen, aG-DRG-CMI und Belegungstage je DRG-Partition und MDC

| | Fälle 2019 (in Tsd.) | Vergleich mit 2019 | | | | | | | | | Verteilung innerhalb der Gruppen (Fälle) | | | |
| | | 2020 zu 2019 | | | 2021 zu 2019 | | | 2022 zu 2019 (bis Juni) | | | | | | 2022 |
		Fälle	aG-DRG-CMI	Tage	Fälle	aG-DRG-CMI	Tage	Fälle	aG-DRG-CMI	Tage	2019	2020	2021	(bis Juni)
Gesamt (aG-DRG)	6.566	–13%	3%	–13%	–14%	5%	–15%	–17%	3%	–19%	100,0%	100,0%	100,0%	100,0%
Partition														
O Operative Fallpauschale	2.215	–9%	2%	–10%	–10%	3%	–11%	–12%	–1%	–16%	33,7%	35,1%	35,4%	35,6%
M Medizinische Fallpauschale	3.976	–15%	2%	–15%	–17%	4%	–17%	–19%	3%	–20%	60,6%	59,2%	58,8%	58,8%
A Andere Fallpauschale	374	–13%	–2%	–16%	–14%	–2%	–19%	–18%	–3%	–22%	5,7%	5,7%	5,7%	5,6%
MDC (Major Diagnostic Category, Hauptdiagnosegruppe)														
Prä-MDC	51	7%	–11%	2%	16%	–9%	12%	–9%	–13%	–11%	0,8%	1,0%	1,1%	0,9%
MDC 1 Nervensystem	507	–13%	4%	–13%	–14%	4%	–16%	–17%	3%	–18%	7,7%	7,7%	7,7%	7,6%
MDC 2 Auge	117	–16%	6%	–14%	–17%	4%	–17%	–18%	4%	–19%	1,8%	1,7%	1,7%	1,8%
MDC 3 HNO-Bereich	295	–21%	7%	–19%	–27%	10%	–27%	–27%	6%	–30%	4,5%	4,1%	3,8%	4,1%
MDC 4 Atmungsorgane	542	–14%	2%	–13%	–11%	11%	–7%	–25%	8%	–23%	8,2%	8,1%	8,6%	8,1%
MDC 5 Kreislaufsystem	1.050	–14%	4%	–15%	–16%	4%	–18%	–18%	4%	–20%	16,0%	15,8%	15,6%	15,9%
MDC 6 Verdauungsorgane	774	–18%	8%	–15%	–20%	7%	–19%	–19%	5%	–20%	11,8%	11,1%	11,0%	11,4%
MDC 7 Hepatobiliäres System und Pankreas	208	–6%	3%	–7%	–7%	3%	–9%	–8%	2%	–12%	3,2%	3,4%	3,5%	3,5%
MDC 8 Muskel-Skelett-System und Bindegewebe	865	–13%	3%	–15%	–15%	3%	–18%	–16%	3%	–20%	13,2%	13,1%	13,1%	13,3%
MDC 9 Haut, Unterhaut und Mamma	294	–15%	1%	–16%	–21%	2%	–24%	–22%	1%	–25%	4,5%	4,3%	4,1%	4,1%
MDC 10 Endokrine, Ernährungs- und Stoffwechselkrankheiten	189	–15%	2%	–16%	–15%	3%	–18%	–13%	3%	–15%	2,9%	2,8%	2,8%	3,0%
MDC 11 Harnorgane	340	–7%	1%	–7%	–10%	1%	–11%	–11%	1%	–12%	5,2%	5,5%	5,4%	5,4%
MDC 12 Männliche Geschlechtsorgane	77	–11%	2%	–13%	–12%	3%	–15%	–12%	3%	–17%	1,2%	1,2%	1,2%	1,2%
MDC 13 Weibliche Geschlechtsorgane	126	–12%	2%	–13%	–12%	2%	–16%	–14%	2%	–19%	1,9%	1,9%	2,0%	2,0%
MDC 14 Schwangerschaft, Geburt und Wochenbett	399	–5%	2%	–9%	–4%	3%	–10%	–8%	2%	–15%	6,1%	6,6%	6,8%	6,5%
MDC 15 Neugeborene	298	–1%	–4%	–5%	1%	–4%	–6%	–4%	–8%	–11%	4,5%	5,1%	5,4%	5,0%
MDC 16 Blut, blutbildende Organe und Immunsystem	56	–13%	2%	–12%	–15%	1%	–16%	–15%	0%	–10%	0,8%	0,8%	0,8%	0,9%
MDC 17 Hämatologische und solide Neubildungen	64	–3%	–1%	–4%	–6%	2%	–7%	–11%	2%	–10%	1,0%	1,1%	1,1%	1,0%
MDC 18 Infektiöse und parasitäre Krankheiten	103	–25%	–4%	–28%	–25%	–2%	–28%	–18%	–8%	–25%	1,6%	1,4%	1,4%	1,5%
MDC 19 Psychiatrische Krankheiten und Störungen	31	–19%	–4%	–24%	–18%	–3%	–21%	–24%	–2%	–25%	0,5%	0,4%	0,4%	0,4%
MDC 20 Alkohol- und Drogengebrauch	62	–20%	5%	–17%	–29%	9%	–24%	–28%	7%	–24%	0,9%	0,9%	0,8%	0,8%
MDC 21 Verletzungen, Vergiftungen u.a.	66	–13%	7%	–12%	–21%	10%	–18%	–21%	10%	–17%	1,0%	1,0%	0,9%	0,9%
MDC 22 Verbrennungen	6	–8%	2%	–7%	–15%	–4%	–16%	–18%	–2%	–19%	0,1%	0,1%	0,1%	0,1%
MDC 23 Faktoren, die den Gesundheitszustand beeinflussen	33	–13%	6%	–10%	–11%	6%	–6%	–19%	6%	–16%	0,5%	0,5%	0,5%	0,5%
MDC 24 Sonstige DRGs	11	–9%	0%	–10%	–7%	2%	–9%	–15%	0%	–17%	0,2%	0,2%	0,2%	0,2%

Anmerkung: Zuordnung nach Entlassungsjahr, vollstationäre Krankenhausfälle. Fallzahlen/Tage: ↓ Rückgang um mehr als –10 %, ↘ Rückgang zw. –5 % und –10 %,
→ Veränderung zw. –5 % und +5 %, ↗ Anstieg zw. +5 % und +10 %, ↑ Anstieg größer als +10 %. aG-DRG-CMI: ↓ Rückgang um mehr als –5 %,
↘ Rückgang zw. –2,5 % und –5 %, → Veränderung zw. –2,5 % und +2,5 %, ↗ Anstieg zw. +2,5 % und +5 %, ↑ Anstieg größer als +5 %.

Krankenhaus-Report 2023

auch in den folgenden Pandemiejahren 2021 und 2022. Dagegen ist der Rückgang der Belegungstage noch etwas höher als der Fallzahlrückgang. Entsprechend sank die durchschnittliche Verweildauer leicht. Innerhalb der DRG-Partitionen zeigt sich, dass die Fallzahlen der operativen Fallpauschalen weniger stark sanken als die der medizinischen und anderen Fallpauschalen. Entsprechend stieg der Anteil der Fälle mit operativen Fallpauschalen an DRG-Fällen im Zeitverlauf von 33,7 % im Jahr 2019 auf 35,6 % im Jahr 2022 an.

In allen somatischen Hauptdiagnosegruppen (MDC) gab es Fallzahlrückgänge in den Pandemiejahren gegenüber dem Jahr 2019; jedoch fielen diese unterschiedlich stark aus. Die geringsten Fallzahlveränderungen wiesen die MDC 15 (Neugeborene), die MDC 17 (Hämatologische und solide Neubildungen) und die MDC 14 (Schwangerschaft, Geburt und Wochenbett) auf. Die stärksten Fallzahlrückgänge sind bei der MDC 3 (Krankheiten und Störungen im HNO-Bereich), der MDC 18 (Infektiöse und parasitäre Krankheiten), der MDC 19 (Psychiatrische Krankheiten und Störungen) und der MDC 20 (Alkohol- und Drogengebrauch) zu beobachten. Zu den MDC-Gruppen mit dem stärksten Anstieg der Fallschwere (CMI) zählen u. a. die MDC 3 und die MDC 20. Der starke Fallzahlrückgang dieser MDCs geht entsprechend damit einher, dass die schwereren Fälle im Krankenhaus behandelt wurden. Dagegen sank der CMI u. a. in der MDC 19 (Psychiatrische Krankheiten und Störungen), der MDC 18 (Infektiöse und parasitäre Krankheiten) und der MDC 15 (Neugeborene).

Auch im psychiatrischen Bereich sanken die Fallzahlen in den Pandemiejahren bei gleichzeitigem Anstieg der Tagesfallschwere (Day-Mix-Index, DMI) (◼ Tab. 19.2). Der stärkste Fallzahlrückgang ist im Jahr 2020 in der Strukturkategorie „Psychosomatik" zu verzeichnen. In den Jahr 2021 und 2022 (bis Juni) wies dann die Strukturkategorie „Psychiatrie" die stärksten Fallzahlrückgänge auf. In der Strukturkategorie „Kinder- und Jugendpsychiatrie" sind im Vergleich zu den anderen beiden Kategorien die schwächsten Fallzahl-

◼ Tab. 19.2 Fallzahlen, Fallschwere und Belegungstage nach Strukturkategorie (psychiatrische Leistungen, PEPP)

	Fälle 2019 (in Tsd.)	Vergleich mit 2019									Verteilung innerhalb der Gruppen (Fälle)			
		2020 zu 2019			2021 zu 2019			2022 zu 2019 (bis Juni)						
		Fälle	DMI	Tage	Fälle	DMI	Tage	Fälle	DMI	Tage	2019	2020	2021	2022 (bis Juni)
Gesamt (PEPP)	332	→ –11%	↑ 1%	→ –10%	→ –11%	↑ 2%	↗ –10%	→ –12%	↑ 1%	→ –14%	100,0%	100,0%	100,0%	100,0%
Strukturkategorie														
Prä-Strukturkategorie	1										0,3%	0,4%	0,4%	1,4%
Strukturkategorie Psychiatrie	288	→ –11%	↑ 2%	→ –10%	→ –12%	↑ 2%	↗ –11%	→ –14%	↑ 2%	→ –16%	86,9%	86,8%	85,9%	84,8%
Strukturkategorie Kinder- und Jugendpsychiatrie	20	↘ –8%	↑ 2%	→ –10%	↑↗ 1%	↑ 2%	↑↗ –5%	↑→ –2%	↑ 1%	↑↗ –15%	6,0%	6,2%	6,8%	6,8%
Strukturkategorie Psychosomatik	23	↘ –14%	→ –7%	→ –16%	↘↘ –10%	→ –7%	↗ –7%	↘ –8%	→ –9%	↗ –8%	6,8%	6,5%	6,9%	7,0%

Anmerkung: Zuordnung nach Entlassungsjahr, vollstationäre Krankenhausfälle. Prä-Strukturkategorie nicht bei den Veränderungswerten dargestellt, da nur sehr wenige Fälle in diese Kategorie fallen. Fallzahlen/Tage: ↓ Rückgang um mehr als –10 %, ↘ Rückgang zw. –5 % und –10 %, → Veränderung zw. –5 % und +5 %, ↗ Anstieg zw. +5 % und +10 %, ↑ Anstieg größer als +10 %. DMI: ↓ Rückgang um mehr als –5 %, ↘ Rückgang zw. –2,5 % und –5 %, → Veränderung zw. –2,5 % und +2,5 %, ↗ Anstieg zw. +2,5 % und +5 %, ↑ Anstieg größer als +5 %.

Krankenhaus-Report 2023

19

rückgänge zu beobachten. In den Jahren 2021 und 2022 lagen die Fallzahlen hier nur noch leicht über beziehungsweise leicht unterhalb des 2019er-Niveaus. Während die Strukturkategorien „Psychiatrie" und „Kinder- und Jugendpsychiatrie" in den Pandemiejahren einen Anstieg des durchschnittlichen DMI verzeichneten, sank dieser in der „Psychosomatik".

19.3.3 Fallzahlentwicklung nach Behandlungsanlass

■■ **Entwicklung nach Pandemiewellen**
Bei den Behandlungsanlässen zeigen sich teilweise unterschiedliche Fallzahlentwicklungen während der Pandemie. ◻ Tab. 19.3 stellt die Fallzahlveränderung ausgewählter Behandlungsanlässe während der verschiedenen Pandemieabschnitte im Vergleich mit den entsprechenden Zeiträumen des Jahres 2019 dar.

Die Zahl der Herzinfarkt- und Schlaganfallbehandlungen, beides typische Notfallleistungen, sank in den Pandemiewellen immer um bis zu -13% beziehungsweise -12%. In der ersten Pandemiewelle waren die Rückgänge noch etwas stärker. Die Rückgänge waren bei den leichteren Infarkten (Nicht-ST-Hebungsinfarkt – NSTEMI) und Schlaganfällen (transitorische ischämische Attacke, TIA) stärker ausgeprägt als bei den schweren Fällen (ST-Hebungsinfarkt – STEMI, Hirninfarkt/-blutung). Nur in den Sommermonaten der Jahre 2020 und 2021 erreichten die Fallzahlen fast das Niveau des Vorpandemiejahres. Hingegen ist der Fallzahlrückgang im Sommer 2022 (sechste Pandemiewelle) genauso stark wie in den vorangegangenen Pandemiewellen. Im Gegensatz zu den Herzinfarkt- und Schlaganfallbehandlungen wiesen Operationen der Hüftfrakturen, bei denen es sich ebenfalls um dringliche Eingriffe handelt, während des gesamten Pandemieverlaufs ähnliche Fallzahlen wie im Jahr 2019 auf.

Bei der operativen Entfernung von Brustkrebs und Darmkrebs zeigten sich in der ersten Pandemiewelle Rückgänge von -10% beziehungsweise -17%. Bei den Brustkrebsopera-

tionen kam es im weiteren Pandemieverlauf zu einer Normalisierung der Fallzahlen; die Fallzahlen näherten sich dem Niveau des Jahres 2019 an. Hingegen kam es bei den Darmkrebsoperationen in jeder Pandemiewelle wieder zu starken Fallzahlrückgängen.

Bei den planbaren Operationen zeigten sich insbesondere in der ersten Pandemiewelle Fallzahlrückgänge von über -40%. Bei den Mandelentfernungen blieben die Fallzahlrückgänge auch im weiteren Pandemieverlauf auf einem sehr hohen Niveau. Dies hängt zum einen damit zusammen, dass ambulante Ärzte seltener aufgesucht worden sind (Windfuhr und Günster 2022). Zum anderen können die Hygieneregeln während der Pandemie das Auftreten von Mandelentzündungen verringert haben. Bei den Hüftprothesenimplantationen bei Arthrose verringerten sich die Fallzahlrückgänge nach der ersten Pandemiewelle. In den Sommermonaten kam es hier trotz der sechsten Pandemiewelle sogar zu Fallzahlsteigerungen gegenüber 2019. Bei den Gebärmutterentfernungen bei gutartiger Neubildung lagen die Fallzahlrückgänge in den weiteren Pandemiewellen bei bis zu -24%.

Bei den ambulant-sensitiven Behandlungen kam es zu den stärksten Fallzahlrückgängen über den gesamten Pandemieverlauf hinweg. Dies sind Behandlungsanlässe, die bei einer frühzeitigen und effektiven ambulanten Behandlung oft keiner Krankenhausbehandlung bedürfen. In der sechsten Pandemiewelle lagen die Fallzahlrückgänge für Bluthochdruckbehandlungen bei -34%, für Rückenschmerzbehandlungen bei -33% und für Diabetesbehandlungen bei -20%. Aufgrund der anhaltend hohen Fallzahlrückgänge handelt es sich hier vermutlich nicht um vorübergehende Pandemieeffekte.

■■ **Entwicklung im Jahresvergleich**
Die Pandemiejahre 2020 bis 2022[5] weisen ähnliche Fallzahlen auf, mit leicht sinkender Tendenz (◻ Tab. 19.3, Vergleich der Fallzah-

---

5   Das Jahr 2022 kann aktuell nur bis September betrachtet werden.

◻ Tab. 19.3 Vergleich der Fallzahlen nach Behandlungsanlass von 2020 bis 2022 mit 2019, Veränderung in %

Behandlungsanlass	Vergleich der Fallzahlen während der Pandemiewellen mit 2019									Vergleich der Fallzahlen jahresweise				
										mit dem Jahr 2019			mit dem Vorjahr	
	Jan 20 bis Feb 20	1. PW Mrz 20 bis Mai 20	Jun 20 bis Sep 20	2. PW Okt 20 bis Feb 21	3. PW Mrz 21 bis Mai 21	Jun 21 bis Sep 21	4. PW Okt 21 bis Dez 21	5. PW Jan 22 bis Mai 22	6. PW Jun 22 bis Sep 22	2020/ 2019	2021/ 2019	2022*/ 2019*	2021/ 2020	2022*/ 2021*
Alle Fälle (Somatik)	-2%	-27%	-8%	-20%	-16%	-8%	-13%	-18%	-13%	-13%	-14%	-16%	-1%	-1%
Notfallbehandlungen														
Herzinfarkt	-4%	-16%	-1%	-12%	-10%	-3%	-11%	-13%	-12%	-7%	-9%	-13%	-2%	-5%
STEMI	-2%	-9%	3%	-7%	-1%	-1%	-10%	-7%	-9%	-3%	-4%	-8%	-1%	-6%
NSTEMI	-5%	-19%	-2%	-15%	-13%	-4%	-12%	-15%	-14%	-9%	-11%	-15%	-2%	-4%
Schlaganfall (Hirninfarkt/-blutung)	0%	-12%	-2%	-9%	-6%	-4%	-7%	-12%	-10%	-5%	-7%	-11%	-1%	-5%
Transitorische ischämische Attacke (TIA)	-4%	-26%	-7%	-19%	-13%	-7%	-15%	-17%	-15%	-13%	-14%	-16%	-1%	-3%
Operation einer Hüftfraktur	-1%	0%	-2%	-1%	-5%	1%	4%	0%	1%	-1%	0%	1%	1%	2%
Krebsoperationen														
Operative Entfernung von Brustkrebs	-3%	-10%	-5%	-6%	-2%	2%	2%	-6%	-2%	-5%	-1%	-4%	4%	-2%
Operative Entfernung von Darmkrebs	-4%	-17%	-5%	-18%	-11%	-8%	-12%	-18%	-13%	-10%	-12%	-16%	-2%	-4%
Planbare, weniger dringliche Operationen														
Hüftprothesenimplantation bei Arthrose	-4%	-44%	13%	-22%	-13%	8%	-8%	-8%	10%	-11%	-10%	-1%	0%	11%
Gebärmutterentf. bei gutartiger Neubildung	-4%	-41%	4%	-24%	-15%	-3%	-16%	-21%	-5%	-14%	-16%	-15%	-2%	1%
Mandelentfernung	-4%	-57%	-25%	-47%	-50%	-45%	-45%	-43%	-25%	-33%	-49%	-35%	-23%	29%
Ambulant-sensitive Behandlungen														
Herzinsuffizienz	0%	-26%	-6%	-23%	-15%	-1%	-13%	-15%	-13%	-14%	-13%	-14%	1%	-2%
Chronisch obstr. Lungenerkrankung (COPD)	-7%	-41%	-20%	-51%	-44%	-12%	-27%	-38%	-14%	-29%	-34%	-29%	-7%	11%
Bluthochdruck	-3%	-29%	-11%	-29%	-23%	-17%	-33%	-34%	-34%	-18%	-26%	-34%	-9%	-14%
Diabetes mellitus	-3%	-29%	-10%	-27%	-21%	-11%	-20%	-21%	-19%	-16%	-19%	-20%	-3%	-1%
Rückenschmerzen	-3%	-49%	-24%	-40%	-35%	-23%	-34%	-37%	-33%	-29%	-33%	-35%	-5%	-3%

Anmerkung: * Jahresbetrachtung jeweils nur bis September. Aufgrund unterschiedlicher Anzahl von Wochenenden oder Feiertagen können einige Monate etwas fallzahlschwächer/-stärker sein als der Vergleichsmonat. ↓ Rückgang um mehr als -10 %. ↘ Rückgang zw. -5 % und -10 %. → Änderung zw. -5 % und +5 %. ↗ Anstieg größer als +10 %. ↑ Anstieg zw. +5 % und +10 %. Vergleich Fälle der Monatsgruppe im Jahr 2020 bis 2022 mit entsprechender Monatsgruppe 2019 (nach Aufnahmemonat). Dargestellt wird die Veränderung in %. PW – Pandemiewelle.

19

len jahresweise). Im Jahr 2022 (bis September) scheinen bei den Notfallbehandlungen noch einmal etwas weniger Fälle behandelt worden zu sein als im Jahr 2021. Ebenso sank nochmal die Anzahl an operativen Entfernungen von Darmkrebs. Hingegen erreichten die Hüftprothesenimplantationen im Jahr 2022 das 2019er Niveau. Die Behandlungen bei Bluthochdruck nahmen in den Jahren 2020 bis 2022 stetig weiter ab. Die Mandeloperationen und die Behandlung bei COPD haben im Jahr 2021 gegenüber 2020 noch einmal abgenommen; wiesen dann im Jahr 2022 im Vergleich zu 2021 jedoch wieder steigende Fallzahlen auf. Es bleibt noch abzuwarten, wie sich die Monate Oktober bis Dezember des Jahres 2022 im Ergebnis darstellen.

19.4 Charakteristika und Versorgungsstrukturen der Covid-19-Patientinnen und -Patienten

19.4.1 Charakteristika der Covid-19-Patientinnen und -Patienten

Die Charakteristika der Covid-19-Patientinnen und -Patienten nach Pandemiewellen werden in ◘ Tab. 19.4 dargestellt. Insgesamt zeigen sich keine starken Unterschiede zwischen den Pandemiewellen. Auffallend ist das mit 62 Jahren niedrigere Durchschnittsalter in der dritten Pandemiewelle. In den ersten beiden Pandemiewellen lag es noch bei 68 beziehungsweise 70 Jahren, in der fünften Pandemiewelle sogar bei 71 Jahren. Insgesamt zeigen sich in der fünften Pandemiewelle seltener schwere Verläufe: Der Anteil der beatmeten Patienten sank von zuvor 20 % auf 11 %. Auch die Sterblichkeit sank in der fünften Pandemiewelle auf 17 %. In der dritten Pandemiewelle lag diese auch schon einmal bei diesem Wert. Hier war jedoch das niedrige Durchschnittsalter der Behandelten der Grund für die geringere Sterblichkeit.

◘ Tab. 19.4 Charakteristika der Covid-19-Patientinnen und -Patienten nach Pandemiewelle

	1. PW (Feb 2020 bis Mai 2020)	2. PW (Okt 2020 bis Feb 2021)	3. PW (Mrz 2021 bis Mai 2021)	4. PW (Okt 2021 bis Dez 2021)	5. PW (Jan 2022 bis Mai 2022)
Anzahl der Patienten	10.101	65.248	35.823	35.558	38.444
Patienten mit Beatmung	2.073 (20,5 %)	11.751 (18,0 %)	8.054 (22,5 %)	7.665 (21,6 %)	4.137 (10,8 %)
Alter					
Durchschnitt (SD)	67,6 (17,2)	70,0 (16,7)	62,4 (16,9)	66,8 (17,6)	71,4 (17,5)
Median (IQR)	71,0 (56,0, 81,0)	74,0 (59,0, 83,0)	63,0 (51,0, 76,0)	69,0 (55,0, 82,0)	76,0 (62,0, 84,0)

◘ Tab. 19.4 (Fortsetzung)

	1. PW (Feb 2020 bis Mai 2020)	2. PW (Okt 2020 bis Feb 2021)	3. PW (Mrz 2021 bis Mai 2021)	4. PW (Okt 2021 bis Dez 2021)	5. PW (Jan 2022 bis Mai 2022)
18 bis 49 Jahre	1.595 (15,8 %)	8.414 (12,9 %)	8.153 (22,8 %)	6.464 (18,2 %)	4.778 (12,4 %)
50 bis 59 Jahre	1.511 (15,0 %)	8.528 (13,1 %)	6.937 (19,4 %)	5.053 (14,2 %)	3.465 (9,0 %)
60 bis 69 Jahre	1.700 (16,8 %)	10.667 (16,3 %)	7.543 (21,1 %)	6.474 (18,2 %)	6.088 (15,8 %)
70 bis 79 Jahre	2.124 (21,0 %)	13.218 (20,3 %)	6.559 (18,3 %)	6.548 (18,4 %)	7.734 (20,1 %)
≥ 80 Jahre	3.171 (31,4 %)	24.421 (37,4 %)	6.631 (18,5 %)	11.019 (31,0 %)	16.379 (42,6 %)
Männlich	5.426 (53,7 %)	34.377 (52,7 %)	19.415 (54,2 %)	18.749 (52,7 %)	19.990 (52,0 %)
Elixhauser-Komorbiditäten					
Bluthochdruck	5.558 (55,0 %)	38.973 (59,7 %)	18.940 (52,9 %)	19.501 (54,8 %)	22.546 (58,6 %)
Diabetes	2.885 (28,6 %)	21.546 (33,0 %)	10.169 (28,4 %)	10.225 (28,8 %)	11.307 (29,4 %)
Herzrhythmusstörungen	2.660 (26,3 %)	17.643 (27,0 %)	7.162 (20,0 %)	8.923 (25,1 %)	11.004 (28,6 %)
Niereninsuffizienz	2.243 (22,2 %)	16.817 (25,8 %)	5.586 (15,6 %)	7.338 (20,6 %)	10.132 (26,4 %)
Kongestive Herzinsuffizienz	1.875 (18,6 %)	13.063 (20,0 %)	4.779 (13,3 %)	5.914 (16,6 %)	8.584 (22,3 %)
Chronische Lungenerkrankung	1.321 (13,1 %)	8.716 (13,4 %)	4.207 (11,7 %)	4.165 (11,7 %)	6.550 (17,0 %)
Fettleibigkeit	671 (6,6 %)	4.762 (7,3 %)	3.735 (10,4 %)	3.136 (8,8 %)	2.110 (5,5 %)
Verweildauer (in Tagen)					
Durchschnitt (SD)	16,6 (21,1)	14,0 (17,7)	13,9 (17,8)	13,6 (17,3)	11,3 (14,5)
Median (IQR)	10,0 (6,0. 19,0)	9,0 (5,0. 16,0)	9,0 (5,0. 15,0)	9,0 (5,0. 16,0)	7,0 (4,0. 13,0)
Krankenhaussterblichkeit	2.356 (23,3 %)	16.350 (25,1 %)	6.082 (17,0 %)	8.354 (23,5 %)	6.444 (16,8 %)

Krankenhaus-Report 2023

19

▣ **Tab. 19.5** Charakteristika der Covid-19-Patientinnen und -Patienten mit Beatmung nach Pandemiewelle

	1. PW (Feb 2020 bis Mai 2020)	2. PW (Okt 2020 bis Feb 2021)	3. PW (Mrz 2021 bis Mai 2021)	4. PW (Okt 2021 bis Dez 2021)	5. PW (Jan 2022 bis Mai 2022)
Anzahl der Patienten	2.073	11.751	8.054	7.665	4.137
Alter					
Durchschnitt (SD)	67,8 (13,3)	69,2 (13,0)	64,1 (13,2)	64,4 (14,0)	69,6 (13,0)
Median (IQR)	70,0 (59,0. 78,0)	71,0 (61,0. 80,0)	65,0 (56,0. 74,0)	65,0 (56,0. 75,0)	71,0 (62,0. 80,0)
18 bis 49 Jahre	182 (8,8%)	907 (7,7%)	1.108 (13,8%)	1.117 (14,6%)	277 (6,7%)
50 bis 59 Jahre	348 (16,8%)	1.637 (13,9%)	1.606 (19,9%)	1.437 (18,7%)	489 (11,8%)
60 bis 69 Jahre	495 (23,9%)	2.889 (24,6%)	2.346 (29,1%)	2.134 (27,8%)	1.140 (27,6%)
70 bis 79 Jahre	620 (29,9%)	3.329 (28,3%)	1.987 (24,7%)	1.783 (23,3%)	1.174 (28,4%)
≥ 80 Jahre	428 (20,6%)	2.989 (25,4%)	1.007 (12,5%)	1.194 (15,6%)	1.057 (25,5%)
Männlich	1.390 (67,1%)	7.599 (64,7%)	5.093 (63,2%)	4.762 (62,1%)	2.573 (62,2%)
Elixhauser-Komorbiditäten					
Bluthochdruck	1.332 (64,3%)	8.105 (69,0%)	5.242 (65,1%)	4.695 (61,3%)	2.612 (63,1%)
Diabetes	819 (39,5%)	5.169 (44,0%)	3.195 (39,7%)	2.764 (36,1%)	1.624 (39,3%)
Herzrhythmusstörungen	916 (44,2%)	4.759 (40,5%)	2.726 (33,8%)	2.682 (35,0%)	1.732 (41,9%)
Niereninsuffizienz	525 (25,3%)	3.320 (28,3%)	1.451 (18,0%)	1.455 (19,0%)	1.139 (27,5%)
Kongestive Herzinsuffizienz	641 (30,9%)	3.651 (31,1%)	1.888 (23,4%)	1.766 (23,0%)	1.530 (37,0%)
Chronische Lungenerkrankung	410 (19,8%)	2.309 (19,6%)	1.351 (16,8%)	1.199 (15,6%)	1.116 (27,0%)
Fettleibigkeit	310 (15,0%)	1.893 (16,1%)	1.720 (21,4%)	1.503 (19,6%)	582 (14,1%)

Tab. 19.5 (Fortsetzung)

	1. PW (Feb 2020 bis Mai 2020)	2. PW (Okt 2020 bis Feb 2021)	3. PW (Mrz 2021 bis Mai 2021)	4. PW (Okt 2021 bis Dez 2021)	5. PW (Jan 2022 bis Mai 2022)
Verweildauer (in Tagen)					
Durchschnitt (SD)	35,4 (35,3)	29,6 (31,8)	29,6 (29,8)	27,3 (28,9)	26,7 (29,8)
Median (IQR)	25,0 (12,0. 48,0)	20,0 (12,0. 35,0)	20,0 (13,0. 35,0)	18,0 (11,0. 32,0)	17,0 (9,0. 33,0)
Beatmungsdauer (in Tagen)					
Durchschnitt (SD)	18,1 (19,3)	14,3 (19,0)	15,1 (19,0)	14,0 (17,4)	11,4 (18,2)
Median (IQR)	12,8 (5,4. 24,4)	8,2 (2,5. 18,2)	9,2 (3,1. 19,8)	8,3 (2,6. 18,5)	4,8 (1,2. 13,8)
Tracheostomie	676 (32,6 %)	2.782 (23,7 %)	2.121 (26,3 %)	1.850 (24,1 %)	764 (18,5 %)
ECMO	187 (9,0 %)	849 (7,2 %)	816 (10,1 %)	699 (9,1 %)	201 (4,9 %)
Dialyse	652 (31,5 %)	2.465 (21,0 %)	1.607 (20,0 %)	1.369 (17,9 %)	728 (17,6 %)
Beatmungsverfahren					
Invasive Beatmung	1.572 (75,8 %)	4.106 (34,9 %)	2.383 (29,6 %)	2.173 (28,3 %)	1.276 (30,8 %)
Nicht-invasive Beatmung	174 (8,4 %)	3.559 (30,3 %)	2.496 (31,0 %)	2.470 (32,2 %)	1.407 (34,0 %)
Nicht-invasive gefolgt von invasiver Beatmung	197 (9,5 %)	2.924 (24,9 %)	2.513 (31,2 %)	2.314 (30,2 %)	800 (19,3 %)
Beatmungsdauer bis zu 6 h	66 (3,2 %)	745 (6,3 %)	441 (5,5 %)	461 (6,0 %)	463 (11,2 %)
Kein Beatmungs-OPS-Kode	64 (3,1 %)	417 (3,5 %)	221 (2,7 %)	247 (3,2 %)	191 (4,6 %)
Krankenhaussterblichkeit	1.029 (49,6 %)	6.312 (53,7 %)	3.735 (46,4 %)	4.029 (52,6 %)	2.159 (52,2 %)

Krankenhaus-Report 2023

19

◘ Tab. 19.5 stellt die Charakteristika der Covid-19-Patienten mit Beatmung dar. Bei den beatmeten Patienten bleibt die Sterblichkeit unverändert hoch und lag in der fünften Pandemiewelle bei 52 %. Von den beatmeten Patienten sind 62 % (fünfte Pandemiewelle) Männer. Auffallend ist die kontinuierlich abnehmende Beatmungsdauer. Lag diese in der ersten Pandemiewelle noch bei durchschnittlich 18 Tagen, sind es in der fünften Pandemiewelle nur noch 11 Tage. Auch der Anteil der Patienten, die eine ECMO erhalten, sank in der fünften Pandemiewelle auf 5 %. In der ersten Pandemiewelle wurden noch 76 % der Patienten primär invasiv beatmet. Dieser Anteil lag in den folgenden Pandemiewellen immer unterhalb von 35 %. Der Anteil der Patienten mit nicht-invasiver Beatmung stieg entsprechend von 8 % auf 34 %. Jedoch stieg auch der Anteil der Patienten mit einer nicht-invasiven Beatmung gefolgt von einer invasiven Beatmung. Dieser Anteil lag zeitweise bei 30 % (dritte und vierte Pandemiewelle). In der fünften Pandemiewelle lag dieser Anteil jedoch nur noch bei 19 %. In der fünften Pandemiewelle stieg auch der Anteil der Patienten, die nur bis zu sechs Stunden beatmet werden, auf 11 %. Bei diesen handelt es sich hauptsächlich um Patienten mit einer nicht-invasiven Beatmung.

19.4.2 Stationäre Covid-19-Versorgungsstrukturen

Insgesamt waren im bisherigen Verlauf der Pandemie 1.134 Krankenhäuser an der Versorgung von Covid-19-Fällen beteiligt. Die Verteilung der Krankenhäuser nach ihrer Covid-19-Fallzahl ist in ◘ Abb. 19.4 dargestellt. Die Krankenhäuser werden dafür anhand ihrer Fallzahl in Quartile eingeteilt. 50 % der Krankenhäuser behandeln demnach 84 % der Covid-19-Fälle und die anderen 50 % entsprechend nur 16 % der Covid-19-Fälle. Es zeigt sich somit, dass die Behandlung häufig bereits in den größeren Krankenhäusern erfolgt. Jedoch werden 16 % der Fälle in Krankenhäusern behandelt, die nur sehr wenige Covid-19-Patientinnen und -Patienten behandeln. Bei den beatmeten Patienten ist eine ähnliche Verteilung der Krankenhäuser zu beobachten (ohne Abbildung). Der Anteil der versorgten Patienten der 50 % fallzahlstärksten

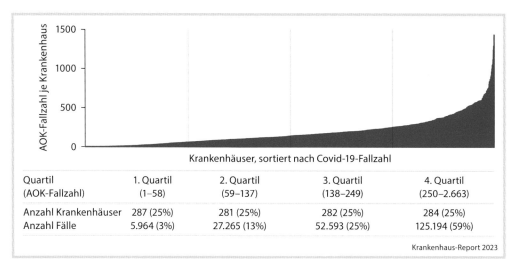

Quartil (AOK-Fallzahl)	1. Quartil (1–58)	2. Quartil (59–137)	3. Quartil (138–249)	4. Quartil (250–2.663)
Anzahl Krankenhäuser	287 (25%)	281 (25%)	282 (25%)	284 (25%)
Anzahl Fälle	5.964 (3%)	27.265 (13%)	52.593 (25%)	125.194 (59%)

Krankenhaus-Report 2023

◘ **Abb. 19.4** Verteilung der Krankenhäuser nach Covid-19-Fallzahl. Anmerkung: In Klammern ist der Anteil in % der Krankenhäuser beziehungsweise der Fälle dargestellt. Ein Krankenhaus im 4. Quartil mit mehr als 1.500 Fällen nicht dargestellt

Krankenhäuser sank in den Pandemiejahren von 85 % im Jahr 2020 auf 79 % im Jahr 2022 (nur bis Mai 2022). Gleichzeitig sank auch die Anzahl der beteiligten Krankenhäuser (IK) von 1.076 auf 1.050.

19.5 Diskussion und Schlussfolgerungen

Die Covid-19-Pandemie hält nun seit drei Jahren an. In den Krankenhäusern hat sie große Veränderungen nach sich gezogen. Zum einen gab es zum ersten Mal seit sehr langer Zeit ein neues, hochansteckendes Erkrankungsbild, das unbekannt war, breite Teile der Bevölkerung betroffen hat und hohe Schutzmaßnahmen erforderte. Zum anderen hatte die Pandemie auch Einfluss auf die nicht von Covid-19 betroffenen Patientinnen und Patienten und auf den Krankenstand des Personals. Insbesondere die Intensivstationen arbeiteten an ihren Belastungsgrenzen, da stationäre Covid-19-Patienten häufig einen schweren Krankheitsverlauf haben, der eine Beatmung erforderlich macht (Karagiannidis et al. 2022). Der vorliegende Beitrag gibt einen zusammenfassenden Überblick über die Entwicklung der akutstationären Krankenhausversorgung in den Pandemiejahren 2020 bis 2022 im Vergleich zum Vorpandemiejahr 2019. Des Weiteren wird auf die Charakteristika der Covid-19-Patienten eingegangen.

Auch im Jahr 2022, dem dritten Jahr der Pandemie, wurden in den Krankenhäusern deutlich weniger Leistungen erbracht als vor der Pandemie. Der Rückgang somatischer Fälle lag in den ersten elf Monaten des Jahres 2022 im Vergleich zu 2019 bei −15 %. Damit fiel er noch etwas deutlicher aus als in den beiden ersten Pandemiejahren. In der Psychiatrie wurde mit −11 % der durchschnittliche Rückgang aus den beiden Vorjahren erreicht. Die Fallzahlrückgänge gehen einher mit einem durchschnittlichen Anstieg der Fallschwere. Zudem zeigt sich auf Basis der DRG-Partitionen, dass medizinische und nicht-operative sonstige Behandlungen stärker zurückgehen als operative Behandlungen. Bei den psychiatrischen Strukturkategorien war in der „Kinder- und Jugendpsychiatrie" in den Jahren 2021 und 2022 (bis Juni) eher eine Normalisierung der Fallzahlen im Vergleich zu 2019 zu beobachten. In den Strukturkategorien „Psychiatrie" und „Psychosomatik" bleiben die Fallzahlen deutlicher unterhalb des 2019er-Niveaus.

Bei den Fallzahlrückgängen für die einzelnen Behandlungsanlässe gab es deutliche Unterschiede: Bei einigen gab es kaum Veränderungen zum Jahr 2019, wie bei Operationen bei Brustkrebs und Hüftfrakturen. Bei den Notfallbehandlungen Herzinfarkt und Schlaganfall kam es vor allem während der sechs Pandemiewellen immer wieder zu ähnlich hohen Fallzahlrückgängen, die weiterhin Fragen aufwerfen. Die Fallzahlrückgänge sind jeweils höher bei den leichteren Infarkten und Schlaganfällen als bei den schweren Fällen (siehe auch Drogan et al. 2022). Das deutet auch daraufhin, dass insbesondere Patienten mit milderen Symptomen nicht ins Krankenhaus gekommen sind. Die genauen Ursachen für diese Fallzahlrückgänge bleiben weiter unbekannt. Der essenzielle Appell an die Bevölkerung, dass bei Anzeichen eines Herzinfarkts oder Schlaganfalls nicht gezögert und der Notruf gewählt werden sollte, bleibt bestehen. Auch der anhaltende Fallzahlrückgang bei den Darmkrebsoperationen wirft Fragen auf. Zu vermuten ist hier, dass der Rückgang mit einer reduzierten vorgelagerten Diagnostik im ambulanten Bereich zusammenhängt. Alarmierend ist hier insbesondere der anhaltende Rückgang.

Die stärksten Fallzahlrückgänge verzeichneten auch im Jahr 2022 die ambulant-sensitiven Behandlungen. Da es sich hier um Krankenhausbehandlungen handelt, die bei einer frühzeitigen und effektiven ambulanten Behandlung keiner stationären Behandlung bedürfen, ist ein Fallzahlrückgang hier sogar angezeigt gewesen. Voraussetzung ist allerdings eine entsprechende ambulante Versorgung der Patienten. Es besteht weiterer Forschungsbedarf, um herauszufinden, inwieweit diese stattfindet. Bei der anstehendenden Krankenhausreform sollte weiter die Ambulantisierung gestärkt werden, sodass Krankenhäuser mehr Zeit für die Akutpatienten haben.

Die Fallzahleinbrüche korrelieren stark mit dem Infektionsgeschehen. Dennoch sind die Gründe für die Rückgänge unterschiedlicher Natur. In der ersten Pandemiewelle waren alle Krankenhäuser dazu angehalten, alle planbaren Aufnahmen und Eingriffe zu verschieben, soweit dies medizinisch vertretbar erschien (Bundesregierung 2020). Solch eine Aufforderung gab es während der folgenden Pandemiephasen nicht mehr. Die Fallzahlrückgänge waren entsprechend auch nicht mehr ganz so ausgeprägt, obwohl die Covid-19-Infektionszahlen und Covid-19-Fallzahlen in den Krankenhäusern deutlich über denen der ersten Pandemiewelle lagen. Dennoch lagen die Gesamtfallzahlen weiterhin deutlich unter dem 2019er-Niveau. Zum einen sind dafür die Behandlungen der Covid-19-Patienten verantwortlich. Da es sich um ein hochansteckendes Krankheitsbild handelt, müssen sowohl in der Somatik als auch in der Psychiatrie mit Covid-19-infizierte Patienten isoliert behandelt werden; entsprechend stehen weniger Betten für andere Patienten zur Verfügung. In der Somatik binden zusätzlich die Patienten Ressourcen, die wegen ihrer Infektion behandelt werden müssen. Folglich sind die Rückgänge in der Somatik auch etwas deutlicher ausgeprägt als in der Psychiatrie. Zum anderen können ein verändertes Einweiserverhalten sowie ein verändertes Patientenverhalten eine Rolle gespielt haben. Darüber hinaus ist nicht auszuschließen, dass auch ökonomische Anreize relevant waren: Zwar wurden die Möglichkeiten zum Bezug von Freihaltepauschalen und Versorgungszuschlägen im Verlauf der Pandemie auf bestimmte Krankenhäuser begrenzt und auch der pandemiebedingte Erlösausgleich (Corona-Ausgleich) wurde für die Jahre 2021 und 2022 aus Krankenhaussicht weniger lukrativ ausgestaltet (BAS 2022; GKV-Spitzenverband et al. 2021, 2022). Dennoch wurden auch die Fallerlöse aller Kran-

kenhäuser aus 2022 auf Basis der Fallerlöse aus 2019 zu einem hohen Anteil gesichert. Dass sich ausgerechnet die Fallzahlen der als lukrativ geltenden Hüftoperationen am ehesten zeitweise normalisierten, spricht zumindest für eine teilweise ökonomische Ausrichtung des Leistungsportfolios.

Eine weitere Ursache für die Fallzahleinbrüche ist sicherlich der hohe Krankenstand des Personals (Deutsches Ärzteblatt 2022). Das zeigt auch die fünfte Pandemiewelle (Omikron), die bisher die höchsten Infektionszahlen verzeichnete, wenn auch mit einem milderen Krankheitsverlauf. Dies führte zu erheblichen Personalausfällen bei den Krankenhäusern, da sich auch das Krankenhauspersonal verstärkt infizierte; entsprechend ist hier die Hauptursache für die anhaltend deutlichen Fallzahlrückgänge des Jahres 2022 zu vermuten. Auch zum Jahresende 2022 reißen die Meldungen über den hohen Krankenstand des Personals und verschobene Operationen nicht ab (Tagesschau 2022; Tagesspiegel 2022). Neben der Covid-19-Pandemie spielen hier aber auch andere Infektionskrankheiten wie die Influenza- und RS-Virus-Infektionen eine Rolle, die zum einen zu einem erhöhten Fallzahlaufkommen und zum anderen zu einem hohen Krankenstand beim Personal führen.

Dass es sich bei Covid-19 weiter um eine sehr schwere Erkrankung handelt, verdeutlichen die hohen Sterblichkeitsraten der stationär behandelten Patienten. Aufgrund der hohen Komorbidität und der komplexen Behandlung, die insbesondere bei einer Beatmung erforderlich ist, sollten diese Patienten an den besten ausgestatteten Krankenhäusern behandelt werden. Eine Konzentration in der Versorgung tritt bereits auf; so werden rund 60 % der Patienten in 284 (von 1.134) Krankenhäusern behandelt. Kontär dazu behandeln 568 Krankenhäuser nur 16 % der Patienten. Somit verteilen sich relativ wenige Patienten auf sehr viele Krankenhäuser, die dann nur wenig Erfahrung in der Behandlung dieser Patienten sammeln können. Hier setzen die neuen Pläne für eine Krankenhausreform an (Regierungskommission 2022):

Krankenhäuser sollen Patienten nur noch behandeln, wenn dafür die notwendigen Strukturvoraussetzungen erfüllt werden. Durch die von der Expertenkommission in Verbindung mit der einzuführenden Vorhaltefinanzierung vorgeschlagene Krankenhausstrukturreform wird das Ziel verfolgt, dass sich die Leistungen auf weniger Krankenhäuser verteilen und entsprechend eine Leistungskonzentration auf gut ausgestattete Krankenhäuser stattfindet. Darüber hinaus ist ein Ausbau von Versorgungskonzepten wie beispielsweise dem Kleeblattkonzept[6] angezeigt (Gräsner et al. 2020), die im Falle einer erneuten (Covid-19-)Pandemiewelle zum Tragen kommen.

Ob, in welcher Höhe und mit welcher Qualität Nachholeffekte nach der Pandemie zu verzeichnen sein werden beziehungsweise ob das Fallzahlniveau aus 2019 wieder erreicht wird, hängt zum einen davon ab, um welche Indikation es sich handelt und welche Ursache für den Fallzahlrückgang hauptverantwortlich waren. Zum anderen spielen politische Regelungen zum Vergütungssystem und die Nutzung des Ambulantisierungspotenzials eine Rolle. Es ist dringend erforderlich, Anreize zu schaffen, beispielsweise notwendige Krebsvorsorgebehandlungen wiederaufzunehmen und verschobene, aber medizinisch notwendige Leistungen nachzuholen. Dabei ist es auch unabdingbar, dass diese Leistungen auf Krankenhäuser konzentriert werden, die die erforderliche Qualität aufweisen.

In dieser Hinsicht bietet die Pandemie die Chance hin zu einem Leistungsgeschehen in deutschen Krankenhäusern, das sich auf Leistungen begrenzt, die wirklich eine stationäre Behandlung erfordern und die flächendeckend bei hoher Qualität erbracht werden. Der Vorschlag der Regierungskommission, bei der Einführung von Vorhaltepauschalen auf dem Leistungsniveau der Jahre 2022 und 2023 aufzusetzen und sich bei der Vergabe von Versorgungsaufträgen unter anderem auf Krankenhäuser mit einer guten Ausstattung zu konzentrieren, ist daher zu begrüßen.

Die größte Bindung von Ressourcen durch Patientinnen und Patienten, die wegen Corona behandelt werden müssen, scheint gegen Ende des Jahres 2022 (vorerst) vorbei zu sein. Andere Ursachen für geringe Fallzahlen, beispielsweise Personalengpässe, bleiben bestehen. Das auch im dritten Pandemiejahr anhaltend reduzierte Mengenniveau im Vergleich zu vor der Pandemie wirft weiterhin viele Fragen und weiteren Forschungsbedarf auf. Politische Reformen mit den Zielen einer qualitativ hochwertigen Versorgung, reduzierten ökonomischen Anreizen zur Mengenausweitung und einer besseren Verteilung von knappen Ressourcen beziehungsweise eine stärkeren Ambulantisierung sind daher unabdingbar.

Literatur

BAS – Bundesamt für Soziale Sicherung (2022) Zahlungen aufgrund der COVID-19-Pandemie. https://www.bundesamtsozialesicherung.de/de/themen/covid-19-krankenhausentlastungsgesetz/ueberblick/. Zugegriffen: 10. Jan. 2023

Bundesregierung (2020) Besprechung der Bundeskanzlerin mit den Regierungschefinnen und Regierungschefs der Länder am 12. März 2020. https://www.bundesregierung.de/breg-de/themen/coronavirus/beschluss-zu-corona-1730292. Zugegriffen: 19. Dez. 2022

Deutsches Ärzteblatt (2022) Hoher Krankenstand: Laut DKG fällt fast zehn Prozent des Klinikpersonals aus. https://www.aerzteblatt.de/nachrichten/139726/Hoher-Krankenstand-Laut-DKG-faellt-fast-zehn-Prozent-des-Klinikpersonals-aus#:~:text=Das %20seien %2030 %20bis %2040,Viren %20landesweit %20f %C3 %BCr %20viele %20Erkrankungen. Zugegriffen: 10. Jan. 2023

Drogan D, Gerloff C, Scholz KH, Günster C (2022) Die stationäre Behandlung von Patientinnen und Patienten mit Herzinfarkt und Schlaganfall während der Covid-19-Pandemie. In: Klauber J, Wasem J, Beivers A, Mostert C (Hrsg) Krankenhaus-Report 2022: Patientenversorgung während der Pandemie. Springer, Berlin, S 75–108 https://doi.org/10.1007/978-3-662-64685-4_5

6   Das Kleeblattkonzept wurde während der Covid-19-Pandemie entwickelt, um Krankenhauskapazitäten in Regionen mit starken Infektionsgeschehen zu entlasten und schnell Patientenverlegungen in Regionen mit niedrigerem Infektionsgeschehen zu ermöglichen.

GKV-Spitzenverband, Verband der Privaten Krankenversicherung, Deutschen Krankenhausgesellschaft
(2021) Vereinbarung nach § 5 Absatz 1 der Verordnung zur Regelung weiterer Maßnahmen zur
wirtschaftlichen Sicherung der Krankenhäuser
(Corona-Ausgleichsvereinbarung 2021). https://
www.gkv-spitzenverband.de/media/dokumente/
krankenversicherung_1/krankenhaeuser/Corona-
Ausgleichs-Vb_2021_31.07.2021.pdf. Zugegriffen:
10. Jan. 2023

GKV-Spitzenverband, Verband der Privaten Krankenversicherung, Deutschen Krankenhausgesellschaft
(2022) Vereinbarung nach § 5a Absatz 1 der
Verordnung zur Regelung weiterer Maßnahmen
zur wirtschaftlichen Sicherung der Krankenhäuser (Corona-Ausgleichsvereinbarung 2022). https://
www.gkv-spitzenverband.de/media/dokumente/
krankenversicherung_1/krankenhaeuser/Corona-
Ausgleichsvereinbarung_2022_05.12.2022.pdf. Zugegriffen: 10. Jan. 2023

Gräsner J-T, Hannappel L, Zill M, Alpers B, Weber-
Carstens S, Karagiannidis C (2020) COVID-19-
Intensivpatienten: Innerdeutsche Verlegungen. Dtsch
Arztebl 117(48):A 2321–2323

Karagiannidis C, Busse R, Schuppert A, Weber-Carstens
S, Hentschker C (2022) Stationäre Behandlung der
Covid-19-Patienten in den ersten drei Pandemiewel-
len in Deutschland: Was hat sich verändert? In:
Klauber J, Wasem J, Beivers A, Mostert C (Hrsg)
Krankenhaus-Report 2022: Patientenversorgung wäh-
rend der Pandemie. Springer, Berlin, S 63–74 https://
doi.org/10.1007/978-3-662-64685-4_4

Mostert C, Hentschker C, Scheller-Kreinsen D, Günster C, Malzahn J, Klauber J (2021) Auswirkungen
der Covid-19-Pandemie auf die Krankenhausleistungen im Jahr 2020. In: Klauber J, Wasem J, Beivers
A, Mostert C (Hrsg) Krankenhaus-Report 2021: Versorgungsketten – Der Patient im Mittelpunkt. Sprin-

ger, Berlin, S 277–306 https://doi.org/10.1007/978-3-
662-62708-2_16

Regierungskommission (2022) Dritte Stellungnahme und Empfehlung der Regierungskommission für eine moderne und bedarfsgerechte
Krankenhausversorgung: Grundlegende Reform der Krankenhausvergütung. https://www.
bundesgesundheitsministerium.de/fileadmin/
Dateien/3_Downloads/K/Krankenhausreform/
3te_Stellungnahme_Regierungskommission_
Grundlegende_Reform_KH-Verguetung_6_Dez_
2022_mit_Tab-anhang.pdf. Zugegriffen: 19. Dez.
2022

RKI (2022a) Epidemiologisches Bulletin: Aktualisierte
Phaseneinteilung der COVID-19-Pandemie | Virus-
hepatitis C im Jahr 2021. https://www.rki.de/DE/
Content/Infekt/EpidBull/Archiv/2022/Ausgaben/38_
22.pdf?__blob=publicationFile. Zugegriffen: 19. Dez.
2022

RKI (2022b) Fallzahlen in Deutschland: Robert Koch-
Institut (RKI), dl-de/by-2-0.
https://www.arcgis.com/home/item.html?id=
f10774f1c63e40168479a1feb6c7ca74. Zugegriffen:
19. Dez. 2022

Tagesschau (2022) Akute Krise im Gesundheitswesen:
„Krankenstand ist aktuell extrem hoch". https://
www.tagesschau.de/inland/kliniken-krankenstand-
personal-101.html. Zugegriffen: 19. Dez. 2022

Tagesspiegel (2022) Alle planbaren Behandlungen verschoben: Berliner Charité geht nächste Woche in
den Notbetrieb. https://www.tagesspiegel.de/berlin/
alle-planbaren-behandlungen-verschoben-berliner-
charite-geht-ab-nachste-woche-in-den-notbetrieb-
9030181.html. Zugegriffen: 19. Dez. 2022

Windfuhr JP, Günster C (2022) Impact of the COVID-
pandemic on the incidence of tonsil surgery and
sore throat in Germany. Eur Arch Otorhinolaryngol
279(8):4157–4166

Krankenhauspolitische Chronik

Inhaltsverzeichnis

Krankenhauspolitische Chronik

Dirk Bürger und Martina Purwins

Ergänzende Information Die elektronische Version dieses Kapitels enthält Zusatzmaterial, auf das über folgenden Link zugegriffen werden kann https://doi.org/10.1007/978-3-662-66881-8_20.

■■ **Zusammenfassung**

Der Bundestag, dessen Abgeordnete im Ausschuss für Gesundheit, das Bundesgesundheitsministerium, die Landesgesundheitsminister und der Bundesrat setzen jährlich neben den gesundheits- auch die krankenhauspolitischen Rahmenbedingungen. Benannte Expertenbeiräte der Bundesregierung, die Gesundheitsexperten der Parteien, diverse Verbände, die (Sozial-)Gerichtsbarkeit und Bundesbehörden sowie politiknahe und wissenschaftliche Institute prägen dabei die öffentliche Diskussion um diese Regelungen. Die Selbstverwaltungspartner auf Bundesebene nutzen die ihnen übertragenen Aufgaben zur vertraglichen Gestaltung, um die medizinische und pflegerische Versorgung in den Krankenhäusern anhand der aktuellen Anforderungen weiterzuentwickeln. Die „Krankenhauspolitische Chronik" liefert eine Übersicht über alle wesentlichen Entscheidungen der Akteure der deutschen Gesundheits- und Krankenhauspolitik und informiert über die Aktivitäten in den vergangenen zwölf Monaten.

Each year, the Bundestag, its members in the Committee on Health, the Federal Ministry of Health, the state health ministers and the Bundesrat set the framework of health policy as well as hospital policy. Appointed expert advisory boards of the federal government, the health experts of the political parties, various associations, the (social) judiciary and federal authorities as well as policy-related and scientific institutes shape the public discussion about these regulations. The self-governing partners at the federal level use the tasks assigned to them for contractual design to further develop medical and nursing care in hospitals on the basis of current requirements. The "Hospital Policy Chronicle" provides an overview of all the key decisions made by the players in German healthcare and hospital policy and provides information on activities over the past twelve months.

Das erste Jahr der Koalition aus SPD, Grünen und FDP verlief auf Bundesebene anders als von allen erwartet. Anstatt die Arbeiten gegen die Corona-Pandemie fortzusetzen und die Vereinbarungen aus dem Koalitionsvertrag „Mehr Fortschritt wagen" beherzt umzusetzen, mussten sich Bundesregierung und Parlament auf völlig neue Herausforderungen einstellen. Denn mit dem am 24. Februar 2022 begonnenen Angriffskrieg Russlands gegen die Ukraine, den dadurch ausgelösten Fluchtbewegungen der ukrainischen Zivilbevölkerung nach Europa und Deutschland und den dramatisch steigenden Energie- und sonstigen Preisen stehen sowohl das deutsche Gesundheitswesen als auch die Gesundheitspolitik vor vielfältigen Herausforderungen. Zu diesen Herausforderungen gehört unter anderem auch der starke Preisanstieg bei Energie, Lebensmitteln und Sachkosten. Zusätzlich zur Gas- und Strompreisbremse, die neben privaten Haushalten auch alle Einrichtungen im Gesundheitswesen entlasten soll, stellte die Bundesregierung im Dezember 2022 für die Krankenhäuser weitere sechs Milliarden Euro zur Verfügung, die aus Mitteln des Wirtschaftsstabilisierungsfonds (WSF) finanziert werden. Diese Hilfszahlungen sollen rückwirkend vom 1. Oktober 2022 bis zum 30. April 2024 ausgezahlt werden. Die hohe Preisentwicklung des ersten Halbjahrs spiegelt sich aber auch im Orientierungswert für das Jahr 2023 wider: Dieser wird am 30. September 2022 erstmals in einer Höhe von 6,07 % ermittelt. Der daraus abzuleitende Preisanstieg für die Krankenhausvergütung (Veränderungswert nach § 9 Abs. 1b Satz 1 KHEntgG) für das Jahr 2023 beträgt somit 4,32 %, während die Einnahmen (Grundlohnrate) der Krankenkassen nur um 3,45 % ansteigen werden.

Darüber hinaus beschäftigten die Gesundheitspolitik als große Themen die Krankenhaus- und Pflegereform. So wurde im Mai 2022 die im Koalitionsvertrag vereinbarte „kurzfristig einzusetzende Regierungskommission" durch den Bundesgesundheitsminister Prof. Karl Lauterbach berufen. Diese mit 15 Expertinnen und Experten aus Medizin, Pflege, Ökonomie und Rechtswissenschaften prominent besetzte Kommission soll „Reformen für eine moderne und bedarfsgerechte Krankenhausversorgung" sowie Empfehlungen zur Krankenhausplanung und zur Weiterentwicklung der Krankenhausfinanzierung vorlegen. Ein Novum dabei ist die hauptamtliche Koordination der Regierungskommission durch eine externe Person. Denn diese Aufgabe übernimmt Prof. Bschor, langjähriger Chefarzt der Abteilung für Psychiatrie der Schlosspark-Klinik Berlin. Insgesamt drei Stellungnahmen entwickelte die Expertenkommission im Jahr 2022. Am 11. Juli wurde die erste Stellungnahme zur „Reform der stationären Vergütung für Pädiatrie, Kinderchirurgie und Geburtshilfe" vorgelegt. Am 27. September legten die Expertinnen und Experten ihre zweite Stellungnahme „zur Tagesbehandlung im Krankenhaus" und am 6. Dezember 2022 die dritte Stellungnahme zur „grundlegenden Reform der Krankenhausvergütung" vor. Die beiden ersten Empfehlungen der Expertenkommission wurden mit dem Krankenhauspflegeentlastungsgesetz (KHPflEG) bereits teilweise umgesetzt. Die Vorschläge der Expertenkommission vom 6. Dezember – zur grundlegenden Reform der Krankenhausvergütung – sollen zunächst zwischen Bundesländern, Ampelfraktionen und dem Bundesgesundheitsministerium (BMG) abgestimmt und dann parlamentarisch umgesetzt werden. Dieses Vorgehen stellt ein weiteres Novum dar, denn bislang erstellte das BMG die Gesetzentwürfe eigenverantwortlich und

die Bundesländer wurden anschließend im Rahmen der Ressortabstimmung angehört und konnten in diesem Rahmen ihre Änderungswünsche vortragen.

Mit zwölf Gesetzen (z. B. Gesetz zur Errichtung einer Stiftung Unabhängige Patientenberatung Deutschland, Covid-19-Schutzgesetz, Gesetz zur Neufassung der Strafbarkeit der Hilfe zur Selbsttötung und zur Sicherstellung der freiverantwortlichen Selbsttötungsentscheidung, Pflegebonusgesetz etc.), 48 Rechtsverordnungen (z. B. DRG-Entgeltkatalogverordnung, Pflegepersonaluntergrenzen-Verordnung, Verordnung zur Krankenhauskapazitätssurveillance, 4. Verordnung zur Regelung weiterer Maßnahmen zur wirtschaftlichen Sicherung der Krankenhäuser etc.), diversen Videokonferenzen im Rahmen der Gesundheitsministerkonferenzen oder des Corona-Expertenrats war auch das Jahr 2022 ein arbeitsintensives Jahr – dies sowohl für den Bundesgesundheitsminister und die Mitarbeitenden im BMG als auch für alle anderen Beteiligten aus Parlament, Bundesrat und Selbstverwaltung. Auch das Jahr 2023 verspricht arbeitsintensiv zu werden. Neben der Umsetzung der dritten Stellungnahme der Expertenkommission zur Reform der Krankenhausvergütung bis zur parlamentarischen Sommerpause 2023 ist zu erwarten, dass die Expertinnen und Experten weitergehende Vorschläge für die Bereiche Notfallversorgung und Krankenhausinvestitionen vorlegen werden. Darüber hinaus sind Vorgaben aus dem GKV-Finanzstabilisierungsgesetz (GKV-FinStG) zur zukünftigen Finanzierung der GKV sowie die Gesetze zur Verbesserung der Versorgungsstrukturen und Pflegereform umzusetzen.

Termin	Leitbegriff	Vorgang	Legende
28. Dezember 2022	Gesetzgebung	Veröffentlichung des KHPflEG im Bundesgesetzblatt	Mit der Veröffentlichung des Krankenhauspflegeentlastungsgesetzes im Bundesgesetzblatt tritt dieses in Kraft.
27. Dezember 2022	Wissenschaft	Krankenhausbarometer 2022 – düstere Aussichten	Laut dem aktuellen Krankenhaus Barometer des Deutschen Krankenhausinstituts rechnen über die Hälfte der Kliniken 2022 mit roten Zahlen. Nur noch 6 % der Häuser sehen sich in einer guten wirtschaftlichen Situation.
23. Dezember 2022	Gesetzgebung	Veröffentlichung der Energiepreisbremse im Bundesgesetzblatt	Mit der Veröffentlichung der Energiepreisbremse im Bundesgesetzblatt können die Finanzhilfen für Krankenhäuser umgesetzt werden.
22. Dezember 2022	Politik	Vorübergehende Aussetzung der Prüfung der unteren Grenzverweildauer	Mit einem Schreiben bittet das BMG mit Bezug auf die kritische Versorgungssituation von Kindern und Jugendlichen darum, die Beauftragung des Medizinischen Dienstes (MD) mit Einzelfallprüfungen sowie die untere Grenzverweildauer bis Ende Januar 2023 vorübergehend auszusetzen. GKV und DKG einigten sich daraufhin auf ein entsprechendes Aussetzen für pädiatrische Fälle bis Ende Januar 2023.
15. Dezember 2022	Politik	Gaspreisbremsengesetz – Unterstützung unter strengen Bedingungen	Der Deutsche Bundestag beschließt das „Gaspreisbremsengesetz". Allerdings hat der Haushaltsausschuss einen teils sanktionsbewährten Maßgabenbeschluss gefasst, der die Ausschüttung von Hilfen an Krankenhäuser und Pflegeeinrichtungen im übernächsten Jahr an Energieeinsparbemühungen knüpft. Die Krankenhaushilfen für 2024 werden um 20 % gekürzt, wenn u. a. die Einrichtungen im kommenden Jahr keine Gebäudeenergieberatung beziehungsweise keine sich daraus ergebenden Maßnahmen vorweisen können.
13. Dezember 2022	Politik	Notfallversorgung soll neu organisiert werden	Die Bundesregierung plant eine umfassende Neuorganisation der Notfallversorgung. Die sektoral getrennte Notfallversorgung mit ambulanten und stationären Einrichtungen sowie dem Rettungswesen sei nicht immer ausreichend aufeinander abgestimmt und führe zu teilweise ineffizienten Strukturen oder erschwere es Menschen, in Notfällen die richtige Anlaufstelle zu finden, heißt es in der Antwort (20/4951) der Bundesregierung auf eine Kleine Anfrage der CDU/CSU-Fraktion.
08. Dezember 2022	Politik	Beschluss MPK zur wirtschaftlichen Sicherung der Krankenhäuser	Die Regierungschefinnen und Regierungschefs der Länder fassen diverse Beschlüsse, u. a. auch, dass die Auszahlung der Finanzhilfen „(…) am besten und schnellsten über den Bereich der Krankenkassen erfolgen kann".
08. Dezember 2022	Politik	Verlängerung der Verkürzung der Zahlungsfrist für Krankenhausrechnungen	Das BMG legt den Referentenentwurf für eine „fünfte Verordnung zur Änderung der Verordnung zur Regelung weiterer Maßnahmen zur wirtschaftlichen Sicherung der Krankenhäuser" vor, um die Liquidität der Krankenhäuser weiterhin sicherzustellen. Dazu soll die bereits geltende verkürzte Zahlungsfrist von fünf Tagen für Krankenhausabrechnungen um zwölf Monate bis zum 31. Dezember 2023 verlängert werden.

Termin	Leitbegriff	Vorgang	Legende
06. Dezember 2022	Politik	„Revolution im System"	Gemeinsam mit Mitgliedern der Krankenhausreform-kommission stellt Bundesgesundheitsminister Prof. Lauterbach die Vorschläge zur bedarfsgerechten Krankenhausversorgung für eine umfassende Reform der stationären Versorgung vor. Diese enthalten u. a. Vorschläge zur Vergütung von Vorhalteleistungen, die Definition von Krankenhaus-Versorgungsstufen (Level) und die Einführung von definierten Leistungsgruppen. Am 5. Januar 2023 sollen diese Vorschläge mit den Bundesländern und den Ampelfraktionen beraten werden.
01. Dezember 2022	Gesetz-gebung	Energiekosten: Hilfszahlungen für Krankenhäuser	Im Deutschen Bundestag erfolgt die erste Lesung des Gesetzentwurfs zur Einführung der Hilfszahlungen für die Krankenhäuser, um die gestiegenen Gas- und Stromkosten auszugleichen. Die Hilfszahlungen sollen rückwirkend zum 1. Oktober 2022 bis zum 30. April 2024 ausgezahlt werden. Insgesamt sieht der Bund 6 Mrd. € für die Unterstützung der Krankenhäuser vor.
01. Dezember 2022	Selbstver-waltung	Quote der korrekten Abrechnungen in Kliniken steigt erneut	Der GKV-Spitzenverband veröffentlicht die Statistik zur Abrechnungsprüfung für das dritte Quartal 2022. Die Quote der aus Kassensicht korrekten Rechnungen ist demnach gegenüber dem ersten und zweiten Quartal 2022 angestiegen. 42 % der Krankenhäuser konnten somit im 3. Quartal dieses Jahres 60 % oder mehr unbeanstandete Rechnungen nachweisen.
30. November 2022	Gesetz-gebung	Eckpunkte zur Fach-kräfteeinwanderung	Die Einwanderung zu Erwerbszwecken soll künftig laut Beschluss des Bundeskabinetts auf drei Säulen ruhen: die Fachkräftesäule, die Erfahrungssäule und die Potenzialsäule. U. a. sollen Angebote von Berufsbildungsprogrammen mit integrierter Sprachausbildung, insbesondere im Pflegebereich, weiter ausgebaut werden, die schwerpunktmäßig im Ausland angeboten und durch die Branche selbst finanziert werden.
30. November 2022	Gesetz-gebung	Gesundheitsausschuss stimmt Krankenhaus-pflegegesetz zu	Der Gesundheitsausschuss stimmt dem KHPflEG – mit 32 Änderungsanträgen durch SPD, Grüne und FDP – zu. Das Gesetz sieht ein neues Instrument zur Personalbemessung vor, in Anlehnung an die von der DKG, dem DPR und ver.di entwickelte Pflegepersonalregelung PPR 2.0, die in drei Stufen eingeführt werden soll. Ab 2025 soll die Personalbemessung verbindlich sein und sanktioniert werden können. Verzichtet wird auf einen Passus, wonach Krankenhäuser, die bereits über einen Entlastungstarifvertrag mit verbindlichen Vorgaben zur Mindestpersonalbesetzung auf bettenführenden Stationen verfügen, von der Anwendung der PPR 2.0 absehen können.

Termin	Leitbegriff	Vorgang	Legende
25. November 2022	Gesetzgebung	Kabinett beschließt Energiepreisbremse	Das Bundeskabinett beschließt Formulierungshilfen zur Umsetzung des Gesetzes zur Einführung von Preisbremsen für leitungsgebundenes Erdgas und Wärme und zur Änderung weiterer Vorschriften. Darin sind auch die Regelungen für Krankenhäuser, Langzeitpflege- und Reha-Einrichtungen enthalten. Das weitere parlamentarische Verfahren ist wie folgt geplant: BT 1. Lesung 1.12., Anhörung 12.12., BT 2./3. Lesung 15.12., BR 16.12.
24. November 2022	Politik	Reformen für gesetzliche Kranken- und Pflegeversicherung sowie Krankenhäuser	Für den Kliniksektor äußert Bundesgesundheitsminister Prof. Lauterbach während der Haushaltsdebatte die Hoffnung, dass in der nächsten Woche die Entlastung der Einrichtungen wegen der hohen Energiepreise beschlossen werden könne. Besiegelt werden solle dann auch die bessere Vergütung der Kinderkliniken und die höhere Bezahlung der Geburtshilfe sowie die Einführung der tagesstationären Versorgung und der Hybrid-DRGs. Unmittelbar nachdem diese Reformen unter Dach und Fach seien, werde die von der Expertenkommission vorbereitete große Klinikreform vorgestellt, mit der die Fallpauschalen überwunden werden sollten.
24. November 2022	Gesetzgebung	DRG-Entgeltkatalogverordnung 2023	Die DRG-Entgeltkatalogverordnung 2023 wird im Bundesanzeiger veröffentlicht. Sie tritt am 25. November 2022 in Kraft.
22. November 2022	Politik	Keine Erkenntnisse zur Mangelernährung in der stationären Versorgung	Der Antwort der Bundesregierung (Drs. 20/4625) auf die Kleine Anfrage der CDU/CSU-Bundestagsfraktion ist zu entnehmen, dass der Bundesregierung keine Daten zu den Fragen rund um die Prävention von Mangelernährung in der stationären Versorgung vorliegen.
21. November 2022	Politik	Hilfsprogramm zum Ausgleich gestiegener Energiekosten für Krankenhäuser	Das BMG legt einen Entwurf zum Ausgleich der gestiegenen Energiekosten für Krankenhäuser vor. Damit sollen die in der Regierung vereinbarten Hilfszahlungen, siehe Meldung vom 16. November, umgesetzt werden.
18. November 2022	Politik	PPR 2.0 als Zukunftsmodell	Die PPR 2.0 soll laut Änderungsantrag aus dem BMG auf die Intensivmedizin ausgeweitet werden. Spätestens im Januar 2023 will das Ministerium eine „fachlich unabhängige wissenschaftliche Einrichtung" mit einer dreimonatigen Erprobung des Konzepts beauftragen. Bis Ende November 2023 soll das BMG per Rechtsverordnung Vorgaben zur Ermittlung des Pflegepersonalbedarfs machen, die dann ab 2024 gelten sollen.
16. November 2022	Politik	Energiekosten: Bund legt fest, wie Krankenhäuser Hilfszahlungen erhalten	Die Krankenhäuser sollen für den Zeitraum vom 1. Oktober 2022 bis zum 30. April 2024 Hilfszahlungen vom Bund i. H. v. sechs Mrd. Euro erhalten, um die gestiegenen Gas- und Stromkosten auszugleichen. Für 2023 sollen aus der Liquiditätsreserve des Gesundheitsfonds 4,5 Mrd. € und für 2024 weitere 1,5 Mrd. € zur Verfügung gestellt werden.

Termin	Leitbegriff	Vorgang	Legende
14.–17. November 2022	Selbstverwaltung	45. Deutscher Krankenhaustag – „Kliniken in der Krise"	Wie die anderen EU-Länder kämpft auch Deutschland nach den Belastungen durch die Corona-Pandemie nun mit der seit Jahrzehnten höchsten Inflation. Auch für Kliniken ist die Lage besonders herausfordernd. Deshalb fordern sie eine nachhaltige Finanzierung, die über die bis April 2024 geplanten Maßnahmen hinausgehen muss.
10. November 2022	Qualität	1.294 Behandlungsfehlervorwürfe in Unfallchirurgie und Orthopädie	Der Behandlungsfehlerstatistik für das Jahr 2021 der BÄK ist zu entnehmen, dass im stationären Bereich vor allem die Fachbereiche Unfallchirurgie und Orthopädie mit 1.294 Fällen bei 4.232 Krankenhausbeteiligungen in Haftpflichtfragen involviert und damit Spitzenreiter aller Fachabteilungen waren.
09. November 2022	Politik	Krankenhausärzte müssen haften und Patientinnen und Patienten die Fahrtkosten bei Tagesbehandlungen tragen	Nachdem der AfG auch die Änderungsanträge (ÄA) zum KHPflEG beraten hat, erfolgt die öffentliche Expertenanhörung. Mit den ÄA sollen sowohl die Einführung der Tagesbehandlungen als auch eine bessere Refinanzierung von Geburtshilfe und Pädiatrie erfolgen.
09. November 2022	Gesetzgebung	2. VO zur Änderung der Pflegepersonaluntergrenzen-Verordnung	Die Zweite Verordnung zur Änderung der Pflegepersonaluntergrenzen-Verordnung wird im Bundesanzeiger veröffentlicht.
09. November 2022	Politik	Gesundheitsausschuss billigt Triage-Regelung	Gegen die Stimmen der Oppositionsfraktionen stimmt der AfG der geplanten Triage-Regelung (Drs. 20/3877) zu. Beschlossen wurden drei Änderungsanträge. So wird konkretisiert, wann überlebenswichtige intensivmedizinische Behandlungskapazitäten in einem Krankenhaus nicht ausreichend vorhanden sind. Ferner sollen Krankenhäuser dazu verpflichtet werden, eine Zuteilungsentscheidung unverzüglich der für die Krankenhausplanung zuständigen Landesbehörde anzuzeigen. Zudem ist eine Evaluation der Neuregelung geplant.
02. November 2022	Qualität	Bericht zu den planungsrelevanten Qualitätsindikatoren 2021 veröffentlicht	Für das Erfassungsjahr 2021 fanden sich bei den 935 teilnehmenden Krankenhausstandorten 112 statistische Auffälligkeiten an 102 Standorten. Im Vergleich zum ersten Verfahrensjahr (2017) sank die Zahl der statistischen Auffälligkeiten um ca. 30 %. 48 statistische Auffälligkeiten an insgesamt 45 Standorten wurden von Fachexperten und dem IQTIG als „unzureichende Qualität" eingestuft.
02. November 2022	Politik	Krisenhilfe: Acht Mrd. € für Kliniken und Pflegeheime	Auf Vorschlag des Bundeskanzleramts für die Bund-Länder-Runde sollen Krankenhäuser, Universitätskliniken und Pflegeeinrichtungen nach dem Willen der Bundesregierung in den kommenden beiden Jahren wegen steigender Energiekosten mit acht Mrd. € gestützt werden.
31. Oktober 2022	Wissenschaft	Gas-Kommission fordert „Hilfsfonds" für soziale Dienstleister	Im Kampf gegen die hohen Energiepreise fordert die von der Regierung eingesetzte Gas-Kommission einen „Hilfsfonds" für soziale Dienstleister. Dieser solle „von den Sozialversicherungsträgern implementiert werden und angemessen ausgestattet sein.

Termin	Leitbegriff	Vorgang	Legende
28. Oktober 2022	Politik	Bekanntgabe des durchschnittlichen Zusatzbeitrags für 2023	Das BMG legt den durchschnittlichen Zusatzbeitrag für 2023 auf 1,6 % fest und veröffentlicht diesen am 31. Oktober im Bundesanzeiger. Der allgemeine Beitragssatz der GKV bleibt einheitlich auf 14,6 % festgeschrieben, sodass sich im Durchschnitt ein Beitragssatz von 16,2 % ergeben wird.
25./26. Oktober 2022	Politik	Pädiatrien und Geburtskliniken sollen entlastet werden	Im Rahmen der GMK stellt der Bundesgesundheitsminister Prof. Lauterbach seine Vorschläge zur finanziellen Entlastung von pädiatrischen und geburtshilflichen Kliniken vor. Allerdings lehnt die GMK diese Vorschläge ab.
21. Oktober 2022	Politik	850.000 Beschäftigte in Krankenhäusern erhielten Corona-Pflegebonus	Rund 850.000 Beschäftigte in Krankenhäusern haben 2021 einen Corona-Pflegebonus erhalten. Dafür wurden 450 Mio. € aus Bundesmitteln an 973 Krankenhäuser für Prämienzahlungen ausgezahlt. 2020 waren es 433 Krankenhäuser und 100 Mio. €. Für das laufenden Jahr 2022 werden weitere 500 Mio. € aus Bundesmitteln für 837 Krankenhäuser bereitgestellt, so die Antwort der Bundesregierung auf die Kleine Anfrage der CDU/CSU-Bundestagsfraktion.
21. Oktober 2022	Gesetzgebung	Hals-Nasen-Ohrenheilkunde, Rheumatologie, Urologie	Mit dem Referentenentwurf „Zweite Verordnung zur Änderung der Pflegepersonaluntergrenzen-Verordnung" werden auch die Bereiche Hals-Nasen-Ohrenheilkunde, Rheumatologie und Urologie eine Pflegepersonaluntergrenze erhalten.
21. Oktober 2022	Politik	Beschluss der Regierungschefinnen und Regierungschefs der Länder	Zum Abschluss der Jahreskonferenz der Regierungschefinnen und Regierungschefs der Länder am 19. bis 21. Oktober wird zum einen gefordert, dass der vorgeschlagene „Hilfsfonds für soziale Dienstleister" – insbesondere für Krankenhäuser – schnellstmöglich umgesetzt wird. Zum anderen erneuern die Regierungschefinnen und -chefs ihre Forderungen, dass die Energiekosten der Krankenhäuser, Universitätskliniken und Pflegeeinrichtungen ins Maßnahmenpaket des Entlastungspakets III einbezogen werden.
20. Oktober	Gesetzgebung	GKV-FinStG beschlossen – Krankenkassenbeiträge werden steigen	Der Deutsche Bundestag hat in der 2./3. Lesung das GKV-FinStG beschlossen. Somit werden die GKV-Zusatzbeiträge um 0,3 Prozentpunkte angehoben. Neugeregelt werden auch die Vorgaben zum Pflegebudget, so z. B. die Vorgaben zum Testat des Wirtschaftsprüfers, zur Vereinbarung pflegeentlastender Maßnahmen oder zur Meldung der Vollkräfte ohne pflegerische Qualifikation ans Statistische Landesamt auf Basis der 2018er-Jahresdaten.
20. Oktober 2022	Politik	Aufklärung bei Endometriose	Aus der Antwort der Bundesregierung (Drs. 20/4151) auf die Kleine Anfrage der Fraktion Die Linke geht hervor, dass schätzungsweise 10 bis 15 % aller Frauen im fortpflanzungsfähigen Alter von Endometriose betroffen sind und in Deutschland jährlich etwa 40.000 Frauen neu erkranken. Im Jahr 2020 habe es nach der Krankenhausdiagnosestatistik des Statistischen Bundesamtes 29.286 stationäre Behandlungsfälle wegen Endometriose gegeben.

Termin	Leitbegriff	Vorgang	Legende
19. Oktober 2022	Gesetzgebung	Bundestag berät erstmals KHPflEG	Im Rahmen der 1. Lesung des Krankenhauspflegeentlastungsgesetzes, mit dem auch die PPR 2.0 eingeführt werden soll, erklärte der Bundesgesundheitsminister, den tatsächlichen Pflegebedarf im Krankenhaus messen und auf diese Weise die Arbeitsverdichtung in der stationären Pflege reduzieren zu wollen. Die Opposition kritisierte, dass dem Bundesfinanzministerium im Gesetzentwurf ein Vetorecht bei der Ausgestaltung der PPR 2.0 eingeräumt wurde.
19. Oktober 2022	Gesetzgebung	Experten uneinig über Ausschluss der Ex-post-Triage	Bei einer Anhörung des AfG waren sich die Sachverständigen weitgehend einig, dass die Vermeidung einer Mangelsituationen Vorrang haben – es müsse für genügend Ressourcen in der Intensivmedizin gesorgt werden. Deutliche Unterschiede zeigten sich bei der Bewertung der Kriterien zur sogenannten Ex-post-Triage bei der Auswahl von Patientinnen und Patienten in Mangelsituationen.
18. Oktober 2022	Politik	Energiekostenhilfe für Krankenhäuser – Spitzengespräch zwischen Lindner und Lauterbach	Ergebnisoffen ist das Fachgespräch zwischen den Ministern Lindner und Lauterbach beendet worden. Allerdings fordert Lauterbach vom BMF vier Mrd. € für Kliniken sowie 650 Mio. € für Pflegeheime als Ausgleich für steigende Energiekosten und die Inflation von Oktober 2022 bis April 2023.
18. Oktober	Politik	Die Krankenhäuser müssen schnell stabilisiert werden	Der Deutsche Landkreistag fordert die Bundesregierung auf, die Krankenhäuser dringend finanziell zu stabilisieren. Insbesondere seien die Krankenhäuser massiv von Kostensteigerungen betroffen, die drastischen Energiepreise kämen noch hinzu.
18. Oktober 2022	Wissenschaft	Mehrheit der Kliniken kann Blackout nur kurz durchhalten	Nach einer Erhebung des Deutschen Krankenhaus-Instituts (DKI) reicht die Überbrückung durch eine Notstromversorgung bei mehr als der Hälfte der Krankenhäuser (59 %) nur für wenige Tage. 21 % der Kliniken könnten demnach bei einem Stromausfall nur wenige Stunden durchhalten. Jedes Krankenhaus sei aber in der Lage, zwischenzeitlich zu überbrücken.
16. Oktober 2022	Wissenschaft	Krankenhäuser sollten mindestens über 300 Betten verfügen	In Deutschland verfügen zwei Drittel der allgemeinen Krankenhäuser über eine geringere Bettenzahl. Damit die Behandlungsqualität und wirtschaftlich Leistungsfähigkeit gewährleistet wird, sieht es Prof. Berthold Wigger, Mitglied des Kronberger Kreises und wissenschaftlicher Beirat der Stiftung Marktwirtschaft, als erforderlich an, dass Krankenhäuser mindestens über eine Anzahl von 300 Betten verfügen sollten.
14. Oktober 2022	Gesetzgebung	Gesundheitsausschuss des Bundesrates lehnt Beteiligung des BMF ab	Der Gesundheitsausschuss des Bundesrates empfiehlt in seiner Stellungnahme zum KHPflEG die Rechtsverordnungen zur Personalbemessung nicht wie geplant im Einvernehmen, sondern ohne Einbindung des Finanzministeriums (BMF) zu erlassen. „Bei den Erwägungen für die Ausgestaltung der Rechtsverordnung sollte die Gesundheit der Menschen im Vordergrund stehen und nicht finanzielle Interessen auf Bundesebene dominieren", heißt es in der Begründung. Am 28. Oktober entscheidet der Bundesrat im 1. Durchgang.

Termin	Leitbegriff	Vorgang	Legende
13. Oktober 2022	Selbstverwaltung	PEPP-Katalog beschlossen	Die Selbstverwaltung beschließt den Entgeltkatalog für psychiatrische und psychosomatische Einrichtungen 2023. Aufgrund der Auswirkungen der Corona-Pandemie wurde der PEPP-Katalog wie bereits im Vorjahr weitestgehend fortgeschrieben.
12. Oktober 2022	Politik	Zwölf gesetzliche Initiativen in Aussicht gestellt	Im Rahmen der parlamentarischen Fragestunde kündigt Bundesgesundheitsminister Prof. Lauterbach an, dass in den kommenden Wochen und Monaten zwölf Gesetze, u. a. Herauslösung der Pädiatrie aus den DRGs und die Einführung von Tages-DRGs, auf den Weg gebracht werden sollen.
12. Oktober 2022	Wissenschaft	Personalmangel größtes Problem im Gesundheitswesen	Der Fachkräftemangel ist für die Bundesbürgerinnen und Bundesbürger das größte Problem im deutschen Gesundheitswesen. Das geht aus einer Umfrage hervor, die das Meinungsforschungsinstitut Civey im Auftrag der DKG durchgeführt hat. 41 % der Befragten gaben an, dass das Personal zu wenig Zeit für die Patientinnen und Patienten habe. 25,4 % nannten dabei auch zu lange Wartezeiten auf einen Arzttermin.
10. Oktober 2022	Gesetzgebung	Bundesregierung lehnt Regelung zur Ex-post-Triage ab	Die Bundesregierung lehnt die vom Bundesrat geforderte Aufnahme einer Regelung zur sogenannten Ex-post-Triage in den Gesetzentwurf zur Änderung des Infektionsschutzgesetzes (Drs. 20/3877) ab, da bereits zugeteilte überlebenswichtige intensivmedizinische Behandlungskapazitäten nicht mehr zur Disposition stünden, solange die intensivmedizinische Behandlung noch indiziert sei und dem Patientenwillen entspreche.
10. Oktober 2022	Wissenschaft	ExpertInnen-Kommission Gas Wärme Zwischenbericht – auch zu Krankenhäusern und Pflegeeinrichtungen	Zur Abfederung hoher Energiekosten von Krankenhäusern und Pflegeheimen schlägt das Experten-Gremium der Regierung die Einrichtung eines Hilfsfonds bei den zuständigen Kassen vor.
10. Oktober 2022	Gesetzgebung	Krankenhauspflege mit neuer Personalbemessung	Mit dem Krankenhauspflegeentlastungsgesetz (KHPflEG – Drs. 20/3876) sollen vor allem Pflegekräfte im Krankenhaus entlastet werden. Hierzu soll die PPR 2.0 in drei Stufen eingeführt werden, um auf den Stationen eine Idealbesetzung zu erreichen. Ferner sollen die Budgetverhandlungen beschleunigt, das Verfahren der Krankenhausabrechnungsprüfung vereinfacht und die Strukturprüfung bei Krankenhäusern durch die Medizinischen Dienste (MD) weiterentwickelt werden.
07. Oktober 2022	Politik	Einbeziehung des Finanzministeriums verteidigt	Der Antwort (Drs. 20/3908) auf die Kleine Anfrage der Fraktion „Die Linke" ist zu entnehmen, dass angesichts der steigenden Bedeutung der Ausgaben für die Gesundheitsversorgung und begrenzter Handlungsspielräume im Bundeshaushalt die Einbeziehung des BMF in die geplanten Regelungen für das KHPflG beibehalten bleiben soll.

20

Termin	Leitbegriff	Vorgang	Legende
07. Oktober 2022	Wissenschaft	Rund ein Drittel der Bruttowertschöpfung der medizinischen Versorgung wird in Krankenhäusern erbracht	Das Bundeswirtschaftsministerium (BMWK) veröffentlicht die Ergebnisse der Gesundheitswirtschaftlichen Gesamtrechnung (GGR) für 2021. Demnach erwirtschaften Krankenhäuser „knapp 16 % der gesamten Wertschöpfung der Gesundheitswirtschaft und somit 30,4 % der medizinischen Versorgung. Nach dem deutlichen Einbruch im Krisenjahr 2020 kam es im Jahr 2021 zu einer Erholung um 4,3 %, jedoch konnte das Vor-Corona-Niveau noch nicht erreicht werden".
06. Oktober 2022	Rechtsprechung	Notaufnahme ohne Chipkarte – Sozialhilfeansprüche nicht übertragbar	Das BSG hat entschieden (Az.: B 8 SO 2/21 R), dass das Sozialamt die stationären Behandlungskosten für eine „Nothilfe" nicht übernehmen muss, obwohl der Patient eine Abtretungserklärung gegenüber dem Krankenhaus abgegeben hat, da individuelle Sozialhilfeansprüche nicht übertragbar sind (§ 17 Abs. 1 Satz 2 SGB XII).
04. Oktober 2022	Selbstverwaltung	Bewertung von neuen Untersuchungs- oder Behandlungsmethoden online möglich	Der G-BA stellt das Onlineportal namens „Portal 137h" für die Bewertung von neuen Untersuchungs- oder Behandlungsmethoden mit Medizinprodukten hoher Risikoklasse vor. Krankenhäuser und Hersteller müssen sich registrieren und können dann die für sie jeweils relevanten Formularabschnitte parallel ausfüllen. Kliniken sind verpflichtet, dem G-BA Informationen zu den neuen Verfahren zu übermitteln, sobald sie eine Anfrage auf zusätzliches Entgelt an das InEK stellen.
30. September 2022	Politik	Antwort (Drs. 20/3806) der Bundesregierung zur Weiterführung der Konzertierten Aktion Pflege (KAP)	Auf die Kleine Anfrage (Drs. 20/3417) der CDU/CSU-Fraktion zur Weiterführung der KAP antwortet die Bundesregierung u. a. mit folgenden durchgeführten oder geplanten Maßnahmen: Angleichung der Gehaltslücke zwischen Kranken- und Altenpflege, Einführung des Personalbemessungsinstruments PPR 2.0 im Krankenhaus
30. September 2022	Politik	Antwort (Drs. 20/3800) der Bundesregierung zu den „Auswirkungen der Energiekrise auf Gesundheitseinrichtungen, wie Krankenhäuser, Rehabilitations- und Pflegeeinrichtungen"	Auf die Kleine Anfrage (Drs. 20/3376) der AfD-Fraktion zu den Auswirkungen der Energiekrise auf Gesundheitseinrichtungen antwortet die Bundesregierung, dass sie fortlaufend „den Handlungsbedarf zur Sicherstellung der wirtschaftlichen Leistungsfähigkeit von Krankenhäusern, Vorsorge-, Rehabilitations- und Pflegeeinrichtungen unter Berücksichtigung verschiedener Leistungsbereiche und Kostenträger prüft". Wegen stark gestiegener Betriebskosten hat Bundesgesundheitsminister Prof. Lauterbach im Bundestag ein Hilfspaket angekündigt.
30. September 2022	Wissenschaft	Orientierungswert für Krankenhauskosten 2022 beträgt 6,07 %	Das Statistische Bundesamt (Destatis) hat den Orientierungswert für 2022 veröffentlicht (PM Nr. 416). Der Orientierungswert für die Kosten der Krankenhäuser beträgt 6,07 %.

Termin	Leitbegriff	Vorgang	Legende
29. September 2022	Politik	Antwort (Drs. 20/3807) der Bundesregierung zu den Maßnahmen gegen den Fachkräftemangel in der Krankenhauspflege	Auf die Kleine Anfrage der CDU/CSU-Bundestagsfraktion (Drs. 20/3364) werden als Maßnahmen gegen den Fachkräftemangel in der Krankenhauspflege u. a. angegeben: Bonus für Pflegekräfte (Pflegebonusgesetz) sowie Planung weiterer Prämien. Darüber hinaus soll mit dem Entwurf eines Gesetzes zur Pflegepersonalbemessung im Krankenhaus sowie zur Anpassung weiterer Regelungen im Krankenhauswesen und in der Digitalisierung (Krankenhauspflegeentlastungsgesetz) die Situation der Pflege mittelfristig verbessert werden.
29. September 2022	Politik	Wirtschaftlicher Abwehrschirm gegen die Folgen des russischen Angriffskrieges	Die Bundesregierung plant, mit einem Abwehrschirm die steigenden Energiekosten für Verbraucherinnen und Verbraucher sowie Unternehmen abzufedern. Neben den Maßnahmen, wie der Einführung einer Strompreisbremse sowie Gaspreisbremse, wird die Reaktivierung und Neuausrichtung des Wirtschaftsstabilisierungsfonds (WSF) geplant. Der WSF soll 2022 mit zusätzlichen Kreditermächtigungen aufgrund von Artikel 115 Abs. 2 Satz 6 des Grundgesetzes i. H. v. 200 Mrd. € ausgestattet werden. Von den Maßnahmen sollen kommunale Unternehmen, u. a. Krankenhäuser profitieren.
27. September 2022	Wissenschaft	Regierungskommission für eine moderne und bedarfsgerechte Krankenhausversorgung veröffentlicht zweite Stellungnahme und Empfehlung „Tagesbehandlung im Krankenhaus zur kurzfristigen Entlastung der Krankenhäuser und des Gesundheitswesens"	In der zweiten Stellungnahme und Empfehlung empfiehlt die Regierungskommission, dass Krankhäuser ab dem Jahr 2023 sämtliche bislang vollstationär erbrachten Behandlungen als Tagesbehandlungen durchführen können, soweit dies medizinisch vertretbar ist. Die Behandlung wird demnach mit allen Mitteln des Krankenhauses durchgeführt, die Patientin bzw. der Patient verbringen jedoch nicht die Nacht im Krankenhaus. Für die nicht anfallenden Übernachtungskosten wird das Relativgewicht der DRG pauschal um 0,04 pro entfallende Nacht gemindert.
20. September 2022	Gesetzgebung	Verordnung zur Krankenhauskapazitätssurveillance	Die Verordnung ist am 19.09.2022 im Bundesanzeiger veröffentlicht worden und tritt am 20. September in Kraft.
8. September 2022	Wissenschaft	„Kliniken mit viel Erfahrung in 40 min erreichbar" so BARMER-Krankenhausreport 2022 – Konzentration stationärer Leistungen möglich	Exemplarisch wurden die Bereiche Endoprothetik und Osteosynthese an Knie und Hüfte sowie Kardiologie und Kardiochirurgie zur Behandlung des Herzinfarkts analysiert. Demnach ließen sich Hüft- und Knieeingriffe von 192 Standorten mit unter 187 Eingriffen pro Jahr verlagern, ohne dass maßgeblich längere Anfahrtswege entstünden. Bei 76 Kliniken wäre dies hingegen nicht möglich. Bei den Eingriffen am Herzen ließen sich Eingriffe von 137 Krankenhäusern ohne spürbar längere Anreisen verlagern. Bei 74 Kliniken wäre dies nicht machbar. „Die Verlagerung von Operationen hat nur einen geringfügigen Einfluss auf die Fahrzeiten. Dem steht erwartbare Qualitätssteigerungen in der Behandlung gegenüber. Wo immer eine Verlagerung möglich ist, sollte sie daher erfolgen".

Termin	Leitbegriff	Vorgang	Legende
8. September 2022	Wissenschaft	Roland Berger Krankenhausstudie: 70 % der Krankenhäuser rechnen in diesem Jahr mit einem Defizit	„Neun von zehn Kliniken in öffentlich-rechtlicher Trägerschaft erwarten in diesem Jahr Verluste, über alle Trägerformen hinweg sind es knapp 70 %". Dies wird auf verschiedene Effekte, wie den Wegfall der Ausgleichzahlungen des Bundes und den Rückgang der stationären Fallzahlen, aber u. a. auch Covid-19-bedingte Krankenstände und Stationsschließungen zurückgeführt. Ebenfalls wird ein Personalmangel insbesondere in der Pflege sowie die Pflegepersonaluntergrenzen-Verordnung angeführt, wonach verfügbare Betten nicht belegt werden können.
5. September 2022	Selbstverwaltung	Pressekonferenz der DKG „Alarmstufe ROT: Krankenhäuser in Gefahr"	Mit einer Pressekonferenz als Auftakt leitet die DKG eine Kampagne ein, mit der auf die wirtschaftlichen Schwierigkeiten zahlreicher Kliniken aufgrund massiver Preissteigerungen im Bereich Energie, Medizinprodukte, Dienstleistungen etc. hingewiesen werden soll. „Ohne Inflationsausgleich und Corona-Hilfen werden Krankenhäuser schließen müssen, viele weitere werden durch die Untätigkeit der Politik zum Personalabbau gezwungen".
30. August 2022	Wissenschaft	Destatis: „Bettenausstattung und -auslastung in Krankenhäusern 2021 nahezu unverändert"	Laut Destatis (PM Nr. 364) sind Angebot und Nachfrage von Leistungen der Krankenhäuser im 2. Pandemiejahr 2021 im Vergleich zu 2020 nahezu unverändert geblieben. „Die Zahl der aufgestellten Betten insgesamt (483.532), darunter 27.394 Intensiv- und 7.494 Intermediate Care-Betten, entsprach nach vorläufigen Ergebnissen (…) dem Vorjahresniveau. Hierbei handelt es sich um Jahresdurchschnittswerte. Die Abweichungen gegenüber 2020 betrugen auf Bundesebene weniger als 1 %. Auch die Zahl der Krankenhäuser entsprach mit 1.886 dem Niveau im ersten Jahr der Covid-19-Pandemie."
29. August 2022	Gesetzgebung	BMG gibt Entwurf einer Verordnung zur Krankenhauskapazitätssurveillance und zur Änderung der DIVI-Intensivregister-Verordnung in die Verbändeanhörung	Mit dem Referentenentwurf werden Krankenhäuser ab Herbst 2022 verpflichtet, die Anzahl der belegten Betten auf Normalstationen, differenziert nach Erwachsenen und Kindern, an das RKI zu melden.
24. August 2022	Gesetzgebung	Bundeskabinett beschließt Entwurf eines Zweiten Gesetzes zur Änderung des Infektionsschutzgesetzes und setzt damit die Vorgaben des Bundesverfassungsgerichts vom 16.12.2021 zur Schutzpflicht aus Artikel 3 Abs. 3 Satz 2 GG um	Die Kabinettsfassung enthält Regelungen zur Ausgestaltung der Triagierung aufgrund der Entscheidung des Bundesverfassungsgerichts (1 BvR 1541/20) vom 16.12.2021. Demnach soll das Risiko einer Benachteiligung insbesondere aufgrund einer Behinderung bei der Zuteilung aufgrund einer übertragbaren Krankheit nicht ausreichend vorhandener überlebenswichtiger intensivmedizinischer Behandlungskapazitäten reduziert werden. Die Entscheidung über die Zuteilung darf nur nach der aktuellen und kurzfristigen Überlebenswahrscheinlichkeit der Betroffenen entschieden werden und es darf dabei niemand benachteiligt werden, z. B. wegen Behinderung, Alter, ethnischer Herkunft. Darüber hinaus sind Regelungen zum Verfahren sowie zur ärztlichen Zuständigkeit enthalten.

Termin	Leitbegriff	Vorgang	Legende
19. August 2022	Politik	Antwort (Drs. 20/3154) der Bundesregierung zu den „Vorgaben der Richtlinie über die personelle Ausstattung der stationären Einrichtungen der Psychiatrie und Psychosomatik – Kritik von betroffenen Fachverbänden und Fachgesellschaften"	Nach Einschätzung der Bundesregierung sind Krankenhäuser derzeit nicht in Gefahr, aufgrund der Anwendung der Richtlinie „Personalausstattung Psychiatrie und Psychosomatik" (PPP-RL) im Zusammenhang mit einem bestehenden Fachkräftemangel schließen zu müssen. Die Richtlinie sehe eine Vielzahl von Handlungsalternativen für die Krankenhäuser vor, die vorausschauende, flexible Personalplanung ermöglichten, heißt es auf eine Kleine Anfrage (Drs. 20/2813) der CDU/CSU-Fraktion.
17. August 2022	Gesetzgebung	G-BA-Verfahrensordnung tritt in Kraft	Alle nicht-normsetzenden Entscheidungen des G-BA werden künftig nicht mehr im Bundesanzeiger veröffentlicht, sondern direkt auf dessen Website. Sie treten unmittelbar mit dem im jeweiligen Beschluss angegebenen Datum in Kraft. Aus organisatorischen Gründen soll eine Umsetzung ab dem 01.11.2022 erfolgen.
12. August 2022	Selbstverwaltung	Dr. Carola Reimann, Vorstandsvorsitzende des AOK-Bundesverbandes in Pressekonferenz: „Keine Maßnahmen für mehr Effizienz und Qualität in der stationären Versorgung"	Die im Referentenentwurf zum Krankenhauspflegeentlastungsgesetz (KHPflEG) „vorgesehene Budgetbeschleunigung birgt ein weiteres finanzielles Risiko. Die Grundintention einer schnellen Klärung offener Budgetfragen ist zwar zu begrüßen, doch kann der jahrelange Reformstau mit über 4.500 offenen Verfahren nicht wie jetzt vorgesehen innerhalb von sieben Monaten aufgelöst werden. Das ist weder für Kliniken noch für die Krankenkassen leistbar. Wir befürchten, dass ein Großteil der Verhandlungen vor der Schiedsstelle landen wird und dann die Forderungen der Kliniken einfach durchgereicht werden. Die Zeche würden am Ende wieder die Beitragszahlenden begleichen müssen. Stattdessen sollten Rahmenbedingungen geschaffen werden, um eine erfolgreiche und beschleunigte Budgetfindung vor Ort voranzutreiben. Dazu gehört insbesondere die Pauschalisierung jetzt besonders strittiger Tatbestände im Pflegebudget".
11. August 2022	Gesetzgebung	BMG gibt Entwurf eines Gesetzes zur Pflegepersonalbemessung im Krankenhaus sowie zur Anpassung weiterer Regelungen im Krankenhauswesen und in der Digitalisierung (Krankenhauspflegeentlastungsgesetz – KHPflEG) in die Verbändeanhörung	Im Referentenentwurf werden umfangreiche Regelungen für den Krankenhausbereich getroffen, u. a. zur Umsetzung der Eckpunkte PPR 2.0, zur Anwendung des Fixkostendegressionsabschlags (FDA) sowie Klarstellungen zum Krankenhauszukunftsfonds. Darüber hinaus werden die zur Personalbemessung in der Pflege im Krankenhaus vorgesehenen Zeitvorgaben zur Entwicklung und Erprobung eines wissenschaftlich fundierten Verfahrens (§ 137k SGB V) zur einheitlichen Bemessung angepasst. Für das Verfahren zur Budgetverhandlungen werden Fristen vorgesehen, um dem Verhandlungsstau entgegenzuwirken. Auch wird klargestellt, dass Krankenkassen die Medizinischen Dienste erst ab dem 01.01.2022 im Ausnahmefall mit der Prüfung von Krankenhausabrechnungen über die quartalsbezogenen Prüfquoten hinaus beauftragen dürfen.

20

Termin	Leitbegriff	Vorgang	Legende
27. Juli 2022	Gesetz-gebung	Bundeskabinett beschließt Entwurf eines Gesetzes zur finanziellen Stabilisierung der gesetzlichen Krankenversicherung (GKV-FinStG)	Der Entwurf enthält für den Krankenhausbereich keine wesentlichen Änderungen zum Referentenentwurf.
25. Juli 2022	Qualität	G-BA veröffentlicht Geschäftsbericht 2021	Der Bericht konzentriert sich auf Themen mit unmittelbarer Versorgungsrelevanz für gesetzlich Versicherte sowie Neuerungen für Leistungserbringer. Unter anderem wurde über den Beschluss weiterer Mindestmengen für Brustkrebs- und Lungenkrebsoperationen berichtet.
11. Juli 2022	Wissen-schaft	AOK bemängelt ungeklärte Finanzierung bei Vorschlägen der Regierungskommission für eine moderne und bedarfsgerechte Krankenhausversorgung	In ihren Vorschlägen zur Reform der Vergütung von Pädiatrie und Geburtshilfe lässt die Regierungskommission die Frage nach der Finanzierung unbeantwortet. „Statt zu fordern, dass die Länder ihren Verpflichtungen zur Finanzierung von Investitionen nachkommen oder den Bund für die Sicherung dieser versorgungskritischen Infrastruktur in die Pflicht zu nehmen, wird diese Frage von der Kommission offengelassen", kritisiert Vorstandsvorsitzende Dr. Carola Reimann. Die „grundsätzliche Einschätzung der Kommission, dass Spezialisierung und Qualitätsorientierung" zentral seien, wird geteilt.
8. Juli 2022	Gesetz-gebung	Regierungskommission für eine moderne und bedarfsgerechte Krankenhausversorgung veröffentlicht erste Stellungnahme und Empfehlung: „Empfehlungen der AG Pädiatrie und Geburtshilfe für eine kurzfristige Reform der stationären Vergütung für Pädiatrie, Kinderchirurgie und Geburtshilfe"	In der ersten Stellungnahme und Empfehlung empfiehlt die Regierungskommission, für die Pädiatrie, Notfallversorgung und Geburtshilfe u. a. kurzfristig zusätzliche finanzielle Mittel zur Verfügung zu stellen, die ab 2023 unabhängig von den Budgetverhandlungen zu gewähren sind. Für die Pädiatrie soll neben den abgerechneten DRGs ein zusätzliches leistungsunabhängiges Vergütungsvolumen vergeben werden. Höhe und Herkunft dieser zusätzlichen Mittel sollen politisch festgelegt werden.
8. Juli 2022	Gesetz-gebung	Erste Verordnung zur Änderung der Verordnung über die Erweiterung der Meldepflicht nach § 6 Abs. 1 Satz 1 Nr. 1 des Infektionsschutzgesetzes auf Hospitalisierungen in Bezug auf die Coronavirus-Krankheit 2019 im Bundesrat vorgelegt	Um weiterhin eine belastbare Datengrundlage zur Bewertung der epidemischen Lage im Hinblick auf die Coronavirus-Krankheit-2019 (Covid-19) aufrechtzuerhalten, soll die Geltungsdauer der Verordnung bis zum 31. Dezember 2022 verlängert werden (Drs. 284/22).

Termin	Leitbegriff	Vorgang	Legende
7. Juli 2022	Gesetzgebung	BMG legt Eckpunkte zur Einführung einer Personalbemessung auf Grundlage der PPR 2.0 vor	Die Pflegepersonalregelung 2.0 (PPR 2.0), die als Übergangsinstrument zur Ermittlung des Pflegepersonalbedarfs für die unmittelbare Patientenversorgung auf allen bettenführenden somatischen Stationen im Rahmen eines Arbeitsauftrages aus der Konzertierten Aktion Pflege von DKG, DPR und ver.di erarbeitet wurde, soll als Grundlage für die gesetzliche Einführung einer Pflegepersonalregelung zur Ermittlung des Pflegepersonalbedarfes dienen. Demnach ist eine Umsetzung in drei Stufen vorgesehen: 1. Stufe: Erprobungsphase ab 2023 als Pilotverfahren, 2. Stufe: Einführungsphase ab 2024 mit verpflichtender Anwendung in zugelassenen Krankenhäusern, 3. Stufe: Konvergenzphase ab 2025 mit Festlegung eines zu erreichenden Umsetzungsgrades, z. B. auf Niveau des Bundesdurchschnitts. Anhand dieser Regelungen ist abzuleiten, dass die PPR 2.0 als Dauerlösung implementiert werden soll. Fachliche Kritik: Unklar ist, wie der gesetzliche Auftrag nach § 137k SGB V zur Entwicklung und Erprobung eines wissenschaftlich fundierten Verfahrens zur einheitlichen Bemessung des Pflegepersonalbedarfs sicherzustellen ist bzw. in welcher Weise die Prozesse miteinander interagieren sollen. Ebenfalls fehlt die klare Festlegung, dass sich die Finanzierung auf die tatsächlich beschäftigten Pflegekräfte am Bett begrenzt und nicht der nach der PPR 2.0 abgeleitete Bedarf an Pflegekräften finanziert werden soll.
6. Juli 2022	Selbstverwaltung	Gemeinsame Pressemitteilung von GKV-SV, DKG und VdPK – „Krankenversicherung: Krankenhausfinanzierung: Bundesländer zahlen zu wenig Investitionsmittel"	Anhand des aktuellen Katalogs der Investitionsbewertungsrelationen zur Bemessung des Investitionsbedarfs der Krankenhäuser wird aufgezeigt, dass der Investitionsbedarf der Krankenhäuser bundesweit bei mehr als sechs Mrd. Euro pro Jahr liegt und damit nur zur Hälfte durch die Investitionsmittel der Länder gedeckt wird.
5. Juli 2022	Politik	Antrag der AfD-Fraktion fordert Stärkung der Intensivpflege	Die AfD-Fraktion fordert mit Antrag (Drs. 20/2586) eine Stärkung der Intensivpflege und damit mehr Versorgungssicherheit für Patientinnen und Patienten. Insbesondere sollen dafür die Handlungsautonomie der Intensivpflegekräfte rechtssicher weiterentwickelt, die Finanzierung der Intensivfachweiterbildung aus Steuermitteln sichergestellt und die Förderung neuer Intensivbetten (pro Intensivbett) verpflichtend an die Ausbildung einer Intensivfachpflegekraft gekoppelt werden. Ebenfalls sind Vertreter der Pflege als stimmberechtigte Mitglieder im Beschlussgremium des G-BA zu benennen.

Termin	Leitbegriff	Vorgang	Legende
4. Juli 2022	Gesetz-gebung	BMG legt Entwurf eines Gesetzes zur finanziellen Stabilisierung der gesetzlichen Krankenversicherung (GKV-Finanzstabilisierungsgesetz – GKV-FinStG) vor	Mit dem Referentenentwurf (Bearbeitungsstand 30. Juni 2022) sollen die Finanzen der gesetzlichen Krankenkassen stabilisiert werden. Für den Krankenhausbereich ist eine Konkretisierung der im Pflegebudget berücksichtigungsfähigen Berufsgruppen ab dem Vereinbarungsjahr 2024 vorgesehen. Demnach sollen nur noch die Pflegepersonalkosten qualifizierter Pflegekräfte, die in der unmittelbaren Patientenversorgung auf bettenführenden Stationen eingesetzt sind, im Pflegebudget berücksichtigt werden können. Zudem sollen die relevanten Pflegekosten auf Grundlage eines Konzeptes des InEKs neu ausgegliedert werden.
3. Juli 2022	Qualität	Josef Hecken „Wir haben zurzeit 1.900 Krankenhäuser, 1.200 wären genug"	Jede dritte Klinik in Deutschland sei für die medizinische Versorgung überflüssig, sagt Josef Hecken (Unparteiischer Vorsitzender des Gemeinsamen Bundesausschusses) in der „Welt" und plädiert für weitreichende Reformen.
1. Juli 2022	Gesetz-gebung	Kabinett beschließt Entwurf eines Gesetzes zur Stärkung des Schutzes der Bevölkerung und insbesondere vulnerabler Personengruppen gegen Covid-19	In der Kabinettsfassung werden u. a. Krankenhäuser verpflichtet, regelmäßig die Anzahl der belegten Betten sowie einmal jährlich der aufgestellten Betten auf Normalstationen pro Krankenhaus elektronisch an das RKI zu melden. Darüber hinaus wird die Ermächtigungsgrundlage für die DIVI-IntensivregisterV verstetigt.
27. Juni 2022	Selbstver-waltung	Zusatzentgelt für SARS-CoV-2-Testungen	Im Rahmen der 3. Vereinbarung nach § 26 Abs. 2 KHG wird für ab 1. Juli 2022 aufgenommene Patientinnen und Patienten die Vergütung für den PCR-Test von 45,50 € auf 37,80 € abgesenkt. Ebenso wird das Zusatzentgelt bei „Pooltests" reduziert.
23. Juni 2022	Wissen-schaft	Wirtschaftliche Lage hat sich während Corona-Pandemie deutlich verbessert	Die wirtschaftliche Lage deutscher Krankenhäuser hat sich, so der achtzehnte Krankenhaus Rating Report, im Jahr 2020 deutlich verbessert. Nur noch 7 % lagen im „roten Bereich" mit erhöhter Insolvenzgefahr. Auch ihre Ertragslage ist besser geworden, nur noch 28 % der Kliniken schrieben auf Konzernebene einen Jahresverlust.
23. Juni 2022	Recht-sprechung	Bundesverfassungsgericht lehnt AfD-Eilantrag zu Ausschussvorsitzenden ab	Das Bundesverfassungsgericht (BVerfG) hat es abgelehnt, auf einen Eilantrag der AfD-Fraktion hin vorläufig mehrere von der AfD benannte Kandidaten als Ausschussvorsitzende, u. a. im Gesundheitsausschuss, im Bundestag einzusetzen. Die Frage müsse erst im Hauptverfahren geklärt werden. Bis zu dieser endgültigen Entscheidung muss die Fraktion warten (Az. 2 BvE 10/21).
23. Juni 2022	Wissen-schaft	5,8 Mio. Beschäftigte im Gesundheitswesen zum Jahresende 2020	Wie Destatis mitteilt, waren zum Jahresende 2020 gut 5,8 Mio. Personen im deutschen Gesundheitswesen beschäftigt. Davon übten knapp 3,1 Mio. Beschäftigte einen medizinischen Gesundheitsberuf (z. B. in der Humanmedizin oder der Gesundheits- und Krankenpflege) aus.

Termin	Leitbegriff	Vorgang	Legende
22./23. Juni 2022	Politik	GMK	Die zweitägige GMK endet mit einer rekordverdächtigen Anzahl von mehr als 50 Beschlüssen. Der Leitantrag befasst sich mit der Digitalisierung des Öffentlichen Gesundheitsdienstes. Darüber hinaus fordern die Landesminister und /-innen den Bund auf, Maßnahmen zur wirtschaftlichen Sicherung der Krankenhäuser, der Reha- und Vorsorgeeinrichtungen sowie von medizinischen Einrichtungen, Pflegeeinrichtungen und Hebammen-Inflationsausgleich kurzfristig zu veranlassen.
22. Juni 2022	Politik	Unionsfraktion fordert Soforthilfeprogramm für Krankenhäuser	Die CDU/CSU-Fraktion fordert ein Soforthilfeprogramm für Krankenhäuser, um Kostensteigerungen aufzufangen. Auf die Krankenhäuser wirkten zahlreiche Preiserhöhungen parallel ein, insbesondere die Energiekosten sowie die Kosten von Waren- und Medizinprodukteherstellern. Im Antrag (Drs. 20/2375) fordern sie einen unterjährigen Rechnungszuschlag mit Wirkung ab dem 1. Juli 2022 i. H. v. 4,54 % im Krankenhausentgeltgesetz (KHEntgG) sowie i. H. v. 2,27 % in der Bundespflegesatzverordnung (BPflV) gesetzlich zu verankern
16. Juni 2022	Selbstverwaltung	G-BA startet Beratungen zu Mindestmenge für Darmkrebs-Operationen	In den kommenden Monaten wird der G-BA untersuchen, ob es bei diesen Eingriffen einen Zusammenhang zwischen der Behandlungsroutine und der Qualität der Behandlungsergebnisse gibt. Hintergrund der Arbeit des G-BA ist das Ziel des Gesetzgebers, dass beispielsweise besonders schwierige Operationen nur in solchen Kliniken angeboten werden, deren Ärztinnen und Ärzte damit ausreichend Erfahrung haben.
14. Juni 2022	Politik	Mehr Einnahmen aus GKV und Steuermitteln für Krankenhäuser	Die Ausgaben der GKV für Krankenhausbehandlungen sind in den vergangenen Jahren kontinuierlich gestiegen. Sie erhöhten sich von 77,2 Mrd. € im Jahr 2018 auf 85,1 Mrd. € 2021, so die Antwort (Drs. 20/2219) der Bundesregierung auf die Kleine Anfrage der CDU/CSU-Fraktion. Zugleich hat der Bund in der Corona-Pandemie Ausgleichszahlungen an die Krankenhäuser i. H. v. 14,4 Mrd. € für die Jahre 2020 und 2021 geleistet. Zudem wurde gesetzlich geregelt, dass zwischen Krankenhäusern und Krankenkassen krankenhausindividuelle Corona-bedingte Erlösausgleiche für die Jahre 2020, 2021 und 2022 zu verhandeln sind.
13. Juni 2022	Politik	Referentenentwurf zur Verlängerung der Meldepflicht bei Corona-bedingter Hospitalisierung	Das BMG legt einen Referentenentwurf zur Verlängerung der Verordnung über die Erweiterung der Meldepflicht nach § 6 Abs. 1 Satz 1 Nr. 1 des Infektionsschutzgesetzes auf Hospitalisierungen mit Bezug auf die Coronavirus-Krankheit vom 11. Juli 2021 vor. Die Meldepflicht soll hierdurch bis zum 31. Dezember 2022 verlängert werden.
10. Juni 2022	Politik	Bundesrat billigt Pflegebonus	Nach dem Bundestag stimmt auch der Bundesrat dem Pflegebonusgesetz zu. Nach Zeichnung durch den Bundespräsidenten muss es im Bundesgesetzblatt verkündet werden. Es soll am Tag darauf in Kraft treten.

20

Termin	Leitbegriff	Vorgang	Legende
8. Juni 2022	Politik	3.395 ausländische Pflegekräfte wurden gewonnen	Nach Auskunft der Bundesregierung auf die Kleine Anfrage der Links-Fraktion (Drs. 20/2237) wurden über das Programm „Triple Win" zur Anwerbung ausländischer Pflegekräfte bislang 3.395 Fachkräfte nach Deutschland vermittelt. Diese Pflegefachkräfte kamen vor allem aus Bosnien und Herzegowina, von den Philippinen, aus Serbien und Tunesien. Rund 76 % der Fachkräfte wurden den Angaben zufolge in Krankenhäuser vermittelt, rund 22 % in die Altenpflege. Der Anteil an Pflegekräften, die in die ambulante Pflege vermittelt wurden, lag bei 1 %.
7. Juni 2022	Politik	Erstes Klinikum im Passivhaus-Standard	In Frankfurt steht das nach Angaben eines Forschungsinstituts weltweit erste Krankenhaus, das als Passivhaus gebaut wurde. Der Neubau des städtischen Klinikums Frankfurt Höchst sei „als weltweit erstes Krankenhaus" als Passivhaus zertifiziert worden. Krankenhäuser gehörten aufgrund ihres 24-Stunden-Betriebs zu den Energie-Spitzenverbrauchern, daher seien gerade in einem Krankenhaus Effizienzmaßnahmen am Gebäude besonders lohnenswert.
1. Juni 2022	Wissenschaft	Auf Intensivstationen fehlen bis zu 50.000 Pflegekräfte	Die von der Hans-Böckler-Stiftung geförderte Studie des Gesundheitssystemforschers Prof. Dr. Michael Simon kommt zu dem Ergebnis, dass bundesweit bis zu 50.000 Vollzeitkräfte in der Intensivpflege der Krankenhäuser fehlen.
30. Mai 2022	Wissenschaft	Sondergutachten zur Krankenhausversorgung nach Corona	Mit der Vorlage des rd. 200-seitigen Sondergutachtens an den Bundesgesundheitsminister Prof. Lauterbach übergibt die Monopolkommission ihre Empfehlungen zur Ausgestaltung einer Krankenhausreform. Sie stellt u. a. darin fest, dass die derzeit bestehenden Finanzierungsinstrumente keinen hinreichenden Beitrag zur Herstellung einer flächendeckenden, finanziell tragfähigen Versorgung leisten. Akuten Handlungsbedarf macht das Gutachten auch bei der Qualitätssicherung deutlich.
24. bis 27. Mai 2022	Selbstverwaltung	126. Deutscher Ärztetag	Mit dem Vorstandspapier der BÄK „Zuwendung statt Zuteilung – den Menschen zum Maßstab machen", sollen zum einen die Grundlagen für kurzfristige Reformen zur Resilienzstärkung vorgelegt, zum anderen aber auch die „richtigen Lehren aus der Pandemie gezogen werden". Leitsatz ist dabei die Forderung, alle Reformschritte müssten sich am tatsächlichen Bedarf der Patienten orientieren und „nicht ausschließlich an ökonomischen Parametern oder an einem überkommenen Sektorendenken ausrichten".
20. Mai 2022	Gesetzgebung	BMG legt Referentenentwurf einer Fünften Verordnung zur Änderung der Verordnung zur Regelung weiterer Maßnahmen zur wirtschaftlichen Sicherung der Krankenhäuser vor	Um coronabedingte Liquiditätsengpässe bei Krankenhäusern zu überbrücken, die im ersten Quartal 2022 keinen Anspruch auf Ausgleichszahlungen haben und bei denen die Zahl der voll- oder teilstationär behandelten Patientinnen und Patienten gegenüber dem Referenzwert 2019 zurückgegangen ist, sollen Krankenhäuser vor dem Abschluss der Vereinbarung über einen coronabedingten Erlösausgleich für das Jahr 2022 eine Abschlagszahlung erhalten können.

Termin	Leitbegriff	Vorgang	Legende
18. Mai 2022	Politik	Jahresabschlussprüfung Pflegebudget	Im Rahmen von Änderungsanträgen zum Pflegebonus-Gesetz werden Stichtage für die Vorlage der Bestätigungen des Jahresabschlussprüfers zum Pflegebudget geändert, so z. B. für ausstehende Datenübermittlungen für die Jahre 2020 und 2021 auf den 31. Juli 2022.
11. Mai 2022	Wissenschaft	Zahl der Beschäftigten im Pflegedienst seit 2010 um 18 % angestiegen	Wie Destatis mitteilt, waren am 31. Dezember 2020 in Deutschland knapp 486.100 Beschäftigte in Krankenhäusern in der Pflege tätig. Das waren 18 % mehr als zehn Jahre zuvor. Der überwiegende Teil (434.400 Pflegefach- und Pflegehilfskräfte oder 89 %) verfügte über eine spezifische pflegerische Ausbildung.
10. Mai 2022	Politik	Linke fordert Personalregelung 2.0 in der Pflege	Die Linksfraktion fordert mit ihrem Antrag (Drs. 20/1731) die zeitnahe Einführung der Pflegepersonalregelung 2.0 (PPR 2.0), wie im Koalitionsvertrag von SPD, Grüne und FDP vereinbart. Die PPR 2.0 sei von der ver.di, der DKG und dem Deutschen Pflegerat entwickelt worden und stelle eine deutliche Verbesserung gegenüber den derzeit geltenden Pflegepersonaluntergrenzen (PPUG) dar.
10./11. Mai 2022	Wissenschaft	5. Kongress zu Qualitätsmessung und -management von AOK-Bundesverband und der Initiative Qualitätsmedizin	Seit 2009 gestalten der AOK-Bundesverband und die Initiative Qualitätsmedizin den QMR-Kongress mit dem Ziel, die Qualität in der medizinischen Versorgung voranzubringen. Im Rahmen dieses 5. Kongresses wird u. a. die Forderung aufgestellt, dass eine qualitätsbasierte Krankenhausplanung auf Basis von ICD- und OPS-basierten Leistungsgruppen erfolgen müsse.
5. Mai 2022	Gesetzgebung	Referentenentwurf Triage-Gesetz	Der Referentenentwurf zum Schutz behinderter Menschen in einer pandemiebedingten Triage-Situation von Bundesjustizminister Marco Buschmann (FDP) und Bundesgesundheitsminister Karl Lauterbach sieht vor, dass es künftig möglich sein soll, auch eine bereits begonnene intensivmedizinische Behandlung zugunsten eines Patienten mit höherer Überlebenschance abzubrechen. Nach Intervention aus der Bundestagsfraktion der Grünen wird dieser Entwurf zurückgezogen.
3. Mai 2022	Wissenschaft	Mindestens 300.000 zusätzliche Pflegekräfte durch Wiedereinstieg in Beruf oder aufgestockte Arbeitszeit möglich	Bei besseren Arbeitsbedingungen würden Hunderttausende von gelernten Pflegekräften wieder in ihren Job zurückkehren oder ihre Arbeitszeit aufstocken. Dies ermittelten Experten im Rahmen eines Kooperationsprojekts der Arbeitnehmerkammer Bremen, des Instituts Arbeit und Technik Gelsenkirchen und der Arbeitskammer des Saarlandes in einer Studie, für die im Jahr 2021 bundesweit rund 12.700 ehemalige oder teilzeitbeschäftigte Pflegekräfte befragt wurden. Die Befragten hätten gerne höhere Löhne und mehr Anerkennung. Noch wichtiger wäre ihnen aber weniger Stress und genügend Zeit für menschliche Zuwendung.

Termin	Leitbegriff	Vorgang	Legende
2. Mai 2022	Politik	Regierungskommission für eine moderne und bedarfsgerechte Krankenhausversorgung berufen	Gesundheitsminister Lauterbach stellt die 16 Expertinnen und Experten der Regierungskommission vor. Der Kommission gehört neben den Prof. Augurzky und Busse, die bereits im Corona-Expertenrat mitwirkten, auch die Pflegewissenschaftlerin Prof. Martina Hesseler an. Gemeinsam mit den weiteren Mitwirkenden sollen sie Vorschläge für eine Krankenhausstrukturreform entwickeln.
29. April 2022	Politik	Zahl der Belegärzte seit 2012 rückläufig	Die Zahl der Belegärzte ist in den vergangenen zehn Jahren von insgesamt 5.628 Belegärzten im Jahr 2012 auf 4.024 im Jahr 2022 gesunken. So die Auskunft der Bundesregierung auf eine Kleine Anfrage der CDU/CSU-Fraktion (Drs. 20/1919).
26. April 2022	Rechtsprechung	Krankenhäuser dürfen wesentliche Leistungen ihres Versorgungsauftrags nicht auf Dritte auslagern	Für die im Versorgungsauftrag ausgewiesenen Bereiche hat das Krankenhaus, so die Entscheidung des BSG, die räumliche, apparative und personelle Ausstattung zur Erbringung der wesentlichen Leistungen selbst vorzuhalten. Es darf solche Leistungen nicht regelmäßig und planvoll auf Dritte auslagern (B 1 KR 15/21 R).
26. April 2022	Rechtsprechung	Krankenkasse muss nicht für Operationen durch Nichtarzt mit erschlichener Approbation zahlen	Mit dem Urteil des BSG hat ein Krankenhaus keinen Anspruch auf Vergütung für Krankenhausbehandlungen, an denen ein Nichtarzt als vermeintlicher Arzt mitgewirkt hat. Der Vergütungsausschluss gilt auch dann, wenn dem Nichtarzt zuvor eine echte Approbationsurkunde ausgestellt worden ist (B 1 KR 26/21 R).
26. April 2022	Wissenschaft	Ein Drittel aller Geburten 2020 durch Kaiserschnitt	Laut Mitteilung von Destatis haben im Krankenhaus rd. 220.700 Frauen im Jahr 2020 per Kaiserschnitt entbunden – also bei fast jeder dritten Geburt. Dies entsprach einem Anteil von 29,7 % – 1991 lag der Kaiserschnittanteil noch bei 15,3 %. Der Anteil dieser operativen Eingriffe hat sich somit seitdem fast verdoppelt.
21. April 2022	Gesetzgebung	Verlängerung von Covid-19-Ausnahmen von Mindestanforderungen an das Personal und von Prüfungen durch den Medizinischen Dienst	Mit diesem Beschluss des G-BA werden bis zum 30. Juni 2022 befristet Ausnahmetatbestände geregelt, die den Krankenhäusern auch bei begründeter Nichterfüllung bestimmter Vorgaben an die personelle Ausstattung die Behandlung der Patienten ermöglichen. Ungeachtet der Aussetzung der Qualitätskontrollen können Krankenhäuser aufgrund einer Anzeige eine Kontrolle zur Einhaltung der Qualitätsanforderungen durchführen lassen.
7. April 2022	Wissenschaft	Mehr als 440 Mrd. € an Ausgaben für Gesundheit im Jahr 2020	Nach Erkenntnissen von Destatis sind die Gesundheitsausgaben in Deutschland im Corona-Jahr 2020 auf einen neuen Höchststand von 440,6 Mrd. € gestiegen. Das waren 5.298 € je Einwohnerin und Einwohner. Damit stiegen die Gesundheitsausgaben pro Kopf erstmals seit Beginn der Berechnungen im Jahr 1992 auf einen Wert über 5.000 €.
6. April 2022	Gesetzgebung	Kompromissvorschlag zur Impfpflicht vorgelegt	Die Mitglieder des AfG haben sich abschließend mit den Vorlagen für und gegen eine allgemeine Impfpflicht befasst und stimmten mehrheitlich formal der Zusammenführung der beiden bisherigen Gesetzentwürfe für eine Impfpflicht ab 18 Jahren (Drs. 20/899) sowie für eine Impfpflicht ab 50 Jahren unter Vorbehalt mit verpflichtender Impfberatung (20/954) zu.

Termin	Leitbegriff	Vorgang	Legende
5. April 2022	Gesetz-gebung	Ampelkoalition legt Gesetzentwurf „Corona-Bonus" vor	Pflegekräfte in Krankenhäusern und Pflegeeinrichtungen sollen einen Corona-Bonus erhalten. Das sieht ein Gesetzentwurf (Drs. 20/1331) der Fraktionen von SPD, Grünen und FDP vor. Insgesamt stehen für den Corona-Pflegebonus eine Mrd. Euro bereit. Es sollen 500 Mio. € für Prämienzahlungen in Krankenhäusern verwendet werden und weitere 500 Mio. € für Prämien in der Langzeitpflege.
5. April 2022	Politik	Großteil des Pflegepersonals geimpft	Die Bundesregierung geht in ihrer Antwort auf eine Kleine Anfrage der AfD-Fraktion (Drs. 20/1312) davon aus, dass ein Großteil der Beschäftigten in Pflegeheimen und Krankenhäusern gegen das Coronavirus geimpft oder genesen ist.
5. April 2022	Politik	Fortführung der Krankenhausschutzschirme kostet den Bund bis zu 2,7 Mrd. €	Die Bundesregierung geht in ihrer Antwort auf eine Kleine Anfrage der CDU/CSU-Fraktion (Drs. 20/1304) davon aus, dass sich allein für die Fortführung des Versorgungsaufschlags bis zum 30. Juni 2022 für den Bund Mehrausgaben von bis zu 1,6 Mrd. € ergeben werden. Durch die Verlängerung der Ausgleichszahlungen für somatische Krankenhäuser sind bis zum 18. April 2022 mit Mehrausgaben für den Bund i. H. v. rund 1,1 Mrd. € zu rechnen.
23. März 2022	Wissen-schaft	Pressemitteilung der Bertelsmann Stiftung „Deutsche fühlen sich über Qualität im Gesundheitswesen schlecht informiert"	Zwei Drittel der Menschen fühlen sich schlecht über die Leistungen von Arztpraxen, Krankenhäuser oder Pflegeeinrichtungen informiert. „Ziel müsste es sein, vorhandene Daten stärker für die Qualitätsberichterstattung zu nutzen und patientenrelevante Informationen genau dort bereitzustellen, wo sie im Versorgungsalltag benötigt werden".
22. März 2022		BMG legt Vierte Verordnung zur Änderung der Verordnung zur Regelung weiterer Maßnahmen zur wirtschaftlichen Sicherung der Krankenhäuser und zur Änderung der Hygienepauschaleverordnung vor	In dem Referentenwurf werden u. a. die Regelungen zu den Ausgleichszahlungen und Versorgungsaufschlägen für Krankenhäuser bis zum 30. Juni 2022 verlängert.
21. März 2022	Gesetz-gebung	BMG legt Referentenentwurf „Verordnung zur Verlängerung der Regelung zur Bestimmung von Vorsorge- und Rehabilitationseinrichtungen als zur Erbringung von Krankenhausbehandlung zugelassene Krankenhäuser" vor	In dem Referentenentwurf (Stand 17.03.22) wird der Zeitraum bis zum 30. Juni 2022 verlängert, in dem die von den Ländern bestimmten Vorsorge- und Rehabilitationseinrichtungen Patientinnen und Patienten nach § 39 SGB V als zugelassene Krankenhäuser nach § 108 SGB V akutstationär behandeln dürfen.

Termin	Leitbegriff	Vorgang	Legende
18. März 2022	Selbstverwaltung	Tagesspiegel Background: Nur jedes fünfte Krankenhaus hat seine Pflegebudget-Verhandlung für das Jahr 2021 mit den gesetzlichen Krankenversicherungen abschließend verhandelt	Nach einer Übersicht des AOK-Bundesverbandes, die Tagesspiegel Background vorliegt, sind 303 der 1.366 zu verhandelnden Budgets (22,2 %) für 2021 abgeschlossen. Weitere 959 Häuser (70,2 % der Kliniken) hätten hingegen nicht einmal eine Budgetforderung formuliert. „Für den AOK-Bundesverband ist die geringe Quote an vereinbarten Budgets ein Hinweis darauf, dass die angebliche Liquiditätsnotlage nicht so ausgeprägt sein kann wie behauptet. ... ‚Wenn die Unterlagen zur Verfügung stehen, wird auch schnell eine Einigung möglich. ... Dies zeigt das Beispiel Bayern: Für das Jahr 2020 wurden bereits rund 90 % und für das Jahr 2021 zirka 67 % der Budgets vereinbart'. Mit den Zahlen will der Bundesverband dem Vorwurf entgegentreten, die gesetzlichen Krankenkassen wollten den Krankenhäusern ‚Liquidität vorenthalten'. Dies sei durch die Fakten nicht gedeckt".
21. Februar 2022	Gesetzgebung	Eckpunkte für die gesetzliche Umsetzung des Pflegebonus in Krankenhäusern und in der Langzeitpflege	Für Pflegeprämien im Bereich der Krankenhäuser und der Pflegeeinrichtungen werden je 500 Mio. € zur Verfügung gestellt. Die Prämie soll im Krankenhaus an Pflegekräfte gezahlt werden, die während der Pandemie eine herausragende Leistung erbracht haben. Darüber hinaus soll sie sich in erster Linie an Pflegekräfte in der Pflege am Bett richten. Von den Prämien werden rund 837 Krankenhäuser (die 95 % aller Covid-19-Patientinnen und Patienten versorgen) mit ca. 280.000 Pflegekräften profitieren.
13. Februar 2022	Politik	6. Stellungnahme des ExpertInnenrates der Bundesregierung zu Covid-19 „Ein verantwortungsvoller Weg der Öffnungen"	Die Krankheitslast und die Belastung des Gesundheitswesens sollten in der gegenwärtigen Phase der Pandemie die Bemessungsgrundlage für Infektionsschutzmaßnahmen sein, hierbei: Hospitalisierungsinzidenz, Intensivneuaufnahmen und -belegung sowie die altersaufgelöste stichprobenbasierte Überwachung.
4. Februar 2022	Gesetzgebung	BMG legt Referentenentwurf eines Vierten Gesetzes zur Umsetzung steuerlicher Hilfsmaßnahmen zur Bewältigung der Corona-Krise (Viertes Corona-Steuerhilfegesetz) vor	Aufgrund bundes- oder landesrechtlicher Regelungen werden Sonderleistungen durch Arbeitgeber an u. a. in Krankenhäusern tätige Arbeitnehmerinnen und Arbeitnehmer zur Anerkennung besonderer Leistungen während der Corona-Krise bis zu einem Betrag von 3.000 € steuerfrei gestellt.
3. Februar 2022	Wissenschaft	6 % weniger stationäre Krebsbehandlungen im Jahr 2020 als ein Jahr zuvor	Laut Destatis (Nr. N 005) wurden im Jahr 2020 etwa 1,45 Mio. an Krebs erkrankte Menschen im Krankenhaus versorgt. Dies entspricht im Vergleich zum Jahr 2019 einem Rückgang um 6 %. Der Rückgang bei den Krebsbehandlungen fiel geringer aus als bei den Krankenhausbehandlungen insgesamt mit −13 %. Die Zahl der Krebsoperationen ging um 5 % zurück. Weitere Rückgänge bei Behandlungen: Rheumatologie (−21,5 %), HNO (−21,2 %), Pädiatrie/Kinderheilkunde (−20,5 %).

Termin	Leitbegriff	Vorgang	Legende
22. Januar 2022	Politik	4. Stellungnahme des ExpertInnenrates der Bundesregierung zu Covid-19 – „Dringende Maßnahmen für eine verbesserte Datenerhebung und Digitalisierung"	Laut dem ExpertInnenrat zeigt sich gerade bei der Hospitalisierung ein eklatantes Defizit bzgl. der Verfügbarkeit zeitnaher Daten, bundesweit wie auch regional, insbesondere zu den täglich verfügbaren und belegten Krankenhausbetten. Ressourcen des Krankenhaussystems müssten über die Intensivmedizin hinaus abgebildet werden. Des Weiteren müssten patientenindividuelle Daten erfasst und einer zeitnahen Auswertung zugänglich gemacht werden. Eine Verknüpfung beider Bereiche solle im laufenden Jahr angestrebt werden.
18. Januar 2022	Gesetzgebung	BMG gibt Zweite Verordnung zur Änderung der Coronavirus-Testverordnung in die Verbändeanhörung	Mit dem Referentenentwurf wird u. a. für medizinische Labore verpflichtend geregelt, das Probenmaterial von Beschäftigten in Krankenhäusern, Pflegeeinrichtungen, mobilen Pflegediensten und Einrichtungen und Diensten der Eingliederungshilfe vorrangig zu untersuchen.
12. Januar 2022	Politik	Vizevorsitzende im Gesundheitsausschuss Kirsten Kappert-Gonther gewählt	Zur stellvertretenden Vorsitzenden wurde die Grünen-Abgeordnete Kirsten Kappert-Gonther gewählt (Deutscher Bundestag, Parlamentsnachrichten (hib 11/2022)). Der Vorsitz blieb hingegen weiterhin vakant. Der von der AfD-Fraktion erneut für den Vorsitz vorgeschlagene Abgeordnete Jörg Schneider erreichte nicht die erforderliche Mehrheit der Stimmen.

Daten und Analysen

Inhaltsverzeichnis

Statistische Krankenhausdaten: Grunddaten der Krankenhäuser 2020

Ute Bölt

Inhaltsverzeichnis

Ergänzende Information Die elektronische Version dieses Kapitels enthält Zusatzmaterial, auf das über folgenden Link zugegriffen werden kann https://doi.org/10.1007/978-3-662-66881-8_21.

21

■■ **Zusammenfassung**

Dieser Beitrag fasst die Ergebnisse der Krankenhausstatistik zu den Grunddaten der Krankenhäuser für das Berichtsjahr 2020, dem ersten Jahr der Corona-Pandemie, zusammen. Er gibt einen Überblick über die sachlichen und personellen Ressourcen (z. B. Betten, Fachabteilungen, Personal) sowie die pandemiebedingt reduzierte Inanspruchnahme von Krankenhausleistungen (Patientenbewegungen). Die Krankenhausstatistik ist eine seit 1991 bundeseinheitlich durchgeführte jährliche Vollerhebung. Auskunftspflichtig sind die Träger der Krankenhäuser.

This article summarises the results of the hospital statistics for the reporting year 2020, the first year of the Corona pandemic. It provides an overview of the material and personnel resources of German hospitals (e.g. beds, departments, staff) as well as the pandemic-related reduced utilisation of hospital service (patient movements). The hospital statistics are an annual survey which has been carried out nationwide since 1991. The hospital owners are obliged to provide information.

21.1 Vorbemerkung

Die Krankenhausstatistik des Statistischen Bundesamtes liefert vielfältige Informationen über das Volumen und die Struktur des Leistungsangebots sowie über die Inanspruchnahme von Krankenhausleistungen. Seit 1991 umfasst die jährlich durchgeführte Vollerhebung die Krankenhäuser im gesamten Bundesgebiet. Das Erhebungsprogramm gliedert sich in die Grunddaten der Krankenhäuser, den Kostennachweis der Krankenhäuser und die Diagnosen der Krankenhauspatienten.[1] Die fallpau-

schalenbezogene Krankenhausstatistik (DRG-Statistik – Diagnosis Related Groups Statistics) ergänzt seit 2005 die Krankenhausdiagnosestatistik um Angaben zu Operationen und medizinischen Prozeduren bei stationären Patienten. Eine zusätzliche Erweiterung des Informationsspektrums der herkömmlichen amtlichen Krankenhausstatistik stellt die erstmals für das Berichtsjahr 2018 veröffentlichte Statistik für Psychiatrie und Psychosomatik (PEPP-Statistik)[2] dar.

Gegenstand der folgenden Betrachtung sind die Grunddaten der Krankenhäuser. Rechtsgrundlage ist die 1990 in Kraft getretene und im Jahr 2001 erstmals umfassend novellierte Krankenhausstatistik-Verordnung (KHStatV). Die Novellierung war erforderlich geworden, um die Krankenhausstatistik an die Entwicklungen im Bereich der stationären Gesundheitsversorgung anzupassen.[3] Ziel der am 1. Januar 2018 in Kraft getretenen Zweite(n) Verordnung zur Änderung der Kran-

---

1   Eine ausführliche Darstellung der Ergebnisse der Krankenhausstatistik enthält die Fachserie 12 (Gesundheit) des Statistischen Bundesamtes. Die jährlich publizierten Reihen 6.1.1 (Grunddaten der Krankenhäuser) und 6.3 (Kostennachweis der Krankenhäuser) sind auf der Themenseite Gesundheit des Statistischen Bundesamtes im Bereich Krankenhäuser unter Pub-

likationen (▶ https://www.destatis.de/DE/Themen/Gesellschaft-Umwelt/Gesundheit/Krankenhaeuser/_inhalt.html#sprg234206) erhältlich. Die Reihen 6.2.1 (Diagnosen der Krankenhauspatienten) und 6.4 (Fallpauschalenbezogene Krankenhausstatistik – DRG-Statistik) wurden letztmals für das Berichtsjahr 2016 veröffentlicht. Aktuelle Ergebnisse zu den Diagnosedaten der Patientinnen und Patienten in Krankenhäusern (Code 23131) und zur Fallpauschalenbezogenen Krankenhausstatistik (Code 23141) stehen in der Datenbank GENESIS-Online – auch als lange Reihen – zur Verfügung. Weitere Informationen können unter gesundheit@destatis.de angefordert werden.

2   In der PEPP-Statistik werden Behandlungen in psychiatrischen und psychosomatischen Krankenhäusern nach § 17d Abs. 1 Krankenhausfinanzierungsgesetz (KHG) nachgewiesen. Einbezogen sind Fachkrankenhäuser und selbstständige, gebietsärztlich geleitete Abteilungen an somatischen Krankenhäusern für die Fachgebiete Psychiatrie und Psychotherapie, Kinder- und Jugendpsychiatrie und -psychotherapie sowie Psychosomatische Medizin und Psychotherapie.

3   Zu inhaltlichen und methodischen Änderungen aufgrund der ersten Novellierung der Krankenhausstatistik-Verordnung siehe Rolland S, Rosenow C (2005) Statistische Krankenhausdaten: Grund- und Kostendaten der Krankenhäuser 2002. In: Klauber J, Robra BP, Schellschmidt H (Hrsg) Krankenhaus-Report 2004. Schattauer, Stuttgart, S 291–310.

kenhausstatistik-Verordnung ist die Modernisierung und Weiterentwicklung der Datenbasis. Die wichtigsten Neuerungen bestehen in der Erfassung ambulanter Leistungen, der Erfassung des ärztlichen und des nichtärztlichen Personals in Form von Einzeldatensätzen (Alter, Beschäftigungsumfang in Stunden, Beruf und Funktionsbereich) sowie des Einsatzbereichs des Krankenpflegepersonals nach Fachabteilungen. Neu ab dem Berichtsjahr 2020 ist die Erhebung ausgewählter Merkmale der Krankenhäuser nach Standorten[4], darunter die Anzahl der aufgestellten Betten sowie Angaben zur Teilnahme an der stationären Notfallversorgung[5] nach § 136c Abs. 4 des Fünften Buches Sozialgesetzbuch (SGB V).

Der vorliegende Beitrag schließt sich an das Kap. 19 im Krankenhaus-Report 2022 an.[6]

Die Struktur des Kapitels orientiert sich am Angebot und an der Inanspruchnahme von Krankenhausleistungen. An einen ersten Überblick über die Ergebnisse des Jahres 2020 anhand ausgewählter Kennzahlen der Krankenhäuser (▶ Abschn. 21.2) schließt sich eine detaillierte Betrachtung des Angebots von Krankenhausleistungen an (▶ Abschn. 21.3). Dabei wird auf die sachliche, personelle und fachlich-medizinische Ausstattung der Krankenhäuser eingegangen. Im Weiteren werden Ergebnisse zur Inanspruchnahme von Krankenhausleistungen nach unterschiedlichen Behandlungsformen präsentiert (▶ Abschn. 21.4).

---

4 § 3 Satz 2 KHStatV.
5 Die stationäre Notfallversorgung nach § 136c Abs. 4 SGB V gliedert sich in die allgemeine stationäre Notfallversorgung (Stufe 1: Basisnotfallversorgung, Stufe 2: Erweiterte Notfallversorgung, Stufe 3: Umfassende Notfallversorgung) und die spezielle stationäre Notfallversorgung über Module (Schwerverletztenversorgung, Notfallversorgung Kinder, Spezialversorgung, Schlaganfallversorgung und Durchblutungsstörungen am Herzen).
6 Infolge der umfassend geänderten Rechtsgrundlage und der damit verbundenen Umstellungsarbeiten sowohl bei den Auskunftspflichtigen als auch bei den Statistischen Ämtern kam es zu erheblichen Verzögerungen bei den Datenlieferungen für die Berichtsjahre 2018 und 2019. Deshalb musste der Beitrag im Krankenhaus-Report 2020 pausieren.

21.2 Kennzahlen der Krankenhäuser

Die Besonderheiten allgemeiner Krankenhäuser werden im Vergleich zu sonstigen Krankenhäusern anhand ausgewählter Kennzahlen dargestellt. Alle weiteren Ausführungen im vorliegenden Kapitel „Statistische Krankenhausdaten: Grunddaten der Krankenhäuser 2020" beziehen sich auf die Gesamtheit der Krankenhäuser in Deutschland.

21.2.1 Allgemeine und sonstige Krankenhäuser im Vergleich

Von 1.903 Krankenhäusern insgesamt sind 1.558 allgemeine und 282 sonstige Krankenhäuser (ohne 63 reine Tages- und Nachtkliniken mit ausschließlich teilstationärer Versorgung). Allgemeine Krankenhäuser sind Einrichtungen mit einem in der Regel breiten Behandlungsspektrum. Sie verfügen deshalb über ein entsprechendes Angebot verschiedener Fachabteilungen. Davon zu unterscheiden sind Krankenhäuser, deren Schwerpunkte im psychiatrischen Bereich liegen. Da mit einem Angebot an psychiatrischen Fachabteilungen in diesen Einrichtungen oft auch neurologische oder geriatrische Behandlungsschwerpunkte kombiniert werden, versteht man unter den „sonstigen" Krankenhäusern Einrichtungen mit ausschließlich psychiatrischen und psychotherapeutischen Betten, mit psychiatrischen, psychotherapeutischen und neurologischen Betten, mit psychiatrischen, psychotherapeutischen und geriatrischen Betten sowie mit psychiatrischen, psychotherapeutischen, neurologischen und geriatrischen Betten (◻ Tab. 21.1).

Der Anteil kleinerer Häuser mit weniger als 100 Betten liegt bei den sonstigen Krankenhäusern bei 44,0 % (30,2 % bei allgemeinen Krankenhäusern), lediglich 2,8 % der Häuser verfügen über 500 und mehr Betten (16,4 % bei allgemeinen Krankenhäusern). Von 487.783 Krankenhausbetten waren 45.965

21

◻ Tab. 21.1 Kennzahlen allgemeiner und sonstiger Krankenhäuser (ohne reine Tages- und Nachtkliniken) 2020. (Quelle: Statistisches Bundesamt (Destatis) 2022)

Gegenstand der Nachweisung			Krankenhäuser insgesamt	Allgemeine Krankenhäuser	Sonstige Krankenhäuser[a]
Anzahl der Krankenhäuser			1.903	1.558	282
Krankenhäuser mit … Betten					
Unter 100			658	471	124
100–199			413	342	71
200–499			568	489	79
500 und mehr			264	256	8
Aufgestellte Betten			487.783	441.818	45.965
Bettenauslastung (in %)			67,3	65,9	80,9
Stationär beh. Patienten			16.793.962	16.274.707	519.255
Berechnungs-/Belegungstage			120.201.875	106.586.969	13.614.906
Durchschnittl. Verweildauer in Tagen			7,2	6,5	26,2
Vollkräfte im Jahresdurchschnitt			951.936	886.627	64.298
Davon:	Ärztliches Personal		171.367	163.751	7.436
	Nichtärztliches Personal		780.569	722.876	56.862
	Davon:	Pflegedienst	362.844	331.293	31.295
		Dar.: in der Psychiatrie tätig	49.175	21.930	27.016
		Med.-tech. Dienst	160.284	148.825	11.157
		Funktionsdienst	109.941	106.427	3.398
		Übriges Personal	147.501	136.332	11.013

[a] Zu den Sonstigen Krankenhäusern rechnen (neben reinen Tages- und Nachtkliniken) Krankenhäuser mit
– ausschließlich psychiatrischen und psychotherapeutischen Betten
– psychiatrischen, psychotherapeutischen und neurologischen Betten
– psychiatrischen, psychotherapeutischen und geriatrischen Betten
– psychiatrischen, psychotherapeutischen, neurologischen und geriatrischen Betten
Krankenhaus-Report 2023

(9,4 %) in sonstigen Krankenhäusern aufgestellt. Von rund 16,8 Mio. stationär behandelten Patientinnen und Patienten wurden zwar nur 3,1 % in einem sonstigen Krankenhaus behandelt; allerdings entfielen auf diese Patientinnen und Patienten 11,3 % der insgesamt gut 120 Mio. Berechnungs- und Belegungstage des Jahres 2020. Daraus errechnet sich eine durchschnittliche Verweildauer von 26,2 Tagen, die sich aus dem besonderen Behandlungsspektrum dieser Einrichtungen ergibt. Überwiegend werden dort psychische Erkrankungen behandelt. Demgegenüber dauerte der Aufenthalt für die Patientinnen und Patienten in allgemeinen Krankenhäusern lediglich 6,5 Tage. Die lange Verweildauer wirkt sich positiv auf die Bettenauslastung in sonstigen Krankenhäusern aus: Sie liegt mit 80,9 % um 15,0 Prozentpunkte über der Bettenauslastung allgemeiner Krankenhäuser (65,9 %).

In sonstigen Krankenhäusern sind lediglich 11,6 % der beschäftigten Vollkräfte dem ärztlichen Personal zuzurechnen, in allgemeinen Krankenhäusern sind 18,5 % der Vollkräfte Ärztinnen und Ärzte. Mehr als die Hälfte der Vollkräfte im nichtärztlichen Dienst (55,0 %) gehört in den sonstigen Krankenhäusern zum Pflegedienst, in allgemeinen Krankenhäusern liegt der Anteil der Vollkräfte im Pflegedienst an den nichtärztlichen Vollkräften bei 45,8 %.

Alle weiteren Ausführungen in diesem Kapitel zu den Statistischen Krankenhausdaten: Grunddaten der Krankenhäuser 2020 beziehen sich auf die Gesamtheit der Krankenhäuser in Deutschland.

21.2.2 Krankenhäuser insgesamt

Einen Überblick über zentrale Ergebnisse des Jahres 2020, auf die in den folgenden Abschnitten intensiver eingegangen wird, gibt ◘ Tab. 21.2.[7] Die kompletten Ergebnisse für die Jahre 1991 bis 2020 finden sich als elektronisches Zusatzmaterial unter ▶ https://doi.org/10.1007/978-3-662-66881-8_21 (▶ Tab. 21.a und 21.b). Zu den grundlegenden Kennzahlen von Krankenhausleistungen gehören auf der Angebotsseite die Anzahl der Einrichtungen, Betten und Beschäftigten. Unter dem Gesichtspunkt der Inanspruchnahme[8] stellen die Anzahl der vollstationären Krankenhausfälle und die durchschnittliche Verweildauer wesentliche Kennzahlen dar.

Um einen Eindruck von der kurz-, mittel- und langfristigen Entwicklung der einzelnen Indikatoren zu gewinnen, wird der Überblick um einen Vorjahres-, 5- und 10-Jahresvergleich erweitert. Ergänzend stellt ◘ Abb. 21.1 die zeitliche Entwicklung der wesentlichen Kennzahlen graphisch dar.

21.3 Die Ressourcen der Krankenhäuser

Das Angebot der Krankenhäuser setzt sich aus einer sachlichen, einer personellen und einer fachlich-medizinischen Komponente zusammen. Die sachliche Ausstattung wird neben der Einrichtungszahl vor allem durch die Anzahl der aufgestellten Betten sowie der medizinisch-technischen Großgeräte (siehe ▶ Abschn. 21.3.1) bestimmt. Das fachlich-medizinische Angebot der Krankenhäuser spiegelt sich in den Fachabteilungen wider (siehe ▶ Abschn. 21.3.2). Aussagen über die Verteilung der Ressourcen nach Disziplinen sind auf Basis der Bettenzahl nach Fachabteilungen möglich. Besondere Bedeutung kommt im dienstleistungsorientierten Krankenhausbetrieb der personellen Ausstattung der Krankenhäuser mit ärztlichem und pflegerischem Personal zu. Darüber hinaus stellen Krankenhäuser wichtige Arbeitgeber im Gesundheitswesen dar und fungieren als Ausbildungsstätten für Gesundheitsberufe (siehe ▶ Abschn. 21.3.3).

21.3.1 Sachliche Ausstattung

Eine bedarfsgerechte Versorgung der Bevölkerung sicherzustellen ist das Ziel der Krankenhausplanung[9], die in zahlreichen Bundesländern auf der in den 1960er Jahren in den

7 Die Veränderungsraten in diesem Beitrag wurden auf Basis der exakten Ergebnisse errechnet.

8 Hier werden im Jahr 2020 die Auswirkungen der Corona-Pandemie sichtbar, die einen deutlichen Rückgang der Fallzahlen und damit auch der Zahl der Berechnungs- und Belegungstage zur Folge hatte. Demzufolge ist auch die Bettenauslastung deutlich geringer als in Vor-Corona-Zeiten. Die hohe Inanspruchnahme der Krankenhäuser durch Covid-19-Patientinnen und -patienten, das Freihalten von Bettenkapazitäten und verschärfte Hygienekonzepte führten dazu, dass „planbare" Behandlungen verschoben wurden. Zudem vermieden vermutlich viele Menschen Krankenhausaufenthalte, wenn sie diese nicht als unbedingt notwendig erachteten.

9 Krankenhausplanung der Länder gem. § 6 des Gesetzes zur wirtschaftlichen Sicherung der Krankenhäu-

21

■ **Tab. 21.2** Zentrale Indikatoren der Krankenhäuser 2020. (Quelle: Statistisches Bundesamt (Destatis) 2022)

Gegenstand der Nachweisung	Berichtsjahr				Veränderung 2020 gegenüber		
	2020	2019	2015	2010	2019	2015	2010
					in %		
Krankenhäuser	1.903	1.914	1.956	2.064	−0,6	−2,7	−7,8
Aufgestellte Betten							
Anzahl	487.783	494.326	499.351	502.749	−1,3	−2,3	−3,0
Je 100.000 Einwohner[a]	587	595	611	615	−1,4	−4,0	−4,6
Krankenhausfälle							
Anzahl	16.793.962	19.415.555	19.239.574	18.032.903	−13,5	−12,7	−6,9
Je 100.000 Einwohner[a]	20.195	23.366	23.553	22.057	−13,6	−14,3	−8,4
Berechnungs- und Belegungstage in 1.000	120.202	139.268	141.281	141.942	−13,7	−14,9	−15,3
Durchschnittliche Verweildauer in Tagen	7,2	7,2	7,3	7,9	−0,2	−2,5	−9,1
Durchschnittliche Bettenauslastung in Prozent	67,3	77,2	77,5	77,4	−12,8	−13,1	−13,0
Personal							
Beschäftigte am 31.12. (Kopfzahl)	1.338.352	1.296.663	1.192.852	1.112.959	3,2	12,2	20,3
Vollkräfte im Jahresdurchschnitt (Vollzeitäquivalente)	951.936	928.097	859.427	807.874	2,6	10,8	17,8
Davon							
Ärztlicher Dienst	171.367	167.952	150.757	131.227	2,0	13,7	30,6
Nichtärztlicher Dienst	780.569	760.145	708.670	676.647	2,7	10,1	15,4
Darunter							
Pflegedienst	362.844	345.407	318.749	303.656	5,0	13,8	19,5
Med.-techn. Dienst	160.284	157.243	142.676	128.608	1,9	12,3	24,6
Funktionsdienst	109.941	110.837	102.388	90.574	−0,8	7,4	21,4

[a] (Endgültige) Ergebnisse auf Grundlage des Zensus 2011.
Krankenhaus-Report 2023

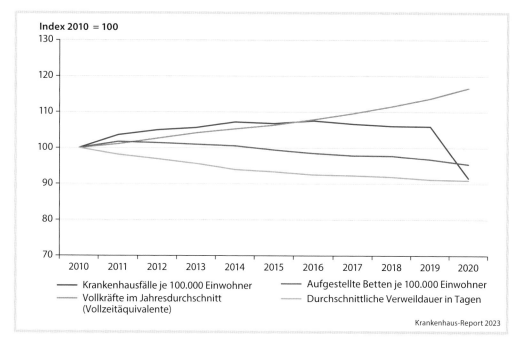

Abb. 21.1 Entwicklung zentraler Indikatoren der Krankenhäuser 2010–2020 (Index 2010 = 100)

USA entwickelten Hill-Burton-Formel[10] basiert. Im Jahr 2020 standen in insgesamt 1.903 Krankenhäusern Deutschlands 487.783 Betten für die stationäre Gesundheitsversorgung der Bevölkerung zur Verfügung. Das Versorgungsangebot war gegenüber dem Vorjahr geringfügig niedriger (2019: 1.914 Krankenhäuser mit 494.326 Betten). Gegenüber 2010

ging die Zahl der Krankenhäuser infolge von Schließungen, aber auch durch die Fusion[11] mehrerer ehemals eigenständiger Einrichtungen zu einem Krankenhaus um 161 (7,8 %) zurück. Die Zahl der Krankenhausbetten sank von 502.749 im Jahr 2010 um 14.966 oder 3,0 %. Sinkende Bettenzahlen hatten zur Folge, dass sich auch die Bettendichte je 100.000 Einwohner[12] verringerte. Bezogen auf die Bevölkerung Deutschlands standen 2020 durchschnittlich 587 Krankenhausbetten je 100.000 Einwohner zur Verfügung; das sind 28 Betten (4,6 %) weniger als zehn Jahre zuvor.

---

ser und zur Regelung der Krankenhauspflegesätze – Krankenhausfinanzierungsgesetz (KHG).

10 Die Hill-Burton-Formel ist eine der bekanntesten und am längsten verwendeten Methoden in der Krankenhausplanung. Für die Ermittlung des zukünftigen Bettenbedarfs eines Bundeslandes sind nach dieser Formel neben der Einwohnerzahl (E) die Krankenhaushäufigkeit (KH), die Verweildauer (VD) und die Bettennutzung (BN) von Bedeutung: Bettenbedarf = (E × KH × VD × 100) / (1.000 × [Tage im Jahr] × BN). Einen anderen Ansatz sieht der Krankenhausplan Nordrhein-Westfalens für 2022 vor: „… In erster Linie wird sich die Krankenhausplanung nicht mehr allein an der Bettenzahl orientieren. Zur Ermittlung des stationären Bedarfs wird künftig die jährliche Fallzahl je medizinischer Leistung herangezogen …" (▶ https://www.mags.nrw/sites/default/files/asset/document/krankenhausplan_nrw_2022.pdf).

11 Zusammenschlüsse zwischen Unternehmen unterliegen unter bestimmten Voraussetzungen der Fusionskontrolle durch das Bundeskartellamt; zu finden unter: ▶ http://www.bundeskartellamt.de/DE/Fusionskontrolle.

12 Angaben je 100.000 Einwohner (Betten und Fälle) in den Krankenhausgrunddaten sind ab dem Berichtsjahr 2011 mit der Durchschnittsbevölkerung auf Grundlage des Zensus 2011 ermittelt; bis 2010 basieren die Angaben auf den Durchschnittsbevölkerungen früherer Zählungen.

Die Krankenhausdichte lag bei 2,3 Krankenhäusern je 100.000 Einwohner (2010: 2,5 Krankenhäuser je 100.000 Einwohner) (◻ Tab. 21.3).

Gut ein Sechstel (17,7 %) aller Krankenhäuser Deutschlands hatte seinen Sitz in Nordrhein-Westfalen. Damit verfügte das bevölkerungsreichste Bundesland über annähernd ein Viertel (23,6 %) aller Krankenhausbetten. Die meisten Betten je 100.000 Einwohner gab es jedoch in Bremen (740 Betten), gefolgt von Thüringen (731 Betten). ◻ Abb. 21.2 verdeutlicht die regionalen Unterschiede und die Veränderung der Bettendichte im Vergleich zu 2010. Den stärksten Rückgang verzeichnete Baden-Württemberg mit einer um 9,6 % niedrigeren Bettendichte gegenüber 2010, gefolgt von Rheinland-Pfalz mit einem um 7,9 % geringeren Bettenangebot. Zunahmen der Bettendichte gab es hingegen im Saarland mit einem Plus von 8,8 %, gefolgt von Hamburg mit +4,3 %.

Die Mitversorgungsfunktion, die z. B. die Krankenhäuser Bremens für das angrenzende Niedersachsen (mit nur 511 Betten je 100.000 Einwohner) haben, wird nicht nur durch die Bettendichte, sondern auch durch die weit über dem Bundesdurchschnitt (20.195 Fälle je 100.000 Einwohner) liegende Anzahl der Krankenhausfälle (26.212 je 100.000 Einwohner) deutlich. Aussagen über die Mitversorgungsfunktion einzelner Bundesländer können darüber hinaus anhand der Versorgungsquote[13] getroffen werden (siehe ◻ Tab. 21.4). Werte über 100 % besagen, dass die Krankenhäuser eines Bundeslandes mehr Patienten behandelten, als Einwohner des jeweiligen Bundes-

landes in vollstationärer Behandlung waren. Dies ist insbesondere bei den Stadtstaaten der Fall. So verfügten die Krankenhäuser Hamburgs 2020 mit 135,3 % über die höchste Versorgungsquote, gefolgt von Bremen (133,7 %) und Berlin (110,9 %). Entsprechend niedrige Versorgungsquoten wiesen die Krankenhäuser der angrenzenden Flächenstaaten auf (Niedersachsen: 93,4 %, Schleswig-Holstein: 92,4 %, Brandenburg: 87,4 %).

Ergänzend zur Einzugsgebietsstatistik lässt sich der Anteil der Patientinnen und Patienten ermitteln, die sich im eigenen Bundesland behandeln ließen. Die Patienten aus Bayern und Nordrhein-Westfalen bevorzugten zu 96,4 % bzw. 96,3 % eine vollstationäre Krankenhausbehandlung im eigenen Land. Demgegenüber ließen sich nur 78,2 % der Einwohnerinnen und Einwohner Brandenburgs und 82,1 % Schleswig-Holsteins im jeweils eigenen Bundesland behandeln.

Die anhand der Anzahl der aufgestellten Betten bestimmte Krankenhausgröße ist ein weiteres Kriterium zur Beurteilung der Strukturen in der Krankenhauslandschaft. Im Jahr 2020 verfügte ein Krankenhaus über durchschnittlich 256 Betten; das sind zwölf Betten mehr als die durchschnittliche Krankenhausgröße zehn Jahre zuvor (244 Betten).

Der allgemeine Rückgang der Zahl der Krankenhäuser trifft nicht alle Krankenhaustypen gleichermaßen. Die Anzahl sehr kleiner Krankenhäuser mit weniger als 50 Betten (einschließlich reiner Tages- und Nachtkliniken ohne aufgestellte Betten) lag im Jahr 2020 bei 428 Häusern (2010: 433 Häuser). Das entspricht einer Zunahme des Anteils von 21,0 % im Jahr 2010 um 1,5 Prozentpunkte auf 22,5 % im Jahr 2020. Mit durchschnittlich 21 Betten verfügte ein Krankenhaus in der Größenklasse 1 bis 49 Betten über annähernd so viele Betten wie im Jahr 2010 (20 Betten). Der Anteil sehr großer Krankenhäuser (800 und mehr Betten) lag 2020 bei 5,0 %; das sind 0,7 Prozentpunkte mehr als zehn Jahre zuvor (4,3 %); die Durchschnittsgröße dieser Krankenhäuser lag bei 1.202 Betten (2010: 1.219). Trotz des geringen Anteils dieses Krankenhaustyps an

---

13 Die Versorgungsquote in der Krankenhausstatistik wird auf Basis der durchschnittlichen Anzahl vollstationär belegter Betten pro Tag ermittelt. Weil für jeden vollstationären Patienten pro Tag, den er in der Einrichtung verbringt, ein Bett belegt wird, kann ein Tag mit einem belegten Bett gleichgesetzt werden. Die Summe der Berechnungs- und Belegungstage wird – jeweils für Wohn- und Behandlungsort – durch die Anzahl der Kalendertage im Berichtsjahr dividiert. Aus der Relation zwischen den belegten Betten nach Wohn- und Behandlungsort ergibt sich die Versorgungsquote.

□ Tab. 21.3 Zentrale Indikatoren der Krankenhäuser 2020 nach Ländern. (Quelle: Statistisches Bundesamt (Destatis) 2022)

Bundesland	Krankenhäuser insgesamt		Aufgestellte Betten		Aufgestellte Betten je 100.000 Einwohner[a]		Bettenauslastung		Fallzahl		Fallzahl je 100.000 Einwohner[a]		Durchschnittliche Verweildauer	
	2020	Veränderung zum Vorjahr	2020	Veränderung zum Vorjahr	2020	Veränderung zum Vorjahr	2020	Veränderung zum Vorjahr	2020	Veränderung zum Vorjahr	2020	Veränderung zum Vorjahr	2020	Veränderung zum Vorjahr
	Anzahl	in %	Anzahl	in %	Anzahl	in %	in %	in %	Anzahl	in %	Anzahl	in %	in Tagen	in %
Deutschland	**1.903**	**−0,6**	**487.783**	**−1,3**	**587**	**−1,4**	**67,3**	**−12,8**	**16.793.962**	**−13,5**	**20.195**	**−13,6**	**7,2**	**−0,2**
Baden-Württemberg	249	−0,4	54.172	−2,3	488	−2,5	68,3	−10,5	1.876.808	−12,5	16.906	−12,6	7,2	0,1
Bayern	353	1,7	76.031	0,1	579	−0,1	66,4	−14,0	2.551.505	−14,8	19.429	−15,0	7,2	1,4
Berlin	87	–	20.584	−0,3	561	−0,5	74,2	−11,9	775.041	−11,6	21.137	−11,9	7,2	−0,3
Brandenburg	59	1,7	15.020	−1,2	595	−1,6	68,1	−13,7	475.662	−15,9	18.827	−16,2	7,9	1,6
Bremen	14	–	5.040	−1,4	740	−1,2	67,8	−11,5	178.420	−13,9	26.212	−13,7	7,0	1,6
Hamburg	62	3,3	12.897	0,8	697	0,5	69,8	−13,3	438.204	−12,0	23.688	−12,3	7,5	−0,4
Hessen	152	−3,2	35.561	−1,7	565	−1,9	65,9	−13,7	1.177.034	−14,1	18.711	−14,3	7,3	−1,0
Mecklenburg-Vorpommern	38	2,7	10.308	1,2	640	1,1	66,8	−11,0	372.912	−10,3	23.170	−10,4	6,8	0,7
Niedersachsen	178	0,6	40.851	−1,3	511	−1,4	68,7	−13,2	1.471.185	−13,0	18.393	−13,1	7,0	−1,3
Nordrhein-Westfalen	337	−1,2	114.917	−2,5	641	−2,5	67,0	−12,4	4.010.410	−13,9	22.359	−13,8	7,0	−0,7
Rheinland-Pfalz	89	2,3	23.971	−2,0	585	−2,1	63,0	−14,7	801.287	−15,2	19.562	−15,3	6,9	−1,1

◻ Tab. 21.3 (Fortsetzung)

Bundesland	Krankenhäuser insgesamt		Aufgestellte Betten		Aufgestellte Betten je 100.000 Einwohner[a]		Bettenauslastung		Fallzahl		Fallzahl je 100.000 Einwohner[a]		Durchschnittliche Verweildauer	
	2020	Veränderung zum Vorjahr	2020	Veränderung zum Vorjahr	2020	Veränderung zum Vorjahr	2020	Veränderung zum Vorjahr	2020	Veränderung zum Vorjahr	2020	Veränderung zum Vorjahr	2020	Veränderung zum Vorjahr
	Anzahl	in %	Anzahl	in %	Anzahl	in %	in %		Anzahl	in %	Anzahl	in %	in Tagen	in %
Saarland	24	–	6.884	1,5	699	1,8	66,5	–17,5	244.265	–15,1	24.787	–14,8	6,9	–1,2
Sachsen	78	1,3	25.151	–2,4	619	–2,2	68,7	–10,8	883.498	–12,2	21.737	–12,0	7,2	–0,6
Sachsen-Anhalt	47	–	15.016	–0,3	686	0,4	63,8	–13,6	507.724	–12,4	23.208	–11,8	6,9	–1,4
Schleswig-Holstein	93	–13,9	15.832	0,5	545	0,2	69,0	–12,2	527.900	–11,5	18.158	–11,7	7,6	–
Thüringen	43	–	15.548	–1,2	731	–0,7	64,8	–13,5	502.110	–13,4	23.609	–13,0	7,3	–1,1

[a] (Endgültige) Ergebnisse auf Grundlage des Zensus 2011
Krankenhaus-Report 2023

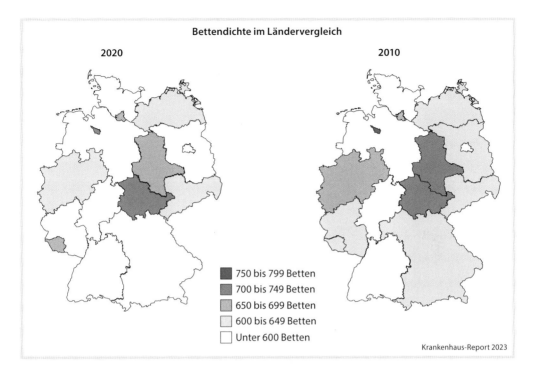

□ Abb. 21.2 Bettendichte im Ländervergleich 2010 und 2020

den Krankenhäusern insgesamt stand in den sehr großen Krankenhäusern knapp ein Viertel (23,4 %) aller Betten, in den sehr kleinen Krankenhäusern jedoch nur 1,6 % aller Betten. □ Tab. 21.5 gibt einen Überblick über ausgewählte Kennzahlen nach Krankenhausgröße und Art des Trägers und zeigt die Veränderungen im Vergleich zum Vorjahr.

Die durchschnittliche Bettenauslastung[14] bezogen auf alle Krankenhäuser lag 2020 bei 67,3 % (2019: 77,2 %). Die geringste Bettenauslastung (54,2 %) hatten Krankenhäuser mit 1 bis 49 Betten aufzuweisen, die höchste (72,0 %) Einrichtungen mit 800 und mehr Betten. Allerdings differiert die Bettenauslastung nach Fachabteilungen erheblich (siehe ▶ Abschn. 21.3.2).

Nicht nur bei der Größenstruktur, auch hinsichtlich der Krankenhausträger vollzog sich ein Strukturwandel. Während sich die Anzahl der Krankenhäuser insgesamt von 2010 bis 2020 um 161 (−7,8 %) Einrichtungen verringerte, stieg die Anzahl privater Kliniken um 53 (+7,8 %) auf 732 Einrichtungen. Der allgemeine Rückgang der Zahl der Einrichtungen traf die öffentlichen (−12,5 %) und in noch stärkerem Maße die freigemeinnützigen Krankenhäuser (−17,9 %). □ Abb. 21.3 zeigt die Auswirkungen dieser Entwicklungen auf die anteilige Verteilung der Krankenhäuser nach Trägern (siehe auch ▶ Zusatztabelle 21.d unter ▶ https://doi.org/ 10.1007/978-3-662-66881-8_21).

Die meisten Krankenhäuser (732 oder 38,5 %) befanden sich 2020 in privater Trägerschaft, gefolgt von den freigemeinnützigen[15] (620 oder 32,6 %) und den öffentli-

---

14 Die durchschnittliche Bettenauslastung pro Tag ergibt sich als Quotient aus der Summe der Berechnungs- bzw. Belegungstage im Zähler und der Summe der aufgestellten Betten multipliziert mit der Anzahl der Kalendertage im Berichtsjahr im Nenner.

---

15 Träger der kirchlichen und freien Wohlfahrtspflege, Kirchengemeinden, Stiftungen oder Vereine.

21

◘ **Tab. 21.4** Versorgungsquote nach Ländern 2020. (Quelle: Statistisches Bundesamt (Destatis) 2022)

Bundesland	Wohnort des Patienten	Behandlungsort des Patienten	Absolute Differenz	Versorgungs-quote	Anteil im eigenen Land behandelter Patienten
	Anzahl belegter Betten pro Tag[a]			**in %**	
Deutschland	**338.536**	**339.758**	**X**	**X**	**X**
Baden-Württemberg	37.476	38.425	949	102,5	94,3
Bayern	50.518	52.255	1.737	103,4	96,4
Berlin	14.324	15.879	1.555	110,9	93,5
Brandenburg	12.051	10.532	−1.519	87,4	78,2
Bremen	2.569	3.435	866	133,7	87,3
Hamburg	7.188	9.726	2.538	135,3	89,9
Hessen	24.593	24.242	−351	98,6	89,2
Mecklenburg-Vorpommern	7.100	7.011	−90	98,7	91,9
Niedersachsen	31.266	29.202	−2.064	93,4	85,8
Nordrhein-Westfalen	78.511	78.357	−154	99,8	96,3
Rheinland-Pfalz	16.690	15.716	−974	94,2	83,5
Saarland	4.586	4.699	113	102,5	90,6
Sachsen	18.464	18.800	336	101,8	95,9
Sachsen-Anhalt	10.549	9.860	−689	93,5	87,9
Schleswig-Holstein	12.233	11.301	−931	92,4	82,1
Thüringen	10.416	10.318	−98	99,1	89,7

[a] Durchschnittliche vollstationäre Bettenbelegung pro Tag.
Berechnung: Anzahl der Berechnungs-/Belegungstage dividiert durch Anzahl der Kalendertage im Berichtsjahr.
X = Kombination nicht sinnvoll bzw. nicht möglich.
Krankenhaus-Report 2023

chen Krankenhäusern (551 oder 28,9 %). Gemessen an der Zahl der verfügbaren Betten dominieren allerdings die öffentlichen Krankenhäuser nach wie vor die Krankenhauslandschaft: Annähernd jedes zweite Bett steht in einem öffentlichen Krankenhaus (232.163 oder 47,6 %). In freigemeinnütziger Trägerschaft befindet sich jedes dritte Krankenhausbett (158.536 oder 32,5 %) und nur jedes fünfte Bett (97.084 oder 19,9 %) steht in einem privaten Krankenhaus. ◘ Abb. 21.4 veranschaulicht die prozentuale Verteilung der Krankenhäuser und der Krankenhausbetten nach Trägerschaft im Jahr 2020.

Zwischen Träger- und Größenstruktur besteht offenbar ein enger Zusammenhang: Während sich z. B. sehr große Einrichtungen, zu denen in erster Linie die Universitätskliniken gehören, in öffentlicher Trägerschaft befinden, werden kleine Häuser eher von privaten Trägern betrieben. 2020 verfügte eine Privatklinik über durchschnittlich 133 Betten. Freigemein-

Tab. 21.5 Ausgewählte Kennzahlen der Krankenhäuser nach Größenklassen und Art des Trägers 2020. (Quelle: Statistisches Bundesamt (Destatis) 2022)

Bettengrößenklasse/Art des Trägers	Krankenhäuser insgesamt		Aufgestellte Betten		Aufgestellte Betten je 100.000 Einwohner[a]		Bettenauslastung		Fallzahl		Fallzahl je 100.000 Einwohner[a]		Durchschnittliche Verweildauer	
	2020	Veränderung zum Vorjahr	2020	Veränderung zum Vorjahr	2020	Veränderung zum Vorjahr	2020	Veränderung zum Vorjahr	2020	Veränderung zum Vorjahr	2020	Veränderung zum Vorjahr	2020	Veränderung zum Vorjahr
	Anzahl	in %	Anzahl	in %	Anzahl	in %	in %	in %	Anzahl	in %	Anzahl	in %	in Tagen	in %
Krankenhäuser insgesamt	**1.903**	**−0,6**	**487.783**	**−1,3**	**587**	**−1,3**	**67,3**	**−12,8**	**16.793.962**	**−13,5**	**20.211**	**−13,5**	**7,2**	**−0,2**
KH mit 0 Betten[b]	63	1,6	–	–	–	–	–	–	–	–	–	–	–	–
KH mit 1 bis 49 Betten	365	1,4	7.633	3,2	9	3,2	54,2	−11,9	206.331	−7,6	248	−7,6	7,3	−1,3
KH mit 50 bis 99 Betten	230	0,0	16.789	0,7	20	0,7	62,7	−14,2	413.529	−11,8	498	−11,8	9,3	−1,8
KH mit 100 bis 149 Betten	235	−3,3	28.698	−2,7	35	−2,7	65,9	−14,3	831.131	−15,3	1.000	−15,3	8,3	−1,3
KH mit 150 bis 199 Betten	178	−4,3	30.809	−4,5	37	−4,5	63,0	−14,6	990.250	−19,2	1.192	−19,2	7,2	1,2
KH mit 200 bis 299 Betten	250	0,8	61.888	0,1	74	0,1	64,6	−14,5	2.071.800	−14,1	2.493	−14,1	7,1	0,0
KH mit 300 bis 399 Betten	177	2,9	60.569	2,8	73	2,8	67,8	−12,8	2.127.048	−10,3	2.560	−10,3	7,1	0,2
KH mit 400 bis 499 Betten	141	3,7	62.642	4,0	75	4,0	68,0	−12,8	2.210.701	−7,3	2.661	−7,3	7,1	−1,9
KH mit 500 bis 599 Betten	84	−11,6	45.912	−11,5	55	−11,5	67,0	−12,9	1.681.660	−21,3	2.024	−21,3	6,7	−1,9

21

Tab. 21.5 (Fortsetzung)

Bettengrößenklasse/Art des Trägers	Krankenhäuser insgesamt		Aufgestellte Betten		Aufgestellte Betten je 100.000 Einwohner[a]		Bettenauslastung		Fallzahl		Fallzahl je 100.000 Einwohner[a]		Durchschnittliche Verweildauer	
	2020	Veränderung zum Vorjahr	2020	Veränderung zum Vorjahr	2020	Veränderung zum Vorjahr	2020	Veränderung zum Vorjahr	2020	Veränderung zum Vorjahr	2020	Veränderung zum Vorjahr	2020	Veränderung zum Vorjahr
	Anzahl	in %	Anzahl	in %	Anzahl	in %	in %	in %	Anzahl	in %	Anzahl	in %	in Tagen	in %
KH mit 600 bis 799 Betten	85	−1,2	58.661	−0,9	71	−0,9	67,6	−12,6	2.050.091	−15,4	2.467	−15,4	7,1	2,7
KH mit 800 und mehr Betten	95	−1,0	114.182	−2,0	137	−2,0	71,2	−10,9	4.211.424	−12,1	5.068	−12,1	7,1	−0,4
Öffentliche Krankenhäuser	551	1,1	232.163	−1,5	279	−1,5	69,8	−11,7	8.115.931	−13,5	9.767	−13,5	7,3	0,8
Freigemeinnützige Krankenhäuser	620	−3,9	158.536	−2,7	191	−2,7	66,2	−13,0	5.661.884	−14,1	6.814	−14,1	6,8	−1,2
Private Krankenhäuser	732	1,1	97.084	1,6	117	1,6	63,2	−15,1	3.016.147	−12,3	3.630	−12,3	7,4	−1,4

[a] (Endgültige) Ergebnisse auf Grundlage des Zensus 2011
[b] Reine Tages- und Nachtkliniken
Krankenhaus-Report 2023

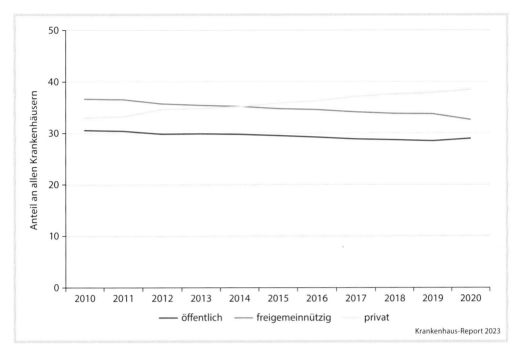

■ **Abb. 21.3**   Krankenhäuser nach der Trägerschaft 2010–2020

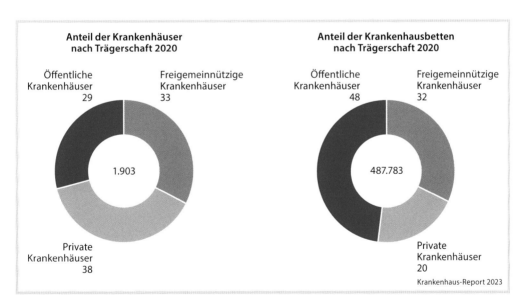

■ **Abb. 21.4**   Trägerstruktur bei Krankenhäusern 2020 in %

21

◪ **Tab. 21.6** Medizinisch-technische Großgeräte und Sondereinrichtungen 2020. (Quelle: Statistisches Bundesamt (Destatis) 2022)

Medizinisch-technisches Großgerät/Sondereinrichtung	2020	Veränderung zum Vorjahr
	Anzahl	in %
Insgesamt	**13.964**	*7,3*
Computer-Tomographen	1.554	*2,0*
Dialysegeräte	6.691	*10,7*
Digitale Subtraktions-Angiographie-Geräte	982	*3,8*
Gammakameras	478	*−0,8*
Herz-Lungen-Maschinen	720	*19,8*
Kernspin-Tomographen (Magnetresonanztomographen – MRT)	1.063	*3,0*
Koronarangiographische Arbeitsplätze (Linksherzkatheter-Messplätze)	1.212	*1,8*
Linearbeschleuniger (Kreisbeschleuniger)	381	*1,6*
Positronen-Emissions-Tomographen (PET)	61	*−21,8*
PET/CT (Hybridgerät)	86	*309,5*
PET/MRT (Hybridgerät)	16	*433,3*
Stoßwellenlithotripter	302	*−4,1*
Tele-Kobalt-Therapiegeräte	13	*18,2*
Mammographiegeräte	405	*4,7*

Krankenhaus-Report 2023

nützige Krankenhäuser waren mit 256 Betten annähernd doppelt, öffentliche mit durchschnittlich 421 Betten sogar mehr als dreimal so groß. In Einzelfällen sind private Betreiber auch in den Bereich der Universitätskliniken vorgestoßen[16], die rechtlichen Rahmenbedingungen für eine mögliche künftige Privatisierung sind geschaffen worden[17] bzw. die rechtlichen Möglichkeiten einer Privatisierung werden geprüft[18].

---

16 Zusammenlegung der Universitätskliniken Gießen und Marburg, Umwandlung in eine GmbH mit Wirkung vom 2. Januar 2006 und Übernahme von 95 % der Geschäftsanteile durch die Rhön-Klinikum AG (Hessische Staatskanzlei: Initiativen/Verwaltungsreform/Privatisierung).

17 Landesgesetz über die Errichtung der Universitätsmedizin der Johannes Gutenberg-Universität Mainz (Universitätsmedizingesetz – UMG) vom 10. Septem-

ber 2008 (GVBl. 2008, S. 205), zuletzt geändert durch Artikel 2 des Gesetzes vom 18. August 2015 (GVBl. 2015, S. 196). Das am 1. Januar 2009 in Kraft getretene Gesetz enthält die Option, die rechtsfähige Körperschaft des öffentlichen Rechts in eine Gesellschaft mit beschränkter Haftung (Universitätsmedizin GmbH) umzuwandeln – ggf. auch mit Beteiligung privaten Kapitals an dieser GmbH. Einzelheiten zum Formwechsel regelt § 25.

18 ▶ www.schleswig-holstein.de, Staatskanzlei Schleswig-Holstein: Start > Schwerpunkte > Haushaltskonsolidierung > Die Vorschläge im Detail > Universitätsklinikum Schleswig-Holstein (UKSH). „. . . Im Bereich von Forschung und Wissenschaft soll nach privaten Investoren für das UKSH gesucht werden. Vor dem Hintergrund der Vereinbarung zwischen dem UKSH, dem Land und den Gewerkschaften werden

Zur sachlichen Ausstattung der Krankenhäuser gehören auch medizinisch-technische Großgeräte und Sondereinrichtungen wie z. B. Dialysegeräte, Computer- und Kernspin-Tomographen sowie koronarangiographische Arbeitsplätze. Insgesamt wurden am 31.12.2020 in den deutschen Krankenhäusern 13.964 medizinisch-technische Großgeräte gezählt. Seit dem Berichtsjahr 2019 werden sogenannte Hybridgeräte (PET/CT und PET/MRT) erhoben, eine neue Generation von Großgeräten, die Computer-Tomographen, Magnetresonanztomographen und Positronen-Emissions-Tomographen nach und nach ablösen werden. Diese Entwicklung spiegelt sich in sehr hohen Zuwachsraten der Hybridgeräte wider. Eine im Vergleich zum Vorjahr hohe Zunahme (+19,8 %) ist auch bei den Herz-Lungen-Maschinen zu verzeichnen. Diese Entwicklung steht vermutlich im Zusammenhang mit Patientinnen und Patienten, die wegen einer Erkrankung an Covid-19 vollstationär im Krankenhaus behandelt wurden. Zurückgegangen ist die Zahl der Stoßwellenlithotripter[19] (−4,1 %) sowie die Zahl der Gammakameras (−0,8 %). ◘ Tab. 21.6 gibt einen Überblick über Art und Anzahl der in der Krankenhausstatistik erfassten Geräte und Sondereinrichtungen.

21.3.2 Angebot nach Fachabteilungen

Fachabteilungen sind organisatorisch abgrenzbare, von Ärztinnen und Ärzten ständig verantwortlich geleitete Abteilungen mit für den jeweiligen Fachbereich typischen Behandlungseinrichtungen. Seit dem Berichtsjahr 2018 orientiert sich die Fachabteilungsgliederung an § 301 SGB V. Im Jahr 2020 sind (gemessen an der Anzahl der Fachabteilungen und der aufgestellten Betten) in der Kardiologie, der

---

die rechtlichen Möglichkeiten geprüft und eine materielle Privatisierung des UKSH vorbereitet. ... "

19 Durch fokussierte Stoßwellen können Nieren- und Harnleitersteine zertrümmert werden.

Gastroenterologie, der Pneumologie und in der Unfallchirurgie die Versorgungskapazitäten im Vergleich zum Vorjahr deutlich ausgebaut worden. Das verbesserte Angebot korrespondiert (mit Ausnahme der Unfallchirurgie) mit gestiegenen Fallzahlen. Demgegenüber ist in der Endokrinologie der höchste Rückgang des Versorgungsangebots (22,2 % weniger Fachabteilungen und 24,0 % weniger Betten) zu verzeichnen, gefolgt von der Orthopädie mit einem Rückgang der Zahl der Fachabteilungen um 12,2 % und des Bettenangebots um 14,2 %. Die Angaben in ◘ Tab. 21.7 vermitteln einen Eindruck sowohl vom fachlich-medizinischen Versorgungsangebot als auch vom Behandlungsspektrum der Krankenhäuser.

Die Schwerpunkte des Versorgungsangebots liegen in den Bereichen Innere Medizin (105.704 Betten) und Chirurgie (66.013 Betten), gefolgt von der Allgemeinen Psychiatrie (56.557 Betten). Hier wurden rund 8,4 Mio. (49,8 %) aller 16,8 Mio. vollstationären Behandlungsfälle versorgt. Zu den Fachabteilungen mit den höchsten Fallzahlen gehören darüber hinaus die Frauenheilkunde und Geburtshilfe (1,4 Mio. Fälle) und die Kardiologie (1,0 Mio. Fälle). Die durchschnittliche Verweildauer in einer allgemeinen Fachabteilung variierte zwischen 2,8 Tagen in der Augenheilkunde und 15,1 Tagen in der Geriatrie. Ausgehend von einer durchschnittlichen Verweildauer von 7,2 Tagen über alle Fachabteilungen dauerte eine Behandlung in der Fachabteilung Psychosomatik/Psychotherapie mit 40,8 Tagen annähernd sechsmal so lange. Auch in den Fachabteilungen Kinder- und Jugendpsychiatrie und in der Allgemeinen Psychiatrie lag die durchschnittliche Verweildauer mit 33,7 und 24,0 Tagen deutlich über dem Durchschnittswert. Sehr unterschiedlich fällt auch der Nutzungsgrad der Betten nach Fachabteilungen aus: Innerhalb der allgemeinen Fachabteilungen reichte er von 45,7 % in der Nuklearmedizin bis zu 74,9 % in der Nephrologie. In der Fachabteilung Allgemeine Psychiatrie war die Bettenauslastung mit 83,1 % am höchsten.

◘ Abb. 21.2 zeigte bereits deutliche Unterschiede in der Bettendichte nach Bundeslän-

21

Fachabteilungsbezeichnung	Fachabteilungen insgesamt	Aufgestellte Betten	Nutzungsgrad der Betten	Fallzahl[a]	Durchschnittliche Verweildauer
	Anzahl		in %	Anzahl	in Tagen
Fachabteilungen insgesamt		**487.783**	**67,3**	**16.793.962**	**7,2**
Davon:					
Innere Medizin	1.026	105.704	67,5	4.916.736	5,3
Geriatrie	327	18.314	70,9	314.614	15,1
Kardiologie	257	17.990	70,5	1.012.837	4,6
Nephrologie	66	2.281	74,9	91.494	6,8
Hämatologie und internistische Onkologie	110	5.306	74,6	199.220	7,3
Endokrinologie	14	381	70,8	13.902	7,1
Gastroenterologie	154	8.486	74,0	434.492	5,3
Pneumologie	73	4.229	72,3	183.523	6,1
Rheumatologie	32	1.041	54,3	29.384	7,0
Pädiatrie	334	15.340	52,9	734.982	4,0
Kinderkardiologie	23	514	70,1	18.020	7,3
Neonatologie	100	2.105	69,6	53.669	10,0
Kinderchirurgie	83	1.550	58,3	110.958	3,0
Lungen- und Bronchialheilkunde	18	1.649	59,9	53.001	6,8
Allgemeine Chirurgie	1.074	66.013	60,1	2.734.786	5,3
Unfallchirurgie	353	18.762	69,0	816.181	5,8
Neurochirurgie	186	6.680	68,6	239.525	7,0
Gefäßchirurgie	200	5.706	63,5	174.151	7,6
Plastische Chirurgie	138	1.971	61,4	86.531	5,1
Thoraxchirurgie	60	1.560	59,8	45.453	7,5
Herzchirurgie	71	4.416	68,5	128.841	8,6
Urologie	495	13.864	65,5	797.813	4,2
Orthopädie	382	19.791	57,9	694.160	6,0
Frauenheilkunde und Geburtshilfe	744	24.125	55,4	1.423.205	3,4
Geburtshilfe	79	2.137	70,9	167.716	3,3
Hals-, Nasen-, Ohrenheilkunde	569	8.084	50,6	440.049	3,4
Augenheilkunde	251	4.050	56,3	297.632	2,8

◻ Tab. 21.7 (Fortsetzung)

Fachabteilungsbezeichnung	Fach-abteilungen insgesamt	Aufgestellte Betten	Nutzungs-grad der Betten	Fallzahl[a]	Durchschnitt-liche Verweil-dauer
	Anzahl		in %	Anzahl	in Tagen
Neurologie	460	26.545	71,9	973.246	7,2
Allgemeine Psychiatrie	398	56.557	83,1	717.826	24,0
Kinder- und Jugendpsychiatrie	143	6.699	78,2	56.943	33,7
Psychosomatik/Psychotherapie	278	12.773	72,8	83.432	40,8
Nuklearmedizin	95	765	45,7	35.982	3,6
Strahlenheilkunde	139	2.392	62,6	63.275	8,7
Dermatologie	109	4.426	64,1	199.062	5,2
Zahn- und Kieferheilkunde, Mund- und Kieferchirurgie	179	1.975	59,3	100.610	4,3
Intensivmedizin	280	7.408	70,6	473.602	4,0
Sonstige Fachabteilung	294	6.194	68,4	239.231	6,5

[a] Die Fallzahl in der Zeile „Insgesamt" ist die einrichtungsbezogene Fallzahl (ohne interne Verlegungen), die fachabteilungsbezogenen Fallzahlen sind unter Berücksichtigung interner Verlegungen ermittelt

Krankenhaus-Report 2023

dern. Eine genauere Analyse der Unterschiede ermöglicht eine zusätzliche Betrachtung der Bettendichte nach Fachabteilungen. In 24 von 36 ausgewiesenen Hauptfachabteilungen (ohne „Sonstige Fachabteilung") lag die Bettendichte in Bremen über dem Bundesdurchschnitt, in fünf dieser Fachabteilungen, darunter in der Allgemeinen Psychiatrie, verfügte Bremen im Vergleich zu den übrigen Bundesländern über die meisten Betten je 100.000 Einwohner (◻ Tab. 21.8).

In wesentlichen Bereichen, darunter Innere Medizin, Allgemeine Chirurgie, Frauenheilkunde und Geburtshilfe, Neurologie und Orthopädie gab es in allen Bundesländern ein stationäres Versorgungsangebot. Allerdings gab es nicht in allen Fachrichtungen ein flächendeckendes stationäres Versorgungsangebot. Am geringsten war das Angebot in der Endokrinologie, für die nur acht von sechzehn Bundesländern Betten vorhielten.

◻ Tab. 21.8 Bettendichte nach Ländern und Fachabteilungen 2020. (Quelle: Statistisches Bundesamt (Destatis) 2022)

Fachabteilungsbezeichnung	Deutschland	Baden-Württemberg	Bayern	Berlin	Brandenburg	Bremen	Hamburg	Hessen	Mecklenburg-Vorpommern	Niedersachsen	Nordrhein-Westfalen	Rheinland-Pfalz	Saarland	Sachsen	Sachsen-Anhalt	Schleswig-Holstein	Thüringen
	Aufgestellte Betten je 100.000 Einwohner																
Fachabteilungen insgesamt	587	488	579	561	595	740	697	565	640	511	641	585	699	619	686	545	731
Davon:																	
Innere Medizin	127	104	104	69	119	129	57	126	198	126	145	171	132	145	186	113	205
Geriatrie	22	2	11	49	48	51	68	32	–	6	32	13	30	14	17	43	33
Kardiologie	22	16	27	35	16	25	40	16	4	19	28	9	39	21	12	19	4
Nephrologie	3	2	4	6	2	5	7	3	–	2	3	1	8	1	1	1	–
Hämatologie und internistische Onkologie	6	6	7	12	9	23	12	4	5	5	8	1	8	4	3	5	–
Endokrinologie	0	0	1	0	1	–	–	1	–	–	0	–	–	1	1	–	–
Gastroenterologie	10	10	16	25	6	7	23	7	–	8	11	6	–	6	3	3	–
Pneumologie	5	6	4	13	5	12	8	3	–	4	6	2	7	3	2	7	–
Rheumatologie	1	0	2	1	4	4	2	1	–	0	2	1	3	0	3	1	–
Pädiatrie	18	17	15	11	22	29	14	15	24	15	21	17	24	26	31	13	28
Kinderkardiologie	1	0	1	1	–	–	1	1	–	1	1	–	1	1	1	1	–
Neonatologie	3	3	3	6	0	1	7	2	2	2	2	2	–	1	–	0	3

◻ Tab. 21.8 (Fortsetzung)

Fachabteilungsbezeichnung	Deutschland	Baden-Württemberg	Bayern	Berlin	Brandenburg	Bremen	Hamburg	Hessen	Mecklenburg-Vorpommern	Niedersachsen	Nordrhein-Westfalen	Rheinland-Pfalz	Saarland	Sachsen	Sachsen-Anhalt	Schleswig-Holstein	Thüringen
	Aufgestellte Betten je 100.000 Einwohner																
Kinderchirurgie	2	1	2	3	0	4	4	2	4	1	2	1	2	3	3	1	2
Lungen- und Bronchialheilkunde	2	–	3	–	3	–	7	2	–	1	3	–	–	3	6	–	–
Allgemeine Chirurgie	79	65	94	43	72	71	96	79	69	76	85	79	66	92	94	68	79
Unfallchirurgie	23	19	34	37	14	21	6	18	7	15	29	20	10	16	21	13	11
Neurochirurgie	8	5	8	9	6	10	13	7	12	9	8	8	13	7	12	8	9
Gefäßchirurgie	7	5	8	9	6	10	10	7	1	4	11	3	12	3	7	3	–
Plastische Chirurgie	2	3	2	5	1	4	4	1	–	2	3	3	2	1	4	2	–
Thoraxchirurgie	2	3	1	3	1	3	2	1	–	1	3	1	11	2	2	2	–
Herzchirurgie	5	5	5	4	4	8	9	6	5	7	5	4	–	7	7	5	6
Urologie	17	14	16	13	14	13	20	16	16	15	19	18	23	19	20	12	23
Orthopädie	24	20	3	18	36	51	34	18	57	23	25	38	56	29	27	29	68
Frauenheilkunde und Geburtshilfe	29	28	29	22	24	31	28	29	32	25	33	28	32	32	31	18	33
Geburtshilfe	3	2	2	7	2	16	6	2	2	1	2	1	–	3	4	6	2
Hals-, Nasen-, Ohrenheilkunde	10	9	9	9	9	21	14	9	13	9	10	10	12	10	15	5	13

◻ Tab. 21.8 (Fortsetzung)

Fachabteilungsbezeichnung	Deutschland	Baden-Württemberg	Bayern	Berlin	Brandenburg	Bremen	Hamburg	Hessen	Mecklenburg-Vorpommern	Niedersachsen	Nordrhein-Westfalen	Rheinland-Pfalz	Saarland	Sachsen	Sachsen-Anhalt	Schleswig-Holstein	Thüringen
	Aufgestellte Betten je 100.000 Einwohner																
Augenheilkunde	5	5	4	6	3	10	10	4	7	4	4	4	12	6	5	5	6
Neurologie	32	28	29	27	49	32	47	35	37	29	31	24	58	32	36	34	44
Allgemeine Psychiatrie	68	64	58	62	69	83	81	64	76	67	77	60	72	72	75	70	80
Kinder- und Jugendpsychiatrie	8	6	6	7	10	7	11	9	13	9	7	7	6	9	16	14	14
Psychosomatik/Psychotherapie	15	16	38	7	12	4	9	19	6	14	4	14	9	5	11	26	10
Nuklearmedizin	1	1	1	1	1	1	0	1	1	1	1	1	1	1	1	0	2
Strahlenheilkunde	3	3	2	3	3	4	2	1	6	2	3	2	3	5	4	1	6
Dermatologie	5	4	7	5	4	10	6	5	5	4	5	2	4	7	8	4	12
Zahn- und Kieferheilkunde, Mund- und Kieferchirurgie	2	2	2	3	2	4	3	2	4	2	3	2	3	3	2	2	4
Intensivmedizin	9	7	10	24	12	31	15	5	14	1	2	17	30	22	10	2	24
Sonstige Fachabteilung	7	3	10	5	6	3	24	12	19	1	6	14	9	7	7	9	9

– = nicht vorhanden
0 = Wert kleiner 0,5 aber größer Null
Krankenhaus-Report 2023

21.3.3 Personal der Krankenhäuser

Am 31.12.2020 wurden gut 1,3 Mio. Beschäftigte in den Krankenhäusern gezählt, 41.689 Personen bzw. 3,2 % mehr als am 31.12.2019. 200.565 Beschäftigte waren als hauptamtliche Ärztinnen und Ärzte tätig; gut 1,1 Mio. Beschäftigte (darunter 109.559 Schüler/Schülerinnen und Auszubildende) waren dem nichtärztlichen Dienst zuzurechnen. Im Vergleich zum Vorjahr stieg die Zahl der hauptamtlichen Ärztinnen und Ärzte um 4.095 (+2,1 %) Beschäftigte; die Zahl der im nichtärztlichen Dienst tätigen Krankenhausmitarbeiterinnen und -mitarbeiter nahm um 37.594 (+3,4 %) Beschäftigte zu. 28,9 % des ärztlichen und 50,3 % des nichtärztlichen Personals sind teilzeit- oder geringfügig beschäftigt. Um den Auswirkungen unterschiedlicher Beschäftigungsmodelle (Vollzeit-, Teilzeit- oder geringfügige Beschäftigung sowie kurzfristige Beschäftigung) angemessen Rechnung zu tragen, wird zusätzlich zur Zahl der Beschäftigten am Erhebungsstichtag 31. Dezember des Jahres die Anzahl der Vollkräfte im Jahresdurchschnitt[20] (Vollzeitäquivalente) erhoben. Die Gesamtzahl der Vollkräfte erhöhte sich gegenüber 2019 um 23.839 bzw. 2,6 % auf 951.936 Vollkräfte, von denen 171.367 (18,0 %) im ärztlichen Dienst und 780.569 (82,0 %) im nichtärztlichen Dienst beschäftigt waren. 362.844 nichtärztliche Vollkräfte (46,5 %) wurden allein im Pflegedienst gezählt. Hier nahm die Zahl der Vollkräfte im Vergleich zum Vorjahr um 5,0 % zu.

Die Krankenhausstatistik liefert zudem Informationen über das Geschlecht und den Beschäftigungsumfang[21] der Mitarbeiterinnen und Mitarbeiter. 46,6 % der hauptamtlichen Beschäftigten im ärztlichen Dienst waren wie im Vorjahr auch im Jahr 2020 Frauen (siehe ◘ Tab. 21.9); gegenüber 2010 stieg ihr Anteil um 2,9 Prozentpunkte. Mit steigender Hierarchiestufe nimmt der Frauenanteil an den Krankenhausärzten deutlich ab. Während zu Beginn der ärztlichen Laufbahn gut die Hälfte aller Assistenzarztstellen (55,4 %) von Frauen besetzt wurde, war es bei den Oberärzten noch ein Drittel (34,4 %) der Stellen. Der Frauenanteil an den leitenden Ärzten lag bei nur noch 13,9 %.

Deutlich verändert hat sich in den vergangenen zehn Jahren auch der Beschäftigungsumfang. 2010 waren 29,1 % der hauptamtlichen Ärztinnen teilzeit- oder geringfügig beschäftigt; 2020 waren es bereits 40,1 %. Bei ihren männlichen Kollegen nahm im gleichen Zeitraum der Anteil der teilzeit- oder geringfügig Beschäftigten von 7,7 % auf 19,0 % zu. Insgesamt gab es 57.864 (28,9 %) hauptamtliche Ärztinnen und Ärzte, die 2020 in einem Teilzeitarbeitsverhältnis standen oder geringfügig beschäftigt waren.

Mit 1.028.228 Beschäftigten (ohne Schüler/Schülerinnen und Auszubildende, ohne Personal der Ausbildungsstätten und Personal ohne Funktionsbereich) war die Zahl der im nichtärztlichen Dienst tätigen Krankenhausmitarbeiter gut fünfmal so hoch wie die der Beschäftigten im ärztlichen Dienst. Die mit Abstand meisten nichtärztlichen Beschäftigten (486.085) waren im Pflegedienst tätig (47,3 %). An zweiter Stelle folgten der medizinisch-technische Dienst (z. B. Laboratoriums- und Radiologieassistentinnen und -assistenten, Krankengymnastinnen und -gymnasten) mit 20,7 % und der Funktionsdienst (z. B. Personal im Operationsdienst, in der Ambulanz und in Polikliniken) mit 13,7 %.

Der Frauenanteil beim nichtärztlichen Personal lag mit 80,5 % deutlich über dem An-

---

20 Zur Ermittlung der Vollkräfte im Jahresdurchschnitt werden die unterschiedlichen Beschäftigungsmodelle auf die volle jährliche tarifliche Arbeitszeit umgerechnet. Überstunden und Bereitschaftsdienste werden nicht in die Berechnung einbezogen.

21 Zum Nachweis des ärztlichen und des nichtärztlichen Personals der Krankenhäuser nach Beschäftigungsumfang (Vollzeit/Teilzeit, gestaffelt nach Wochenstunden/geringfügige Beschäftigung) und Geschlecht s. Fachserie 12 Reihe 6.1.1 (Grunddaten der Kran-

kenhäuser), Statistisches Bundesamt (Destatis)
► https://www.destatis.de/DE/Themen/Gesellschaft-Umwelt/Gesundheit/Krankenhaeuser/_inhalt.html#sprg234206.

◻ Tab. 21.9 Frauen- und Teilzeitanteil 2010–2020. (Quelle: Statistisches Bundesamt (Destatis) 2022)

Jahr	Hauptamtliche Ärzte[a]						Nichtärztliches Personal[b]					
	Insgesamt	Darunter Frauen	Frauen-anteil	Teilzeit-anteil	Teilzeit-beschäftigte insgesamt	Darunter Frauen	Insgesamt	Darunter Frauen	Frauen-anteil	Teilzeit-anteil	Teilzeit-beschäftigte insgesamt	Darunter Frauen
	Anzahl	Anzahl	in %		Anzahl	Anzahl	Anzahl	Anzahl	in %		Anzahl	Anzahl
2010	148.696	65.030	43,7	17,1	25.361	18.937	888.314	712.899	80,3	44,8	397.822	367.596
2011	154.248	68.545	44,4	18,0	27.758	20.376	896.288	726.576	81,1	45,6	408.280	376.087
2012	159.764	72.068	45,1	19,2	30.667	22.230	907.522	736.368	81,1	45,9	416.369	383.593
2013	164.720	75.278	45,7	20,2	33.279	23.900	919.650	744.974	81,0	46,3	425.938	391.752
2014	169.528	78.205	46,1	21,3	36.122	25.709	928.355	752.952	81,1	46,7	433.691	398.715
2015	174.391	80.612	46,2	22,3	38.922	27.232	937.099	760.712	81,2	47,2	442.682	406.310
2016	180.372	83.790	46,5	23,7	42.696	29.371	952.659	772.945	81,1	47,8	455.008	416.813
2017	186.021	86.130	46,3	25,1	46.626	31.463	967.439	783.791	81,0	48,3	467.177	426.577
2018	191.122	88.723	46,4	26,8	51.164	34.079	984.257	794.710	80,7	49,5	487.133	442.365
2019	196.470	91.513	46,6	27,8	54.544	35.923	1.006.173	809.601	80,5	49,6	498.944	451.053
2020	200.565	93.450	46,6	28,9	57.864	37.469	1.037.400	834.724	80,5	50,2	520.960	469.221

[a] Ohne Zahnärzte, ab 2018 einschl. Zahnärzte
[b] Ohne Auszubildende und Personal der Ausbildungsstätten, ab 2018 ohne Auszubildende
Krankenhaus-Report 2023

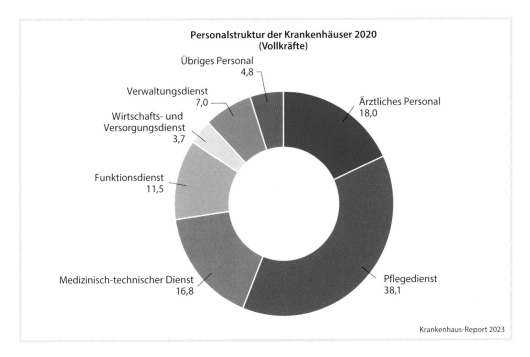

Personalstruktur der Krankenhäuser 2020 (Vollkräfte)

Übriges Personal 4,8

Verwaltungsdienst 7,0

Wirtschafts- und Versorgungsdienst 3,7

Funktionsdienst 11,5

Medizinisch-technischer Dienst 16,8

Ärztliches Personal 18,0

Pflegedienst 38,1

Krankenhaus-Report 2023

◘ **Abb. 21.5**   Personalstruktur der Krankenhäuser 2020 (Vollkräfte in %)

teil weiblicher Beschäftigter beim ärztlichen Personal (46,6 %). Der Anteil teilzeit- und geringfügig Beschäftigter ist im nichtärztlichen Bereich im Vergleich zu den hauptamtlichen Ärztinnen und Ärzten annähernd zweimal so hoch: 50,2 % im Jahr 2020. Zehn Jahre zuvor waren es gerade mal 44,8 %.

Zusammenfassend gibt ◘ Abb. 21.5 einen Überblick über die Personalstruktur der Krankenhäuser auf der Grundlage der für 2020 ermittelten 951.936 Vollkräfte nach Beschäftigtengruppen.

Die Personalstruktur variierte je nach Krankenhausträger. Bei den Krankenhäusern privater Träger gehörten 18,6 % aller Vollkräfte dem ärztlichen Personal an, bei den öffentlichen Krankenhäusern waren dies lediglich 17,9 %. Der Anteil der im Pflegedienst tätigen Vollkräfte ist mit 44,0 % ebenfalls bei den privaten Krankenhäusern am höchsten, gefolgt von den freigemeinnützigen Krankenhäusern mit 40,9 %, bei den öffentlichen Krankenhäusern liegt der Anteil der im Pflegedienst beschäftigten Vollkräfte bei nur

35,1 % (siehe auch ▶ Zusatztabelle 21.c im Internetportal ▶ https://doi.org/10.1007/978-3-662-66881-8_21).

Seit 2009 wird zusätzlich zu den Vollkräften mit direktem Beschäftigungsverhältnis beim Krankenhaus die Zahl der Vollkräfte ohne direktes Beschäftigungsverhältnis beim Krankenhaus erhoben. Im Jahr 2020 handelte es sich hierbei um 26.437 Vollkräfte, davon 2.380 im ärztlichen Dienst und 24.057 im nichtärztlichen Dienst Beschäftigte, die z. B. im Personal-Leasing-Verfahren eingesetzt wurden. Entscheidend ist, dass die Leistung vom Krankenhaus erbracht wird[22] und dazu das Personal etwa durch Zeitarbeitnehmerinnen und -arbeitnehmer verstärkt wird. Beim ärztlichen Personal ohne direktes Beschäftigungsverhältnis kann es sich um Honorarkräfte oder um Ärztinnen und Ärz-

---

22 Personal einer Fremdfirma, die z. B. die Reinigung übernommen hat, wird nicht erfasst; hier gehört die („outgesourcte") Reinigung nicht mehr zu den Leistungen des Krankenhauses.

te handeln, die über (konzerninterne) Personalgesellschaften im Krankenhaus eingesetzt werden. Beim nichtärztlichen Personal ohne direkte Beschäftigungsverhältnis spielen sowohl konzerninterne Personalgesellschaften als auch Zeitarbeit eine Rolle.

21.4 Die Inanspruchnahme von Krankenhausleistungen

Die Behandlungsformen im Krankenhaus sind vielfältig und gehen weit über die klassische vollstationäre, d. h. ganztägige Behandlung hinaus. Auch teil-, vor- und nachstationär erbrachte Leistungen sowie ambulante Operationen nach § 115b Fünftes Buch Sozialgesetzbuch (SGB V) werden seit 2002 erhoben. Ab dem Berichtsjahr 2018 ist das Erhebungsspektrum in Bezug auf die von den Krankenhäusern erbrachten ambulanten Leistungen umfassend erweitert worden. Erfasst wird die Anzahl der Einrichtungen sowie die Anzahl der Fälle, die im Rahmen einer Spezialfachärztlichen Versorgung sowie durch die in Krankenhäusern angesiedelten Ambulanzen nach den Vorschriften des SGB V behandelt werden. Die ineinandergreifenden Behandlungsformen werden in der Krankenhausstatistik in unterschiedlicher Tiefe abgebildet, wobei der herkömmlichen vollstationären Behandlung das Hauptinteresse gilt. Im Jahr 2020 ist – bedingt durch die Corona-Pandemie – die Zahl der Krankenhausbehandlungen gegenüber dem Vor-Corona-Jahr 2019 signifikant zurückgegangen.[23] Der Rückgang betraf alle in Krankenhäusern angebotenen Behandlungsformen (vollstationäre, teil-, vor- und nachstationäre sowie ambulante Behandlungen).

21.4.1 Vollstationäre Behandlungen

Knapp 16,8 Mio. vollstationär behandelte Patientinnen und Patienten[24] wurden im Berichtsjahr 2020 gezählt. Das waren 2,6 Mio. Fälle (−13,5 %) weniger gegenüber dem Vorjahr.

Die Summe der 2020 erbrachten vollstationären Berechnungs- und Belegungstage[25] sank gegenüber 2019 um rund 19 Mio. oder −13,7 %. Ein Krankenhausaufenthalt dauerte auch im Jahr 2020 durchschnittlich 7,2 Tage[26]. Gegenüber 2010 (7,9 Tage) ist die Dauer des Krankenhausaufenthalts um knapp einen Tag zurückgegangen.

21.4.2 Teil-, vor- und nachstationäre Behandlungen

Um der zunehmenden Bedeutung von nicht rein vollstationären Behandlungsformen in Krankenhäusern gerecht z werden, werden seit 2002 neben den vollstationären Behandlungen auch einzelne Merkmale im Bereich der teil-, vor- und nachstationären Behandlungen in der Krankenhausstatistik detaillierter erfasst.[27]

---

23 Im Jahr 2020 war die Zahl der Krankenhausbehandlungen wegen der Corona-Pandemie in fast allen Bereichen rückläufig. Besonders deutlich sanken die Zahlen in medizinischen Fachgebieten, in denen nicht dringend erforderliche Behandlungen ausgesetzt werden konnten, um Klinikkapazitäten freizuhalten.

24 Die Fallzahl in den Grunddaten der Krankenhäuser ermittelt sich aus der Summe der vollstationären Aufnahmen (Patientenzugang) und der Summe der Entlassungen aus vollstationärer Behandlung einschließlich der Sterbefälle (Patientenabgang) im Berichtsjahr, dividiert durch 2.

25 Berechnungstage sind die Tage, für die tagesgleiche Pflegesätze (Basispflegesatz, Abteilungspflegesatz oder teilstationäre Pflegesätze) in Rechnung gestellt (berechnet) werden. Unter einem Belegungstag wird ein Tag verstanden, an dem ein aufgestelltes Bett von einer Patientin bzw. einem Patienten vollstationär belegt wurde. Innerhalb des pauschalierenden Entgeltsystems ist der Belegungstag das Äquivalent zum Begriff des Berechnungstages innerhalb der Bundespflegesatzverordnung.

26 Die durchschnittliche Verweildauer ergibt sich als Quotient aus der Summe der Berechnungs- bzw. Belegungstage und der Fallzahl.

27 Vor Inkrafttreten der Ersten Novellierung der KHStatV wurde lediglich die Anzahl der aus teilsta-

Unter einer teilstationären Behandlung versteht man eine Krankenhausleistung, die eine regelmäßige Verweildauer im Krankenhaus von weniger als 24 h erfordert. Sie wird vorwiegend in einer von insgesamt 63 reinen Tages- oder Nachtkliniken angeboten. Die Patientinnen und Patienten verbringen dabei nur den entsprechenden Tagesabschnitt mit der ärztlichen Behandlung in der Klinik, die restliche Zeit aber außerhalb des Krankenhauses. 2020 wurden in den Krankenhäusern rund 649.200 teilstationäre Behandlungen[28] durchgeführt, 17,6 % weniger als im Jahr zuvor. Die meisten Fälle (131.515) wurden in der Fachabteilung Allgemeine Psychiatrie gezählt, gefolgt von 113.334 in der Inneren Medizin behandelten Fällen.

Vorstationäre Behandlungen werden im Vorfeld einer anstehenden vollstationären Behandlung erbracht, z. B. für Voruntersuchungen. In diesem Bereich wurden im Jahr 2020 gut 4,5 Mio. Behandlungsfälle gezählt, knapp 465.000 bzw. 9,3 % weniger als 2019. Jede vierte Behandlung dieser Art (24,2 %) wurde 2020 in der Fachabteilung Allgemeine Chirurgie durchgeführt, in der Inneren Medizin wurden 14,6 % aller vorstationären Behandlungen gezählt.

Nachstationäre Behandlungen finden im Anschluss an einen vollstationären Krankenhausaufenthalt statt. Ihre Zahl lag im Jahr 2020 bei gut 945.000 Behandlungen. Das wa-

ren im Vergleich zum Vorjahr 13,3 % weniger. Die meisten dieser Behandlungen erfolgten in der Allgemeinen Chirurgie (24,4 %), weitere 10,4 % in der Fachabteilung Frauenheilkunde und Geburtshilfe und 9,8 % in der Fachabteilung Hals-Nasen-Ohrenheilkunde.

Zusammengenommen erweiterten die genannten Behandlungsformen das Leistungsvolumen der Krankenhäuser im Jahr 2020 um rund 6,1 Mio. Behandlungsfälle.

21.4.3 Ambulante Leistungen

Seit 2002 wird die Anzahl ambulanter Operationen und stationsersetzender Eingriffe nach § 115b Fünftes Buch Sozialgesetzbuch (SGB V) erfasst. Der Umfang, in dem Krankenhäuser zur Durchführung dieser Art von Eingriffen zugelassen sind, ist in einem vom GKV-Spitzenverband, der Deutschen Krankenhausgesellschaft oder den Bundesverbänden der Krankenhausträger gemeinsam und der Kassenärztlichen Bundesvereinigung vereinbarten Katalog geregelt.

Rund 1,7 Mio. ambulante Operationen und stationsersetzende Eingriffe wurden im Jahr 2020 in Krankenhäusern durchgeführt, 8,4 % weniger als im Vorjahr (❑ Tab. 21.10).

Darüber hinaus werden seit 2018 weitere ambulante Leistungen[29] der Krankenhäuser erhoben. Im Jahr 2020 wurden rund 349.000 Fälle gezählt, die eine spezialfachärztliche Versorgung nach § 116 SGB V als ambulante Leistung im Krankenhaus erhalten haben, sowie annähernd 7,7 Mio. Fälle, die in einer Krankenhausambulanz behandelt wurden. Allein in Hochschulambulanzen wurden annähernd 4,3 Mio. Fälle versorgt, in Psychiatrischen Institutsambulanzen waren es 2,6 Mio. Fälle.

---

tionärer Behandlung entlassenen Patientinnen und Patienten erhoben.

28 Die Fallzählung (Anzahl der Behandlungen) hängt von der Art der Abrechnung teilstationärer Leistungen ab: Sind für teilstationäre Leistungen, die über Entgelte nach § 6 Abs. 1 KHEntgG (Krankenhausentgeltgesetz) abgerechnet werden, fallbezogene Entgelte vereinbart worden, zählt jede abgerechnete Patientin/jeder abgerechnete Patient als ein Fall; sind dagegen tagesbezogene Entgelte vereinbart worden, werden Patientinnen und Patienten, die wegen derselben Erkrankung mehrfach teilstationär behandelt wurden, je Quartal als ein Fall gezählt. Die Quartalszählung ist auch anzuwenden bei teilstationären Leistungen nach § 13 Abs. 1 BPflV (Bundespflegesatzverordnung), die mit einem gesonderten Pflegesatz abgerechnet werden.

29 Eine ausführliche Darstellung der ambulanten Leistungen (nach Einrichtungstypen und nach Bundesländern) enthält die Veröffentlichung des Statistischen Bundesamtes (Destatis) in der Fachserie 12 Reihe 6.1.1 (Grunddaten der Krankenhäuser) für das Berichtsjahr 2020.

21

◘ Tab. 21.10 Behandlungsformen 2020. (Quelle: Statistisches Bundesamt (Destatis) 2022)

Jahr	Behandlungsfälle				Ambulante Operationen[a]
	Vollstationär	Teilstationär	Vorstationär	Nachstationär	
	Anzahl				
2010	18.032.903	673.080	3.510.861	905.602	1.854.125
2011	18.344.156	686.364	3.820.969	958.163	1.865.319
2012	18.620.442	734.263	4.092.333	988.307	1.867.934
2013	18.787.168	724.685	4.336.205	993.593	1.897.483
2014	19.148.626	743.561	4.581.160	1.031.277	1.953.727
2015	19.239.574	764.745	4.656.886	1.057.015	1.978.783
2016	19.532.779	773.807	4.670.177	1.075.006	1.962.051
2017	19.442.810	790.947	4.684.575	1.070.750	1.970.516
2018	19.392.466	781.743	4.900.300	1.083.987	1.856.157
2019	19.415.555	787.595	4.992.463	1.090.660	1.886.544
2020	16.793.962	649.162	4.527.585	945.235	1.698.310
Vergleichsjahr	Veränderung in %				
2019	−13,5	−17,6	−9,3	−13,3	−10,0
2010	−6,9	−3,6	29,0	4,4	−8,4

[a] Ambulante Operationen und stationsersetzende Eingriffe nach § 115b SGB V

Krankenhaus-Report 2023

Statistische Krankenhaus- daten: Diagnosedaten der Krankenhauspatienten 2020

Torsten Schelhase

Inhaltsverzeichnis

© Der/die Autor(en) 2023
J. Klauber et al. (Hrsg.), *Krankenhaus-Report 2023*, https://doi.org/10.1007/978-3-662-66881-8_22

■ ■ **Zusammenfassung**

Die Diagnosen der Krankenhauspatienten[1] bilden das gesamte vollstationäre Geschehen in den deutschen Krankenhäusern ab. Dieser Beitrag beschreibt die Ergebnisse der Diagnosedaten der Krankenhauspatienten für das Jahr 2020. Diese amtliche Statistik wird seit 1993 jährlich als Vollerhebung durchgeführt, alle Krankenhäuser in Deutschland sind auskunftspflichtig. Erfasst werden alle Patienten, die im Berichtsjahr aus der vollstationären Behandlung eines Krankenhauses entlassen werden. Im Jahr 2020 waren es mehr als 17 Mio. Patienten; damit ist die Fallzahl im Vorjahresvergleich deutlich gesunken. Die Ergebnisse der Diagnosen werden nach wichtigen Indikatoren wie Hauptdiagnosen, Alter, Geschlecht und Verweildauer dargestellt. Aufgrund geschlechts- und altersspezifischer Morbiditätshäufigkeiten werden die Ergebnisse teilweise standardisiert und so um den demographischen Effekt bereinigt. Dadurch sind bevölkerungsunabhängige Aussagen möglich.

The hospital diagnosis statistics reflect all inpatient cases in Germany. This paper describes the 2020 results. These official statistics are carried out annually since 1993 and include all hospitals in Germany. Hospitals are required to disclose information. The data cover all inpatients discharged from hospital in the respective year. In 2020, more than 17 million patients were treated in hospitals. Compared to the previous year, the numbers of patients have gone down clearly. The diagnosis data are described by key indicators such as main diagnosis, age, sex and average length of stay. Due to gender and age specific morbidity frequencies, some of the data are standardised and thus adjusted for demographic effects which allows statements independent of the actual age and sex structure of the population.

22.1 Vorbemerkung

In diesem Beitrag werden vornehmlich die Ergebnisse der Krankenhausdiagnosestatistik des Berichtsjahres 2020 vorgestellt und am Ende durch Angaben aus der fallpauschalenbezogenen Krankenhausstatistik (DRG-Statistik) ergänzt. Die Diagnosestatistik ist ein Baustein der vierteiligen Krankenhausstatistik des Statistischen Bundesamtes. Über diese Statistik hinaus werden auch die Grunddaten der Krankenhäuser (Betten, Personal, Ausstattung, etc.), die Kosten (Personal-, Sachkosten, etc.) sowie die DRG-Statistik erfasst. Zusätzlich werden seit 2003 auch die Diagnosedaten von Vorsorge- oder Rehabilitationseinrichtungen mit mehr als 100 Betten erhoben.

Im Rahmen der Diagnosestatistik werden alle im Laufe des Berichtsjahres aus dem Krankenhaus entlassenen vollstationären Patienten[2] sowie die im Krankenhaus Verstorbenen erfasst. Bei mehrfach im Berichtsjahr vollstationär behandelten Patienten wird jeder Krankenhausaufenthalt als ein Fall nachgewiesen (Fallzahlenstatistik). Nicht nachgewiesen werden die vor- und nachstationären, teilstationären und ambulanten Behandlungsfälle. Die Angaben zur Diagnosestatistik entnehmen die Krankenhäuser der vorhandenen Patientendokumentation.

Um bevölkerungsunabhängige Vergleiche anstellen zu können, werden die Ergebnisse der Diagnosestatistik teilweise alters- und geschlechtsstandardisiert. Mit Hilfe der Standardisierung werden die Ergebnisse um den demographischen Effekt bereinigt. Dies erlaubt bevölkerungsunabhängige intertemporale und interregionale Vergleiche zwischen strukturell verschiedenen Gesamtheiten. Dadurch können Veränderungen beim Auftreten bestimmter Krankheiten aus rein epidemiologischer Sicht beurteilt werden, ohne dass die Ergebnisse durch sich verändernde Bevölkerungsstruk-

---

1   Im Beitrag wird ausschließlich die männliche Variante als so genanntes generisches Maskulinum verwendet. Gemeint sind selbstverständlich stets alle Geschlechter.

2   Die Begriffe „Behandlungsfälle" und „Patienten" werden im Folgenden anstelle der korrekten Bezeichnung „aus der vollstationären Behandlung eines Krankenhauses entlassene Patienten (einschl. Sterbe- und Stundenfälle)" verwendet.

turen verzerrt werden. Genauer: Mit dieser Methode kann gezeigt werden, ob sich das Risiko jedes Einzelnen, an einer bestimmten Krankheit zu erkranken, erhöht hat oder nicht. Beispiel: Wenn im Vergleich zu 1995 heute mehr Menschen in Deutschland über 80 Jahre alt sind, treten in dieser Altersklasse entsprechend mehr Krankheitsfälle auf.[3] Trotz der höheren Zahlen bedeutet dies nicht, dass sich das Risiko des Einzelnen daran zu erkranken erhöht hat.

22.2 Kennzahlen der Krankenhauspatienten

Die Ergebnisse des Berichtsjahres 2020 sind gekennzeichnet durch die Auswirkungen der durch Covid-19 verursachten Pandemie. Während die Zahl der Behandlungsfälle im Vorjahr noch bei fast 19,9 Mio. lag, ist sie im Berichtsjahr 2020 um 13 % auf fast 17,3 Mio. Fälle gesunken und erreicht somit fast das Niveau des Berichtsjahres 2000 (17,2 Mio. Fälle). Es handelt sich hierbei um alle Krankenhausfälle inklusive Sterbe- und Stundenfälle einschließlich gesunder Neugeborener.

Während es im Vergleich der Berichtsjahre 2018 und 2019 zu einer moderaten Steigerung um gut 47.097 Fälle gekommen ist, liegt der Rückgang nun bei fast 2,6 Mio. Fällen. Diese Entwicklung betrifft sowohl männliche als auch weibliche Patienten und beeinflusst damit auch die Anzahl der Fälle je 100.000 Einwohner: Diese ist um 3.095 Fälle auf 20.683 Fälle je 100.000 Einwohner gesunken, wobei es im Vergleich zum Vorjahr bei den Männern einen Rückgang um −12,7 % und bei den Frauen um −13,3 % gab.

Inwieweit die Ergebnisse auch von demographischen Entwicklungen beeinflusst werden, lässt sich anhand der standardisierten

Raten[4] ablesen. Zwischen 2015 und 2020 ist die standardisierte Zahl der Behandlungsfälle insgesamt um 3.377 Fälle (−14,0 %) zurückgegangen. Die standardisierte Rate der männlichen Patienten sank in diesem Zeitraum um −13,1 % und die der Frauen um −14,8 %.

Zu beachten ist hierbei, dass ein direkter Vergleich zwischen Männern und Frauen nur bedingt möglich ist, da Frauen von Natur aus wegen Schwangerschaft und Geburt häufiger im Krankenhaus behandelt werden.

Ein weiterer wichtiger Indikator für Aspekte wie mögliche Einsparpotenziale und Effizienz in Krankenhäusern ist die Verweildauer. Sie wird gleichermaßen als Ansatzpunkt für die Qualität der stationären Versorgung genutzt. Insbesondere die Notwendigkeit, die Kosten zu reduzieren, hat in den Vorjahren dazu geführt, dass die Patienten immer kürzer in den Krankenhäusern verweilen. Waren es im Jahr 2000 noch fast 10 Tage (9,7 Tage), ist diese Zahl kontinuierlich auf 7,4 Tage im Jahr 2015 gesunken. Seitdem sinkt sie nur noch langsam und erreicht in den Jahren 2019 und 2020 mit 7,2 Tagen den niedrigsten Wert. Eine weitere Senkung der Verweildauer scheint damit unwahrscheinlich, sofern sich die Rahmenbedingungen nicht ändern.

Darüber hinaus ist es sinnvoll, ein weiteres Indiz für mögliche Einsparpotenziale heranzuziehen. Die Entwicklung der Anzahl der Kurzlieger (1 bis 3 Tage im Krankenhaus) ist eng mit der Entwicklung der Verweildauer verknüpft, da sie einen konträren Verlauf aufweist. Das bedeutet, dass die Anzahl der Kurzlieger automatisch steigt, wenn die Verweildauer sinkt. Diese Entwicklung ist weiterhin sichtbar, auch wenn die absolute Zahl aufgrund der Auswirkungen der Pandemie zum ersten Mal unter der Vorjahreszahl liegt. Während im Berichtsjahr 2019 rund 8,9 Mio. Kurzlieger zu verzeichnen waren, lag diese Zahl im Jahr 2020 bei nur noch 7,9 Mio. Zwar widerspricht dies auf den ersten Blick der Tendenz,

---

3   Vgl. zum Standardisierungsverfahren in der Diagnosestatistik: Rolland S, Rosenow C (2004) Diagnosedaten der Krankenhauspatienten 2000. In: Klauber J, Robra BP, Schellschmidt H (Hrsg) Krankenhaus-Report 2003. Schattauer, Stuttgart, S 365 ff.

4   Standardisiert mit der Standardbevölkerung „Zensus 2011", ohne Patienten mit Wohnsitz im Ausland, unbekanntem Geschlecht und unbekanntem Alter.

22

◻ **Tab. 22.1** Kennzahlen der Patienten im Überblick, 2020. (Quelle: Statistisches Bundesamt)

Gegenstand der Nachweisung	Berichtsjahr							Veränderung 2020 zu in %					
	2020	2019	2018	2017	2016	2015	2000	2019	2018	2017	2016	2015	2000
Behandlungsfälle insgesamt[a]	**17.265.142**	**19.855.784**	**19.808.687**	**19.952.735**	**20.063.689**	**19.758.261**	**17.187.527**	**–13,0**	**–12,8**	**–13,5**	**–13,9**	**–12,6**	**0,5**
– Männer	8.322.422	9.535.870	9.486.268	9.523.654	9.556.083	9.403.478	7.755.158	–12,7	–12,3	–12,6	–12,9	–11,5	7,3
– Frauen	8.942.702	10.319.847	10.322.410	10.428.932	10.507.577	10.354.778	9.432.186	–13,3	–13,4	–14,3	–14,9	–13,6	–5,2
Behandlungsfälle ohne Personen mit ausländischem/unbekanntem Wohnort, unbekanntem Geschlecht und unbekanntem Alter	**17.200.539**	**19.758.418**	**19.701.560**	**19.853.007**	**19.960.086**	**19.654.138**	**17.109.619**	**–12,9**	**–12,7**	**–13,4**	**–13,8**	**–12,5**	**0,5**
– Männer	8.283.048	9.478.367	9.424.283	9.465.902	9.496.906	9.344.534	7.713.931	–12,6	–12,1	–12,5	–12,8	–11,4	7,4
– Frauen	8.917.491	10.280.051	10.277.277	10.387.105	10.463.180	10.309.604	9.395.688	–13,3	–13,2	–14,1	–14,8	–13,5	–5,1
Behandlungsfälle je 100.000 Einwohner[c]	**20.683**	**23.779**	**23.764**	**24.019**	**24.239**	**24.060**	**20.818**	**–13,0**	**–13,0**	**–13,9**	**–14,7**	**–14,0**	**–0,6**
– Männer	20.187	23.117	23.039	23.218	23.388	23.260	19.229	–12,7	–12,4	–13,1	–13,7	–13,2	5,0
– Frauen	21.167	24.424	24.469	24.798	25.066	24.835	22.333	–13,3	–13,5	–14,6	–15,6	–14,8	–5,2
Behandlungsfälle je 100.000 Einwohner (standardisiert)[b, c]	**19.700**	**22.766**	**22.864**	**23.201**	**23.544**	**23.470**	**22.392**	**–13,5**	**–13,8**	**–15,1**	**–16,3**	**–16,1**	**–12,0**
– Männer	18.954	21.852	21.928	22.227	22.562	22.544	21.571	–13,3	–13,6	–14,7	–16,0	–15,9	–12,1
– Frauen	20.372	23.600	23.729	24.110	24.470	24.336	23.399	–13,7	–14,1	–15,5	–16,7	–16,3	–12,9
Durchschnittsalter der Patienten (in Jahren)	**55,8**	**55,6**	**55,6**	**55,3**	**55,1**	**54,7**	**51,3**	**0,3**	**1,0**	**1,3**	**2,1**	**1,9**	**8,8**
– Männer	56,2	55,7	55,7	55,0	55,0	54,6	50,3	0,8	1,6	2,1	2,9	2,9	11,7
– Frauen	55,5	55,6	55,6	55,1	55,1	54,8	52,2	–0,1	0,4	0,8	1,3	1,0	6,4

◻ Tab. 22.1 (Fortsetzung)

Gegenstand der Nachweisung	Berichtsjahr							Veränderung 2020 zu					
	2020	2019	2018	2017	2016	2015	2000	2019	2018	2017	2016	2015	2000
								in %					
Altersspezifische Rate je 100.000 Einwohner[c]													
– Unter 15 Jahre	13.634	15.916	16.210	16.488	16.859	16.605	11.749	−14,3	−15,9	−17,3	−19,1	−17,9	16,0
– 15 bis unter 45 Jahre	12.102	13.917	14.094	14.373	14.774	14.541	14.147	−13,0	−14,1	−15,8	−18,1	−16,8	−14,5
– 45 bis unter 65 Jahre	17.796	20.340	20.207	20.398	20.613	20.488	21.880	−12,5	−11,9	−12,8	−13,7	−13,1	−18,7
– 65 bis unter 85 Jahre	39.500	45.843	45.719	46.181	46.366	46.389	42.782	−13,8	−13,6	−14,5	−14,8	−14,8	−7,7
– 85 Jahre und mehr	63.958	73.884	74.154	74.856	74.335	74.485	59.981	−13,4	−13,7	−14,6	−14,0	−14,1	6,6
Durchschnittliche Verweildauer (in Tagen)	7,2	7,2	7,2	7,3	7,3	7,4	9,7	0,1	−1,2	−1,1	−1,4	−2,5	−25,6
Stundenfälle innerhalb eines Tages	439.958	522.533	543.869	565.395	583.186	565.982	777.404	−15,8	−19,1	−22,2	−24,6	−22,3	−43,4
Kurzlieger (1 bis 3 Tage)	7.916.752	8.917.196	8.735.426	8.636.473	8.547.401	8.242.851	4.710.656	−11,2	−9,4	−8,3	−7,4	−4,0	68,1
Sterbefälle	424.635	427.199	437.398	427.917	419.359	427.201	399.413	−0,6	−2,9	−0,8	1,3	−0,6	6,3
Erfassungsgrad (in %)	99,5	99,4	99,8	99,8	99,9	99,9	99,6	0,1	−0,3	−0,3	−0,4	−0,4	−0,1

[a] Behandlungsfälle einschließlich der Patienten mit unbekanntem Geschlecht. Ab 2004 einschl. gesunde Neugeborene.
[b] Standardisiert mit der Standardbevölkerung „Deutschland 2011".
[c] Ab dem Berichtsjahr 2000 ohne Patientinnen/Patienten mit ausländischem Wohnort, unbekanntem Wohnort, unbekanntem Alter und unbekanntem Geschlecht. Ab 2011 mit der Durchschnittsbevölkerung auf Grundlage des Zensus 2011 berechnet, bis 2010 mit der Durchschnittsbevölkerung auf Basis früherer Zählungen. Abweichungen zwischen der Summe der Einzelwerte und der ausgewiesenen Summen sowie der Bundesländer und des Bundesergebnisses ergeben sich aus Rundungsdifferenzen.

Krankenhaus-Report 2023

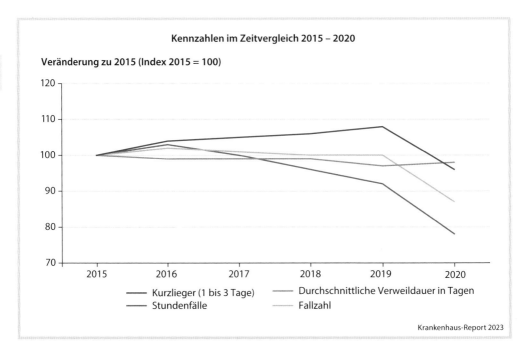

Abb. 22.1 Kennzahlen im Zeitvergleich 2015–2020 (Index 2012 = 100)

dass die Anzahl der Kurzliger per se steigt. Zu beachten ist hierbei, dass zwar die Zahlen insgesamt aufgrund der Pandemie deutlich zurückgegangen sind, der relative Rückgang bei der Zahl der Kurzlieger jedoch nicht so stark ausgefallen ist wie der Rückgang insgesamt (11 % zu 13 %) (■ Tab. 22.1).

Über die Jahre hinweg betrachtet zeigt sich somit folgendes Bild: Die Anzahl der Behandlungsfälle ist rückläufig, die Verweildauer konnte im fünften Jahr hintereinander auf einem sehr niedrigen Niveau gehalten werden. Es ist zu vermuten, dass diese Entwicklungen direkte Auswirkungen auf den ambulanten Sektor haben, beispielsweise in Form einer Verschiebung dorthin. In welchem Maße dies geschieht, kann an dieser Stelle nicht geklärt werden (vgl. ■ Abb. 22.1).

22.3 Strukturdaten der Krankenhauspatienten

Sowohl in den Grunddaten und der DRG-Statistik als auch in der Diagnosestatistik wird die Anzahl der entlassenen Patienten ermittelt. Alle Statistiken werden unabhängig voneinander erhoben. Im direkten Vergleich der Diagnosestatistik mit den Grunddaten hat sich gezeigt, dass es eine unwesentliche Untererfassung in der Diagnosestatistik gibt (2020: 99,5 %).

22.3.1 Alters- und Geschlechtsstruktur der Patienten

Im Jahr 2020 waren von den über 17 Mio. Behandlungsfällen 8,3 Mio. männlichen und 8,9 Mio. weiblichen Geschlechts. Die Män-

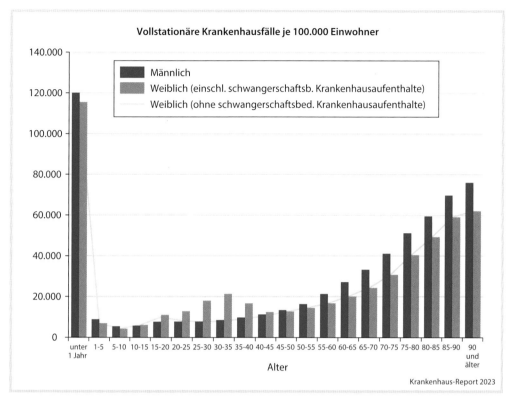

◘ Abb. 22.2 Alters- und Geschlechtsstruktur der Patienten 2020 je 100.000 Einwohner

ner haben demnach einen Anteil von 48,2 % und die Frauen von 51,8 %. Bezogen auf die standardisierte Bevölkerung der jeweiligen Geschlechtsgruppe wurden durchschnittlich 18.954 Männer und 20.372 Frauen je 100.000 Einwohner stationär in den Krankenhäusern behandelt. Zusammengenommen wurden 19.700 Personen je 100.000 Einwohner im Krankenhaus als Behandlungsfall gezählt. Dies sind 3.065 Fälle je 100.000 Einwohner bzw. 13,5 % weniger als noch im Vorjahr.

Das Durchschnittsalter der Patienten hat sich weiter erhöht, im Jahr 2020 lag es bei 55,8 Jahren. Das durchschnittliche Alter der Männer betrug 56,2 Jahre und das der Frauen 55,5 Jahre. Es liegt in der Natur der Sache, dass die Behandlungshäufigkeit mit dem Alter steigt. So wurden bspw. in der Gruppe der 15- bis 45-Jährigen 12.102 Personen je 100.000 Einwohner im Krankenhaus behan-

delt, während es in der letzten ausgewiesenen Altersgruppe der über 85-Jährigen 63.958 Personen waren, also mehr als fünfmal so viel.

Die altersspezifische Rate je 100.000 Einwohnerinnen und Einwohner ist seit dem Jahr 2015 bei den unter 15-Jährigen um −17,9 % gesunken, in der Altersgruppe der 15- bis unter 45-Jährigen ist ein Rückgang von −16,8 % zu verzeichnen. In der Altersgruppe der 45- bis 65-Jährigen ist die Zahl von 2015 auf 2020 um −13,1 % gesunken.

Bei einer genaueren Betrachtung der Alters- und Geschlechtsstruktur der Patienten im Jahr 2020 zeigt sich, dass in fast allen Altersgruppen mehr Männer je 100.000 Einwohner als Frauen stationär im Krankenhaus behandelt wurden (siehe ◘ Abb. 22.2). Bei den 15- bis 45-Jährigen zeigt sich zwar zunächst, dass mehr Frauen als Männer behandelt wurden. Dies ist jedoch auf Fälle zurückzuführen, die in Zusammenhang mit Schwangerschaft, Geburt und Wochenbett (ICD-Positionen O00–O99) stehen. Rechnet man diese Fälle heraus, wurden nur in den Altersgruppen der 10- bis 15-Jährigen (6.083 Mädchen zu 5.780 Jungen), der 15- bis 20-Jährigen (9.958 Frauen zu 7.674 Männern) und der 20- bis 25-Jährigen (8.202 Frauen zu 7.737 Männern) mehr Frauen als Männer im Krankenhaus behandelt.

Vergleicht man den Anteil der Absolutzahlen der Behandlungsfälle je Altersklasse, so zeigt sich ebenfalls, dass die männlichen Patienten in der Regel in der Überzahl waren: Zwar machen sie insgesamt nur 48,2 % der Patienten aus, in den Altersgruppen der unter 15-Jährigen und 45- bis 75-Jährigen liegen die Zahlen hingegen bei 53,4 und 54,8 %. Lediglich in den Altersgruppen der 15- bis 45-Jährigen (verursacht durch schwangerschaftsbedingte Behandlungen) und der 75-jährigen und älteren Patienten (verursacht durch den höheren Anteil der Frauen in den hohen Altersklassen) liegen die Zahlen der Männer unter denen der Frauen.

22.3.2 Verweildauer der Patienten

Seit dem Berichtsjahr 2003 wird die Fallzahl im Krankenhaus-Report erstmals inklusive der Stundenfälle veröffentlicht. Ein Stundenfall liegt dann vor, wenn Patienten zunächst zwar vollstationär aufgenommen werden, sich aber aufgrund der Lage keine Behandlungsnotwendigkeit ergibt oder sie versterben. Jeder Stundenfall wird als ein Fall mit einem Berechnungs-/Belegungstag in die Statistik aufgenommen. Dies hat zur Folge, dass die Verweildauer per se sinkt. Im Jahr 2020 gab es insgesamt 439.958 Stundenfälle, dies sind 82.575 Fälle weniger als noch im Jahr zuvor.

2020 lag die Verweildauer der Krankenhauspatienten inklusive der oben beschriebenen Stundenfälle bei durchschnittlich 7,2 Tagen und hat sich gegenüber dem Vorjahr ganz leicht um −0,1 % verringert. Insgesamt ist die Verweildauer seit dem Jahr 2015 um −2,5 % gesunken.

Bezogen auf das Geschlecht gibt es kaum Unterschiede. Der niedrigere Wert bei den Frauen im Alter zwischen 20 und 50 Jahren ist wiederum auf schwangerschaftsbedingte Behandlungen zurückzuführen. Mit zunehmendem Alter (ab 50 Jahren) liegen Frauen länger als Männer in den Krankenhäusern. Am größten sind die Unterschiede bei den Altersgruppen 80 bis 85 Jahre und 85 bis 90 Jahre; hier lagen Frauen 0,5 Tage länger im Krankenhaus als Männer.

Insgesamt kann man festhalten, dass ungeachtet des Geschlechts die durchschnittliche Verweildauer in den Krankenhäusern bis zur Altersgruppe der 85- bis unter 90-Jährigen mit dem Alter kontinuierlich zunimmt und nur bei den Hochbetagten leicht abnimmt.

Im Jahr 2020 verbrachten insgesamt 7,9 Mio. Patienten zwischen einem und drei Tagen im Krankenhaus. Diese so genannten Kurzlieger hatten damit einen Anteil von 45,9 % an allen Behandlungsfällen. Im Jahr davor waren es noch 44,9 %. Vergleicht man die letzten Berichtsjahre miteinander, wird deutlich, dass immer mehr Patienten innerhalb von einem bis drei Tagen entlassen werden: Während im Jahr 2000 nur 4,7 Mio. Kurzlieger registriert wurden, liegt diese Zahl im Jahr 2020 mit 7,9 Mio. um über 3,2 Mio. darüber. Die Zahlen zeigen, dass es nach wie vor Ziel der Behandlungen ist, die Patienten früher als in den Vorjahren zu entlassen. Auf der einen Seite wird damit die Effektivität erhöht. Auf der anderen Seite aber steigt dadurch auch die Belastung des Personals, da es heute keine oder kaum Patienten in Krankenhäusern geben wird, die ohne oder nur mit wenig Betreuung (Pflege und ärztliche Versorgung) auskommen (◐ Tab. 22.2).

Insgesamt 424.635 Personen sind 2020 in den Krankenhäusern verstorben. Gemessen an der Anzahl der Verstorbenen in Deutschland insgesamt (985.572) beträgt der Anteil 43,1 %. Hierbei ist zu beachten, dass dieser Wert nur eine Annäherung darstellt, da beide Erhebungen, die Sterbefälle ausweisen (Krankenhausdiagnose- und Todesursachenstatistik), unterschiedliche Grundgesamtheiten haben. Die Todesursachenstatistik erfasst al-

◩ **Tab. 22.2** Verweildauer der Patienten 2020. (Quelle: Statistisches Bundesamt)

Verweildauer in Tagen	Patienten			Berechnungs- und Belegungstage		
	Anzahl	Anteil in %	Kumuliert	Anzahl	Anteil in %	Kumuliert
Insgesamt	17.265.142	100,0	–	124.351.554	100,0	–
Stundenfall	439.958	2,5	2,5	439.958	0,4	0,4
1	2.691.842	15,6	18,1	2.691.842	2,2	2,5
2	2.940.747	17,0	35,2	5.881.494	4,7	7,2
3	2.284.163	13,2	48,4	6.852.489	5,5	12,8
4	1.575.339	9,1	57,5	6.301.356	5,1	17,8
5	1.119.974	6,5	64,0	5.599.870	4,5	22,3
6	898.808	5,2	69,2	5.392.848	4,3	26,7
7	831.917	4,8	74,0	5.823.419	4,7	31,3
8–9	1.145.818	6,6	80,7	9.649.121	7,8	39,1
10–12	909.950	5,3	85,9	9.883.854	7,9	47,1
13–14	441.996	2,6	88,5	5.972.662	4,8	51,9
15–21	929.271	5,4	93,9	16.322.522	13,1	65,0
22–28	405.591	2,3	96,2	10.000.147	8,0	73,0
29–35	209.723	1,2	97,5	6.651.471	5,3	78,4
36–42	132.055	0,8	98,2	5.153.774	4,1	82,5
43–70	211.358	1,2	99,4	11.313.371	9,1	91,6
71–182	90.577	0,5	100,0	8.762.969	7,0	98,7
183–365	4.669	0,0	100,0	1.113.882	0,9	99,6
366 u. länger	1.386	0,0	100,0	544.505	0,4	100,0

Krankenhaus-Report 2023

le im Berichtsjahr Verstorbenen mit Wohnsitz in Deutschland und damit auch Staatenlose und Ausländerinnen und Ausländer, die ihren Wohnsitz in Deutschland haben (so genanntes Inländerprinzip). Demgegenüber erfasst die Krankenhausdiagnosestatistik alle Patienten, die im Berichtsjahr in einem deutschen Krankenhaus verstarben, das heißt auch Patienten mit ausländischem Wohnort und ausländische Patienten (Inlandsprinzip).

22.3.3 Regionale Verteilung der Patienten

Bei dem Vergleich der Krankenhausfälle nach dem Wohnort der Patienten wird die standardisierte Rate herangezogen, um einen direkten Vergleich der Zahlen zu ermöglichen. Dies geschieht, indem die Fallzahl in eine Rate je 100.000 Einwohner umgerechnet wird. Anschließend wird die Fallzahl alters- und ge-

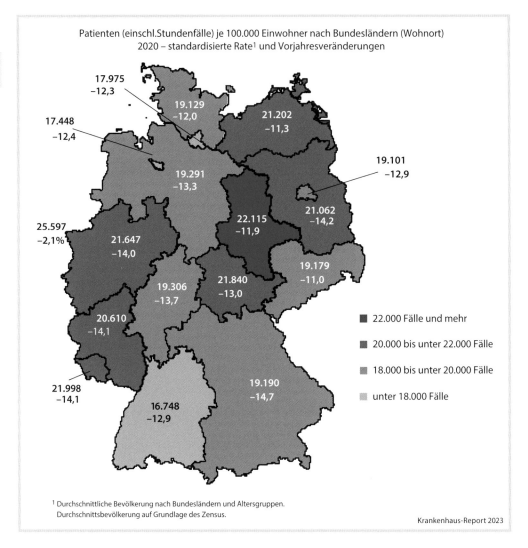

◘ Abb. 22.3 Patienten (einschl. Stundenfälle) je 100.000 Einwohner nach Bundesländern (Wohnort) 2020 – standardisierte Rate und Vorjahresveränderung –

schlechtsstandardisiert. Eine solche Standardisierung ist notwendig, da sich die Bevölkerung der Bundesländer im Hinblick auf ihre Alters- und Geschlechtsstruktur voneinander unterscheidet. Hierzu wird eine einheitliche Bevölkerungsstruktur in Anlehnung an die Ergebnisse des Zensus 2011 unterstellt, wodurch ein Vergleich der standardisierten Raten der Bundesländer ermöglicht wird. Die standardisierte Fallzahl sagt aus, wie viele Personen wegen einer bestimmten Krankheit vollsta-

tionär behandelt werden müssten, wenn die Altersstruktur der gewählten Standardbevölkerung von 2011 vorliegen würde (◘ Abb. 22.3 ◘ Tab. 22.3).

Im Vergleich zu 2015 verringerten sich die Berechnungs- und Belegungstage sowie die Verweildauer weiter. Die standardisierte Fallzahl je 100.000 Einwohner sank in Deutschland nach Wohnort von 2015 zu 2020 um −16,1 %. Bei den Ländern sind die Veränderungsraten entsprechend. Insgesamt ist

◻ **Tab. 22.3** Patienten nach Wohnort 2015 und 2020

Wohnort des Patienten	Patienten[a]	Berechnungs- und Belegungstage[a]	Durchschnittliche Verweildauer
	Veränderung 2020/2015 in %		
Deutschland	**−16,1**	**−18,3**	**−2,5**
Baden-Württemberg	−16,7	−18,4	−2,0
Bayern	−17,2	−18,0	−0,9
Berlin	−13,9	−15,6	−1,3
Brandenburg	−16,5	−19,2	−2,4
Bremen	−19,1	−17,5	1,6
Hamburg	−18,6	−15,5	4,0
Hessen	−16,6	−19,9	−3,7
Mecklenburg-Vorpommern	−14,1	−17,3	−3,7
Niedersachsen	−16,5	−19,1	−3,2
Nordrhein-Westfalen	−15,3	−19,0	−4,1
Rheinland-Pfalz	−16,3	−20,8	−5,1
Saarland	−15,1	−19,8	−5,4
Sachsen	−14,9	−12,9	2,6
Sachsen-Anhalt	−15,0	−18,5	−4,1
Schleswig-Holstein	−15,4	−15,5	0,3
Thüringen	−15,1	−19,1	−4,3

[a] Ohne Patienten mit ausländischem oder unbekanntem Wohnort, unbekanntem Geschlecht und unbekanntem Alter. Standardisiert anhand der Standardbevölkerung „Deutschland 2011". Mit der Durchschnittsbevölkerung auf Grundlage des Zensus 2011 berechnet.
Krankenhaus-Report 2023

die Spannbreite der Veränderungsraten unterschiedlich groß.

Die größten Rückgänge bei der standardisierten Fallzahl sind in Bremen (−19,1 %), Hamburg (−18,6 %) und Bayern (−17,2 %) zu beobachten.

Weitere Veränderungen ergeben sich, wenn man die Berechnungs- und Belegungstage betrachtet. Die Rückgänge betragen −5,5 % im Saarland, −5,4 % in Rheinland-Pfalz und −4,7 % in Sachsen-Anhalt. Fast alle anderen Länder weisen ebenfalls Rückgänge auf. Dies hat auch Auswirkungen auf die durchschnitt-

liche Verweildauer in den einzelnen Ländern. Wie zuvor schon gezeigt ist sie insgesamt in Deutschland in den letzten Jahren gesunken. Die Veränderungsraten der Verweildauer der Patienten nach dem Wohnortprinzip zwischen den Bundesländern variieren hierbei zwischen −5,5 % im Saarland und +3,7 % in Hamburg.

Bezogen auf die Standardbevölkerung von 2011 hat Sachsen-Anhalt mit 22.115 Fällen je 100.000 Einwohner die meisten Behandlungsfälle aufzuweisen, gefolgt vom Saarland mit 21.998 und von Thüringen mit 21.840 Fällen. Diese drei Länder liegen somit deutlich

22

über dem standardisierten Wert für Deutschland (19.700 Fälle je 100.000 Einwohner). Die hinteren drei Plätze werden hierbei von Baden-Württemberg (16.748 Fälle), Bremen (17.448 Fälle) und Hamburg (17.975 Fälle) belegt.

Der Vergleich der Berichtsjahre 2019 zu 2020 zeigt unterschiedliche Veränderungsraten der standardisierten Rate der Krankenhausfälle zwischen den einzelnen Bundesländern. Am höchsten lag diese Zahl in Bayern (−14,7 %), Brandenburg (−14,2 %) und Rheinland-Pfalz (−14,1 %).

22.4 Struktur der Hauptdiagnosen der Krankenhauspatienten

In der Krankenhausstatistik wird die Hauptdiagnose nach der Internationalen Klassifikation der Krankheiten kodiert. Im Berichtsjahr

2020 galt die 10. Revision (ICD-10-GM). Die Hauptdiagnose wird gemäß den Deutschen Kodierrichtlinien angegeben und wird als diejenige Diagnose definiert, die nach Analyse hauptsächlich für die Veranlassung des stationären Aufenthaltes des Patienten verantwortlich ist. Der Terminus „nach Analyse" bezeichnet die Evaluation der Befunde am Ende des stationären Aufenthaltes, um diejenige Krankheit festzustellen, die hauptsächlich verantwortlich für die Veranlassung des stationären Krankenhausaufenthaltes war. Daher ist diese genaue Definition wichtig, da die nach Analyse festgestellte Hauptdiagnose nicht mit der Aufnahme- oder Einweisungsdiagnose übereinstimmen muss (◻ Tab. 22.4).

◻ **Tab. 22.4** Patienten nach Diagnosekapiteln 2020. (Quelle: Statistisches Bundesamt)

ICD-Pos.	Diagnosekapitel	Patienten		
		Insgesamt[a]	Männlich	Weiblich
		Je 100.000 Einwohner[b]		
	Insgesamt	20.683	20.187	21.167
A00–B99	Infektiöse und parasitäre Krankheiten	543	559	527
C00–D48	Neubildungen	2.133	2.240	2.030
D50–D90	Krankheiten des Blutes und der blutbildenden Organe sowie bestimmte Störungen mit Beteiligung des Immunsystems	136	124	149
E00–E90	Endokrine, Ernährungs- und Stoffwechselkrankheiten	539	487	590
F00–F99	Psychische und Verhaltensstörungen	1.219	1.325	1.116
G00–G99	Krankheiten des Nervensystems	752	788	718
H00–H59	Krankheiten des Auges und der Augenanhangsgebilde	343	335	351
H60–H95	Krankheiten des Ohres und des Warzenfortsatzes	149	141	157
I00–I99	Krankheiten des Kreislaufsystems	3.093	3.444	2.751
J00–J99	Krankheiten des Atmungssystems	1.252	1.429	1.081
K00–K93	Krankheiten des Verdauungssystems	2.054	2.184	1.927
L00–L99	Krankheiten der Haut und der Unterhaut	286	315	257

◘ Tab. 22.4 (Fortsetzung)

ICD-Pos.	Diagnosekapitel	Patienten		
		Insgesamt[a]	Männlich	Weiblich
		Je 100.000 Einwohner[b]		
M00–M99	Krankheiten des Muskel-Skelett-Systems und des Bindegewebes	1.720	1.568	1.868
N00–N99	Krankheiten des Urogenitalsystems	1.174	1.182	1.165
O00–O99	Schwangerschaft, Geburt und Wochenbett	2.305	0	2.305
P00–P96	Bestimmte Zustände, die ihren Ursprung in der Perinatalperiode haben	239	266	212
Q00–Q99	Angeborene Fehlbildungen, Deformitäten und Chromosomenanomalien	112	128	97
R00–R99	Symptome und abnorme klinische und Laborbefunde, die anderenorts nicht klassifiziert sind	872	846	897
S00–T98	Verletzungen, Vergiftungen und bestimmte andere Folgen äußerer Ursachen	2.112	2.031	2.191
Z00–Z99	Faktoren, die den Gesundheitszustand beeinflussen und zur Inanspruchnahme des Gesundheitswesens führen	786	796	777

[a] Altersspezifische Rate. Ohne Patienten mit Wohnsitz im Ausland, unbekanntem Geschlecht und unbekanntem Alter
[b] Berechnet mit der Durchschnittsbevölkerung auf Grundlage des Zensus 2011
Krankenhaus-Report 2023

22.4.1 Diagnosen der Patienten

Die in ▶ Abschn. 22.3.1 erläuterte Entwicklung der Behandlungsfälle durchzieht nicht jedes Diagnosekapitel. Die Zahlen zwischen den Kapiteln variieren zum Teil erheblich.

Doch zunächst ist es hilfreich, eine Art Rangliste der Kapitel der ICD nach Behandlungsfällen zu erstellen. Wie in den vorherigen Berichtsjahren auch waren die Krankheiten des Kreislaufsystems (I00 bis I99) die bedeutendsten Krankheiten in Deutschland. Knapp 2,6 Mio. Fälle sind diesem Kapitel zuzuordnen, was einem Anteil von rund 14,9 % an allen Kapiteln entspricht. Im Vergleich zu 2015 ist die Zahl dieser Behandlungsfälle um −11,0 % gesunken.

An zweiter Stelle liegen die Neubildungen (C00 bis D48). Sie stellen nach den Krankheiten des Kreislaufsystems mit knapp 1,8 Mio.

Fällen (10,3 % an allen Behandlungsfällen) die wichtigste Diagnosegruppe dar. Im Vergleich zu 2015 ist die Zahl um −3,0 % gesunken. An dritter Stelle folgen die Krankheiten des Kapitels S00 bis T98 (Verletzungen und Vergiftungen und bestimmte andere Folgen äußerer Ursachen) mit knapp 1,8 Mio. Fällen und einem Anteil von 10,2 % an allen Diagnosen (◘ Tab. 22.5).

Ein wichtiges Indiz für die Qualität der Krankenhausdiagnosestatistik ist die Anzahl und der Anteil derjenigen Fälle, die keine Diagnoseangabe beinhalten. Im ersten Jahr der Erhebung (1994) wurden noch 95.860 Behandlungsfälle ohne Diagnoseangaben gezählt, was einem Anteil von 0,6 % entspricht. Mit einem Anteil von 0,0008 % im Jahr 2020 liegt dieser Wert aktuell auf einem kaum messbaren Niveau. Vor allem die Entwicklung der letzten Jahre zeigt deutlich, dass die Daten-

□ Tab. 22.5 Hauptdiagnose nach Diagnosekapiteln im Zeitverlauf 2015–2020. Hauptdiagnose nach Diagnosekapiteln 2020, 2019 und 2015

ICD-Pos.	Diagnosekapitel	2020	2019	2015
	Insgesamt	17.265.142	19.855.784	19.758.261
A00–B99	Infektiöse und parasitäre Krankheiten	452.992	641.427	621.576
C00–D48	Neubildungen	1.783.082	1.922.576	1.837.989
D50–D90	Krankheiten des Blutes u. der blutbildenden Organe sowie bestimmte Störungen mit Beteiligung des Immunsystems	113.687	130.029	135.304
E00–E90	Endokrine, Ernährungs- und Stoffwechselkrankheiten	449.680	528.204	520.004
F00–F99	Psychische und Verhaltensstörungen	1.018.420	1.163.212	1.230.330
G00–G99	Krankheiten des Nervensystems	627.821	756.746	779.076
H00–H59	Krankheiten des Auges und der Augenanhangsgebilde	286.501	347.583	340.368
H60–H95	Krankheiten des Ohres und des Warzenfortsatzes	124.315	155.935	158.303
I00–I99	Krankheiten des Kreislaufsystems	2.579.670	2.919.210	2.899.638
J00–J99	Krankheiten des Atmungssystems	1.044.897	1.281.457	1.292.012
K00–K93	Krankheiten des Verdauungssystems	1.713.240	1.972.565	1.930.336
L00–L99	Krankheiten der Haut und der Unterhaut	238.631	298.435	294.146
M00–M99	Krankheiten des Muskel-Skelett-Systems und des Bindegewebes	1.435.090	1.719.786	1.792.631
N00–N99	Krankheiten des Urogenitalsystems	979.773	1.095.621	1.041.001
O00–O99	Schwangerschaft, Geburt und Wochenbett	973.492	1.028.086	1.015.451
P00–P96	Bestimmte Zustände, die ihren Ursprung in der Perinatalperiode haben	198.970	202.526	191.515
Q00–Q99	Angeborene Fehlbildungen, Deformitäten u. Chromosomenanomalien	94.334	106.079	105.629
R00–R99	Symptome und abnorme klinische und Laborbefunde, a. n. k.	728.164	920.352	949.612
S00–T98	Verletzungen, Vergiftungen u. best. andere Folgen äußerer Ursachen	1.766.902	1.984.739	1.956.712
Z00–Z99	Faktoren, die den Gesundheitszustand beeinflussen und zur Inanspruchnahme des Gesundheitswesens führen	655.127	680.240	665.543
Z38	Darunter: gesunde Neugeborene	534.497	548.618	526.437

Krankenhaus-Report 2023

qualität der Krankenhausdiagnosestatistik erheblich verbessert werden konnte und nun auf ein Niveau gestiegen ist, bei dem man von vollständiger Erfassung aller Fälle und deren Zuordnung zu einer Diagnose sprechen kann. Dies beweist auch, dass die Dokumentation in den Krankenhäusern vor allem auch im Hinblick auf abrechnungsrelevante An-

◼ **Tab. 22.6** Veränderungsraten der Patienten je 100.000 Einwohner 2015 zu 2020 – standardisierte Rate – standardisiert mit der Standardbevölkerung Deutschland 2011[a]

Diagnose-klasse	Behandlungsanlass	Veränderung 2015/2020 in %
A00–B99	Infektiöse und parasitäre Krankheiten	−30,8
C00–D48	Neubildungen	−6,5
D50–D90	Krankheiten des Blutes u. der blutbildenden Organe sowie bestimmte Störungen mit Beteiligung des Immunsystems	−20,5
E00–E90	Endokrine, Ernährungs- und Stoffwechselkrankheiten	−17,6
F00–F99	Psychische und Verhaltensstörungen	−17,7
G00–G99	Krankheiten des Nervensystems	−22,1
H00–H59	Krankheiten des Auges und der Augenanhangsgebilde	−19,3
H60–H95	Krankheiten des Ohres und des Warzenfortsatzes	−23,4
I00–I99	Krankheiten des Kreislaufsystems	−16,1
J00–J99	Krankheiten des Atmungssystems	−23,2
K00–K93	Krankheiten des Verdauungssystems	−14,1
L00–L99	Krankheiten der Haut und der Unterhaut	−20,8
M00–M99	Krankheiten des Muskel-Skelett-Systems und des Bindegewebes	−22,2
N00–N99	Krankheiten des Urogenitalsystems	−9,0
O00–O99[b]	Schwangerschaft, Geburt und Wochenbett	−5,9
P00–P96	Bestimmte Zustände, die ihren Ursprung in der Perinatalperiode haben	−1,6
Q00–Q99	Angeborene Fehlbildungen, Deformitäten u. Chromosomenanomalien	−13,2
R00–R99	Symptome und abnorme klinische und Laborbefunde, a. n. k.	−26,0
S00–T98	Verletzungen, Vergiftungen u. best. andere Folgen äußerer Ursachen	−14,3
Z00–Z99	Faktoren, die den Gesundheitszustand beeinflussen und zur Inanspruchnahme des Gesundheitswesens führen	−6,7

[a] Ohne Patienten mit ausländischem oder unbekanntem Wohnort, unbekanntem Geschlecht und unbekanntem Alter, standardisiert anhand der Standardbevölkerung „Deutschland 2011".
[b] Standardisiert anhand der weiblichen Bevölkerung
Krankenhaus-Report 2023

forderungen ständig optimiert und angepasst wird.

Um den demographischen Effekt bereinigt (standardisierte Rate) haben bezogen auf 100.000 Einwohner in den Jahren 2015 und 2020 die Fälle der infektiösen und parasitären Krankheiten (A00 bis B99) mit −30,8 % den größten Rückgang zu verzeichnen, gefolgt von den Symptomen und abnormen klinischen und Laborbefunden, a. n. k. (R00 bis R99) mit −26,0 %. Rückgänge sind auch bei den Krankheiten des Ohres und des Warzenfortsatzes (H60 bis H95) und den Krankheiten des Atmungssystems (J00 bis J99) festzustellen (◼ Tab. 22.6).

22

22.4.2 Diagnosen nach Alter und Geschlecht

Die häufigste Einzeldiagnose bei stationären Behandlungsfällen insgesamt war im Jahre 2020 die Diagnose Lebendgeborene nach dem Geburtsort (Z38) – sie wurde insgesamt 534.497-mal gezählt. Mit 429.104 Behandlungsfällen war die Herzinsuffizienz (I50) der zweithäufigste Anlass für eine stationäre Versorgung. Dies sind 58.143 Fälle weniger als noch im Jahr zuvor (487.247 Behandlungsfälle).

Bei den weiblichen Patienten war die Position Lebendgeborene nach dem Geburtsort (Z38) die häufigste Diagnose, auf sie entfallen 266.126 Fälle. An zweiter Stelle folgt die Herzinsuffizienz (I50), die in 213.222 Fällen der Grund für einen stationären Aufenthalt war. Bei dieser Diagnose lag das Durchschnittsalter der Patientinnen bei 81 Jahren. Vorhofflattern und Vorhofflimmern (I48) war in 139.246 Fällen der Behandlungsgrund, das Durchschnittsalter betrug 74 Jahre. Die Spontangeburt eines Einlings (O80) folgte mit rund 134.217 Fällen. Die Patientinnen waren durchschnittlich 31 Jahre alt.

Bei den männlichen Patienten liegen die Lebendgeborenen nach dem Geburtsort (Z38) mit 268.371 Fällen an erster Stelle, gefolgt von der Herzinsuffizienz (I50) mit 215.882 Fällen. Die Psychischen und Verhaltensstörungen durch Alkohol (F10) waren der dritthäufigste Anlass für Männer, sich einer stationären Behandlung zu unterziehen. Hier wurden rund 179.264 Fälle behandelt.

Über alle Diagnosen hinweg lag das Durchschnittsalter der Frauen bei 55,5 und das der Männer bei 56,2 Jahren (vgl. ◘ Tab. 22.7).

Beim Vergleich der Anzahl der Behandlungsfälle nach den Diagnosekapiteln der ICD zeigt sich, dass beide Geschlechter unterschiedlich von Krankheiten betroffen sind und nur bei wenigen Kapiteln eine annähernde Übereinstimmung entsprechend der Verteilung der Frauen und Männer in der Bevölkerung festzustellen ist. Grundsätzlich zeigt der Aufbau der Bevölkerung, dass von den knapp 83,2 Mio. Einwohnern ca. 50,7 % Frauen und ca. 49,3 % Männer sind.

Die größten Übereinstimmungen anhand der absoluten Zahl der Behandlungsfälle ergeben sich demnach in den Kapiteln Faktoren, die den Gesundheitszustand beeinflussen und zur Inanspruchnahme des Gesundheitswesens führen (Z00 bis Z99) und Krankheiten des Urogenitalsystems (N00 bis N99). Dagegen sind bei den Krankheiten des Atmungssystems (J00 bis J99) und bei angeborenen Fehlbildungen, Deformitäten und Chromosomenanomalien (Q00 bis Q99) Männer überdurchschnittlich häufig vertreten. Hier liegt der Anteil mit 56,3 % bzw. 56,1 % deutlich über dem eigentlichen Bevölkerungsanteil. Ausgenommen das Kapitel Schwangerschaft, Geburt und Wochenbett dominieren Frauen in den Diagnosekapiteln E00 bis E99 (Endokrine, Ernährungs- und Stoffwechselkrankheiten) und D50 bis D90 (Krankheiten des Blutes und der blutbildenden Organe sowie bestimmte Störungen mit Beteiligung des Immunsystems). Hier liegt ihr Anteil mit 55,5 und 55,2 % über ihrem eigentlichen Anteil in der Bevölkerung. Aber auch die Krankheiten des Muskel-Skelett-Systems und des Bindegewebes (M00 bis M95) sowie Krankheiten des Ohres und des Warzenfortsatzes (H60 bis H95) betreffen mit einem Anteil von 55,0 % bzw. 53,3 % eher Frauen als Männer (◘ Abb. 22.4).

Zum Abschluss werden die Hauptdiagnosen nach Altersgruppen und Geschlecht betrachtet. Dabei wird nachfolgenden Altersgruppen differenziert: unter 15-Jährige, 15- bis 45-Jährige, 45- bis 65-Jährige und über 65-Jährige.

Sowohl bei den Mädchen als auch bei den Jungen im Alter unter 15 Jahren wurde 2020 als häufigste Diagnose die Geburt gezählt (266.126 Fälle bei Mädchen und 268.371 bei Jungen). Mit weitem Abstand rangieren die Intrakraniellen Verletzungen (25.222 Fälle bei Mädchen und 31.589 bei Jungen), die Störungen im Zusammenhang mit kurzer Schwangerschaftsdauer und niedrigem Geburtsgewicht

◘ Tab. 22.7 Die 10 häufigsten Hauptdiagnosen der männlichen und weiblichen Patienten (einschließlich Sterbe- und Stundenfälle) 2020. (Quelle: Statistisches Bundesamt)

Rang	ICD-Pos.	Hauptdiagnose	Patienten	Durchschnittliche Verweildauer	Durchschnittliches Alter
			Anzahl	in Tagen	in Jahren
Männer					
		Insgesamt	**8.322.422**	**7,3**	**56,2**
1	Z38	Lebendgeborene nach dem Geburtsort	268.371	2,7	0,0
2	I50	Herzinsuffizienz	215.882	10,0	76,5
3	F10	Psychische und Verhaltensstörungen durch Alkohol	179.264	9,4	46,7
4	I48	Vorhofflattern und Vorhofflimmern	154.345	3,9	67,7
5	I21	Akuter Myokardinfarkt	133.152	7,0	67,5
6	K40	Hernia inguinalis	130.393	2,0	58,7
7	I63	Hirninfarkt	129.710	11,7	71,2
8	I20	Angina pectoris	127.658	3,7	67,0
9	S06	Intrakranielle Verletzung	124.717	4,7	45,8
10	I25	Chronische ischämische Herzkrankheit	123.837	4,4	68,4
Frauen					
		Insgesamt	**8.942.702**	**7,1**	**55,5**
1	Z38	Lebendgeborene nach dem Geburtsort	266.126	2,7	0,0
2	I50	Herzinsuffizienz	213.222	9,8	81,2
3	I48	Vorhofflattern und Vorhofflimmern	139.246	4,6	74,2
4	O80	Spontangeburt eines Einlings	134.217	2,7	30,7
5	S72	Fraktur des Femurs	132.574	14,4	81,1
6	K80	Cholelithiasis	131.839	5,2	58,4
7	C50	Bösartige Neubildung der Brustdrüse [Mamma]	122.461	5,6	62,8
8	I10	Essentielle (primäre) Hypertonie	122.338	4,0	71,5
9	I63	Hirninfarkt	116.234	11,6	76,7
10	S06	Intrakranielle Verletzung	114.248	3,8	53,8

Krankenhaus-Report 2023

(25.347 Mädchen und 26.968 Jungen). Dahinter waren es bei den Mädchen die Sonstige und nicht näher bezeichnete Gastroenteritis und Kolitis infektiösen oder nicht näher bezeich-neten Ursprungs (10.458 Fälle) und bei den Jungen die Akute Bronchitis (17.434 Fälle).

In der Altersgruppe der 15- bis 45-Jährigen unterscheidet sich das Bild: Bei den Frauen

22

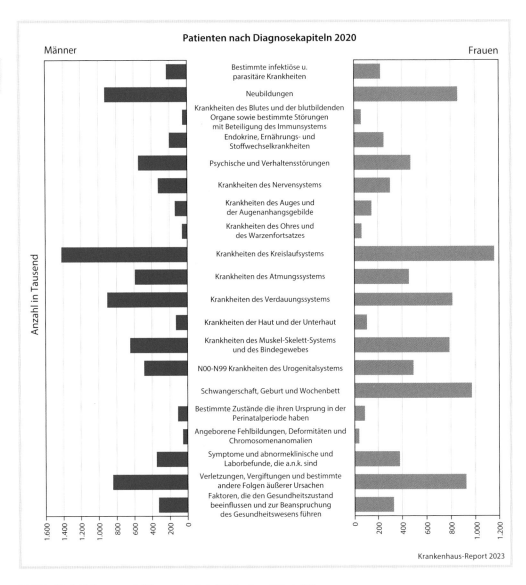

◘ Abb. 22.4 Patienten nach Diagnosekapiteln 2020 – Anzahl in 1.000

dominieren deutlich die Diagnosen mit Bezug auf das gebärfähige Alter: Mit 134.028 Fällen steht hier die Spontangeburt eines Einlings an erster Stelle. Dahinter liegt der Vorzeitige Blasensprung (95.149 Fälle) und der Dammriss unter der Geburt (83.395 Fälle). Bei den Männern dieser Altersgruppe hingegen sind die Krankenhausaufenthalte hauptsächlich durch Psychische und Verhaltensstörungen durch Alkohol (74.025 Fälle), Schi-

zophrenie (32.115 Fälle) sowie Intrakranielle Verletzungen (26.997 Fälle) bedingt.

Die Psychischen und Verhaltensstörungen durch Alkohol (89.384 Fälle) sind es auch, die Männer im Alter zwischen 45 und 65 Jahren hauptsächlich ins Krankenhaus bringen. Das Vorhofflimmern und Vorhofflattern liegen an zweiter Stelle (51.770 Fälle), gefolgt vom Akuten Myokardinfarkt 50.905 Fällen. Bei den Frauen sind die Bösartigen Neubildungen der

Tab. 22.8 Die fünf häufigsten Hauptdiagnosen der männlichen und weiblichen Patienten 2020 nach ausgewählten Altersgruppen. (Quelle: Statistisches Bundesamt)

Rang	ICD-Pos.	Hauptdiagnose männlich	Anzahl	ICD-Pos.	Hauptdiagnose weiblich	Anzahl
Unter 15 Jahre						
		Insgesamt	**835.470**		**Insgesamt**	**729.265**
1	Z38	Lebendgeborene nach dem Geburtsort	268.371	Z38	Lebendgeborene nach dem Geburtsort	266.126
2	S06	Intrakranielle Verletzung	31.589	P07	Störungen im Zusammenhang mit kurzer Schwangerschaftsdauer und niedrigem Geburtsgewicht, anderenorts nicht klassifiziert	25.347
3	P07	Störungen im Zusammenhang mit kurzer Schwangerschaftsdauer und niedrigem Geburtsgewicht, anderenorts nicht klassifiziert	26.968	S06	Intrakranielle Verletzung	25.222
4	J20	Akute Bronchitis	17.434	A09	Sonstige Gastroenteritis und Kolitis infektiösen und nicht näher bezeichneten Ursprungs	10.458
5	J35	Chronische Krankheiten der Gaumenmandeln und der Rachenmandel	14.199	J20	Akute Bronchitis	10.072
15 bis unter 45 Jahre						
		Insgesamt	**1.328.525**		**Insgesamt**	**2.237.109**
1	F10	Psychische und Verhaltensstörungen durch Alkohol	74.025	O80	Spontangeburt eines Einlings	134.028
2	F20	Schizophrenie	32.115	O42	Vorzeitiger Blasensprung	95.149
3	S06	Intrakranielle Verletzung	26.997	O70	Dammriss unter der Geburt	83.395
4	K35	Akute Appendizitis	25.284	O68	Komplikationen bei Wehen und Entbindung durch fetalen Distress [fetal distress] [fetaler Gefahrenzustand]	73.903
5	J34	Sonstige Krankheiten der Nase und der Nasennebenhöhlen	23.651	O34	Betreuung der Mutter bei festgestellter oder vermuteter Anomalie der Beckenorgane	71.280

22

◻ Tab. 22.8 (Fortsetzung)

Rang	ICD-Pos.	Hauptdiagnose männlich	Anzahl	ICD-Pos.	Hauptdiagnose weiblich	Anzahl
45 bis unter 65 Jahre						
		Insgesamt	**2.384.435**		**Insgesamt**	**1.956.653**
1	F10	Psychische und Verhaltensstörungen durch Alkohol	89.384	C50	Bösartige Neubildung der Brustdrüse [Mamma]	54.279
2	I48	Vorhofflattern und Vorhofflimmern	51.770	K80	Cholelithiasis	44.153
3	I21	Akuter Myokardinfarkt	50.905	F33	Rezidivierende depressive Störung	37.323
4	I20	Angina pectoris	49.088	M54	Gonarthrose [Arthrose des Kniegelenkes]	33.093
5	K40	Hernia inguinalis	49.077	F10	Psychische und Verhaltensstörungen durch Alkohol	31.073
65 und älter						
		Insgesamt	**3.773.992**		**Insgesamt**	**4.019.675**
1	I50	Herzinsuffizienz	183.936	I50	Herzinsuffizienz	199.648
2	I48	Vorhofflattern und Vorhofflimmern	96.559	S72	Fraktur des Femurs	121.768
3	I63	Hirninfarkt	92.140	I48	Vorhofflattern und Vorhofflimmern	115.907
4	I25	Chronische ischämische Herzkrankheit	79.294	I63	Hirninfarkt	97.829
5	I21	Akuter Myokardinfarkt	77.328	I10	Essentielle (primäre) Hypertonie	88.644
			8.322.422			8.942.702

Krankenhaus-Report 2023

Brustdrüse in 54.279 Fällen verantwortlich für eine stationäre Behandlung. Die Cholelithiasis (44.153 Fälle) und Rezidivierende depressive Störung (37.323 Fälle) liegen dahinter.

In der letzten hier erwähnten Altersgruppe (65 und älter) ist es die Herzinsuffizienz, die sowohl bei den Männern (183.936 Fälle) als auch bei den Frauen (199.648 Fälle) die häufigste Hauptdiagnose darstellt. An zweiter Stelle liegt die Diagnose Fraktur des Femurs (Oberschenkelknochen) mit 121.768 Fällen bei den Frauen, gefolgt vom Vorhofflattern und Vorhofflimmern mit 115.907 Fällen. Bei den Männern liegt das Vorhofflattern und Vorhofflimmern (96.559 Fälle) auf dem zweiten Platz und der Hirninfarkt mit 92.140 Fällen an dritter Stelle.

Bei den genannten Altersgruppen gibt es bis auf wenige Ausnahmen keine großen Ausreißer bei den Diagnosen. Bei den Frauen sorgen einzig die durch Schwangerschaft, Geburt und Wochenbett ausgelösten Fälle für hohe Zahlen in der Altersgruppe der 15- bis 45-Jährigen (◘ Tab. 22.8).

22.4.3 Verweildauer bei ausgewählten Diagnosen

Der Trend der letzten Jahre hält weiter an – die Verweildauer der stationär in den Krankenhäusern Behandelten ist weiterhin auf einem sehr niedrigen Niveau (vgl. ◘ Tab. 22.9). Insgesamt betrug sie im Jahr 2020 wie auch schon 2019 im Schnitt 7,2 Tage. Verglichen mit dem Jahr 2015 beträgt der Rückgang 0,2 Tage, noch deutlicher ist der Vergleich mit dem Berichtsjahr 2000: Hier lag die durchschnittliche Verweildauer noch bei 9,7 Tagen.

Die Verteilung der durchschnittlichen Verweildauer über die Kapitel hinweg ist unterschiedlich. Die längste Verweildauer weisen nach wie vor die Psychischen und Verhaltensstörungen auf (F00 bis F99), hier betrug sie 23,2 Tage. An zweiter Stelle folgen mit großem Abstand die Diagnosen aus dem Bereich Bestimmte Zustände, die ihren Ursprung in der Perinatalperiode haben (P00 bis P96),

mit 8,1 Tagen durchschnittlicher Verweildauer. Am kürzesten mussten Patienten im Krankenhaus liegen, die wegen Faktoren, die den Gesundheitszustand beeinflussen und zur Inanspruchnahme des Gesundheitswesens führen (Z00 bis Z99), und Krankheiten des Auges und der Augenanhangsgebilde (H00 bis H59) behandelt wurden. Sie konnten im Schnitt schon nach drei Tagen (2,7 Tage bzw. 3 Tage) nach Hause gehen. Mit 3,4 Tagen liegen die Behandlungsfälle aufgrund von Schwangerschaft, Geburt und Wochenbett (O00 bis O99) an dritter Stelle, gefolgt von der Diagnose Krankheiten des Ohres und des Warzenfortsatzes (H60 bis H95) mit 3,6 Tagen.

Bei der Untersuchung der Veränderungsraten bieten sich zwei Vergleiche an; zum einen der Vergleich zum Vorjahr (2020 zu 2019), zum anderen der längerfristige Vergleich zum Jahr 2015. Bezogen auf den Vergleich mit dem Vorjahr ergibt sich folgendes Bild: Die größte Veränderung betrifft das Kapitel Krankheiten des Atmungssystems (J00 bis J99). Die Verweildauer ist hier um 8,1 % auf 7,2 Tage gegenüber dem Vorjahr gestiegen.

Bei einem Vergleich über die letzten Jahre (2020 zu 2015) ergibt sich folgendes Bild: Bei nahezu allen Diagnosekapiteln der ICD zeigt sich, dass die durchschnittliche Verweildauer im Vergleich zu 2015 gesunken ist. Den größten Rückgang verzeichnet hier das Kapitel Faktoren, die den Gesundheitszustand beeinflussen und zur Inanspruchnahme des Gesundheitswesens führen (Z00 bis Z99). Hier konnte die Verweildauer um −13,6 % gesenkt werden. Der Rückgang bei dem Kapitel Bestimmte Zustände, die ihren Ursprung in der Perinatalperiode haben (P00 bis P96), betrug −11,1 %.

Die Verletzungen, Vergiftungen und bestimmte andere Folgen äußerer Ursachen (S00 bis T98) verzeichnen mit −2,5 % den geringsten Rückgang, gefolgt von Endokrinen, Ernährungs- und Stoffwechselkrankheiten (E00 bis E99) sowie den Krankheiten des Urogenitalsystems (N00 bis N99) mit je −4,2 %. Die Verweildauer bei Psychischen und Verhaltensstörungen (F00 bis F99) ist dagegen um 11,0 % angestiegen.

22

◼ Tab. 22.9 Verweildauer der Patienten (einschl. Sterbe- und Stundenfälle) nach Diagnosekapiteln 2015, 2019 und 2020. (Quelle: Statistisches Bundesamt)

ICD-Pos.	Diagnosekapitel	Durchschnittliche Verweildauer			Veränderungsrate	
		2020	2019	2015	2020 zu 2019	2020 zu 2015
		in Tagen				
	Insgesamt	7,2	7,2	7,4	0,1	−2,5
A00–B99	Infektiöse und parasitäre Krankheiten	7,8	7,3	7,5	6,1	3,8
C00–D48	Neubildungen	7,2	7,3	7,7	−1,5	−6,1
D50–D90	Krankheiten des Blutes und der blutbildenden Organe sowie bestimmte Störungen mit Beteiligung des Immunsystems	6,1	6,1	6,6	0,0	−7,5
E00–E90	Endokrine, Ernährungs- und Stoffwechselkrankheiten	7,3	7,3	7,6	−0,4	−4,2
F00–F99	Psychische und Verhaltensstörungen	23,2	23,0	20,9	1,0	11,0
G00–G99	Krankheiten des Nervensystems	7,1	6,9	6,7	2,6	5,8
H00–H59	Krankheiten des Auges und der Augenanhangsgebilde	3,0	3,0	3,1	0,4	−4,7
H60–H95	Krankheiten des Ohres und des Warzenfortsatzes	3,6	3,7	4,0	−1,5	−9,3
I00–I99	Krankheiten des Kreislaufsystems	7,3	7,4	7,8	−0,9	−5,3
J00–J99	Krankheiten des Atmungssystems	7,2	6,7	7,0	8,1	3,6
K00–K93	Krankheiten des Verdauungssystems	5,5	5,4	5,8	1,3	−5,6
L00–L99	Krankheiten der Haut und der Unterhaut	6,4	6,4	7,0	0,2	−8,0
M00–M99	Krankheiten des Muskel-Skelett-Systems und des Bindegewebes	6,8	7,1	7,4	−4,2	−8,2
N00–N99	Krankheiten des Urogenitalsystems	5,1	5,1	5,4	0,9	−4,2
O00–O99	Schwangerschaft, Geburt und Wochenbett	3,4	3,6	3,9	−4,5	−10,8
P00–P96	Bestimmte Zustände, die ihren Ursprung in der Perinatalperiode haben	8,1	8,2	9,1	−1,9	−11,1
Q00–Q99	Angeborene Fehlbildungen, Deformitäten und Chromosomenanomalien	5,3	5,3	5,6	−1,8	−5,9
R00–R99	Symptome und abnorme klinische und Laborbefunde, die anderenorts nicht klassifiziert sind	4,0	4,0	4,0	−0,1	0,3
S00–T98	Verletzungen, Vergiftungen und bestimmte andere Folgen äußerer Ursachen	6,9	6,9	7,1	0,1	−2,5
Z00–Z99	Faktoren, die den Gesundheitszustand beeinflussen und zur Inanspruchnahme des Gesundheitswesens führen	2,7	2,8	3,1	−4,9	−13,6

Krankenhaus-Report 2023

Insgesamt wurden 74,0 % der Patienten (12,8 Mio. Fälle) innerhalb von sieben Tagen wieder aus dem Krankenhaus entlassen. Gegenüber dem Vorjahr erhöhte sich dieser Anteil um 0,4 Prozentpunkte. Diese Patientengruppe verursachte 32,3 % aller Berechnungs- und Belegungstage. Innerhalb von 14 Tagen wurden insgesamt 88,5 % der Patienten aus der vollstationären Behandlung entlassen. Mit 51,9 % fiel somit über die Hälfte aller Berechnungs- und Belegungstage in dieser Verweildauer an. Die Anzahl der Langlieger (mit einer Verweildauer von über einem Jahr) lag 2020 bei 1.386 Fällen (2019: 309 Fälle) und ist damit erheblich angestiegen (vgl. ◨ Tab. 22.2).

22.4.4 Regionale Verteilung der Diagnosen

Im Folgenden werden die in den Krankenhäusern vollstationär behandelten Patienten nach Hauptdiagnose auf Länderebene analysiert. Die Auswertung der Daten nach dem Wohnort und nicht nach dem Behandlungsort der Patienten gibt Aufschluss über die Anzahl der Einwohnerinnen und Einwohner eines Bundeslandes, die wegen bestimmter Erkrankungen vollstationär behandelt wurden. Sie ist damit wichtig für epidemiologische Aussagen. Der Wohnort der Patienten lässt jedoch keine Rückschlüsse auf den Behandlungsort zu, denn es ist gängige Praxis, dass sich Patienten auch in anderen Bundesländern einer vollstationären Krankenhausbehandlung unterziehen.

Um den demographischen Effekt auszuschließen, werden auch hier die standardisierten Daten herangezogen. Demnach ließen sich die meisten Patienten je 100.000 Einwohner in Sachsen-Anhalt behandeln (22.115 Fälle je 100.000 Einwohner), auf den Plätzen zwei und drei folgen das Saarland mit 21.998 Fällen und Thüringen mit 21.840 Fällen (vgl. ◨ Tab. 22.10). Bezogen auf diese Quote weist Baden-Württemberg mit 16.748 Fällen je 100.000 Einwohner den niedrigsten Wert

auf und lag somit um 15,0 % unter dem Bundesdurchschnitt (19.700 Fälle je 100.000 Einwohner).

Auch bei den standardisierten Raten bezogen auf die einzelnen Diagnosekapitel ergeben sich Unterschiede auf regionaler Ebene. Demnach wiesen die Sachsen-Anhaltiner mit 3.414 Fällen je 100.000 Einwohner die meisten stationär versorgten Krankheiten des Kreislaufsystems (I00 bis I99) auf und lagen damit um 19,8 % über dem Bundesdurchschnitt (2.849 Fälle). An zweiter Stelle liegen die Saarländer mit 3.301 Patienten je 100.000 Einwohner.

Der standardisierte Bundesdurchschnitt bei den Neubildungen (C00 bis D48) betrug 2.045 Fälle je 100.000 Einwohner. Baden-Württemberg (1.772 Fälle) und Hamburg (1.818 Fälle) lagen um 13,3 und 11,1 % unter dem Bundesdurchschnitt und wiesen damit im Bundesvergleich die geringste Quote an vollstationären Behandlungsfällen auf. Über dem Bundesdurchschnitt liegen insbesondere Thüringen mit 2.421 Fällen und Brandenburg mit 2.353 Fällen je 100.000 Einwohner.

Wegen Krankheiten des Verdauungssystems (K00 bis K99) mussten sich im Jahr 2020 im Saarland 2.292 Patienten je 100.000 Einwohner behandeln lassen. Sachsen-Anhalt liegt mit 2.272 Patienten auf dem dahinterliegenden Platz. Der Bundesdurchschnitt von 1.985 Fällen wird insbesondere von den Ländern Bremen (1.605 Fälle) und Baden-Württemberg (1.625 Fälle) unterboten.

Die letzte hier erwähnte Diagnosegruppe sind Psychische und Verhaltensstörungen (F00 bis F99). Insgesamt elf Länder liegen über dem Bundesdurchschnitt von 1.235 Patienten. Mit 1.472 Fällen je 100.000 Einwohner liegt das Saarland an der Spitze und damit 19,3 % über dem Bundesdurchschnitt. Auch Mecklenburg-Vorpommern (1.413 Fälle) und Sachsen-Anhalt (1.397 Fälle) liegen weit über dem Bundesdurchschnitt. Demgegenüber liegen Baden-Württemberg und Hessen mit 13,4 und 8,7 % unter dem standardisierten Durchschnitt für Deutschland (◨ Abb. 22.5).

22

■ **Tab. 22.10** Patienten nach Diagnosekapiteln und Wohnort je 100.000 Einwohnerinnen und Einwohner 2020 – standardisierte Rate. (Quelle: Statistisches Bundesamt)

ICD-Pos.	Diagnosekapitel	Deutschland	Baden-Württemberg	Bayern	Berlin	Brandenburg	Bremen	Hamburg	Hessen	Mecklenburg-Vorpommern	Niedersachsen	Nordrhein-Westfalen	Rheinland-Pfalz	Saarland	Sachsen	Sachsen-Anhalt	Schleswig-Holstein	Thüringen
		Je 100.000 Einwohner[a, b]																
	Insgesamt (rohe Rate)	**19.700**	**16.748**	**19.190**	**19.101**	**21.062**	**17.448**	**17.975**	**19.306**	**21.202**	**19.291**	**21.647**	**20.610**	**21.998**	**19.179**	**22.115**	**19.129**	**21.840**
A00–B99	Infektiöse und parasitäre Krankheiten	509	416	529	462	535	474	447	480	611	498	550	536	566	523	610	463	584
C00–D48	Neubildungen	2.045	1.772	1.998	2.316	2.353	1.892	1.818	1.945	2.129	1.856	2.220	2.056	2.267	2.088	2.153	1.906	2.421
D50–D90	Krankheiten des Blutes und der blutbildenden Organe sowie bestimmte Störungen mit Beteiligung des Immunsystems	126	104	105	137	150	116	112	122	146	125	145	123	135	129	160	113	152
E00–E90	Endokrine, Ernährungs- und Stoffwechselkrankheiten	505	419	472	476	567	449	463	532	657	483	543	491	504	526	625	483	577
F00–F99	Psychische und Verhaltensstörungen	1.235	1.069	1.155	1.232	1.347	1.295	1.261	1.128	1.413	1.190	1.341	1.286	1.472	1.254	1.397	1.380	1.396
G00–G99	Krankheiten des Nervensystems	726	571	675	673	762	505	668	711	890	703	843	794	889	689	766	733	843
H00–H59	Krankheiten des Auges und der Augenanhangsgebilde	325	284	251	399	359	235	429	339	438	301	332	338	454	351	318	395	416
H60–H95	Krankheiten des Ohres und des Warzenfortsatzes	146	128	131	125	166	133	151	145	169	153	152	148	212	139	213	152	156
I00–I99	Krankheiten des Kreislaufsystems	2.849	2.348	2.717	2.904	3.006	2.315	2.536	2.734	3.240	2.828	3.177	2.994	3.301	2.529	3.414	2.884	3.117
J00–J99	Krankheiten des Atmungssystems	1.178	999	1.131	1.196	1.183	1.132	1.190	1.174	1.144	1.145	1.354	1.163	1.213	1.131	1.345	1.064	1.207
K00–K93	Krankheiten des Verdauungssystems	1.985	1.625	1.861	1.922	2.092	1.605	1.712	1.984	2.205	1.984	2.243	2.187	2.292	1.869	2.272	1.803	2.270

◻ **Tab. 22.10** (Fortsetzung)

ICD-Pos.	Diagnosekapitel	Deutschland	Baden-Württemberg	Bayern	Berlin	Brandenburg	Bremen	Hamburg	Hessen	Mecklenburg-Vorpommern	Niedersachsen	Nordrhein-Westfalen	Rheinland-Pfalz	Saarland	Sachsen	Sachsen-Anhalt	Schleswig-Holstein	Thüringen
		Je 100.000 Einwohner[a, b]																
L00–L99	Krankheiten der Haut und der Unterhaut	280	207	258	288	333	279	286	281	342	276	305	291	268	303	409	242	370
M00–M99	Krankheiten des Muskel-Skelett-Systems und des Bindegewebes	1.669	1.375	1.805	1.387	1.737	1.375	1.418	1.627	1.541	1.589	1.880	1.788	1.692	1.521	1.757	1.694	1.728
N00–N99	Krankheiten des Urogenitalsystems	1.133	961	1.075	1.075	1.193	951	1.012	1.102	1.126	1.128	1.279	1.160	1.249	1.146	1.271	1.059	1.261
O00–O99	Schwangerschaft, Geburt und Wochenbett	2.267	2.206	2.209	1.934	2.429	2.374	2.059	2.292	2.345	2.422	2.367	2.352	2.302	2.246	2.485	2.204	2.473
P00–P96	Bestimmte Zustände, die ihren Ursprung in der Perinatalperiode haben	214	238	209	177	242	194	244	206	196	208	204	206	247	244	203	232	202
Q00–Q99	Angeborene Fehlbildungen, Deformitäten und Chromosomenanomalien	108	101	105	106	118	99	92	104	111	108	116	108	109	110	109	108	109
R00–R99	Symptome und abnorme klinische und Laborbefunde, die anderenorts nicht klassifiziert sind	839	612	809	572	829	587	588	921	887	861	973	1.049	1.156	792	1.026	813	890
S00–T98	Verletzungen, Vergiftungen und bestimmte andere Folgen äußerer Ursachen	1.983	1.749	2.084	1.897	2.139	1.905	1.827	1.877	2.009	1.912	2.062	2.110	2.103	2.063	2.102	1.967	2.188
Z00–Z99	Faktoren, die den Gesundheitszustand beeinflussen und zur Inanspruchnahme des Gesundheitswesens führen	711	675	717	768	742	724	656	742	784	735	735	607	724	668	756	530	747

[a] Ohne Patienten mit ausländischem oder unbekanntem Wohnort, unbekanntem Geschlecht und unbekanntem Alter. Berechnet mit der Durchschnittsbevölkerung auf Grundlage des Zensus 2011

[b] Das Kapitel O00–O99 wurde anhand der weiblichen mittleren Bevölkerung standardisiert

Krankenhaus-Report 2023

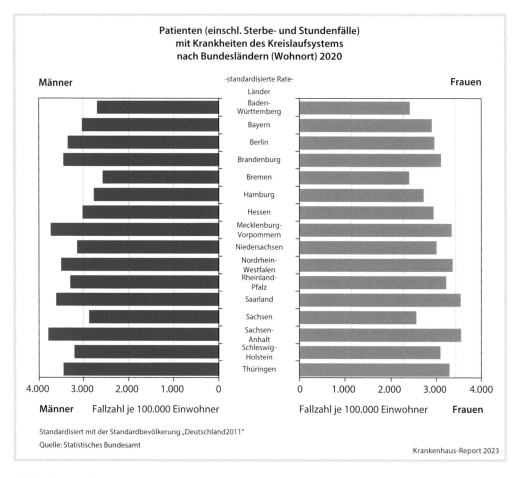

◘ Abb. 22.5 Patienten (einschl. Sterbe- und Stundenfälle) mit Krankheiten des Kreislaufsystems nach Bundesländern (Wohnort)

22.5 Entwicklung ausgewählter Diagnosen 2015 bis 2020

Die Anteile der Diagnosen der Patienten haben sich im Zeitverlauf unterschiedlich entwickelt. Die Zahl bestimmter Diagnosen ist angestiegen, andere Diagnosen verzeichneten dagegen einen Fallrückgang. Für einen Vergleich der Diagnosen der Patienten werden die Veränderungen der Diagnosen auf dreistelliger Ebene in den Jahren 2015 bis 2020 dargestellt. Es werden alle Diagnosen in die Analyse einbezogen, die im Jahr 2020 mindestens 10.000 Fälle aufwiesen. Dargestellt werden die zehn Diagnosen mit den größten prozentualen Verän-

derungsraten vom Jahr 2020 gegenüber 2015. Bei Interesse an allen Positionen auf drei- oder vierstelliger Ebene finden Sie im Internetangebot des Statistischen Bundesamtes auf der Themenseite Gesundheit (▶ www.destatis. de) entsprechende Informationen. Diese können auch als Sonderauswertung beim Statistischen Bundesamt angefordert werden (gesundheit@destatis.de).

In ◘ Tab. 22.11 werden die zehn Diagnosen mit den größten Veränderungsraten dargestellt. Auffällig dabei ist, dass sich darunter im Gegensatz zu den Vorjahren weitaus weniger Diagnosen befinden, die den Zusatz „sonstige" haben.

☐ **Tab. 22.11** Die 10 Hauptdiagnosen mit den größten Zuwächsen und Rückgängen 2015/2020ᵃ. (Quelle: Statistisches Bundesamt)

Die 10 größten relativen Zuwächse 2020/2015

Rang	ICD-Pos.		Anzahl						Veränderung in Prozent					
			2020	2019	2018	2017	2016	2015	20/19	19/18	18/17	17/16	20/15
1	J12	Viruspneumonie, anderenorts nicht klassifiziert	100.750	13.131	10.917	10.914	10.230	8.840	667,3	20,3	0,0	6,7	1.039,7
2	J10	Grippe durch saisonale nachgewiesene Influenzaviren	28.981	33.043	46.682	17.733	10.422	9.505	−12,3	−29,2	163,2	70,1	204,9
3	A49	Bakterielle Infektion nicht näher bezeichneter Lokalisation	34.323	20.449	18.743	17.806	17.952	16.108	67,8	9,1	5,3	−0,8	113,1
4	M00	Eitrige Arthritis	16.502	15.587	12.315	11.732	11.777	11.046	5,9	26,6	5,0	−0,4	49,4
5	Q21	Angeborene Fehlbildungen der Herzsepten	12.379	13.222	12.149	9.268	8.904	8.475	−6,4	8,8	31,1	4,1	46,1
6	E66	Adipositas	24.826	26.728	24.038	21.859	19.148	17.317	−7,1	11,2	10,0	14,2	43,4
7	O62	Abnorme Wehentätigkeit	22.087	21.043	20.237	16.933	16.832	15.463	5,0	4,0	19,5	0,6	42,8
8	J15	Pneumonie durch Bakterien, a. n. k.	56.692	72.499	64.937	55.902	44.904	41.720	−21,8	11,6	16,2	24,5	35,9
9	P08	Störungen im Zusammenhang mit langer Schwangerschaftsdauer und hohem G	21.248	20.471	20.184	20.513	20.410	16.481	3,8	1,4	−1,6	0,5	28,9
10	P22	Atemnot (Respiratory distress) beim Neugeborenen	17.552	16.467	16.541	16.059	14.454	13.624	6,6	−0,4	3,0	11,1	28,8

22

■ **Tab. 22.11** (Fortsetzung)

Die 10 größten relativen Rückgänge 2020/2015

Rang	ICD-Pos.		2020	2019	2018	2017	2016	2015	Veränderung in Prozent				
			Anzahl						20/19	19/18	18/17	17/16	20/15
1	A08	Virusbedingte und sonstige näher bezeichnete Darminfektionen	15.218	46.954	43.752	47.413	47.750	53.775	−67,6	7,3	−7,7	−0,7	−71,7
2	M42	Osteochondrose der Wirbelsäule	11.810	18.053	17.178	20.932	22.871	27.824	−34,6	5,1	−17,9	−8,5	−57,6
3	J35	Chronische Krankh. Der Gaumenmandeln und der Rachenmandeln	42.880	70.149	74.340	79.168	87.167	98.506	−38,9	−5,6	−6,1	−9,2	−56,5
4	J03	Akute Tonsillitis	12.847	23.399	22.301	23.197	25.166	22.868	−45,1	4,9	−3,9	−7,8	−43,8
5	K52	Sonstige nichtinfektiöse Gastroenteritis und Kolitis	36.627	48.581	49.737	52.038	62.737	64.959	−24,6	−2,3	−4,4	−17,1	−43,6
6	M53	Sonstige Krankheiten der Wirbelsäule und des Rückens, anderenorts nicht klassifiziert	18.234	26.975	25.525	29.870	32.380	32.264	−32,4	5,7	−14,5	−7,8	−43,5
7	G47	Schlafstörungen	69.325	101.410	104.695	114.851	121.803	122.270	−31,6	−3,1	−8,8	−5,7	−43,3
8	J20	Akute Bronchitis	64.732	102.055	107.125	114.811	107.236	113.261	−36,6	−4,7	−6,7	7,1	−42,8
9	I80	Thrombose, Phlebitis und Thrombophlebitis	21.490	27.296	30.820	33.129	35.308	37.388	−21,3	−11,4	−7,0	−6,2	−42,5
10	O20	Blutung in der Frühschwangerschaft	12.811	16.662	18.090	19.859	21.876	22.088	−23,1	−7,9	−8,9	−9,2	−42,0

a nur Diagnosen mit mindestens 10.000 Fällen im Jahr 2020
Krankenhaus-Report 2023

Die Hauptdiagnose J12 (Viruspneumonie, anderenorts nicht klassifiziert) verzeichnete im Vergleich der Jahre 2015 und 2020 die größten Zuwächse: Ihre Zahl ist um 1.039,7 % angestiegen. Den zweiten Platz belegt die Diagnose J10 (Grippe durch saisonale Influenzaviren). Sie ist in diesem Zeitraum um 204,9 % angestiegen, gefolgt von der Position A49 (Bakterielle Infektion n. n. bez. Lokalisation) mit einem Zuwachs um 113,1 %.

Diese Parallelität der Entwicklung legt den Schluss nahe, dass es nicht zu einer Verbesserung oder Verschlechterung der Situation bei einzelnen Diagnosen gekommen ist, sondern lediglich zu einer Verlagerung und genaueren Dokumentation. Inwieweit ökonomische Anreize zu einer anderen Kodierung beitragen, kann an dieser Stelle nicht gesagt werden.

22.6 Ergebnisse der DRG-Statistik zu Covid-19-Pandemie

Spezifische Daten zu Krankenhausbehandlungen mit oder wegen einer Corona-Infektion[5] liegen auf Basis der Fallpauschalenbezogenen Krankenhausstatistik (DRG-Statistik) vor. Die Corona-Pandemie führte in den Krankenhäusern nicht nur zu deutlich weniger Behandlungsfällen, wie eingangs gezeigt werden konnte, sondern weiterhin auch zu weniger Operationen. Besonders stark war der Rückgang in der ersten Corona-Welle. Bei den Krankenhäusern, die im Rahmen des aG-DRG-Entgeltsystems abrechnen und in der Fallpauschalenbezogenen Krankenhausstatistik nachgewiesen werden, gab es im Jahr 2020 fast 2,5 Mio. oder 13,1 % weniger Krankenhausbehandlungen als im Vorjahr. So niedrig waren die Fallzahlen zuletzt im Jahr 2006. Auch die Zahl der Operationen ging zurück: 2020 wurden in den deutschen Krankenhäu-

sern 690.000 oder 9,7 % weniger Patienten operiert als im Vorjahr – so wenige wie zuletzt im Jahr 2005 (◘ Abb. 22.6).

Besonders stark war der Rückgang der Behandlungszahlen in der ersten Corona-Welle im April 2020 mit über einem Drittel (−35 %) weniger stationären Behandlungsfällen als im Vorjahresmonat. Auch die Zahl der Fälle mit Operation ging zurück, und zwar mit 37 % weniger Fällen als im April 2019 noch etwas stärker als die Gesamtzahl der Behandlungsfälle. In den folgenden Monaten stiegen die Gesamtbehandlungszahlen zwar, allerdings war der Abstand zum Vorjahresniveau erheblich. Etwas anders sah es bei der Zahl der Behandlungsfälle mit Operation aus: Diese lag im Juni 2020 sogar leicht über und danach nur leicht unter dem Vorjahresniveau. Dies zeigt, dass zunächst verschobene Operationen im weiteren Jahresverlauf teilweise nachgeholt werden konnten. Im November 2020 sind die Zahlen dann erneut zurückgegangen und lagen auch im Dezember 2020 deutlich unter dem Vorjahresniveau. Bei der Betrachtung der Behandlungszahlen im Dezember ist allerdings zu beachten, dass Patienten, die über den Jahreswechsel hinaus im Krankenhaus waren, erst bei ihrer Entlassung im Jahr 2021 in die Statistik einfließen.

Im Jahr 2020 erfolgten rund 176.000 Krankenhausaufenthalte von Patienten mit oder wegen einer Covid-19-Infektion.[6] Davon wurden 137.360 (78 %) als Notfälle in das Krankenhaus eingewiesen. Mehr als jede sechste (17,9 %) mit oder wegen Covid-19 behandelte Person ist im Krankenhaus verstorben. Das waren rund 31.600 Personen.

---

5   Der Textbeitrag dieses Kapitels beruht weitestgehend auf einem Auszug aus dem Statement zur Pressekonferenz „Covid-19: Sterbefälle, Todesursachen und Krankenhausbehandlungen in Zeiten der Pandemie – eine Analyse aus der amtlichen Statistik" des Statistischen Bundesamtes am 9. Dezember 2021.

6   Für Kodierungen im Zusammenhang mit der Covid-19-Pandemie wurden in der ICD-10-GM eigene Schlüsselnummern festgelegt. Bei einer nachgewiesenen Covid-19-Krankheit ist die Nebendiagnose U07.1 gemäß ICD-10 zu verwenden, „wenn Covid-19 durch einen Labortest nachgewiesen ist, ungeachtet des Schweregrades des klinischen Befundes oder der Symptome". Diese muss mit mindestens einem weiteren ICD-Kode kombiniert werden, der für eine Primärverschlüsselung zugelassen ist (z. B. Pneumonie, akute Bronchitis). Eine Covid-19-Infektion kann nicht als Hauptdiagnose verschlüsselt werden.

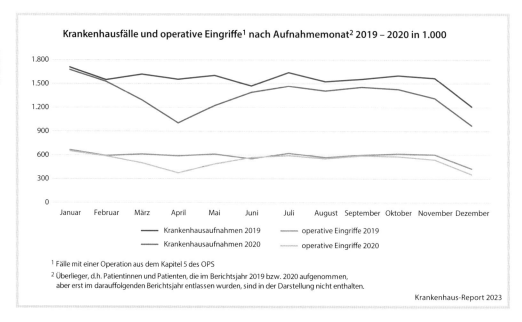

□ Abb. 22.6 Krankenhausfälle[1] und operative Eingriffe nach dem Aufnahmemonat[2] 2019–2020

Einer hohen Gefährdung durch Covid-19 unterlagen vor allem ältere und hochbetagte Menschen. 33 % der Menschen, die aufgrund einer Covid-19-Diagnose im Krankenhaus behandelt wurden, waren über 80 Jahre alt. 60- bis 80-Jährige machten 36 % dieser Patienten aus, 31 % waren jünger.

In jüngeren Altersgruppen, vor allem bei Kindern, Jugendlichen und jungen Erwachsenen, sind schwere Verläufe seltener und asymptomatische Covid-19-Infektionen häufiger. Beispielsweise waren nur 2.379 Kinder unter 15 Jahren mit oder wegen einer nachgewiesenen Infektion im Krankenhaus. Das waren 1,4 % aller mit oder wegen einer Covid-19-Infektion im Krankenhaus behandelten Patienten.

Einschlägige Erkrankungen im Zusammenhang mit einer Covid-19-Infektion sind vor allem akute Atemwegserkrankungen. Weitere Organbeteiligungen oder Komplikationen können auftreten. Typischerweise traten bei den mit oder wegen einer Covid-19-Infektion behandelten Patienten im Jahr 2020 vor al-

lem Infektionen der unteren Atemwege auf, am häufigsten eine durch das Virus ausgelöste Lungenentzündung (85.158 Fälle) siehe □ Tab. 22.12. Weitere Diagnosen waren eine nicht näher bezeichnete Infektion der unteren Atemwege (3.875 Fälle), eine akute Bronchitis (2.392 Fälle) sowie eine Viruspneumonie (1.562 Fälle). Bei weiteren 1.920 Fällen erfolgte die Behandlung wegen des Atemnotsyndroms ARDS (Acute Respiratory Distress Syndrome oder akutes Lungenversagen). Zusammengenommen waren somit 94.907 oder 53,9 % der Behandelten mit einer nachgewiesenen Covid-19-Infektion aufgrund von Infektionen der unteren Atmungsorgane im Krankenhaus.

Rund 36.900 dieser Personen, also gut ein Fünftel (20,9 %), mussten intensivmedizinisch versorgt werden. 58,1 % oder rund 21.400 der intensivmedizinisch versorgten Covid-19-Patienten mussten künstlich beatmet werden. Ihre durchschnittliche Beatmungsdauer lag bei 254 h, also bei fast 11 Tagen. Mit rund 31.600 Personen ist mehr als jede sechste

◻ Tab. 22.12 Erkrankungen im Zusammenhang mit einer Covid-19-Infektion. (Quelle: Statistisches Bundesamt)

Insgesamt, Virus nachgewiesen		**176.143**
Darunter:		
Infektionen der unteren Atemwege (Lunge, Bronchien, Kehlkopf und Luftröhre)		
J12.8	Pneumonie durch sonstige Viren	85.158
J22	Akute Infektion der unteren Atemwege, nicht näher bezeichnet	3.875
J20.8	Akute Bronchitis durch sonstige näher bezeichnete Erreger	2.392
J80.0	Atemnotsyndrom des Erwachsenen (ARDS)	1.920
J12.9	Viruspneumonie, nicht näher bezeichnet	1.562
Infektionen der oberen Atemwege (Nase, Nasennebenhöhlen und Rachenraum) und weitere Krankheiten des Atmungssystems		
J06.9	Akute Infektion der oberen Atemwege, nicht näher bezeichnet	2.736
J98.7	Infektion der Atemwege, anderenorts nicht klassifiziert	1.312
J96.0	Akute respiratorische Insuffizienz, anderenorts nicht klassifiziert	1.168
J06.8	Sosntige akute Infektionen an mehrern Lokalisationen der oberen Atemwege	844
J00	Akute Rhinopharyngitis	93
Viruskrankheit mit nicht näher bezeichneter Lokalisation, Sonstige		
B34.2	Infektion durch Coronavirus nicht näher bezeichneter Lokalisation	4.299
B99	Sonstige und nicht näher bezeichnete Infektionskrankheiten	1.187
R06.0	Dyspnoe	1.044
222.8	Keimträger sonstiger Infektionskrankheiten mit Erregernachweis, ohne Krankheitszeichen	1.409

Krankenhaus-Report 2023

(17,9 %) mit oder wegen Covid-19 behandelte Person im Krankenhaus verstorben. Ihr Durchschnittsalter lag bei 80,3 Jahren.

Von einer Rückkehr zur Normalität waren die Krankenhäuser auch im Jahr 2021 weit entfernt. Der Trend mit einem weiteren Rückgang sowohl bei den Behandlungsfällen (−0,8 %) als auch bei den operierten Patienten (−0,4 %) setzte sich weiter fort. Und nach wie vor beeinflussten auch Infektionen mit Covid-19 maßgeblich das Behandlungsgeschehen auf den Krankenhausstationen. Im zweiten Pandemie-Jahr wurden 386.086 Patienten mit oder wegen einer Covid-19-Infektion stationär versorgt.

Rund 91.986 dieser Personen, also knapp ein Viertel (23,8 %), mussten intensivmedizinisch versorgt werden.

Bislang erfolgten damit in den Pandemie-Jahren 2020 und 2021 insgesamt rund 562.229 Krankenhausaufenthalte von Patienten mit oder wegen einer Covid-19-Infektion. Intensivmedizinisch behandelt wurden davon 128.840 Patienten. 94.182 mit oder wegen Covid-19 behandelte Personen sind im Krankenhaus verstorben. Inwieweit verschobene oder nicht durchgeführte Behandlungen und Operationen in den Pandemiejahren darüber hinaus zu einem schlechteren Gesund-

22

heitszustand der Bevölkerung und damit möglicherweise auch zu höheren Sterbefallzahlen führen, kann noch nicht beantwortet werden.

22.7 Ausblick

Die Ergebnisse der Krankenhausstatistik bilden die statistische Basis für viele gesundheitspolitische Entscheidungen des Bundes und der Länder und dienen den an der Krankenhausfinanzierung beteiligten Institutionen als Planungsgrundlage. Die Erhebung liefert wichtige Informationen über das Volumen und die Struktur der Leistungsnachfrage und der Morbiditätsentwicklung in der stationären Versorgung. Darüber hinaus wird auf dieser Datengrundlage eine Einzugsgebietsstatistik erstellt, die u. a. Aufschluss über die Patientenwanderung gibt. Durch die Alters- und Geschlechtsstandardisierung der Ergebnisse dient die Diagnosestatistik auch der epidemiologischen Forschung. So konnte in diesem Beitrag dargestellt werden, dass sich die Inanspruchnahme stationärer Leistungen im Hinblick auf die zugrundeliegenden Erkrankungen im Laufe der Jahre leicht ändert und dass es geschlechtsspezifische wie regionale Unterschiede gibt.

Die durch Covid-19 ausgelöste Pandemie hat im stationären Sektor zu deutlichen Verschiebungen geführt: So sind die Fallzahlen und viele andere Indikatoren zum Teil entgegen vorherigen Trends erheblich gesunken. Für langfristige Trendanalysen wird man die Ergebnisse ab dem Berichtsjahr 2020 so lange gesondert betrachten müssen, wie die Pandemie anhält und deren Auswirkungen festzustellen sind. Exakte Gründe für den starken Rückgang können im Rahmen dieses Beitrages nicht ermittelt werden. Es ist davon auszugehen, dass planbare Eingriffe und der damit verbundene stationäre Aufenthalt möglichst verschoben wurden, um Kapazitäten freizuhalten. Jedoch können solche planbaren Eingriffe nicht auf Dauer verschoben werden, wenn sie medizinisch indiziert sind. Es muss daher mit einem Anstieg von derartigen Behandlungen in den kommenden Jahren gerechnet werden. Ein weiterer Grund für die starke Abnahme der Fallzahlen kann auch die Angst der Patienten vor einer möglichen erhöhten Gefahr der Ansteckung an Covid-19 sein.

Eine Betrachtung und Vergleich aller Datengrundlagen sowohl aus dem stationären wie auch aus dem ambulanten Sektor kann zu einigen dieser Fragen mit Sicherheit wichtige Hinweise geben.

Krankenhaus-Directory

Inhaltsverzeichnis

Krankenhaus-Directory 2021 – DRG-Krankenhäuser im Vergleich

Carina Mostert und Andreas Pritzkau

Ergänzende Information Die elektronische Version dieses Kapitels enthält Zusatzmaterial, auf das über folgenden Link zugegriffen werden kann https://doi.org/10.1007/978-3-662-66881-8_23.

■■ **Zusammenfassung**

Das Directory deutscher Krankenhäuser bietet eine jährlich aktualisierte Übersicht stationärer Leistungserbringer. Die Darstellung umfasst unter anderem Informationen zur Struktur des vereinbarten Leistungsangebots, zum Grad der Spezialisierung, zur regionalen Marktpositionierung und Wettbewerbssituation sowie Informationen zur Ergebnisqualität nach dem Verfahren Qualitätssicherung mit Routinedaten (QSR). Es finden die Daten von 1.300 Krankenhäusern Eingang, zu denen eine Budgetvereinbarung für das Jahr 2019 oder aktuelle QSR-Behandlungsergebnisse vorliegen. Grund für die Darstellung der Budgetvereinbarungsdaten aus 2019 ist, dass die Budgetverhandlungen ab 2020 deutlich verzögert stattfinden und die darin vereinbarten Leistungsmengen pandemiebedingt zum Teil deutlich von den tatsächlich erbrachten Leistungen abweichen.

The Directory of German Hospitals provides an annually updated overview of inpatient service providers. It includes information on the structure of the agreed range of services, the degree of specialisation, regional market positioning and competitive situation as well as information on the outcome quality according to QSR, a method of quality reporting based on routine data of health care funds. The data from 1,300 hospitals are included for which a budget agreement for the year 2019 or current QSR treatment outcomes are available. The reason for using the 2019 budget agreement data is that the budget negotiations from 2020 onwards are delayed and that due to the Corona pandemic some of the service volumes agreed upon differ significantly from the services actually provided by the hospitals.

Das jährliche Directory deutscher Krankenhäuser stellt Eckdaten aus den Aufstellungen der Entgelte und Budgetermittlung (AEB) gemäß Krankenhausentgeltgesetz (KHEntgG) dar. Den Darstellungen liegen Vereinbarungsdaten und nicht die tatsächlich erbrachten Leistungen der jeweiligen Einrichtung zugrunde. Die Pandemie und die Verpflichtung zur Vereinbarung des Pflegebudgets haben zu erheblichen Verzögerungen bei den Budgetvereinbarungen ab dem Jahr 2020 geführt, sodass diese Daten aktuell nur unvollständig vorliegen. Ferner ist die Vergleichbarkeit der vereinbarten Leistungsmenge ab 2020 stark eingeschränkt. Zum einen konnten in frühen Verhandlungen die Auswirkungen der Pandemie auf die Leistungsentwicklung nur abgeschätzt werden. Zum anderen haben die vereinbarten Leistungsmengen durch die Regelungen zum Corona-Ganzjahresausgleich insgesamt an Bedeutung verloren. Folglich kann es zu deutlichen Abweichungen von den vereinbarten zu den tatsächlich erbrachten Leistungen auf Einzelhausebene kommen. Dem diesjährigen Directory liegen daher wiederholt die Daten aus den Budgetvereinbarungen 2019 zugrunde. Im Vergleich zum Directory aus dem Krankenhaus-Report 2022 wurden neu hinzugekommene Budgetabschlüsse ergänzt. Die QSR-Ergebnisse wurden auf das neueste Verfahrensjahr 2022 aktualisiert. Insgesamt finden die Daten von 1.300 Krankenhäusern Eingang, zu denen eine Vereinbarung oder QSR-Behandlungsergebnisse vorliegen. Das Krankenhaus-Directory finden Sie unter ▶ https://doi.org/10.1007/978-3-662-66881-8_23.

Die einzelnen Spalten des Directories haben folgende Bedeutung:

■■ **Krankenhausname**

Mit einem * gekennzeichnete Einrichtungen haben nach Abschluss der Vereinbarung 2019 mit einem anderen Krankenhaus fusioniert oder wurden geschlossen.

▪▪ Betten

Jedes Krankenhaus wird nach seiner Bettenzahl klassifiziert und einer von sechs Kategorien zugeordnet. Die verwendeten Symbole bedeuten Folgendes:

< 50	=	unter 50 Betten
< 100	=	50 bis unter 100 Betten
< 200	=	100 bis unter 200 Betten
< 500	=	200 bis unter 500 Betten
< 1.000	=	500 bis unter 1.000 Betten
> 1.000	=	über 1.000 Betten

▪▪ Träger

In dieser Spalte wird die Trägerschaft des Krankenhauses mit folgenden Abkürzungen geschlüsselt:

ö für öffentlich

fg für freigemeinnützig

p für privat

▪▪ Z-Bax (Zahlbasisfallwert)

Der Basisfallwert ist der Eurobetrag, der multipliziert mit der Bewertungsrelation den Preis einer DRG-Fallpauschale festlegt. Für die Vergütung der Krankenhausfälle einer laufenden Periode ist der Zahlbasisfallwert maßgeblich, der auch Transferzahlungen aus vergangenen Perioden, sogenannte Erlösausgleiche, berücksichtigt. Außerdem dient der Zahlbasisfallwert auch der sachgerechten Umsetzung unterjährig vereinbarter Gesamtjahreswerte. Der gemittelte Zahlbasisfallwert (Z-Bax) ist ein Indikator für das tatsächlich herrschende Preisniveau des Jahres für Krankenhausleistungen, die nach DRGs vergütet werden.[1] Der Z-Bax umfasst alle relevanten Zu- und Abschlagtatbestände. Deren Vergütung wird ebenfalls je Bewertungsrelation, also analog dem Basisfallwert ausgedrückt (Friedrich et al. 2010).[2]

In der Spalte für den Basisfallwert ist ein „BE" zu finden, wenn das gesamte Krankenhaus 2019 keine DRG-Entgelte vereinbart hat, z. B. auf Basis der Vereinbarung zur Bestimmung von Besonderen Einrichtungen 2019, und es somit als Ganzes von der Anwendung der DRG-Fallpauschalen ausgenommen ist.

▪▪ Casemix

Der Casemix ist die Summe aller Bewertungsrelationen einer Einrichtung inklusive die der Pflege. Jedes Krankenhaus wird anhand des vereinbarten Casemix klassifiziert und einer von sechs Kategorien zugeordnet. Die verwendeten Symbole bedeuten Folgendes:

< 1.000	=	unter 1.000 Bewertungsrelationen
< 5.000	=	1.000 bis unter 5.000 Bewertungsrelationen
< 10.000	=	5.000 bis unter 10.000 Bewertungsrelationen
< 20.000	=	10.000 bis unter 20.000 Bewertungsrelationen
< 50.000	=	20.000 bis unter 50.000 Bewertungsrelationen
> 50.000	=	über 50.000 Bewertungsrelationen

▪▪ CMI (Casemix-Index)

Der Casemix-Index (CMI) beschreibt die mittlere Fallschwere eines Krankenhauses. Er berechnet sich aus dem Quotienten des Casemix (Summe aller Bewertungsrelationen eines Krankenhauses) und der Gesamtzahl der über DRGs abgerechneten Fälle eines Krankenhauses. Der hier ausgewiesene CMI enthält keine teilstationären DRGs.

---

1 Der bundesweite Z-Bax steht wochenaktuell unter ▶ www.wido.deals Download zur Verfügung.
2 Alle fallbezogenen Zuschläge werden bei Anrechnung im Z-Bax durch den vereinbarten CMI des Hauses dividiert. Die berücksichtigten Zu- und Abschläge lauten bis 2019: Zuschlag Ausbildung, Investitionszuschlag, Zu- und Abschlag Qualität, Sicherstellungszuschlag, Zuschlag für Vorhaltekosten Besonde-

rer Einrichtungen, Abschlag Tariferhöhung, Abschlag für Mehrleistungen, Abschlag für Nichtteilnahme am DTA, Zu- und Abschlag für die (Nicht-)Teilnahme an der Notfallversorgung, Ausgleiche, Konvergenz Besondere Einrichtungen, Pflegesonderprogramm, Hygieneförderprogramm, Mehrkosten G-BA, Fixkostendegressionsabschlag, Versorgungszuschlag, Pflegezuschlag sowie Zuschläge für Klinische Sektionen, für einrichtungsübergreifende Fehlermeldesysteme und zur besseren Vereinbarkeit von Familie und Beruf. Unberücksichtigt bleiben Zuschläge für Begleitpersonen, Zentren und Schwerpunkte und Telematik.

23

▪▪ Abw. CMI Land

Für jede Einrichtung wird der individuelle CMI mit dem entsprechenden Landeswert verglichen. Die Abweichungen sind mit folgenden Symbolen gekennzeichnet:

$+++$ = Abweichung vom Landeswert von über 20 %

$++$ = Abweichung vom Landeswert von 10 bis unter 20 %

$+$ = Abweichung vom Landeswert von 0 bis unter 10 %

$-$ = Abweichung vom Landeswert von 0 bis über $-10\,\%$

$--$ = Abweichung vom Landeswert von -10 bis über $-20\,\%$

$---$ = Abweichung vom Landeswert von unter $-20\,\%$

▪▪ Vereinbarter Spezialisierungsgrad im DRG-Bereich (Gini-Koeffizient)

Die Werte beschreiben den Grad der Spezialisierung für DRG-Leistungen des jeweiligen Krankenhauses anhand des Gini-Koeffizienten. Die Ermittlung erfolgt auf der Ebene Basis-DRG (A-DRG). Der Gini-Koeffizient ist eine Maßzahl für die (Un)gleichverteilung innerhalb einer Grundgesamtheit. Sind die Leistungen eines Krankenhauses über alle Basis-DRGs gleich verteilt, liegt keine Spezialisierung vor. Verteilen sich die Fälle auf nur wenige Basis-DRGs und ist die Verteilung somit sehr ungleich, kann das Krankenhaus als spezialisiert gelten. Ein Gini-Koeffizient von 1 resultierte aus einer maximalen Spezialisierung auf nur eine Leistung, ein Wert von 0 entspräche einer identischen Fallzahl in allen Basis-DRGs.

Aus dem Grad der Spezialisierung der Krankenhäuser lassen sich nur wenige Rückschlüsse auf die Zentralisierung der Leistungserbringung ziehen. Die ◻ Tab. 23.1 und 23.2 illustrieren die Verteilung der Fallzahlen je vollstationäre Basis-DRG (s. u.) der operativen bzw. der medizinischen Partition auf die vorliegenden Vereinbarungen. Die Darstellung erfolgt nach Fallzahlquintilen. Die Spalten zum

ersten Quintil geben z. B. darüber Auskunft, welchen Anteil die 20 % der Krankenhäuser mit den größten Fallzahlen am Gesamtaufkommen haben. Die Spalten zum fünften Quintil geben u. a. Hinweise, in welchen Basis-DRGs die 20 % der Krankenhäuser mit den geringsten Fallzahlen die entsprechende Leistung nur sehr selten erbringen. Die Darstellung beschränkt sich auf die jeweils 25 fallzahlstärksten Basis-DRGs.

▪▪ Leistungsdichte Basis-DRGs

Es wird jeweils angegeben, wie viele Basis-DRGs (A-DRGs) 25, 50 und 75 % aller Leistungen eines Hauses ausmachen. Basis-DRGs stellen eine Obergruppe für eine oder mehrere DRGs dar, die durch die gleichen Diagnosen- und/oder Prozedurencodes definiert sind. DRGs innerhalb einer Basis-DRG unterscheiden sich in ihrem Ressourcenverbrauch bzw. ihrem Schweregrad. In der G-DRG Version 2019 gibt es 561 Basis-DRGs, davon drei nicht bewertete Fehler-DRGs und eine teilstationäre DRG.

▪▪ TOP 3 MDC

In einer weiteren Annäherung an das DRG-Leistungsspektrum eines Hauses werden die fünf jeweils stärksten Hauptdiagnosegruppen (MDCs; Major Diagnostic Category) mit ihrer Nummer sowie dem jeweiligen Prozentanteil an sämtlichen DRG-Leistungen dokumentiert. Die Nummern der MDCs bedeuten Folgendes:

-1 Pre-MDC

1 Krankheiten und Störungen des Nervensystems

2 Krankheiten und Störungen des Auges

3 Krankheiten und Störungen im HNO-Bereich

4 Krankheiten und Störungen der Atmungsorgane

5 Krankheiten und Störungen des Kreislaufsystems

6 Krankheiten und Störungen der Verdauungsorgane

Tab. 23.1 Verteilung der vereinbarten Fallzahlen 2019 auf Fallzahl-Quintile für die 25 häufigsten vollstationären Basis-DRGs der operativen Partition

ADRG	Beschreibung	MDC	Partition	Fallzahl	Anzahl KH	Anteil KH in %	Ø Fallzahl	1. Quintil		2. Quintil		3. Quintil		4. Quintil		5. Quintil	
								Ø Fallzahl	Fallzahlanteil in %	Ø Fallzahl	Fallzahlanteil in %	Ø Fallzahl	Fallzahlanteil in %	Ø Fallzahl	Fallzahlanteil in %	Ø Fallzahl	Fallzahlanteil in %
O01	Sectio caesarea	14	O	218.716	619	46	353	787	45	415	24	270	15	189	11	105	6
I47	Revision oder Ersatz des Hüftgelenkes ohne komplizierende Diagnose, ohne Arthrodese, ohne äußerst schwere CC, Alter >15 Jahre	8	O	201.560	974	73	207	520	50	227	22	148	14	99	10	40	4
G24	Eingriffe bei Bauchwandhernien, Nabelhernien u. and. Hernien, Alt. >0J. od. beidseit. Eingr. bei Leisten- und Schenkelhernien, Alt. >0J. u. <56J. oder Eingr. bei Leisten- u. Schenkelhernien, Alt. >55J.	6	O	184.508	971	72	190	384	41	222	23	164	17	121	13	59	6
L20	Transurethrale Eingriffe außer Prostataresektion und komplexe Ureterorenoskopien	11	O	173.199	566	42	306	722	48	431	28	279	18	91	6	4	0
I44	Endoprothese oder andere Endoprothesenimplantation/-revision am Kniegelenk	8	O	159.267	898	67	177	448	51	200	23	125	14	78	9	33	4
F59	Gefäßeingriffe ohne komplizierende Konstellation	5	O	159.265	784	58	203	544	54	278	27	149	15	41	4	3	0
I13	Bestimmte Eingriffe an Humerus, Tibia, Fibula und Sprunggelenk	8	O	157.748	1.013	75	156	355	46	187	24	122	16	79	10	34	4

23

◻ Tab. 23.1 (Fortsetzung)

ADRG	Beschreibung	MDC	Partition	Fallzahl	Anzahl KH	Anteil KH in %	Ø Fallzahl	1. Quintil Ø Fallzahl	1. Quintil Fallzahlanteil in %	2. Quintil Ø Fallzahl	2. Quintil Fallzahlanteil in %	3. Quintil Ø Fallzahl	3. Quintil Fallzahlanteil in %	4. Quintil Ø Fallzahl	4. Quintil Fallzahlanteil	5. Quintil Ø Fallzahl	5. Quintil Fallzahlanteil in %
I10	Andere Eingriffe an der Wirbelsäule	8	O	157.638	872	65	181	511	57	229	25	115	13	43	5	4	0
H08	Laparoskopische Cholezystektomie	7	O	154.610	931	69	166	325	39	198	24	147	18	108	13	51	6
F58	Perkutane Koronarangioplastie	5	O	120.740	653	49	185	456	49	220	24	145	16	86	9	17	2
D30	Tonsillektomie außer bei bösartiger Neubildung oder verschiedene Eingriffe an Ohr, Nase, Mund und Hals ohne äußerst schwere CC	3	O	119.266	596	44	200	696	70	214	21	63	6	20	2	3	0
J11	Andere Eingriffe an Haut, Unterhaut und Mamma	9	O	110.552	1.073	80	103	315	61	100	19	59	12	32	6	8	2
I08	Andere Eingriffe an Hüftgelenk und Femur	8	O	105.217	1.001	75	105	244	47	124	24	83	16	53	10	21	4
G26	Andere Eingriffe am Anus	6	O	102.895	967	72	106	259	49	121	23	80	15	50	9	21	4
I20	Eingriffe am Fuß	8	O	102.333	1.031	77	99	282	57	101	20	60	12	37	7	15	3
I21	Lokale Exzision und Entfernung von Osteosynthesematerial an Hüftgelenk, Femur und Wirbelsäule oder komplexe Eingriffe an Ellenbogengelenk und Unterarm oder bestimmte Eingriffe an der Klavikula	8	O	96.107	1.007	75	95	208	44	116	24	80	17	52	11	20	4
I09	Bestimmte Eingriffe an der Wirbelsäule	8	O	93.285	877	65	106	295	56	130	24	67	13	31	6	8	1

◻ Tab. 23.1 (Fortsetzung)

ADRG	Beschreibung	MDC	Partition	Fallzahl	Anzahl KH	Anteil KH in %	Ø Fallzahl	1. Quintil		2. Quintil		3. Quintil		4. Quintil		5. Quintil	
								Ø Fallzahl	Fallzahlanteil in %	Ø Fallzahl	Fallzahlanteil in %	Ø Fallzahl	Fallzahlanteil in %	Ø Fallzahl	Fallzahlanteil	Ø Fallzahl	Fallzahlanteil in %
F52	Perkutane Koronarangioplastie mit komplexer Diagnose	5	O	92.839	658	49	141	313	44	181	26	124	18	73	10	13	2
D06	Eingriffe an Nasennebenhöhlen, Mastoid, komplexe Eingriffe am Mittelohr und andere Eingriffe an den Speicheldrüsen	3	O	92.720	563	42	165	526	64	196	24	71	9	24	3	4	0
G23	Appendektomie oder laparoskopische Adhäsiolyse außer bei Peritonitis, ohne äußerst schwere oder schwere CC	6	O	89.183	951	71	94	193	41	114	24	84	18	56	12	22	5
F50	Ablative Maßnahmen bei Tachyarrhythmie	5	O	87.172	367	27	238	674	57	270	23	149	13	69	6	19	2
I29	Komplexe Eingriffe am Schultergelenk oder bestimmte Osteosynthesen an der Klavikula	8	O	82.631	990	74	83	240	57	86	21	51	12	29	7	12	3
I32	Eingriffe an Handgelenk und Hand	8	O	81.064	990	74	82	285	70	76	18	30	7	13	3	4	1
C08	Extrakapsuläre Extraktion der Linse (ECCE)	2	O	74.919	232	17	323	866	54	419	26	235	14	70	4	11	1
F12	Implantation eines Herzschrittmachers	5	O	74.502	846	63	88	214	49	109	25	69	16	37	8	10	2

$n = 1.342$ Vereinbarungen des Jahres 2019
Krankenhaus-Report 2023

23

◻ Tab. 23.2 Verteilung der vereinbarten Fallzahlen 2019 auf Fallzahl-Quintile für die 25 häufigsten vollstationären Basis-DRGs der medizinischen Partition

ADRG	Beschreibung	MDC	Partition	Fallzahl	Anzahl KH	Anteil KH in %	Ø Fallzahl	1. Quintil		2. Quintil		3. Quintil		4. Quintil		5. Quintil	
								Ø Fallzahl	Fallzahlanteil in %	Ø Fallzahl	Fallzahlanteil in %	Ø Fallzahl	Fallzahlanteil in %	Ø Fallzahl	Fallzahlanteil	Ø Fallzahl	Fallzahlanteil in %
G67	Ösophagitis, Gastroenteritis, gastrointestinale Blutung, Ulkuserkrankung und verschiedene Erkrankungen der Verdauungsorgane	6	M	779.192	1.129	84	690	1.504	44	898	26	627	18	376	11	43	1
P67	Neugeborener Einling, Aufnahmegewicht > 2.499 g	15	M	696.571	647	48	1.077	2.346	44	1.300	24	842	16	590	11	293	5
O60	Vaginale Entbindung	14	M	474.791	621	46	765	1.613	42	920	24	612	16	436	11	235	6
I68	Nicht operativ behandelte Erkrankungen und Verletzungen im Wirbelsäulenbereich	8	M	378.826	1.203	90	315	823	52	377	24	226	14	121	8	26	2
F62	Herzinsuffizienz und Schock	5	M	350.230	1.091	81	321	679	42	407	25	283	18	184	11	50	3
E79	Infektionen und Entzündungen der Atmungsorgane	4	M	295.027	1.107	82	267	610	46	333	25	219	16	136	10	33	3
L90	Niereninsuffizienz, teilstationär, Alter > 14 Jahre ohne Peritonealdialyse	11	M	280.811	148	11	1.897	6.482	69	2.411	26	304	3	130	1	40	0
F71	Nicht schwere kardiale Arrhythmie und Erregungsleitungsstörungen	5	M	276.998	1.068	80	259	616	48	334	26	206	16	114	9	24	2
B70	Apoplexie	1	M	221.686	1.105	82	201	678	68	242	24	57	6	20	2	6	1
B80	Andere Kopfverletzungen	1	M	213.419	1.034	77	206	559	54	252	24	139	13	71	7	10	1
F67	Hypertonie	5	M	210.795	1.065	79	198	428	43	244	25	176	18	115	12	27	3
E65	Chronisch-obstruktive Atemwegserkrankung	4	M	206.768	1.068	80	194	463	48	229	24	153	16	94	10	28	3

◻ **Tab. 23.2** (Fortsetzung)

ADRG	Beschreibung	MDC	Partition	Fallzahl	Anzahl KH	Anteil KH in %	Ø Fallzahl	1. Quintil		2. Quintil		3. Quintil		4. Quintil		5. Quintil	
								Ø Fallzahl	Fallzahlanteil in %	Ø Fallzahl	Fallzahlanteil in %	Ø Fallzahl	Fallzahlanteil in %	Ø Fallzahl	Fallzahlanteil	Ø Fallzahl	Fallzahlanteil in %
O65	Andere vorgeburtliche stationäre Aufnahme	14	M	204.062	763	57	267	663	50	346	26	213	16	107	8	6	0
L64	Harnsteine und Harnwegsobstruktion	11	M	189.787	1.033	77	184	567	62	232	25	75	8	34	4	8	1
E69	Bronchitis und Asthma bronchiale	4	M	182.606	1.078	80	169	407	48	217	26	127	15	74	9	20	2
L63	Infektionen der Harnorgane	11	M	181.214	1.088	81	167	389	47	218	26	132	16	76	9	17	2
K62	Verschiedene Stoffwechselerkrankungen	10	M	181.137	1.115	83	162	342	42	207	25	148	18	97	12	19	2
F73	Synkope und Kollaps	5	M	161.599	1.108	83	146	328	45	187	26	121	17	74	10	18	2
E71	Neubildungen der Atmungsorgane	4	M	156.249	1.046	78	149	540	73	125	17	51	7	23	3	6	1
J65	Verletzung der Haut, Unterhaut und Mamma	9	M	155.186	1.069	80	145	374	52	175	24	109	15	58	8	10	1
J64	Infektion/Entzündung der Haut und Unterhaut oder Hautulkus	9	M	136.594	1.152	86	119	292	49	144	24	94	16	54	9	8	1
D61	Gleichgewichtsstörung, Hörverlust und Tinnitus	3	M	133.905	1.083	81	124	341	55	150	24	76	12	40	6	11	2
K60	Diabetes mellitus	10	M	132.483	1.095	82	121	331	55	131	22	82	13	49	8	11	2
B76	Anfälle	1	M	131.784	1.064	79	124	402	65	158	26	43	7	12	2	3	0
G72	Andere leichte bis moderate Erkrankungen der Verdauungsorgane	6	M	126.942	1.035	77	123	283	46	157	26	99	16	60	10	15	2

n = 1.342 Vereinbarungen des Jahres 2019

Krankenhaus-Report 2023

23

7 Krankheiten und Störungen am hepatobiliären System und Pankreas
8 Krankheiten und Störungen am Muskel-Skelett-System und Bindegewebe
9 Krankheiten und Störungen an Haut, Unterhaut und Mamma
10 Endokrine, Ernährungs- und Stoffwechselkrankheiten
11 Krankheiten und Störungen der Harnorgane
12 Krankheiten und Störungen der männlichen Geschlechtsorgane
13 Krankheiten und Störungen der weiblichen Geschlechtsorgane
14 Schwangerschaft, Geburt und Wochenbett
15 Neugeborene
16 Krankheiten des Blutes, der blutbildenden Organe und des Immunsystems
17 Hämatologische und solide Neubildungen
18 Infektiöse und parasitäre Krankheiten
19 Psychiatrische Krankheiten und Störungen
20 Alkohol- und Drogengebrauch und alkohol- und drogeninduzierte psychische Störungen
21 Verletzungen, Vergiftungen und toxische Nebenwirkungen von Drogen und Medikamenten
22 Verbrennungen
23 Faktoren, die den Gesundheitszustand beeinflussen und andere Inanspruchnahmen des Gesundheitswesens
24 Sonstige DRGs

■■ **Partitionen in % (Verteilung über die Partitionen)**

Eine MDC kann in drei Partitionen aufgeteilt sein:

- DRGs liegen in der chirurgischen Partition, wenn sie eine Prozedur beinhalten, für die ein OP-Saal erforderlich ist.
- DRGs der anderen Partition beinhalten Prozeduren, die in der Regel diagnostische Maßnahmen abbilden und für die kein OP-Saal erforderlich ist.
- DRGs der medizinischen Partition beinhalten keine relevanten Prozeduren.

Die Abkürzungen der Partitionen bedeuten Folgendes:

o = operativ
a = andere
m = medizinisch

■■ **Budget-Anteile ZE/SE**

Für Leistungen, die mit DRGs noch nicht sachgerecht vergütet werden, können die Vertragspartner individuelle Leistungskomplexe und Entgelte vereinbaren. Dazu gehören im Jahr 2019 u. a. 45 DRGs (davon drei teilstationäre), zu denen keine sachgerechte Bewertungsrelation durch das InEK ermittelt werden konnte, aber auch Leistungen in besonderen Einrichtungen und teilstationäre Behandlung.[3] Die Spalte Budgetanteil SE beschreibt den Anteil solcher tages- oder fallbezogener Leistungen am Gesamtbudget aus DRGs, Zusatzentgelten und sonstigen Entgelten. Dieser Budgetanteil ist von der Vergütung nach DRGs sowie der Budgetkonvergenz ausgenommen.

Zusatzentgelte können neben DRG-Fallpauschalen sowie tages- und fallbezogenen sonstigen Entgelten zusätzlich abgerechnet werden. Über die 93 vom InEK kalkulierten und bundeseinheitlich vergüteten hinaus können weitere hausindividuelle Zusatzentgelte vereinbart werden.

■■ **Bes. Leist. (B/N/H/P)**

In mit einem „B" gekennzeichneten Häusern sind Leistungsbereiche vereinbart, die nach der Vereinbarung zur Bestimmung von Besonderen Einrichtungen – VBE 2019 – von der Abrechnung nach DRG-Fallpauschalen und der Budgetkonvergenz ausgenommen sind. „N" markiert Einrichtungen, in denen 2019 Entgelte für neue Untersuchungs- und Behandlungsmethoden nach § 6 Abs. 2 des Krankenhausentgeltgesetzes (NUB) vereinbart wurden. „H" kennzeichnet Krankenhäuser, in denen Zusatzentgelte für hochspezialisierte Leistungen nach § 6 Abs. 2a des Krankenhaus-

---

3 Die Regelungen finden sich im Detail in § 6 Abs. 1 des Krankenhausentgeltgesetzes.

entgeltgesetzes vereinbart wurden. „P" markiert Krankenhäuser mit einer psychiatrischen Fachabteilung.

■■ **Notfall**

In dieser Spalte finden sich Informationen zu für das Budgetjahr 2019 vereinbarten Zu- bzw. Abschlägen für die Teilnahme an der Notfallversorgung. Falls zu einem IK mehrere Standorte gehören, welche unterschiedliche Kriterien der Notfallstufenvergütungsvereinbarung[4] erfüllen, wird die höchste Stufe angezeigt. Es wird unterschieden, ob das Krankenhaus einen Zuschlag für die Teilnahme an der Basisnotfallversorgung (Stufe 1), an der erweiterten Notfallversorgung (Stufe 2) bzw. der Versorgung von Schwerverletzten oder der umfassenden Notfallversorgung (Stufe 3) erhält. Bei Krankenhäusern, bei denen kein Standort die Kriterien für eine allgemeine Notfallstufe erfüllt, wird ausgewiesen, ob für sie ein separater Zuschlag für die Vorhaltung spezieller Notfallversorgungangebote oder ein Abschlag für die Nichtteilnahme an der Notfallversorgung vereinbart wurde.

Die Abkürzungen für die vereinbarten Zu- bzw. Abschläge zur Teilnahme an der Notfallversorgung bedeuten Folgendes:

1 = Basisnotfallversorgung
2 = Erweiterte Notfallversorgung und/ oder Versorgung von Schwerverletzten
3 = Umfassende Notfallversorgung
C = Versorgung von Durchblutungsstörungen am Herzen (Chest Pain Unit)
K = Kindernotfallversorgung
S = Versorgung von Schlaganfällen (Stroke Unit)
N = Nicht-Teilnahme
Leer = keine Information vorhanden oder abschlagsbefreiter Spezialversorger

---

4 Grundlage ist die „Vereinbarung über Zu- und Abschläge für eine Teilnahme oder Nichtteilnahme von Krankenhäusern an der Notfallversorgung gemäß § 9 Absatz 1a Nummer 5 KHEntgG i. V. m. § 136c Absatz 4 SGB V (Notfallstufenvergütungsvereinbarung)" vom 10.12.2018.

■■ **AOK-Patientenwege (PKW-km) (Med/oQ)**

Für jede Einrichtung wird auf Basis der AOK-Krankenhausfälle 2021 mit Abrechnung nach Krankenhausentgeltgesetz (KHEntgG) die maximale PKW-Strecke in km für die 50 % (in der Spalte Med für Median) bzw. 75 % (in der Spalte oQ für oberes Quartil) der AOK-Versicherten mit der kürzesten Fahrtstrecke dargestellt. Als Startpunkt des Patientenwegs gilt der geografische Mittelpunkt des 5-stelligen PLZ-Gebiets des Patientenwohnorts, als Endpunkt die vollständige Adresse des Krankenhauses.

■■ **Vereinbarte regionale DRG-Marktanteile und -konzentration im Umkreis von 10, 20 und 30 km (Marktanteil/HHI)**

Die Spalten beschreiben die regionale Markt- und Wettbewerbssituation des jeweiligen Krankenhauses für DRG-Leistungen im Luftlinienumkreis von 10, 20 und 30 km anhand der Kennzahlen Marktanteil und des Herfindahl-Hirschman-Index (HHI).

Der ausgewiesene regionale Marktanteil eines Krankenhauses basiert auf den dort konkret vereinbarten Leistungen. Eine Einrichtung in einer Region mit hoher Krankenhausdichte kann also auch einen relativ hohen Marktanteil aufweisen, sofern es Leistungen erbringt, die in der Region ansonsten selten bzw. in geringem Umfang vereinbart sind.

Der Herfindahl-Hirschman-Index ist eine Kennzahl zur Konzentrationsmessung in einem Markt bzw. in einer Marktregion und spiegelt so die Wettbewerbsintensität wider. Er ist als Summe der quadrierten Markanteile aller Teilnehmer in einer Region definiert und kann die Werte zwischen 0 und 1 annehmen, wobei der Wert 1 als Synonym für eine Monopolstellung keinem Wettbewerb entspricht. Verteilen sich in einer Wettbewerbsregion die Leistungen gleichmäßig auf zwei Anbieter, so haben beide einen Marktanteil von 50 %, der quadrierte Marktanteil beträgt jeweils 0,25 und der HHI als Summe der quadrierten Marktanteile ist 0,50. Verteilen sich die Leistungen aber nicht gleichmäßig auf die zwei Anbieter, sondern im Verhältnis 99 % zu 1 %, so nimmt der HHI einen Wert in der Nähe von 1 ein und spiegelt so die monopolistische Angebotsstruktur wider.

Um unerwünschte Effekte aus noch nicht geschlossenen Vereinbarungen zu minimieren, basieren die Marktdaten abweichend von den übrigen Werten in der Tabelle aus der Vorjahres-Budgetrunde.

■■ **Infozeile Bundesland**

Die Darstellung ist sortiert nach Bundesländern und dem Namen des Standortes. Für jedes Bundesland werden in einer Zeile die gewichteten Mittelwerte CMI, Anteile der Partitionen an Gesamtfällen, Leistungsdichte Basis-DRG, Top MDC, Budgetanteile von Zusatzentgelten und sonstigen Entgelten sowie die Anzahl der Krankenhäuser mit vereinbarten besonderen Leistungen dargestellt.

■■ **QSR-Behandlungsergebnisse**

Das QSR-Verfahren der AOK ist ein Verfahren zur Qualitätsmessung von Krankenhausbehandlungen. Die Abkürzung QSR steht für „Qualitätssicherung mit Routinedaten". Im QSR-Verfahren kann durch die konsequente Analyse der Behandlung und des Überlebensstatus bis zu einem Jahr nach der Erstoperation auch die langfristige Behandlungsqualität gemessen werden. Zur Berechnung der Qualitätsindikatoren werden Abrechnungs- bzw. Routinedaten verwendet. Diese werden den Krankenkassen automatisch vom Krankenhaus übermittelt, um die Behandlung eines Patienten in Rechnung zu stellen, oder liegen der Krankenkasse bereits in den Versichertenstammdaten vor.

Im Krankenhaus-Directory stehen die krankenhausbezogenen Ergebnisse für folgende Leistungsbereiche zur Verfügung:

- Einsetzen einer Hüftendoprothese bei Coxarthrose (Hüft-EP)
- Einsetzen einer Endoprothese oder osteosynthetische Versorgung nach einem hüftgelenknahen Oberschenkelbruch
- Einsetzen eines künstlichen Kniegelenks bei Gonarthrose (Knie-EP)
- Gallenblasenentfernung bei Gallensteinen
- Therapeutischer Herzkatheter (PCI) bei Patienten ohne Herzinfarkt
- Blinddarmentfernung (Appendektomie)
- Operation bei gutartiger Prostatavergrößerung (Operation bei BPS)
- Prostataentfernung bei Prostatakrebs
- Hüftprothesenwechsel (nicht bei Knochenbruch oder Infektion)
- Knieprothesenwechsel (nicht bei Knochenbruch oder Infektion)
- Verschluss einer Leistenhernie
- Transvaskuläre Transkatheter-Aortenklappenimplantation (TV-TAVI)
- Operation an den Tonsillen.

Das aktuelle Verfahrensjahr 2022 umfasst den Berichtszeitraum 2018 bis 2020 (Ausnahme: Knieprothesenwechsel 2016 bis 2020) mit 2021 zur Nachbeobachtung der Patienten. Die klinikbezogenen QSR-Ergebnisse werden auch im AOK-Krankenhausnavigator frei zugänglich veröffentlicht.[5]

Literatur

Friedrich J, Leber W-D, Wolff J (2010) Basisfallwerte – zur Preis- und Produktivitätsentwicklung stationärer Leistungen. In: Klauber J, Geraedts M, Friedrich J (Hrsg) Krankenhaus-Report 2010. Schattauer, Stuttgart, S 122–147

---

5   ▶ https://www.aok.de/pk/uni/medizin-versorgung/krankenhaussuche/.

Serviceteil

Die Autorinnen und Autoren

Prof. Dr. Boris Augurzky

RWI – Leibniz-Institut für Wirtschaftsforschung e. V.
Essen

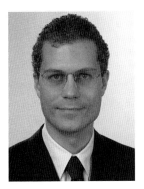

Prof. Dr. Boris Augurzky ist Leiter des Kompetenzbereichs „Gesundheit" am RWI in Essen, seit 2007 Geschäftsführer der Institute for Health Care Business GmbH und seit 2014 wissenschaftlicher Geschäftsführer der Stiftung Münch. Er ist Mitglied des Fachausschusses „Versorgungsmaßnahmen und -forschung" der Deutschen Krebshilfe. 2016 wurde er zum außerplanmäßigen Professor an der Universität Duisburg-Essen berufen.

Prof. Dr. Andreas Beivers

Hochschule Fresenius München
München

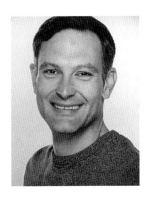

Studium der VWL an der Ludwig-Maximilians-Universität München. 2004–2009 zunächst wissenschaftlicher Mitarbeiter, dann Bereichsleiter für stationäre Versorgung am Institut für Gesundheitsökonomik in München. Promotion an der Universität der Bundeswehr München. Seit 2010 Professor für Volkswirtschaftslehre und Gesundheitsökonomie an der Hochschule Fresenius; seit 2017 Assoziierter Wissenschaftler des Kompetenzbereichs „Gesundheit", RWI Leibniz-Institut für Wirtschaftsforschung, Essen; seit Juni 2021 Leiter wissenschaftliche Projekte der Stiftung Münch.

Dr. med. Nikola Blase, MHBA

Universität Duisburg-Essen
Fakultät für Wirtschaftswissenschaften
Lehrstuhl für Medizinmanagement
Essen

Universitätsklinikum Knappschaftskrankenhaus Bochum GmbH Medizincontrolling
Bochum

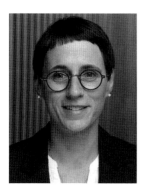

Nikola Blase studierte Humanmedizin an
der Ruhr-Universität Bochum. Nach einigen Jahren klinischer Tätigkeit und einem
berufsbegleitenden Studium an der FAU
Nürnberg (MHBA) wechselte sie im Jahr
2010 ins Medizincontrolling der Universitätsklinikum Knappschaftskrankenhaus Bochum
GmbH und hatte im Verlauf für viele Jahre
die Leitung der Abteilung inne. Am Lehrstuhl für Medizinmanagement der Universität
Duisburg-Essen von Prof. Dr. Jürgen Wasem
leitet sie seit 2020 die Arbeitsgruppe „Gesundheitssysteme, Gesundheitspolitik und Krankenhaus".

Kai Svane Blume

Lehrstuhl Management im Gesundheitswesen
Fakultät für Wirtschaftswissenschaft – Schum-
peter School of Business and Economics
Bergische Universität Wuppertal
Wuppertal

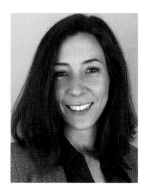

Seit 2019 wissenschaftliche Mitarbeiterin und
Doktorandin am Lehrstuhl für Management im
Gesundheitswesen der Bergischen Universität
Wuppertal, wo ihr Schwerpunkt auf empirischer Forschung zu personalmanagementbezo-
genen Fragestellungen liegt. Zuvor studierte
sie Gesundheitsökonomie und -management in
Wuppertal (B.Sc.) und Hamburg (M.Sc.) und
absolvierte eine Ausbildung zur Gesundheits-
und Krankenpflegerin.

Ute Bölt

Statistisches Bundesamt
Bonn

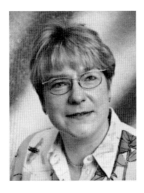

Diplom-Verwaltungswirtin (FH). Seit 1999 Mitarbeiterin des Statistischen Bundesamtes in der Gruppe H1 Gesundheit. Schwerpunkt: Methodische Weiterentwicklung der Krankenhausstatistik.

Prof. Dr. Tom Bschor

Regierungskommission für eine moderne und bedarfsgerechte Krankenhausversorgung
c/o Bundesministerium für Gesundheit
Berlin

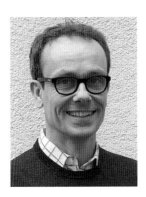

Studium der Humanmedizin an der Freien Universität Berlin. Ausbildung zum Facharzt für Psychiatrie; anschließend Oberarzt an der Klinik für Psychiatrie der FU Berlin. 2002 Oberarzt in der psychiatrischen Klinik des Universitätsklinikums Dresden und 2003

Habilitation. 2004–2009 Chefarzt der Abteilung für Psychiatrie und Psychotherapie des Jüdischen Krankenhauses Berlin; 2010–2020 Chefarzt der psychiatrischen Abteilung der Schlosspark-Klinik. Seit 2022 Leiter und Koordinator der Regierungskommission für eine moderne und bedarfsgerechte Krankenhausversorgung am Bundesministerium für Gesundheit.

Mitgestaltung der deutschen S3-Leitlinien für Unipolare Depression sowie Bipolare Störungen. Außerplanmäßige Professur an der Klinik und Poliklinik für Psychiatrie und Psychotherapie, Universitätsklinikum Carl Gustav Carus an der TU Dresden. Ordentliches Mitglied der Arzneimittelkommission der deutschen Ärzteschaft (AkdÄ) und Mitglied des Wissenschaftlichen Kuratoriums der Deutschen Hauptstelle für Suchtfragen (DHS). 2013–2017 Vorsitzender der Berliner Gesellschaft für Psychiatrie und Neurologie.

Dr. Monika Büchler

HsH-Akademie
Hochschule Hannover
Hannover

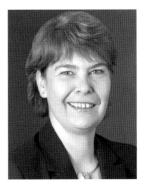

Dr. phil. Monika Büchler ist Diplom-Medizinpädagogin und seit 2022 stellvertretende Leitung der HsH-Akademie. Seit 25 Jahren ist sie im Bereich der Erwachsenenbildung tätig. Neben Lehraufträgen an Fachhochschulen und medizinischen Facheinrichtungen entwickelte sie Evaluations- und Unterrichtskonzepte im

Bereich der Aus-, Fort- und Weiterbildung von Pflegeberufen. Ein weiteres Beschäftigungsfeld war die Erstellung von Rahmenlehrplänen. In den Jahren 2000 bis 2005 arbeitete Monika Büchler am Institut für Gerontologische Forschung e. V. in Berlin in verschiedenen interdisziplinären Projekten im Bereich der Versorgungs- und Evaluationsforschung mit, in deren Rahmen sie promovierte.

Dirk Bürger

AOK-Bundesverband
Berlin

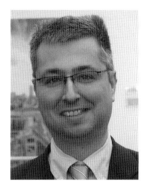

Seit 03/2010 Referent für Gesundheitspolitik beim AOK-Bundesverband, Stabsbereich Politik und Unternehmensentwicklung. 11/2009–02/2010 wissenschaftlicher Mitarbeiter und Büroleiter des Bundestagsabgeordneten Rudolf Henke, CDU/CSU-Bundestagsfraktion, Mitglied des Gesundheitsausschusses. 01/2001–10/2009 wissenschaftlicher Mitarbeiter und Büroleiter des Bundestagsabgeordneten und stellvertretenden Vorsitzenden des Gesundheitsausschusses des Deutschen Bundestages Dr. med. Hans Georg Faust. 10/1986–12/2000 Fachkrankenpfleger in der Abteilung für Anästhesie und Intensivmedizin des Marienhospitals in Bottrop/NRW.

Prof. Dr. Reinhard Busse, MPH, FFPH

Technische Universität Berlin
Lehrstuhl Management im Gesundheitswesen
WHO Collaborating Centre for Health Systems, Research and Management
Berlin

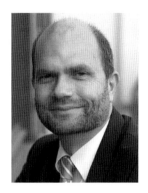

Lehrstuhlinhaber für Management im Gesundheitswesen an der Technischen Universität Berlin und Co-Direktor des Europäischen Observatoriums für Gesundheitssysteme und Gesundheitspolitik. Seit 2011 Editor-in-Chief des internationalen Journals „Health Policy", seit 2012 Leiter des Gesundheitsökonomischen Zentrums Berlin (BerlinHECOR), 2015–2018 Sprecher des Direktoriums der Berlin School of Public Health (BSPH), 2016/17 Vorsitzender der Deutschen Gesellschaft für Gesundheitsökonomie (dggö). Zahlreiche Mitgliedschaften in Beiräten und Kommissionen, u. a. beim WIdO, dem ZI und dem Wissenschaftsrat. Forschungsschwerpunkte: Gesundheitssystemforschung (insbesondere internationale Vergleiche, Spannungsfeld zwischen Markt und Regulation sowie Health Systems Performance Assessment), Versorgungsforschung (Vergütungsmechanismen, Integrierte Versorgung, Rolle von Pflegepersonal), Gesundheitsökonomie sowie Health Technology Assessment (HTA).

Dr. Anke Diehl

Stabsstelle Digitale Transformation
Universitätsmedizin Essen
Essen

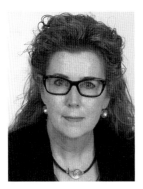

Anke Diehl studierte Humanmedizin an der Ruprecht-Karls-Universität, Heidelberg und der University of Cape Town, Südafrika sowie später berufsbegleitend Management von Gesundheitseinrichtungen. Die approbierte Ärztin mit breiter klinischer und wissenschaftlicher Erfahrung (Neurologie, Psychiatrie, Neuroradiologie und Radiologie) ist Chief Transformation Officer und Leiterin der Stabsstelle Digitale Transformation an der Universitätsmedizin Essen. Zuvor leitete sie den Fachbereich Versorgungsstrukturentwicklung im nachgeordneten Bereich des Gesundheitsministeriums NRW (LZG.NRW).

Dr. Johannes Egerer

Deutscher Evangelischer Krankenhausverband
(DEVK)
Berlin

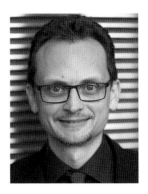

Dr. Johannes Egerer verantwortet als Fachreferent den Bereich Pflege, Medizin und Qualität beim Deutschen Evangelischen Krankenhausverband (DEKV e. V.). Als ordentliches Mitglied im Fachausschuss für Personalwesen und Krankenhausorganisation der Deutschen Krankenhausgesellschaft und im Lenkungsausschuss Gesundheit, Rehabilitation und Pflege der Diakonie Deutschland vertritt er die Interessen der evangelischen Krankenhäuser. Er ist promovierter Biochemiker und hat eine Zusatzqualifikation in Versorgungsmanagement. Vor seiner Tätigkeit beim DEKV arbeitete er als Referent für Patientenarbeit beim Deutschen Blinden- und Sehbehindertenverband. Postdoc-Stellen hatte er am Institut für Medizinische Genetik und Humangenetik an der Charité Berlin sowie beim Max-Planck-Institut für Molekulare Genetik, Berlin.

Sabine Finke

Hcb – Institute for Heath care Business GmbH
Essen

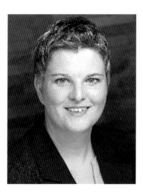

Sabine Finke hat einen B.sc. in Health Care
Management. Sie ist examinierte Krankenschwester und verfügt über 15 Jahre Berufserfahrung in der Krankenpflege in verschie-
nen Kliniken und im Projektmanagement in
einem Krankenhaus der Schwerpunktversorgung. Seit 2016 ist sie bei der hcb GmbH tätig.

Dr. Michaela Fuchs

IAB Regional Sachsen-Anhalt-Thüringen
Halle/Saale

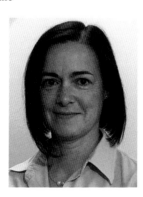

Studium der Volkswirtschaftslehre in Saar-
brücken und Bergamo/Italien. Wissenschaftliche Mitarbeiterin bei der Forschungs- und
Entwicklungsgesellschaft Hessen Wiesbaden
und beim ifo Institut für Wirtschaftsforschung,
Niederlassung Dresden. 2010 Promotion. Seit

2008 wissenschaftliche Mitarbeiterin im Regionalen Forschungsnetz des Instituts für Ar-
beitsmarkt- und Berufsforschung. Forschungsschwerpunkte: Regionale Arbeitsmärkte, demografischer Wandel, Gesundheitswirtschaft.

Dr. Gideon Goerdt

AOK-Bundesverband
Berlin

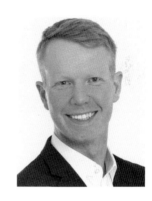

Dr. Gideon Goerdt ist seit 2021 Referent für
Stationäre Versorgung im AOK-Bundesverband. Zuvor war der promovierte Volkswirt
am Institut für Wirtschaftstheorie und Finanz-
wissenschaft der Albert-Ludwigs-Universität
Freiburg tätig. Seine aktuellen Themenschwer-
punkte sind die Pflegepersonalkostenausglie-
derung im Krankenhaus sowie die Weiterentwicklung des stationären Finanzierungssystems.

Dr. Birgit Graf

Fraunhofer-Institut für Produktionstechnik und Automatisierung IPA
Abteilung Roboter- und Assistenzsysteme
Stuttgart

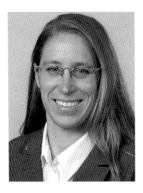

Dr. Birgit Graf leitet am Fraunhofer IPA die Gruppe Haushalts- und Assistenzrobotik (▶ http://www.ipa.fraunhofer.de/assistenzrobotik). Nach ihrem Informatik-Diplom 1999 stellte sie 2008 ihre Doktorarbeit mit dem Titel „Ein benutzer- und umgebungsangepasstes Steuerungssystem für die Zielführung roboterbasierter Gehhilfen" fertig. Sie ist seit über 20 Jahren in der Servicerobotik tätig und war an der Entwicklung unterschiedlicher Generationen des Haushaltsroboters Care-O-bot (▶ www.care-o-bot.de) sowie weiterer Robotersysteme zur Unterstützung pflegender und pflegebedürftiger Personen beteiligt – sowohl im Rahmen öffentlicher Forschungsprojekte als auch im Auftrag von Unternehmen. Der technologische Fokus ihrer Gruppe liegt in den Bereichen der 3D-Umgebungsmodellierung und Objekterkennung sowie der flexiblen Bewegungsplanung für komplexe mobile Serviceroboter mit Manipulationsfähigkeiten.

Dr. Corinna Hentschker

Wissenschaftliches Institut der AOK (WIdO)
Berlin

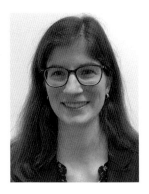

Seit 2019 ist Corinna Hentschker wissenschaftliche Mitarbeiterin im Forschungsbereich Krankenhaus am WIdO. Zuvor war sie von 2011 bis 2019 Wissenschaftlerin am RWI – Leibniz-Institut für Wirtschaftsforschung im Kompetenzbereich „Gesundheit". Sie studierte Gesundheitsökonomie an der Universität Bayreuth und promovierte im Jahr 2016 an der Ruhr-Universität Bochum.

Prof. (em.) Gertrud Hundenborn

Deutsches Institut für angewandte Pflegeforschung e. V.
Köln

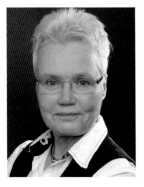

Gertrud Hundenborn arbeitete nach ihrer Ausbildung zur Krankenschwester in verschiedenen pflegerischen Versorgungsbereichen. Als

Lehrerin für Pflegeberufe war sie mehr als 10 Jahre als Referatsleiterin verantwortlich für die pflegerischen Fort- und Weiterbildungen an der Caritas-Akademie Köln-Hohenlind. Nach einem längeren Lehrauftrag für Pflegewissenschaft wurde sie 1997 als ordentliche Professorin für Pflegepädagogik und Pflegedidaktik an die Katholische Hochschule Nordrhein-Westfalen berufen. Anfang 2019 wurde sie mit Erreichen der Altersgrenze emeritiert. Seit Gründung des Deutschen Instituts für angewandte Pflegeforschung e. V. (DIP) im Jahr 2000 engagiert sie sich in der Institutsarbeit, ist Mitglied des geschäftsführenden Vorstands und leitet die Abteilung Pflegebildungsforschung. Ihr Schwerpunkt liegt entsprechend in der Entwicklung, Erprobung, Implementierung und Evaluation von (pflege-)pädagogischen Konzepten in der Aus-, Fort- und Weiterbildung.

Dörte Jäckel

AOK-Bundesverband
Berlin

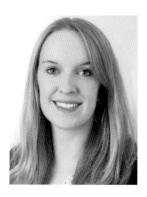

Dörte Jäckel arbeitet seit 2022 als Referentin für stationäre Versorgung beim AOK Bundesverband in der Abteilung Stationäre Versorgung, Rehabilitation. Zuvor war sie bei der Deutschen Krankenhausgesellschaft mehrere Jahre für Themen im Bereich der Qualitätssicherung und der Psychiatrie verantwortlich. Ihr Studium der Gesundheitswissenschaften und des Health Care Managements absolvierte sie in Bremen und Greifswald.

Prof. Dr. Christian Karagiannidis

ARDS- und ECMO-Zentrum Köln-Merheim
Kliniken der Stadt Köln
Köln

Universität Witten/Herdecke Witten

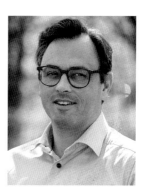

Christian Karagiannidis studierte Medizin in Düsseldorf und habilitierte sich an der Universität Regensburg zu regulatorischen Zellen und Atemwegsremodelling. Seit 2011 ist er Leiter des ARDS- und ECMO-Zentrums in Köln-Merheim und hat eine Professur für extrakorporale Lungenersatzverfahren an der Universität Witten/Herdecke inne. Seit 2021 ist er wissenschaftlicher Pandemieberater der Bundesregierung im Expertenrat. Er ist wissenschaftlicher Leiter der DIVI/RKI-Intensivregisters, Präsident der DGIIN und einer der federführenden Autoren der Covid-19-S3-Leitlinie. Wissenschaftliche Schwerpunkte: ARDS, ECMO, COVID-19, Beatmungstherapie.

Jürgen Klauber

Wissenschaftliches Institut der AOK (WIdO)
Berlin

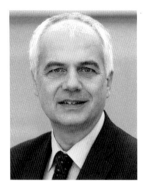

Studium der Mathematik, Sozialwissenschaften und Psychologie in Aachen und Bonn. Seit 1990 im Wissenschaftlichen Institut der AOK (WIdO) tätig. 1992–1996 Leitung des Projekts GKV-Arzneimittelindex im WIdO, 1997–1998 Leitung des Referats Marktanalysen im AOK-Bundesverband. Ab 1998 stellvertretender Institutsleiter und ab 2000 Leiter des WIdO. Inhaltliche Tätigkeitsschwerpunkte: Themen des Arzneimittelmarktes und stationäre Versorgung.

Prof. Dr. Barbara Klein

Frankfurt University of Applied Sciences
Frankfurt

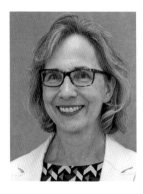

Prof. Dr. Barbara Klein forscht zur Entwicklung von nutzungsfreundlichen, nachhaltigen und sozio-technischen Lösungen für eine alternde Gesellschaft. Sie ist Dekanin des Fachbereichs Soziale Arbeit und Gesundheit der Frankfurt University of Applied Sciences und seit 2018 Sprecherin des interdisziplinären Forschungszentrums FUTURE AGING. Sie ist Vice President der International Society for Gerontechnology und Präsidentin des Austrian-German-Swiss Chapters. Sie war Gastprofessorin an der Osaka-University in Osaka, Japan (2015, 2019–2021) sowie an der Northumbria-University in Newcastle, England (2013–2016). 2019 war sie Preisträgerin des Forschungspreises der Hessischen Hochschulen für Angewandte Wissenschaften.

Joan Kleine

Technische Universität Berlin
Lehrstuhl Management im Gesundheitswesen
WHO Collaborating Centre for Health Systems, Research and Management
Berlin

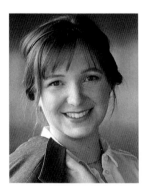

Joan Kleine ist seit Dezember 2020 als Wissenschaftliche Mitarbeiterin am Fachgebiet Management im Gesundheitswesen (MiG) der TU Berlin tätig. Als Gesundheits- und Krankenpflegerin hat sie mehrere Jahre Berufserfahrung in intensivmedizinischen Abteilungen verschiedener deutscher Krankenhäuser gesammelt. Ihr Bachelorstudium der Gesundheitswissenschaften (B. Sc.) absolvierte sie von 2014 bis 2016 an der Charité Berlin. Von 2018 bis 2020 studierte sie im Masterstudiengang Public Health (M. Sc.) an der Berlin School of Public Health (BSPH), einem Zusammenschluss von Charité – Universitätsmedizin Berlin, Alice Salomon Hochschule und Technischer Universität Berlin. Im Jahr 2021 gewann Joan Kleine den BSPH-Preis mit ihrer Masterarbeit, in der sie sich mit förderlichen und hinderlichen Faktoren der Implementierung des US-amerikanischen Magnet®-Konzepts in deutschen Krankenhäusern beschäftigte.

Julia Köppen

Technische Universität Berlin
Lehrstuhl Management im Gesundheitswesen
WHO Collaborating Centre for Health Systems, Research and Management
Berlin

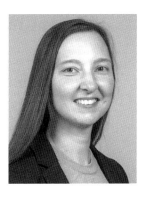

Julia Köppen (BSN, MScPH) ist seit 2015 als wissenschaftliche Mitarbeiterin am Fachgebiet Management im Gesundheitswesen an der TU Berlin tätig. Thematisch befasst sie sich u. a. mit der Arbeitssituation von Pflegepersonal in Krankenhäusern in Deutschland sowie im internationalen Vergleich und auch mit neuen Rollen im Gesundheitswesen. Als studierte Gesundheits- und Krankenpflegerin ist sie zeitweise noch in der klinischen Praxis tätig.

Dr. Simon Loeser

AOK Rheinland/Hamburg
Düsseldorf

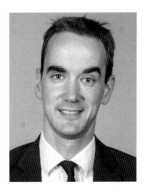

Simon Loeser ist seit 2010 bei der AOK Rheinland/Hamburg tätig und leitet dort seit 2012 den Bereich Krankenhaus und Rehabilitation. Nach dem Studium der Humanmedizin in Köln und Marburg arbeitete er 2003 als Wissenschaftlicher Mitarbeiter der Medizinischen Fakultät der Universität Witten/Herdecke. Von 2004 bis 2006 war er als Arzt an der Heinrich-Heine-Universität in Düsseldorf tätig, bevor er zwischen 2006 und 2010 u. a. bei der Wirtschaftsprüfungsgesellschaft BDO als Unternehmensberater Projekte in rund 40 Krankenhäusern mit den Themen Organisation, Personal, Erlösoptimierung, Integrierte Versorgung und Portfoliomanagement begleitete.

Marek Ludwig

Technische Universität Berlin
Lehrstuhl Management im Gesundheitswesen
WHO Collaborating Centre for Health Systems, Research and Management
Berlin

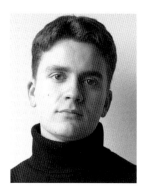

Marek Ludwig arbeitet seit März 2022 als Studentische Hilfskraft am Fachgebiet Management im Gesundheitswesen (MiG) der TU Berlin und unterstützt seitdem das Forschungsteam „Pflege". Von 2017 bis 2021 studierte er Volkswirtschaftslehre (B.Sc.) an der Freien Universität Berlin und absolviert aktuell den Masterstudiengang Industrial Economics an der TU Berlin.

Dr. Claudia Bettina Maier

Technische Universität Berlin
Lehrstuhl Management im Gesundheitswesen
WHO Collaborating Centre for Health Systems, Research and Management
Berlin

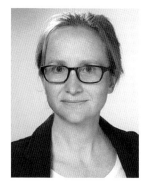

Dr. Claudia Maier ist Nachwuchsgruppenleiterin der Forschungsgruppe „Pflege" des Fachgebiets Management im Gesundheitswesen der TU Berlin. Ihre Forschungsschwerpunkte umfassen die hochschulische Ausbildung und erweiterte pflegerische Tätigkeiten in Deutschland und international (u. a. BMBF-BSN4Hospital Studie), Skill-Mix und Qualifikationsmix in der Pflege und multiprofessionellen Teams und Verbesserung des Arbeitsumfelds in Krankenhäusern (u. a. EU-Magnet4Europe Studie).

2014–2015 verbrachte sie ein Forschungsjahr an der University of Pennsylvania, USA. 2011–2014 war sie beim Gemeinsamen Programm der Vereinten Nationen zu HIV/AIDS (UNAIDS) im Bereich Gesundheitssystem- und Personalstärkung, Integration von HIV/AIDS Programmen und Skillmix tätig. 2008–2011 arbeitete sie beim European Observatory on Health Systems und Policies in Brüssel, u. a. am EU-PROMeTHEUS-Projekt zur Mobilität von Gesundheitspersonal in Europa. 2007–2008 arbeitete sie beim Generaldirektorat Sanco (Santé) in Brüssel zur EU-Gesundheitsstrategie und zu Investitionen durch EU-Strukturfonds. Zuvor arbeitete sie am (ehemals) LÖGD in Bielefeld, an der Universität Bielefeld und bei der WHO in Genf. Dr. Maier ist stv. Herausgeberin der Fachzeitschrift Human Resources for Health. Sie ist Senior Fellow der University of Pennsylvania, School of Nursing, USA sowie des European Observatory on Health Systems and Policies. Darüber hinaus ist sie in beratender Tätigkeit für das WHO Regionalbüro Europa zum Thema Advanced Nursing Practice und erweiterte pflegerische Rollen tätig.

Carina Mostert

Wissenschaftliches Institut der AOK (WIdO) Berlin

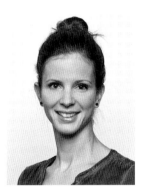

Studium an den Universitäten Bielefeld und Duisburg-Essen. Masterabschluss im Jahr 2012 im Studiengang Medizinmanagement. 2009–2011 wissenschaftliche Hilfskraft beim Rheinisch-Westfälischen-Institut für Wirtschaftsforschung (RWI). Seit 2012 wissenschaftliche Mitarbeiterin im Forschungsbereich Krankenhaus des Wissenschaftlichen Instituts der AOK (WIdO), seit 2019 Leiterin des Forschungsbereichs.

Prof. Dr. Henriette Neumeyer, MD, MBA

Deutsche Krankenhausgesellschaft e. V. Berlin

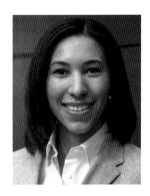

Prof. Henriette Neumeyer ist stellvertretende Vorstandsvorsitzende der Deutschen Krankenhausgesellschaft. Sie leitet den Geschäftsbereich Krankenhauspersonal und Politik, der sowohl die Konzeption verbandspolitischer Positionen als auch Grundsatzfragen des Krankenhauspersonals wie z. B. Personalwirtschaft, Aus-, Fort- und Weiterbildung, Berufs- und Tarifpolitik und die Zukunftsfähigkeit der Krankenhäuser umfasst. Sie ist studierte Medizinerin. Nach ihrer Promotion an der Universität zu Lübeck spezialisierte sie sich auf die Beratung von Krankenhäusern. Sie erwarb außerdem einen MBA und wurde für ihre Master-Thesis mit dem Innovationspreis der DGIV ausgezeichnet. Seit 2019 leitet sie den Masterstudiengang Healthcare Management an der Nordakademie. Neben ihrer Tätigkeit als Professorin arbeitete Prof. Neumeyer außerdem als selbständige Beraterin mit Fokus auf den Transfer neuer Technologien in die Gesundheitsversorgung.

Prof. Dr. Julia Oswald

Hochschule Osnabrück
Fakultät Wirtschafts- und Sozialwissenschaften
Osnabrück

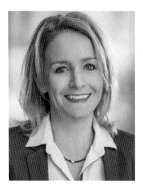

Professorin für Betriebswirtschaftslehre, insbesondere Krankenhausmanagement und -finanzierung an der Fakultät Wirtschafts- und Sozialwissenschaften der Hochschule Osnabrück, Beauftragte des Studiengangs Betriebswirtschaft im Gesundheitswesen (BIG). Davor jahrelange Tätigkeit in Führungspositionen im Krankenhaus; Promotion zur Doktorin der medizinischen Wissenschaften (Dr. rer. medic.), Fachbereich Humanwissenschaften, Universität Osnabrück, Studium der Betriebswirtschaft in Einrichtungen des Gesundheitswesens – Krankenhausmanagement (Dipl.-Kffr. (FH)), Hochschule Osnabrück.

Silvia Pauldrach

Fakultät V – Diakonie, Gesundheit und Soziales
Hochschule Hannover
Hannover

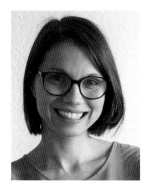

Nach einer Ausbildung zur Ergotherapeutin in Hannover studierte Silvia Pauldrach von 2009 bis 2013 Heilpädagogik an der Katholischen Hochschule Freiburg und arbeitete anschließend in zwei verschiedenen Modellprojekten im Kontext berufliche Inklusion von Menschen mit Behinderung mit den Schwerpunkten Ausbildung sowie Arbeitslosigkeit. Von 2018 bis 2022 absolvierte sie den berufsbegleitenden Masterstudiengang Bildungswissenschaften und Management für Pflege- und Gesundheitsberufe an der Hochschule Hannover und arbeitete parallel bei der Lebenshilfe Hannover in den Bereichen Qualitätsmanagement und Sozialdienst.

Andreas Pritzkau

Wissenschaftliches Institut der AOK (WIdO)
Berlin

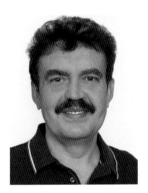

Studium der Informatik an der Rheinischen Friedrich-Wilhelms-Universität Bonn. Seit 1995 Mitarbeiter im Forschungsbereich Krankenhaus des Wissenschaftlichen Instituts der AOK (WIdO).

Martina Purwins

AOK-Bundesverband
Berlin

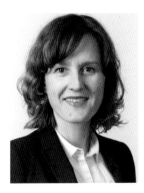

Examinierte Krankenschwester, Studium Pflege/Pflegemanagement (Diplom) an der Evangelischen Fachhochschule Berlin mit den Schwerpunkten Gesundheitsökonomie und Management, Pflegewissenschaften, Rechtliche Grundlagen und Methoden. Seit 2008 Referentin in der Abteilung Stationäre Versorgung, Rehabilitation im AOK-Bundesverband,

seit 2021 in der Geschäftsführungseinheit „Versorgung" beschäftigt.

Prof. Dr. Bernt-Peter Robra

Hannover

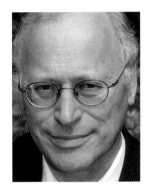

Studium der Medizin in Hannover und der öffentlichen Gesundheitspflege in Jerusalem. Wissenschaftlicher Mitarbeiter am Institut für Epidemiologie und Sozialmedizin der Medizinischen Hochschule Hannover und am Zentralinstitut für die Kassenärztliche Versorgung in Köln. Habilitation für Epidemiologie und Sozialmedizin, ab 1992 Institutsdirektor in Magdeburg.

Torsten Schelhase

Statistisches Bundesamt
Bonn

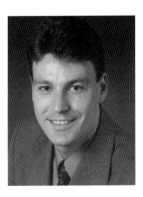

Studium der Geografie mit Schwerpunkten Wirtschafts- und Sozialgeografie in Bayreuth und Bonn. 2002–2003 bei der Kassenärztlichen Bundesvereinigung im Bereich Bedarfsplanung tätig. Seit 2003 Mitarbeiter im Statistischen Bundesamt, seit 2005 Leiter des Referats Krankenhausstatistik/Todesursachenstatistik in der Gruppe H1 Gesundheit.

Dr. David Scheller-Kreinsen

AOK-Bundesverband
Berlin

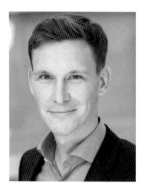

Dr. David Scheller-Kreinsen ist Leiter des Referats Stationäre Versorgung und Rehabilitation des AOK-Bundesverbandes. Er ist promovierter Volkswirt und Autor von diversen Beiträgen zu Fragestellungen der Steuerung und Finanzierung der Krankenhausversorgung. Sein Studium absolvierte er in London, Berlin und Washington.

Dr. Mechtild Schmedders

GKV-Spitzenverband
Berlin

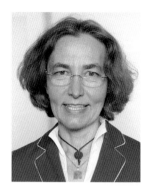

Dr. Mechtild Schmedders leitet das Referat Krankenhauspersonal/Qualitätssicherung der Abteilung Krankenhäuser des GKV-Spitzenverbandes. Sie ist promovierte Gesundheitswissenschaftlerin und Diplom-Biologin. Vor ihrer Tätigkeit für den GKV-Spitzenverband arbeitete sie u. a. als wissenschaftliche Mitarbeiterin für die Enquete-Kommission „Ethik und Recht der modernen Medizin" des Deutschen Bundestages und in der Geschäftsstelle des Gemeinsamen Bundesausschusses.

Prof. Dr. Jochen Schmitt, MPH

Zentrum für Evidenzbasierte Gesundheitsversorgung (ZEGV)
Medizinische Fakultät Carl Gustav Carus, TU Dresden
Universitätsklinikum Carl Gustav Carus Dresden

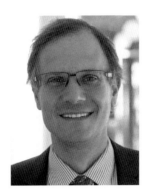

Prof. Schmitt war nach dem Medizinstudium in Würzburg, Hamburg und Leipzig und Zusatzstudium zum Master of Public Health an der Johns Hopkins University in Baltimore, USA, zunächst rund zehn Jahre (ober)ärztlich und wissenschaftlich an der Klinik und Poliklinik für Dermatologie am Universitätsklinikum Dresden tätig. Seit 2011 ist er Professor für Sozialmedizin und Versorgungsforschung an der TU Dresden und war 2012 Gründungsdirektor des Zentrums für Evidenzbasierte Gesundheitsversorgung (ZEGV) der Dresdner Hochschulmedizin. Prof. Schmitt leitet dort zudem u.a. den Forschungsverbund Public Health Sachsen und ist im NCT Partnerstandort Dresden für die Core Unit Registerstudienplattform zuständig. Er ist stellvertretender Vorsitzender des Deutschen Netzwerks Versorgungsforschung e.V. (DNVF) und seit 2022 Mitglied der Regierungskommission für eine moderne und bedarfsgerechte Krankenhausversorgung.

Prof. Dr. Jonas Schreyögg

Hamburg Center for Health Economics
Universität Hamburg
Hamburg

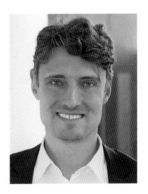

Prof. Dr. Jonas Schreyögg ist Inhaber des Lehrstuhls für Management im Gesundheitswesen und wissenschaftlicher Direktor des Hamburg Center for Health Economics (HCHE) der Universität Hamburg. Er ist außerdem Mitglied des Sachverständigenrates zur Begutachtung der Entwicklung im Gesundheitswesen, Mitglied der DFG-Kommission für Pandemieforschung und zahlreicher wissenschaftlicher Beiräte von Institutionen des Gesundheitswesens. Zuvor war Herr Schreyögg Professor an der LMU München und Abteilungsleiter am Helmholtz Zentrum München sowie Harkness Fellow an der Stanford University. Er erhielt zahlreiche Preise und Forschungsstipendien und verbrachte Lehr- und Forschungsaufenthalte in Norwegen, Singapur, Taiwan und den USA.

Susanne Sollmann

Wissenschaftliches Institut der AOK (WIdO)
Berlin

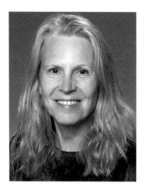

Susanne Sollmann studierte Anglistik und Kunsterziehung an der Rheinischen Friedrich-Wilhelms-Universität Bonn und am Goldsmiths College, University of London. Von 1986 bis 1988 war sie wissenschaftliche Hilfskraft am Institut für Informatik der Universität Bonn. Seit 1989 ist sie im Wissenschaftlichen Institut der AOK (WIdO) tätig, u. a im Projekt Krankenhausbetriebsvergleich und im Forschungsbereich Krankenhaus. Verantwortlich für Koordination und Lektorat des Krankenhaus-Reports.

Christina Trewendt

GKV-Spitzenverband
Berlin

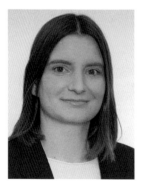

Christina Trewendt ist Diplom-Pflegewirtin (FH) und seit 2019 als Fachreferentin im Referat Krankenhauspersonal/Qualitätssicherung der Abteilung Krankenhäuser des GKV-Spitzenverbandes tätig. Zuvor bearbeitete sie Projekte zu Themen der Patientensicherheit im Ärztlichen Zentrum für Qualität in der Medizin, unter anderem das internationale Projekt „Action on Patient Safety: High 5s" der Weltgesundheitsorganisation. Sie arbeitete acht Jahre als Gesundheits- und Krankenpflegerin in der Intensivpflege.

Maike Visarius

Deutsche Krankenhausgesellschaft e. V.
Berlin

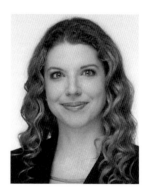

Maike Visarius ist seit 2017 Referentin in der Abteilung Politik der Deutschen Krankenhausgesellschaft. Die studierte Geisteswissenschaftlerin arbeitete zuvor einige Jahre als gesundheitspolitische Fachjournalistin und Redakteurin und beriet namhafte Unternehmen und Ministerien in Fragen der Öffentlichkeitsarbeit.

Prof. Dr. Jürgen Wasem

Universität Duisburg-Essen
Fakultät für Wirtschaftswissenschaften
Lehrstuhl für Medizinmanagement
Essen

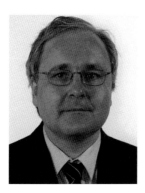

Diplom-Volkswirt. 1985–1989 Referententätigkeit im Bundesministerium für Arbeit und Sozialordnung. 1991–1994 Max-Planck-Institut für Gesellschaftsforschung. 1989–1991 und 1994–1997 Fachhochschule Köln. 1997–1999 Universität München. 1999–2003 Universität Greifswald. Seit 2003 Inhaber des Alfried Krupp von Bohlen und Halbach-Stiftungslehrstuhls für Medizinmanagement der Universität Duisburg-Essen. Vorsitzender der Deutschen Gesellschaft für Disease Management und Mitglied im Vorstand der Deutschen Gesellschaft für Sozialmedizin und Prävention sowie des Geschäftsführenden Vorstands der Gesellschaft für Sozialen Fortschritt.

Dr. Antje Weyh

IAB Regional Sachsen
Chemnitz

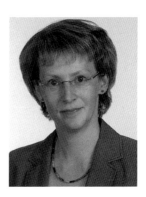

Studium der Betriebswirtschaftslehre in Freiberg. Wissenschaftliche Mitarbeiterin am Lehrstuhl für Wirtschaftspolitik der TU Freiberg. 2010 Promotion. Seit 2004 wissenschaftliche Mitarbeiterin im Regionalen Forschungsnetz des Instituts für Arbeitsmarkt- und Berufsforschung. Forschungsschwerpunkte: Regionale Arbeitsmarktprognosen, Gesundheitswirtschaft, Wissenstransfer

Prof. Dr. Vera Winter

Lehrstuhl Management im Gesundheitswesen
Fakultät für Wirtschaftswissenschaft – Schumpeter School of Business and Economics
Bergische Universität Wuppertal
Wuppertal

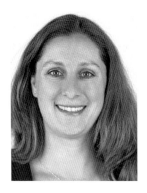

Prof. Dr. Vera Winter ist Inhaberin des Lehrstuhls für Betriebswirtschaftslehre, insb. Management im Gesundheitswesen an der Bergischen Universität Wuppertal. Vorab war sie an den Universitäten Süddänemark, Hamburg und Mannheim tätig und absolvierte einen Gastaufenthalt an der Harvard University. Ihre Forschungsschwerpunkte umfassen die Analyse der Arbeitssituation von Personal in Krankenhäusern und stationären Pflegeeinrichtungen, Einflussfaktoren und Effekte von strategischen Entscheidungen in Krankenhäusern und zu managementbezogenen Determinanten von Absentismus und Präsentismus von Beschäftigten.

Prof. Dr. Michael Wittland

Fakultät V – Diakonie, Gesundheit und Soziales
Hochschule Hannover
Hannover

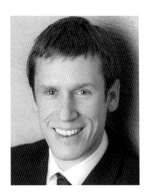

Prof. Dr. rer. pol. Michael Wittland ist Diplom-Kaufmann und seit 2016 Professor für Management im Gesundheitswesen in der Abteilung Pflege und Gesundheit der Fakultät V – Diakonie, Gesundheit und Soziales der Hochschule Hannover (HsH). Vor seinem Ruf an die Hochschule Hannover war Michael Wittland Akademischer Rat am Seminar für Management im Gesundheitswesen der Wirtschafts- und Sozialwissenschaftlichen Fakultät der Universität zu Köln, hier hat er auch promoviert. Berufserfahrung außerhalb des Hochschulbereichs hat Michael Wittland in der Altenhilfe gesammelt. In Forschung und Lehre befasst er sich u. a. mit Arbeitsbedingungen, Qualität und Wirtschaftlichkeit in Gesundheitseinrichtungen, insbesondere auch mit Ansätzen mitarbeiterorientierter Führung.

Stichwortverzeichnis

Printed by Wilco bv, the Netherlands